Orthopädie

Ein kurzgefaßtes Lehrbuch

Horst Cotta und Wolfhart Puhl

unter Mitarbeit von
Matthias Fraunhoffer, Peter Hinz, Peter Maier,
Desiderius Sabo u. Susanne Schwarzkopf

5., neubearbeitete und erweiterte Auflage
201 Abbildungen in 404 Einzeldarstellungen,
10 Tabellen

W0065394

1993
Georg Thieme Verlag Stuttgart · New York

Zeichnungen: HORST BUSSE, Heidelberg

Die Deutsche Bibliothek – CIP-Einheitsaufnahme

Cotta, Horst:
Orthopädie : ein kurzgefaßtes Lehrbuch ; 10 Tabellen / Horst Cotta und Wolfhart Puhl. Unter Mitarb. von Matthias Fraunhoffer und Peter Hinz. [Zeichn.: Horst Busse]. – 5., neubearb. und erw. Aufl. – Stuttgart ; New York : Thieme, 1993
NE: Puhl, Wolfhart:

Wichtiger Hinweis: Wie jede Wissenschaft ist die Medizin ständigen Entwicklungen unterworfen. Forschung und klinische Erfahrung erweitern unsere Erkenntnisse, insbesondere was Behandlung und medikamentöse Therapie anbelangt. Soweit in diesem Werk eine Dosierung oder eine Applikation erwähnt wird, darf der Leser zwar darauf vertrauen, daß Autoren, Herausgeber und Verlag große Sorgfalt darauf verwandt haben, daß diese Angabe dem **Wissensstand bei Fertigstellung des Werkes** entspricht.
Für Angaben über Dosierungsanweisungen und Applikationsformen kann vom Verlag jedoch keine Gewähr übernommen werden. Jeder Benutzer ist angehalten, durch sorgfältige Prüfung der Beipackzettel der verwendeten Präparate und gegebenenfalls nach Konsultation eines Spezalisten, festzustellen, ob die dort gegebene Empfehlung für Dosierungen oder die Beachtung von Kontraindikationen gegenüber der Angabe in diesem Buch abweicht. Eine solche Prüfung ist besonders wichtig bei selten verwendeten Präparaten oder solchen, die neu auf den Markt gebracht worden sind. Jede Dosierung oder Applikation erfolgt auf eigene Gefahr des Benutzers. Autoren und Verlag appellieren an jeden Benutzer, ihm etwa auffallende Ungenauigkeiten dem Verlag mitzuteilen.

1. Auflage 1978   3. Auflage 1982   1. englische Auflage 1980
2. Auflage 1980   4. Auflage 1984

© 1978, 1993 Georg Thieme Verlag, Rüdigerstraße 14, 70469 Stuttgart
Printed in Germany
Satz: Gulde Druck, 72070 Tübingen, gesetzt auf Linotype System 4
Druck: Appl, 86650 Wemding

ISBN 3-13-555805-3   1 2 3 4 5 6

Vorwort zur 5. Auflage

Das kurzgefaßte Lehrbuch „Orthopädie", erstmals 1978 erschienen, liegt nun in der 5. Auflage vor.

Diese Auflage wurde neu gegliedert und gründlich überarbeitet, um den Entwicklungen des Faches Orthopädie in Klinik, Lehre und Forschung in jeder Hinsicht Rechnung zu tragen.

Auch bei der Neugestaltung der 5. Auflage wurden konstruktive Empfehlungen von Studenten, Assistenten und Hochschullehrern, für die wir stets dankbar sind, berücksichtigt und haben zur Neugliederung des Buches in entscheidendem Maße beigetragen. Beispielsweise ist eine klare Trennung der allgemeinen von der speziellen Orthopädie vorgenommen worden. Ausführungen zur Diagnostik, Therapie und Begutachtung orthopädischer Erkrankungen wurden neu hinzugefügt.

Im Kapitel „Spezielle Orthopädie" sind die Traumatologie, die Kontrakturen, neurologische Krankheitsbilder, insbesondere die Diagnostik und Therapie der Querschnittlähmungen, überarbeitet und aktualisiert worden.

Ebenso wurden die Kapitel „Obere und untere Extremität" überarbeitet. Entwicklungen auf dem Gebiet der Diagnostik der Säuglingshüfte fanden besondere Beachtung.

Die Herausgeber waren sehr bemüht, entsprechend der raschen Entwicklung des Faches Orthopädie den Studenten und dem Arzt eine systematische und verständliche Darstellung der Diagnostik und Therapie orthopädischer Krankheitsbilder vorzulegen.

Wir danken all denen, die uns bei der Bearbeitung dieser Auflage tatkräftig unterstützt haben, insbesondere Frau Dr. Schwarzkopf, Herrn Dr. Maier und Herrn Dr. Sabo.

Wir hoffen, daß auch diese Auflage des kurzgefaßten Lehrbuches der Orthopädie dem Medizinstudenten das Fachgebiet Orthopädie näherbringt, eine Hilfe bei der Examensvorbereitung darstellt und auch dem Allgemeinmediziner und dem Facharzt in der Praxis notwendige und verwertbare Hinweise gibt.

Heidelberg/Ulm, im Juli 1993   H. Cotta
W. Puhl

Anschriften

Prof. Dr. Horst Cotta, Direktor der Orthopädischen Klinik und Poliklinik der Universität, Schlierbacher Landstr. 200a, 69118 Heidelberg

Dr. Matthias Fraunhoffer, Birnenweg 49, 69469 Weinheim

Prof. Dr. Peter Hinz, Chefarzt der Orthopädischen Abteilung des St.-Johannis-Krankenhauses, Hauptstr. 1, 66849 Landstuhl

Dr. med. Peter Maier, Chefarzt Maximilianbad, Maximilianstr. 13, 88339 Bad Waldsee

Prof. Dr. Wolfhart Puhl, Ärztlicher Direktor und Chefarzt der Orthopädischen Klinik im Rehabilitationskrankenhaus Ulm, Oberer Eselsberg 45, 89081 Ulm/Donau

Dr. Desiderius Sabo, Orthopädische Universitätsklinik, Schlierbacher Landstr. 200a, 69118 Heidelberg

Dr. med. Susanne Schwarzkopf, Orthopädische Klinik im Rehabilitationskrankenhaus Ulm, Oberer Eselsberg 45, 89081 Ulm

Vorwort zur 1. Auflage

Wir haben uns bemüht, in diesem kurzgefaßten Lehrbuch der Orthopädie für den Studenten und den Arzt einen straffen Überblick über unser Fachgebiet zu geben. Es war nicht unser Ziel, ein grundsätzlich neues Lehrbuch zu schreiben, sondern wir haben versucht, unter Berücksichtigung allgemeiner und spezieller Gesichtspunkte das Fach Orthopädie in dem Blickwinkel erscheinen zu lassen, aus dem es in einer Zeit zum Teil übertriebener Spezialisierungstendenzen gesehen werden muß. Es ist unser Anliegen, dem Studierenden und dem Arzt den Zugang zu unserem Fach in einer verständlichen Form zu erleichtern. Zu diesem Zweck haben wir die Krankheitsbilder systematisch in ihre Ätiopathogenese, in das klinische Bild, die Differentialdiagnose und in die erforderlichen therapeutischen Möglichkeiten aufgegliedert.

Selbstverständlich waren wir bestrebt, soweit wie möglich alle wichtigen Erkrankungsformen des Haltungs- und Bewegungsapparates zu beschreiben. In Abhängigkeit von neuzeitlichen Entwicklungen und modernen Erkenntnissen in unserem Fachgebiet haben wir jedoch Schwerpunkte gesetzt. So wurden z. B. die Tumoren auch hinsichtlich ihrer Nomenklatur sowie die Arthritiden und Arthrosen ausführlicher behandelt, um dem Leser klare Vorstellungen über die Krankheitsbilder zu vermitteln. Besonderer Wert wurde auf die Erkrankungsformen gelegt (Hüftluxation, Klumpfuß, entzündliche Gelenkerkrankungen im Kindesalter u. a.), die im Rahmen der heute üblichen Vorsorgeuntersuchungen dem Praktiker und Kliniker fast täglich begegnen. Auch die Wirbelsäulenerkrankungen einschließlich der Untersuchungstechnik wurden aus Gründen der praktischen Bedeutung in breiterer Form dargestellt.

Ferner erschien es uns wichtig, auf Grundprinzipien der technischen Orthopädie hinzuweisen.

Im letzten Teil des Buches sind zur Kontrolle des eigenen Wissens 150 Prüfungsfragen sowie der Schlüssel zum Gegenstandskatalog zur rascheren Information hinzugefügt.

Im Namen der Mitautoren möchte ich mich abschließend bei all den Mitarbeitern unserer Klinik bedanken, die uns bei der Fertigstellung dieses Lehrbuches so hilfreich unterstützt haben, in erster Linie bei Herrn Prof. ROMPE für seine kritische Korrekturlesung.

Besonders betonen möchte ich die so angenehme Zusammenarbeit mit dem Georg Thieme Verlag, wofür ich Herrn Dr. med. h. c. GÜNTHER HAUFF und seinen Mitarbeitern herzlichen Dank sage.

Heidelberg, im Juli 1977   HORST COTTA

Inhaltsverzeichnis

Allgemeine Orthopädie

1 Einführung 1

2 Diagnostik 4
Anamnese 4
    Spezielle Anamnese 4
    Allgemeine Anamnese 5
Klinische Untersuchung 6
    Inspektion 6
Manuelle Untersuchung 7
Neurologische Untersuchung 16
Spezielle Untersuchungsmethoden 16
    Bildgebende Verfahren 17
    Laboruntersuchungen 23
    Elektrische Muskel- und Nervenuntersuchung 25
    Arthrokopie 25
    Punktion 27
    Biopsie 27
    Weitere Untersuchungsmethoden 27

3 Therapie 29
Konservative Therapie 29
    Verbände 30
    Medikamentöse Therapie 32
    Therapieformen mit neurophysiologischem Angriffspunkt 35
    Physikalische Medizin 40
    Beschäftigungs- und Arbeitstherapie (Ergotherapie) 49
    Technische Orthopädie 49
Operative Therapie 53
    Osteosynthese 54
    Osteotomie 54
    Arthrodese 55
    Gelenkumformung 55
    Künstlicher Gelenkersatz 55

Amputationen und prothetische Versorgung   56
Sonstige operative Eingriffe   62

4 Begutachtung und Versicherungswesen   64
Gesetzliche Krankenversicherung   64
Gesetzliche Rentenversicherung   64
Gesetzliche Unfallversicherung   65
Privatversicherungen   65
Arzthaftpflicht   65

Orthopädische Krankheitslehre

5 Systemerkrankungen   66
Angeborene Systemerkrankungen   66
Skelettdysplasien   67
Umbaustörungen mit wechselnder Knochendichte   73
Mukopolysaccharidosen   83
Mißbildungen   84
Erworbene Systemerkrankungen   94
Osteoporose   94
Osteomalazie   97
Osteodystrophia fibrose generalisata 100
Morbus Paget 103

6 Aseptische Knochennekrosen 106
Morbus Perthes 110
Epiphyseolysis capitis fermoris 116
Osteochondrosis ischiopubica 121
Osteochondrosis dissecans 122
Osteochondrose des unteren Patellapols 124
Osteochondrose der Schienbeinkopfapophyse 124
Tibia vara infantum et juvenum 126
Apophysitis calcanei 126
Osteochondrose des Os naviculare 127
Osteochondrose am Metatarsalköpfchen 128
Osteochondrose des Os lunatum 130

7 Entzündungen der Knochen und Gelenke 132
Osteomyelitis 132
Akute hämatogene Osteomyelitis 132
Akute exogene Osteomyelitis 134
Sekundär chronische Osteomyelitis 135
Primär chronische Osteomyelitis 136
Brodie-Abszeß 137

Osteomyelitis sclerosans 137
Spina ventosa 138
Arthritis 139
Infektarthritis 140
Rheumatoide bei Infektionskrankheiten 148
Entzündlich-rheumatische Erkrankungen 151
Kristallarthropathien 166

8 Tumoren 169
Gutartige Tumoren 170
Glomustumor 170
Knochenlipom 170
Osteochondrom 171
Multiple kartilaginäre Exostosen 172
Chondrom 174
Multiple Chondrome 174
Chondromatose 176
Desmoplastisches Fibrom 178
Knochenhämangiom 179
Metaphysärer fibröser Defekt und nichtossifizierendes Knochen-
fibrom 179
Osteoidosteom und Osteoblastom 181
Riesenzelltumor 183
Chordom 184
Bösartige Tumoren 185
Synovialom 185
Osteosarkom 185
Chondrosarkom 189
Fibrosarkom 193
Retikulumzellsarkom 194
Ewing-Sarkom 195
Parossales Sarkom 196
Leukosen 198
Plasmozytom 199
Knochenmetastasen bösartiger Tumoren 201
Tumorähnliche Läsionen 204
Ganglion 204
Solitäre Knochenzyste 205
Aneurysmatische Knochenzyste 206
Fibröse Knochendysplasie 208
Eosinophiles Granulom 209

9 Traumatologie 211
Normale Knochenbruchheilung 211
Verzögerte Knochenbruchheilung, Pseudarthrose, Nearthrose . . . 212

Biologisch reaktionsfähige Pseudarthrose 212
Biologisch reaktionsunfähige Pseudarthrose 215
Infizierte Pseudarthrose 218
Traumatischer Gelenkschaden 220
Meniskusschaden und Meniskusverletzung 222
Verletzung der Knieseitenbänder 226
Verletzung der Kniekreuzbänder 228
Kompartmentsyndrom 230
Myositis ossificans 231
Ischämische Kontraktur 232

10 Alterung des Binde- und Stützgewebes 235
Arthrose 238

11 Kontrakturen 244

12 Neurologische Krankheitsbilder 248
Infantile Zerebralparesen 248
Poliomyelitis 255
Dysraphien 257
Querschnittlähmung 263
Tabes dorsalis 267
Syringomyelie 268
Progressive Muskeldystrophie 268
Sudeck-Syndrom 270
Schädigung peripherer Nerven 272

Spezielle Orthopädie

13 Wirbelsäule 278
Entwicklungsgeschichte 278
Primitiventwicklung der Wirbelsäule 278
Verknöcherung der Wirbel 279
Entwicklung der Zwischenwirbelscheiben 279
Untersuchung 280
Anamnese 280
Inspektion und aktive Bewegungsprüfung 282
Palpation 283
Passive Bewegungsprüfung 284
Neurologische Untersuchungen 286
Röntgenologische Untersuchungen 288
Haltung des Menschen 293
Angeborene Fehlbildungen und Variationen 295
Angeborene Blockwirbelbildung 296

Atlasassimilation 296
Offener hinterer Bogenanteil 296
Spondylolyse, Spondylolisthese 296
Kombiniertes Mißbildungssyndrom 302
Klippel-Feil-Syndrom 302
Schiefhals 303
Halsrippe 304
Angeborener Schulterblatthochstand 305
Skoliosen 305
Morbus Scheuermann 315
Entzündliche Veränderungen 318
Spondylitis tuberculosa 319
Osteomyelitis 321
Degenerative Wirbelsäulenveränderungen 321
Bandscheibenschaden 322
Wirbelgelenkarthrose und -sponylose 326
Zervikalsyndrom 329
Thorakalsyndrom 331
Lumbago, Ischialgie, lumbaler Bandscheibenprolaps 332
Kokzygodynie 335
Traumatische Veränderungen 335

14 Brustkorb 341
Trichterbrust 341
Kielbrust 343

15 Obere Extremitäten 344
Schultergürtel 344
Skalenussyndrom 344
Habituelle Schulterluxation 345
Traumatische Schultergelenkluxation 346
Arthrosis deformans der Schulter 347
Periarthropathia humeroscapularis (PHS) 348
Oberarm und Ellenbogen 351
Proximale Bizepssehnenruptur 351
Tendopathien im Ellenbogenbereich 351
Unterarm 353
Supinatorlogensyndrom 353
Pronatorteres-Syndrom 354
Radioulnare Synostose 354
Handgelenk 354
Skaphoidpseudarthrose 354
Karpaltunnelsyndrom 355
Hand 356
Tendovaginitis stenosans de Quervain 356

Schnellender Finger 357
Dupuytren-Kontraktur 357

16 Untere Extremitäten 359
Hüftgelenk 359
Sogenannte angeborene Hüftgelenkverrenkung 359
Coxa valga 376
Coxa vara 378
Beinlängendifferenzen und Hinken 380
Physiologische Pfannenprominenz, primäre und sekundäre Protru-
sio acetabuli 381
Coxa saltans 384
Idiopathische Hüftkopfnekrose des Erwachsenen 385
Periarthrosis coxae 386
Kniegelenk und Unterschenkel 388
Angeborene Kniegelenkluxation 388
Habituelle Patellaluxation 389
Scheibenmeniskus 391
Genu varum 391
Genu valgum 394
Genu recurvatum 395
Chondropathia patellae 398
Plikasyndrom 400
Blutergelenk 401
Crus varum 403
Crus varum congenitum 404
Fuß- und Zehendeformitäten 405
Angeborener Klumpfuß 407
Erworbener Klumpfuß 413
Spitzfuß 415
Erworbener Hacken- und Hackenhohlfuß 417
Angeborener Plattfuß 419
Knickfuß, Plattfuß und Knick-Platt-Fuß 422
Ballenhohlfuß 428
Sichelfuß 430
Spreizfuß 431
Hallux valgus 434
Hallux rigidus 435
Krallenzehe und Hammerzehe 437
Morton-Neuralgie 439
Marschfraktur 439
Dorsaler Fußhöcker 439
Os tibiale externum 440
Fersensporn 441
Haglund-Exostose 441

Paratenoitis achillae, Achillodynie und Achillessehnenruptur 442
Venöse Beinleiden 443
   Varikose 443
   Thrombophlebitis und Phlebothrombose 444
   Postthrombotisches Syndrom und Ulcus crusis venosum 445
   Fehlbildungen des Venensystems 445

Sachverzeichnis 446

Allgemeine Orthopädie

1 Einführung

Mit vielen heute im Bereich der Bewegungsorgane auftretenden Krankheitsbildern beschäftigte sich bereits die Medizin im Altertum. So finden sich bei Hippokrates detaillierte Angaben über die Behandlung des Klumpfußes, der angeborenen Hüftluxation oder der Skoliose. Wenngleich im weiteren Verlauf sich immer wieder Schulen in der Medizin bildeten, die sich vermehrt Krankheiten im Bereich der Bewegungsorgane zuwandten, wurde erst 1741 von Nicolas Andry ein neuer Begriff eingeführt, der dem Fachgebiet zukünftig den Namen geben sollte: *L'orthopédie*. Andry verstand darunter (orthos = gerade, paideuein = erziehen) die Kunst, bei Kindern körperliche Fehlformen zu verhindern (Abb. 1.1). Heute ist das von einem Stab gestützte Bäumchen des Titelbildes seines Buches zum Symbol des gesamten Fachgebiets geworden.

Meilensteine in dem zunächst konservativ orientierten Fachgebiet setzten 1851 Mathysen mit seiner Gipsbinde sowie 1895 Röntgen mit neuen Perspektiven für die Diagnostik. Einen Aufschwung erfuhr die Orthopädie in der zweiten Hälfte des 19. Jahrhunderts durch die Einführung der Narkose und Asepsis und damit auch der operativen Therapiemöglichkeit.

Während die orthopädische Chirurgie in den angloamerikanischen Ländern in das Gesamtgebiet Orthopädie völlig eingegliedert wurde, vollzog sich diese Synthese in einigen Ländern in Europa aus historisch-organisatorischen Gründen nur unvollkommen. Die Verletzungen der Bewegungsorgane werden als Teilgebiet der Chirurgie von der Unfallchirurgie behandelt.

Entsprechend der in der Medizin üblichen Spezialisierung nach Organsystemen (Augenheilkunde, Gynäkologie, HNO usw.) versteht sich die Orthopädie heute als das Teilgebiet der Medizin, das sich mit Störungen der Form und Funktion im Bereich der Bewegungsorgane befaßt. Neben der Erforschung von Krankheitsbildern des Bewegungssystems widmet sich die Orthopädie auch den Methoden zu deren Diagnostik, Therapie und Prophylaxe.

Zu den Bewegungsorganen zählen neben den Stützelementen (Knochen, Gelenke und Bänder) auch deren „Motoren" (Muskulatur und Sehnen) sowie deren Versorgungssysteme (Gefäße) und Steuerungssysteme (Nerven), letztendlich auch die bedeckende Haut. Daraus ergeben sich selbstverständlich Überschneidungen mit anderen Fachgebieten mit fließenden Übergängen, beispielsweise im Bereich der Rheumatologie zur inneren Medizin. Durch die Veränderungen in unserer heutigen Gesellschaft haben sich auch

die Ansprüche an das Fach Orthopädie geändert, wobei sich für die Zukunft folgende Tendenzen herauskristallisieren:
- die Früherkennung oder Prophylaxe vieler Krankheiten (z. B. Ultraschalldiagnostik der Dysplasiehüfte) tritt immer mehr in den Vordergrund;
- die veränderte Altersstruktur unserer Bevölkerung mit immer höherem Durchschnittsalter und damit zunehmender Anzahl von verschleißbedingten Erkrankungen;
- die veränderte Umwelt (Verkehr, Freizeitgestaltung) mit einer Vielzahl von Verletzungen im Bereich der Bewegungsorgane, die gelegentlich sehr komplex sind und aus organisatorischen Gründen nur noch in speziell apparativ und personell ausgestalteten Zentren bewältigt werden können (z. B. Querschnittverletzungen).
- Wenn die Verletzungen sehr umfangreich sind und deren Behandlung wie bei den meisten orthopädischen Krankheitsbildern sehr lange Zeiträume in Anspruch nimmt, spielt die Rehabilitation eine immer wichtigere Rolle. Gemeint ist damit die Summe aller medizinischen und nichtmedizinischen Bemühungen, den Erkrankten wieder in sein früheres soziales Umfeld zurückzuführen, einschließlich seiner beruflichen Wiedereingliederung. Die vielfältigen dabei anfallenden Arbeiten können letztendlich für den Patienten zufriedenstellend nur noch in einem Team gelöst werden, dem auch Krankengymnasten, Beschäftigungstherapeuten, Orthopädietechniker, Psychologen und Sozialarbeiter angehören. Die Koordination und letztendliche Verantwortung gegenüber dem Patienten bleibt weiterhin in der Hand des behandelnden Orthopäden.

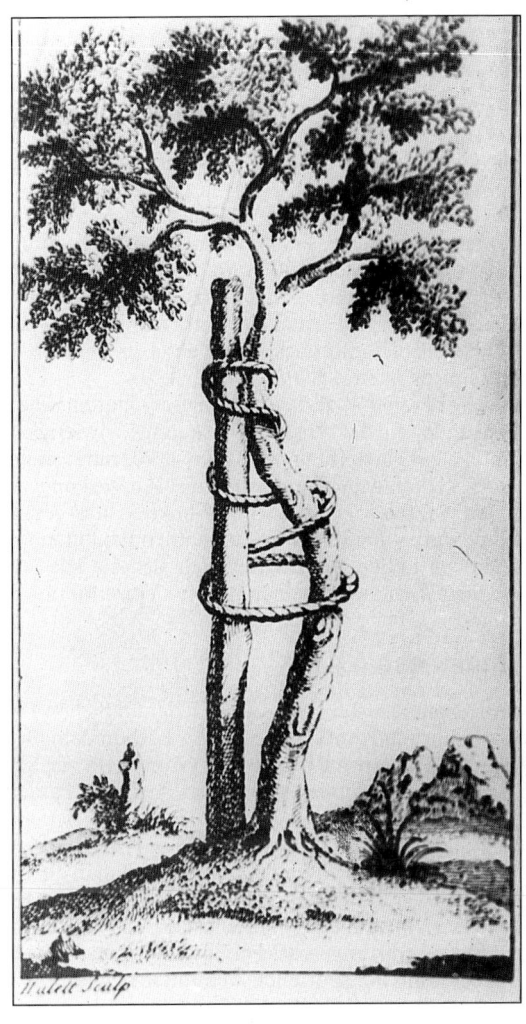

Abb. 1.1   Das „Bäumchen der Orthopädie" von Andry.

2 Diagnostik

Die Kenntnis subtiler Untersuchungstechniken an einzelnen Abschnitten des Bewegungssystems ist besonders wichtig, weil nur so eine differentialdiagnostische Abklärung von Krankheitsbildern möglich ist. Werden pathomorphologische Veränderungen erstmals erfaßt, gilt es, deren Auswirkungen auf die Funktion zu erkennen. Neben der Erfassung lokaler Funktionsbeeinträchtigungen sind insbesondere auch deren Auswirkungen auf das gesamte Bewegungssystem zu klären, wobei in Funktionsketten gedacht werden muß: So kann eine Spitzfußdeformität über eine kompensatorische Kniebeuge- und Hüftbeugekontraktur eine Hyperlordose im Bereich der Lendenwirbelsäule nach sich ziehen mit entsprechenden Beschwerden in diesen Regionen.

Häufig bereitet aber die pathologisch-anatomische Erkennung eines Krankheitsbildes in der Orthopädie kaum Schwierigkeiten, wie z.B. Skoliose, Kniegelenkversteifung oder Beinverkürzung; wichtiger erscheint aber dann die Erkennung und Beurteilung der Auswirkungen dieser pathomorphologischen Veränderungen auf die Funktion des gesamten Bewegungsapparats und darüber hinaus der Folgen für den Patienten, d.h. seine Behinderung im täglichen Leben. Erst daraus läßt sich ein spezieller, an den individuellen Bedürfnissen des einzelnen Patienten orientierter Therapieplan erstellen.

Anamnese

Die Anamnese steht am Anfang jeder ärztlichen Tätigkeit und dient auch der menschlichen Kontaktaufnahme zwischen dem Orthopäden und seinem Patienten. Dabei wird bereits der Grundstein zur Schaffung des notwendigen Vertrauensverhältnisses zwischen Arzt und Patient gelegt. Der Anamnese kommt in der Orthopädie eine besondere Bedeutung zu; sie ist oft schon richtungsweisend für die Diagnose und ist deshalb entsprechend sorgfältig zu erstellen. Auf die Fremdanamnese wird man eher im Bereich der Kinderorthopädie oder bei Notfällen angewiesen sein. Meist kann aber die Vorgeschichte von dem Patienten selbst erfragt werden in Form der *Eigenanamnese*. Den Erwartungen des Patienten wird man am ehesten gerecht, wenn man zunächst mit der speziellen Anamnese beginnt.

Spezielle Anamnese

Der Arzt fragt nach den Hauptbeschwerden des Patienten. Dabei handelt es sich meist um Schmerzen, aber auch um Störungen der Funktion (z.B. Bewegungseinschränkungen) und/oder der Form (z.B. O-Bein, Skoliose). Wichtig im weiteren Verlauf ist eine genaue Schmerzanalyse nach
– Lokalisation,
– Ausstrahlung,

– Charakter (brennend, hell, pochend, ziehend, dumpf),
– zeitlichem Verlauf (erstmaliges Auftreten akut, allmählich kontinuierlich, schubweiser Verlauf).

Die Beeinflußbarkeit durch äußere Umstände oder bisherige Therapiemaßnahmen erlaubt oft bereits eine grobe Verdachtsdiagnose. So finden sich Ruhe- und Nachtschmerzen vor allem bei entzündlichen Erkrankungen, belastungsabhängige Schmerzen und Anlaufschmerzen überwiegend bei degenerativen Leiden.

Die Angaben des Patienten über die Ursachen von Störungen sind seitens des Arztes vorsichtig zu interpretieren, einerseits wegen des Kausalitätsbedürfnisses des Patienten (wobei häufig Zufälle oder Anlässe mit einbezogen werden), andererseits aufgrund immer häufiger werdender versicherungsrechtlicher Probleme. Zur Beurteilung der Beschwerden sind deren Auswirkungen auf das alltägliche Leben des Patienten anhand folgender Fragen zu klären:
– Gehfähigkeit, Gehstrecke nach Zeit und Distanz;
– Hilfs-/Heilmittel: Prothesen, Orthesen, Bandage, Mieder, Korsett, Schuhwerk, Gehstock, Rollstuhl;
– Selbständigkeit (An-/Ausziehen, Essen usw.).

Bei Verletzungen kann neben dem genauen Unfallzeitpunkt und Unfallort vor allem der Unfallhergang wichtige Hinweise liefern. In der Kinderorthopädie interessieren häufig zusätzlich Schwangerschafts- und Geburtsverlauf.

Die in der speziellen Anamnese gewonnenen Erkenntnisse müssen in die allgemeine Anamnese eingegliedert werden.

Allgemeine Anamnese

– Frühere Krankheiten einschließlich Verletzungen und deren Therapie, ggf. gynäkologische Anamnese (Menarche, Menopause, Geburten);
– jetzige zusätzliche Erkrankungen (Diabetes, Hypertonie, usw.)

Durch eine *Familienanamnese* ergeben sich ebenfalls Hinweise auf bestimmte orthopädische Leiden (Dysplasiehüfte, rheumatische Erkrankungen, Hämophilie, Infektionen einschließlich Tuberkulose, Systemerkrankungen).

Schließlich spielt die *Sozialanamnese* eine wichtige Rolle bei der Beurteilung der von dem Patienten vorgetragenen Beschwerden. Neben den familiären Verhältnissen sollte die berufliche Tätigkeit erfragt werden; Hinweise auf besondere Belastungen ergeben sich immer mehr aus den Freizeitbeschäftigungen. Die Frage nach bisherigen Arbeitsunfähigkeiten sowie anerkannten Behinderungen gewinnt gerade bei Erkrankungen im Bereich des Bewegungssystems zunehmend an Bedeutung und sollte in Zusammenhang mit der Ausgestaltung des Beschwerdebildes deshalb frühzeitig geklärt werden.

Die *vegetative Anamnese* (Appetit, Stuhlgang, Wasserlassen, Schlafverhalten) sowie die Frage nach besonderen Lebensgewohnheiten (Alkohol, Nikotin) vervollständigen das Bild des Kranken.

Klinische Untersuchung

Bei der Untersuchung empfiehlt sich ein systematisches Vorgehen, weil damit erfahrungsgemäß in der Routine des klinischen Alltags ein besonderes rationelles Arbeiten und bei minimalem Aufwand eine vollständige Befunderhebung möglich ist. Mit einer Aufzeichnung pathologischer Befunde nach dem Untersuchungsschema ergibt sich so auch eine brauchbare Dokumentation für die Diagnose sowie für die Beurteilung des späteren Verlaufs der Krankheit.

Da lokale Störungen mehr oder weniger großen Einfluß auf das gesamte Bewegungssystem haben (s. Diagnostik), sollte zunächst bei der Erstvorstellung des Patienten ein gesamter orthopädischer Befund erhoben werden. Dabei ist eine vollständige Entkleidung des Patienten notwendig, die allerdings meist nur bis auf die Unterhose (und Büstenhalter) erfolgen sollte, um die möglichst nicht durch Scham veränderte Körperhaltung und/oder das Gangbild beurteilen zu können.

Inspektion

Am Beginn jeder Untersuchung steht die Inspektion.

Sie beginnt in dem Augenblick, in dem der Patient das Untersuchungszimmer betritt. Dabei kann bereits das Gangbild (Hinken?), die Haltung (schmerzbedingte Fehlhaltung?), die Benutzung orthopädischer Hilfsmittel (z.B. Gehstock) festgehalten werden. Neben dem Alter (chronologisch und biologisch), dem Geschlecht, dem Allgemein- und Ernährungszustand sollte auch der Konstitutionstyp (athletisch, leptosom, pyknisch) festgehalten werden. Auch die Entkleidung zur Untersuchung erlaubt bereits grobe Hinweise auf das Vorliegen von Funktionsstörungen im Bereich großer Gelenke (z.B. Schulter, Hüfte).

Die weitere Inspektion erfolgt dann zunächst im Stehen von vorne, von hinten und seitlich (Abb. 2.1); dabei ist zu achten auf:
- Asymmetrien (Längenunterschiede?, Schwellungen?, Atrophien?; Abb. 2.2, 2.3);
- Deformitäten (z.B. Achsenfehlstellungen). Zur Standardisierung der Beschreibung der Achsabweichungen legt man durch den Körper ein Koordinatensystem in drei Ebenen (Abb. 2.4): sagittal, frontal, transversal.

Konkave Achsabweichungen an der Frontalebene werden als Varus (z.B. O-Bein), konvexe als Valgus bezeichnet (z.B. X-Bein) (Abb. 2.5).

Im Stehen kann bereits eine orientierende Funktionsprüfung erfolgen: Einbeinstand (auch Trendelenburg-Phänomen), Zehen- und Fersenstand (Abb. 2.6).

Die Beschaffenheit der Haut sollte ebenfalls festgehalten werden (Kolorit, Behaarung, Narben, Druckstellen, Elastizität, Turgor).

Bei der Inspektion im Gehen wird das Gangbild analysiert: harmonisch oder asymmetrisch (Hinken; Verkürzungs-, Schon-, Insuffizienzhinken; Störung

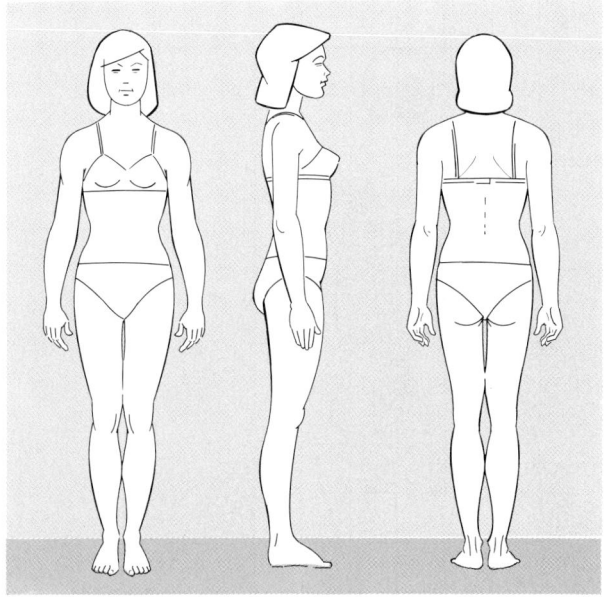

Abb. 2.1 Inspektion des Patienten im Stehen.

der Koordination (z. B. Spastik). Das Verhältnis von Stand- und Schwungphase wird beurteilt, das Aufsetzen der Füße, das Pendeln der Arme (normalerweise schwingt die obere Extremität zusammen mit der entgegengesetzten
unteren Extremität).
Erst nach diesen Beobachtungen erfolgt die manuelle Untersuchung.

Manuelle Untersuchung

Der Untersucher registriert mit dem Handrücken bereits leichte Tempera-
turunterschiede (Entzündung?).
Mit der *Tastpalpation* sind festzustellen:
– pathologische Änderungen des Gewebezustands (Ödem, Schwellung, Erguß, Myogelosen, Lymphknotenveränderungen usw.);
– Geräusche (schnappende Hüfte, arthrotisches Reiben, Krepitation der
  Sehnen bei Sehnenscheidenentzündungen usw.);
– periphere Arterienpulse (z. B. A. dorsalis pedis).
Mit der *Druckpalpation* läßt sich über die genaue Ermittlung des Punctum
maximum der Druckschmerzhaftigkeit eine Differentialdiagnose kranker,
anatomisch eng benachbarter Strukturen erreichen (z. B. Druckschmerzhaftigkeit genau über dem Gelenkspalt bei Meniskusverletzung, nur wenige

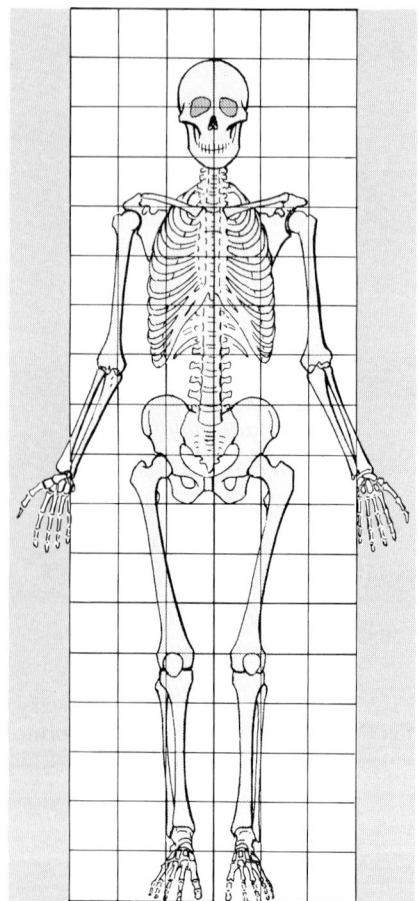

Abb. 2.**2**   Menschliches Skelett
auf ein Rastersystem projiziert, zur
Beurteilung der Symmetrie.

Zentimeter proximal bzw. distal davon bei Läsionen des kollateralen Bandapparats; Abb. 2.**7**).

Bei der Überprüfung des Bewegungsumfangs, die sowohl *aktiv* (d. h. selbständig durch den Patienten) als auch *passiv* (d. h. durch die Mithilfe des Untersuchers) durchgeführt werden sollte, werden sowohl vermehrte Beweglichkeit (Hypermobilität) als auch Bewegungseinschränkungen (Hypomobilität) festgehalten. In Anbetracht der großen individuellen Unterschiede ist dabei der Seitenvergleich besonders wichtig.

Die Dokumentation erfolgt standardisiert, d. h. nach der Neutral-0-Methode

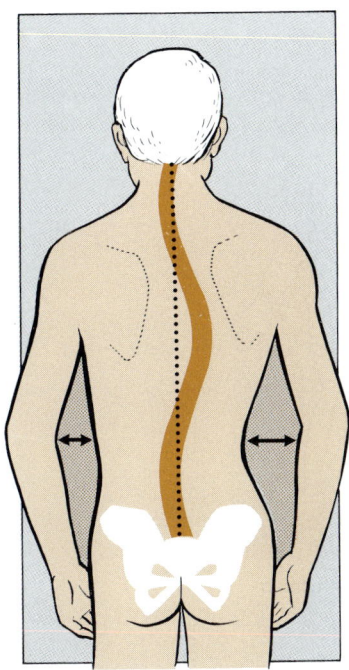

Abb. 2.**3** Asymmetrische Taillendreiecke.

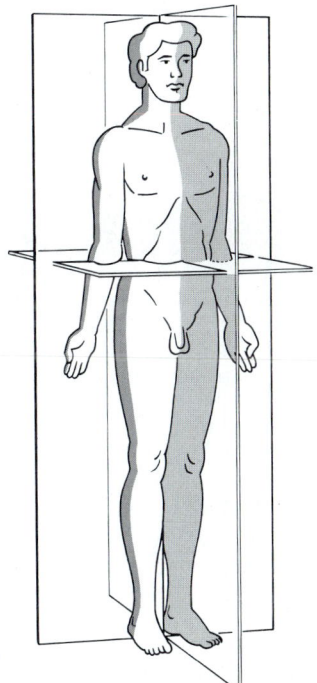

Abb. 2.**4** Sagittal-, Frontal- und Transversalebene am Beispiel des stehenden Menschen.

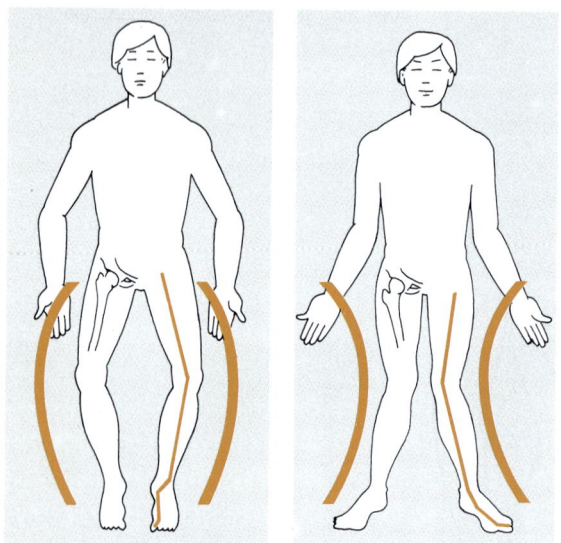

Abb. 2.**5** **a** Varus-, **b** Valgusfehlstellung der Extremitäten.

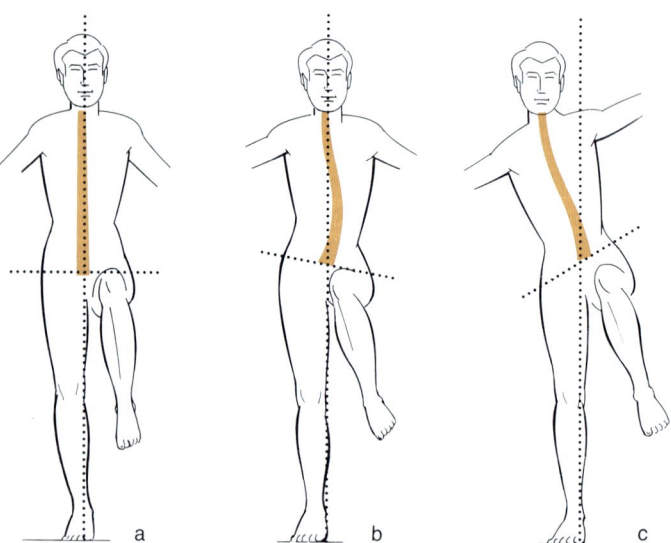

Abb. 2.**6** Untersuchung im Einbeinstand. **a** Normal, **b** Trendelenburg-Phänomen, **c** Duchenne-Phänomen.

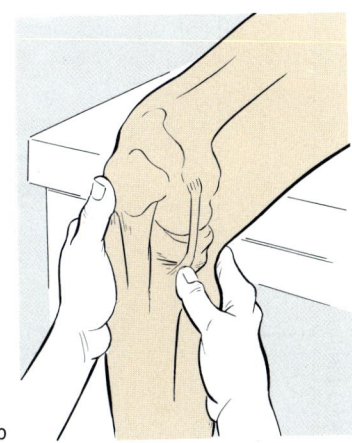

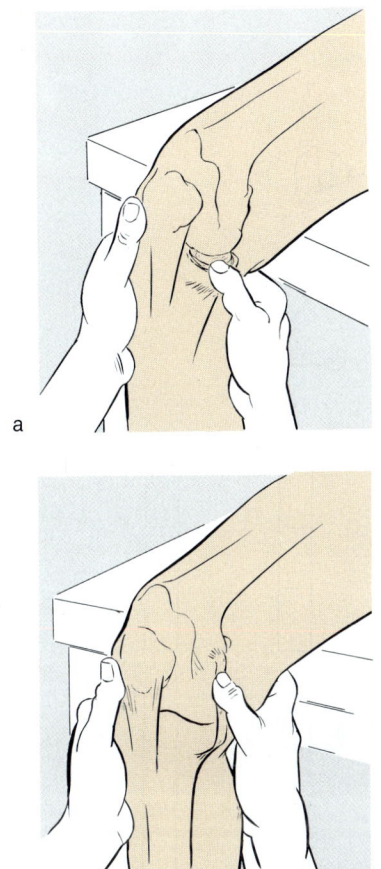

a

b

c

Abb. 2.**7**   Untersuchung des Kniegelenks. Palpation des Gelenkspalts.
a Druckschmerzhaft, z. B. bei Meniskusverletzung. **b** Palpation des Innenband-
ansatzes, **c** des Innenbandursprungs,
jeweils schmerzhaft z. B. bei Bandverletzungen.

(Abb. 2.**8**), wobei die Abweichungen von der „anatomischen Normalstel-
lung" (Abb. 2.**1**) in den drei standardisierten Ebenen (Abb. 2.**4**) in Winkel-
graden angegeben werden; in der
– Sagittalebene: Extension/Flexion (Streckung/Beugung);
– Frontalebene: Abduktion/Adduktion;
– Transversalebene: Außenrotation/Innenrotation.
Es werden dabei die maximalen Bewegungsausschläge in einer Ebene mit
drei Zahlen dokumentiert. Bei einer maximalen Streckung des Kniegelenks
von 5 Grad und einer maximalen Beugung von 130 Grad z. B. würde die
Dokumentation lauten: Extension/Flexion 5/0/130 Grad. Die Null dazwi-

Meßblatt für obere Gliedmaßen (nach der Neutral-0-Methode)

NAME:
geb.:
Aktenzeichen:

Untersuchungstag:
Standbein: rechts/links

	rechts			links		

Schultergelenke:

Arm seitw./körperw. (Abb. a) . . . .

Arm rückw./vorw. (Abb. b) . . . .

Arm ausw./einw. drehen (Oberarm
anliegend) (Abb. c) . . . .

Arm ausw./einw. (Oberarm 90°
seitw. abgeh.) (Abb. d) . . . .

Ellenbogengelenke:

Streck./Beugg. (Abb. e) . . . .

Unterarmdrehung:

ausw./einw. (Abb. f) . . . .

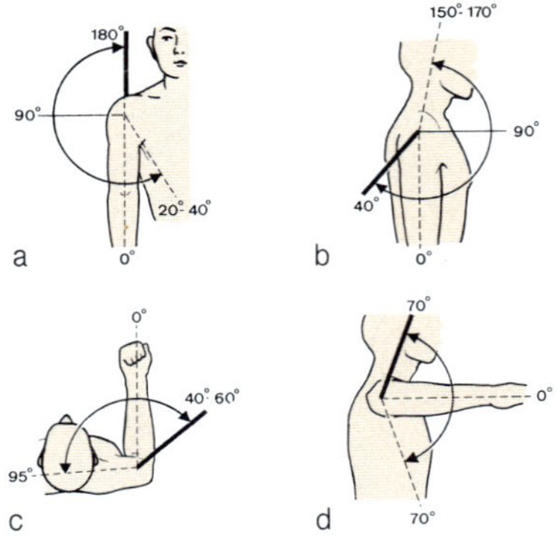

Handgelenke:

handrückenw./hohlhandw. (Abb. g) ....

ellenw./speichenw. (Abb. h) ....

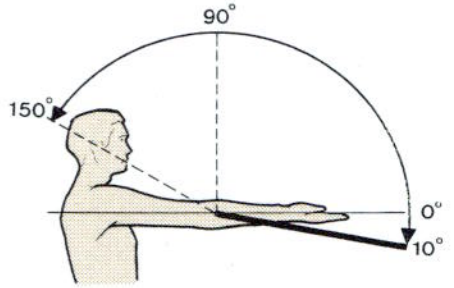

Umfangmaße in cm:
(hängender Arm)

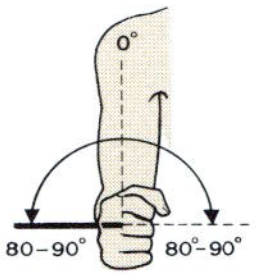

15 cm ob. äußerem Oberarm-Knorren ..

Ellenbogengelenk ....

10 cm unt. äußerem Oberarm-Knorren .

Handgelenk ....

Mittelhand (ohne Daumen) ....

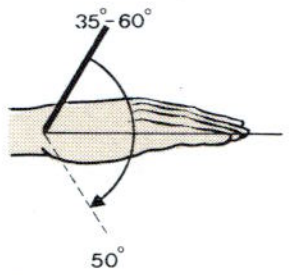

Armlänge in cm:

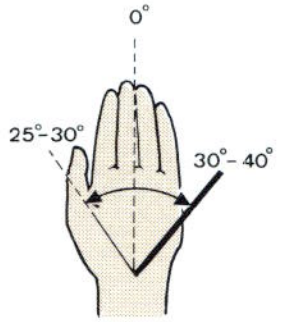

Schulterhöhe – Speichenende ....

Stumpflänge in cm:

Schulterhöhe – Stumpfende ....

äuß. Oberarmknorren – Stumpfende ...

Abb. 2.8 Meßblatt, **a** für obere Gliedmaßen, **b** für untere Gliedmaßen.

Meßblatt für untere Gliedmaßen (nach der Neutral-0-Methode)

NAME:
geb.:
Aktenzeichen:

Untersuchungstag:
Standbein: rechts/links

Hüftgelenke:

Streck./Beugg. (Abb. a u. b) . . . .

Abspreiz./Anführen (Abb. c) . . . .

Drehg. ausw./einw. Hüftgel. 90° gebeugt) .
(Abb. d)

Drehg. ausw./einw. (Hüftgel. gestreckt) . . . .
(Abb. e)

Kniegelenke:

Streck./Beugg. (Abb. f) . . . .

Obere Sprunggelenke:

Heben/Senken d. Fußes (Abb. g) . . . .

f

g

h

i

untere Sprunggelenke:

Ges.-Beweglichk. (Fußaußenr. heb./senk.)
(Abb. h/i)
(in Bruchteilen der normalen Beweglichkeit)

Zehengelenke: . . . .
(in Bruchteilen der normalen Beweglichkeit)

Umfangmaße in cm:

20 cm ob. inn. Kniegelenkspalt . . . .

10 cm ob. inn. Kniegelenkspalt . . . .

Kniescheibenmitte . . . .

15 cm unterh. inn. Gelenkspalt . . . .

Unterschenkel, kleinster Umfang . . . .

Knöchel . . . .

Rist über Kahnbein . . . .

Vorfußballen . . . .

Beinlänge in cm:

vord. ob. D-beinstachel – Außenknöchelsp.

Stumpflänge in cm:

Sitzbein – Stumpfende . . . .

inn. Kniegelenkspalt – Stumpfende . . . .

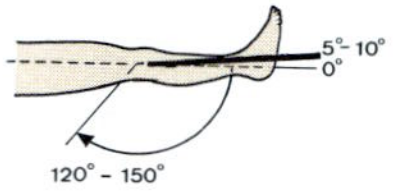

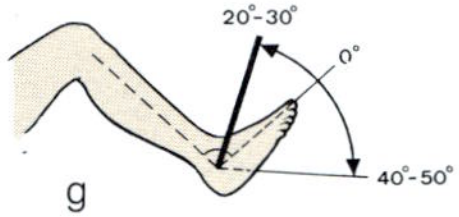

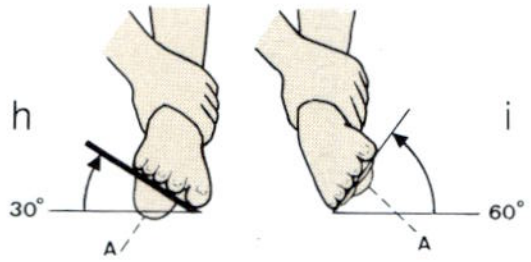

schen bedeutet, daß Bewegungen in beide Richtungen von der Neutralstellung aus möglich sind.

Bei einer fehlenden Streckmöglichkeit müßte es heißen: Extension/Flexion: 0/0/130 Grad.

Eine Beugekontraktur von 20 Grad würde so notiert: Extension/Flexion 0/20/130 Grad.

Die exakte Befundaufnahme erfolgt mit Hilfe eines Winkelmessers, wobei auf 5 Grad nach oben oder unten gerundet wird.

Auch die Umfangsmaße sollten standardisiert und im Seitenvergleich aufgenommen werden, was für eine Verlaufsbeurteilung wichtig ist (Abb. 2.**8**).

Dabei hat sich ein 1 cm breites Schneidermaßband am besten bewährt.

Neurologische Untersuchung

Zur vollständigen Befunderhebung gehört auch eine orientierende neurologische Untersuchung:
– Sensibilität: Hyp-, An-, Parästhesie, Hyp- oder Hyperalgesie;
– Motorik: Paresen, Paralysen;
– Reflexe: Eigenreflexe (z. B. Achilles- oder Patellarsehnenreflex), Fremdreflexe, pathologische Reflexe (z. B. Babinski);
– Koordination: z. B. Romberg-Versuch.

Bei speziellen Fragestellungen sind weitere gezielte Untersuchungen, z. B. Tinel-Hoffmann-Test bei Verdacht auf Medianuskompressionssymptomatik oder Erhebung eines *Muskelstatus* bei Lähmungen (Poliomyelitis) notwendig. Die Beurteilung der Muskelkraft erfolgt dabei aufgrund klinischer Parameter anhand der Einteilung auf einer Skala von 0 (keine Muskelaktion) bis 5 (volle Muskelkraft).

Nach einer orientierenden Erhebung des orthopädischen Status erfolgt eine gezielte Untersuchung der erkrankten Region.

Spezielle Untersuchungsmethoden

Selbst die subtilste klinische Untersuchung ermöglicht häufig keine eindeutige differentialdiagnostische Abklärung eines Krankheitsbildes, so daß weitere Untersuchungen, z. B. mit Hilfe von Apparaten, durchgeführt werden müssen. Trotz der umfangreichen Untersuchungsmethoden, die heute zur Verfügung stehen, sollte dabei immer wieder versucht werden, mit möglichst geringem Aufwand zu einer Diagnose zu kommen; dabei sollte im Hinblick auf die Gefährdung des Patienten risikoarmen Untersuchungen der Vorzug gegeben werden. Die therapeutische Konsequenz des geplanten diagnostischen Vorgehens sollte zuvor bedacht werden, nicht zuletzt auch im Hinblick auf die erhebliche Kostensteigerung durch die moderne Apparatemedizin. Aus diesem Grund empfiehlt sich eine Stufendiagnostik von möglichst einfachen bis hin zu den invasiven Untersuchungsmethoden einschließlich der Gewebeentnahme.

Bildgebende Verfahren

Röntgenuntersuchung

Seit der Möglichkeit der Darstellung des Skeletts durch Röntgen 1895 entwickelte sich diese Untersuchung zur häufigsten in der Orthopädie überhaupt; über 90% der Patienten mit orthopädischen Krankheitsbildern sind davon betroffen.

Nativaufnahme. Sie stellt die Summe aller sich überlagernden Strukturen, die sich im Strahlengang befinden, dar, d. h., es handelt sich um eine zweidimensionale Darstellung dreidimensionale Gebilde. Zur Beurteilung der dritten Dimension, d. h. der Tiefenausdehnung, ist routinemäßig eine ergänzende Untersuchung in einer weiteren Ebene notwendig, die normalerweise senkrecht auf der ersten steht: Standardaufnahmen im anterior-posterioren (a.-p.) und seitlichen Strahlengang (z. B. Kniegelenk). Bei manchen Körperregionen sind Untersuchungen in anderen Strahlengängen notwendig: *axial* (Hüfte, Patella); *schräg* (HWS, Vorfuß).

Die Analyse der Röntgenbilder erlaubt die Beurteilung der
- Knochendichte (Porose, Osteolyse, Sklerose);
- Feinstruktur von Kortikalis und Spongiosa (subchondrale Sklerosierung);
- Umrißzeichnung der Knochen und Gelenke (Kongruenz, Osteophyt, Tumor);
- Achsenverhältnisse über Winkelmessungen an standardisierten Röntgenbildeinstellungen, z. B. Beinachsendeviation anhand der Mikulicz-Linie (Abb. 2.9) oder im Bereich der Hüfte Schenkelhalsschaftwinkel und Ante-

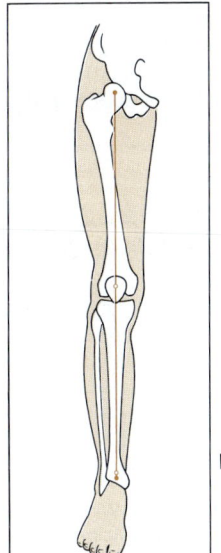
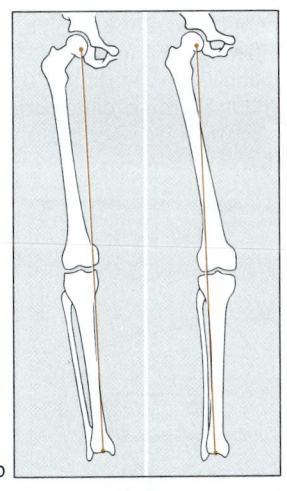

Abb. 2.**9** Mikulicz-Linie. **a** Normal: Mitte Hüftkopf – Mitte Kniegelenk – Mitte Sprunggelenk. **b** Varusfehlstellung, Medialisierung, **c** Valgusfehlstellung, Lateralisierung der Mikulicz-Linie.

torsion = CCD/AT anhand der Rippstein-I- und -II-Aufnahmen (Abb. 2.**10**, 2.**11**).

Bei speziellen Fragestellungen sind *Zielaufnahmen* der betroffenen Körperregion ergänzend zu den Standardaufnahmen erforderlich, wobei sich unter Röntgendurchleuchtungskontrolle (Bildverstärker, BV) die bestmögliche Einstellung erreichen läßt.

Vergleichsaufnahmen von Gliedmaßenanteilen der Gegenseite unter gleichen Aufnahmebedingungen werden beispielsweise bei Kindern zur Differenzierung von traumatisch bedingten Veränderungen und Ossifikationskernen angefertigt.

Die röntgenologische Untersuchung im Stehen bietet gegenüber der Untersuchung im Liegen den Vorteil, funktionelle Verhältnisse (Statik) zusätzlich zu den morphologischen Veränderungen zu erfassen (z.B. Ausmaß der Beinverkürzung anhand des Beckentiefstands).

Funktionsaufnahmen erlauben die Darstellung einer pathologischen Beweglichkeit (Hypomobilität bei Blockierung oder Kontraktur, Hypermobilität bei Instabilität oder Luxation), wobei die Gelenke in der jeweiligen Endstellung geröntgt werden (z.B. Aufnahmen der Halswirbelsäule im seitlichen Strahlengang in maximaler Inklination und Reklination).

Gehaltene Aufnahme. Hier erfolgt diese Funktionsuntersuchung im Hinblick auf die Läsion des Kapsel-Band-Apparats (z.B. Schultergelenksprengung mit Ruptur der Ligg. coraco- und acromioclaviculare; Abb. 2.**12**), wobei hier in Anbetracht der großen individuellen Unterschiede Vergleichsaufnahmen der Gegenseite angezeigt sind.

Weichteilaufnahmen. Sollen nicht so sehr Knochen- als vielmehr Weichteilstrukturen (Gelenkkapsel, Sehnen, Fremdkörper, Schwellungen) beurteilt werden, sind Weichteilaufnahmen von Vorteil (z.B. Achillessehne). In der Aussagekraft überlegen ist dann allerdings eine spezielle Darstellungsart, die *Xeroradiographie.*

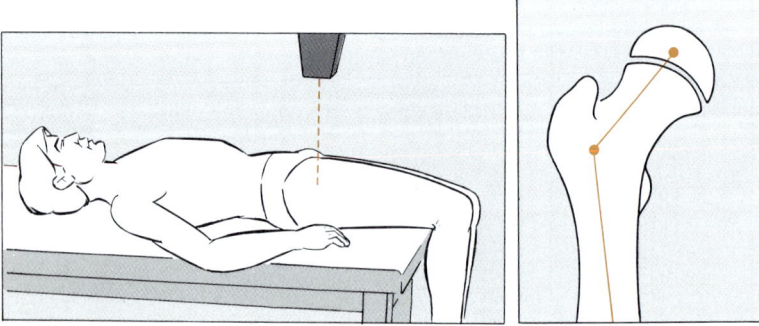

Abb. 2.**10**   **a** Rippstein-I-Lagerung zur Röntgenbestimmung des CCD-Winkels (Unterschenkel hängend, Kniescheiben vorne). **b** CCD-Winkel in der Rippstein-I-Projektion.

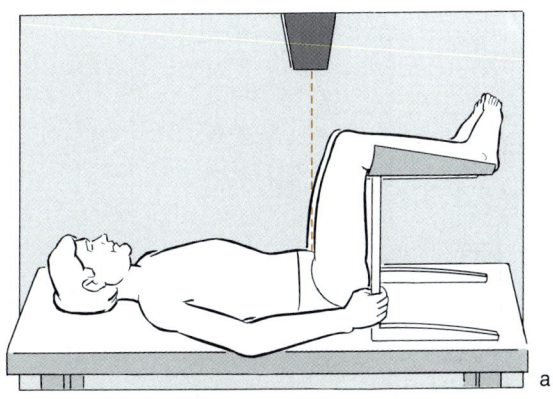

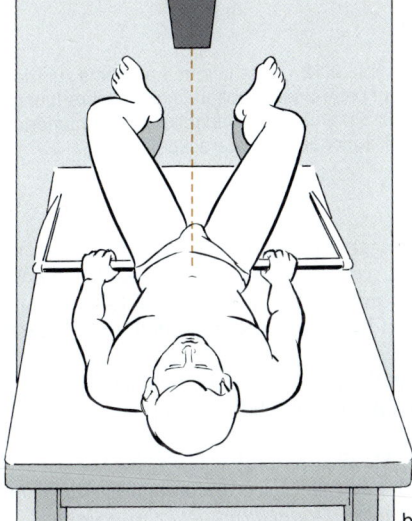

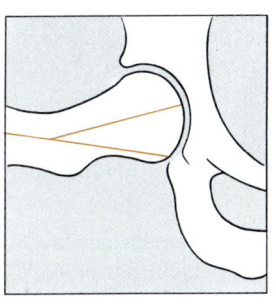

Abb. 2.11   Rippstein-II-Lagerung
zur Röntgenbestimmung der Antetorsion. **a** Seitliche Ansicht, **b** von
oben. **c** Antetorsion in der Rippstein-
II-Projektion.

Tomographie (Schichtaufnahmen)
Im Gegensatz zur Übersichtsaufnahme, die ja immer eine Summation (s.
oben) darstellt mit dem Risiko, daß kleinere Strukturen durch größere
überlagert und übersehen werden, können mit der Schichtaufnahme bestimmte Schichttiefen des Körpers frei von Überlagerungen scharf abgebil-
det werden. Durch gegenläufiges Bewegen von Röntgenröhre und Röntgenfilm wird die jeweils im Drehpunkt der Bewegungsachse liegende Ebene
scharf dargestellt (z. B. Tumoren, Osteomyelitis).

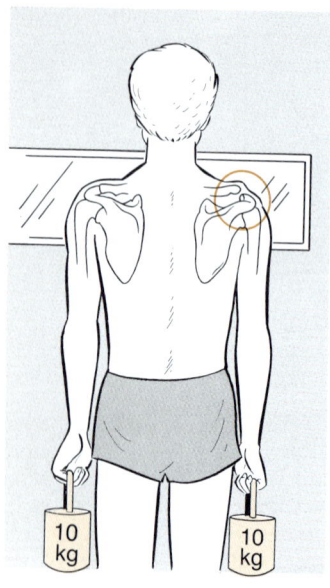

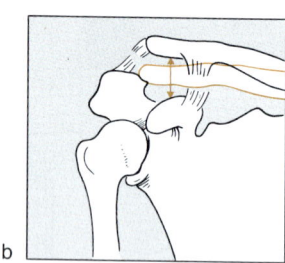

b

Abb. 2.**12** **a** Gehaltene Aufnahme zur Diagnostik einer Schultereckgelenksprengung. **b** Schematische Darstellung der rupturierten Bänder des Schultereckgelenks.

a

Röntgenkontrastmitteluntersuchung

Um die Weichteile besser in die Röntgendiagnostik einzubeziehen, ist meist die Verwendung von Kontrastmittel (meist jodhaltig) erforderlich. Diese Untersuchungstechnik ist allerdings mit einigen Risiken behaftet, deshalb müssen die Kontraindikationen strikt beachtet werden (Jodallergie, lokaler Infekt, hämorrhagische Diathese).

Arthrographie. Sie erlaubt die Darstellung des Gelenkbinnenraumes:
- Kapselzustand (z. B. Rotatorenmanschettendefekt im Bereich des Schultergelenks);
- Knorpelzustand (Chondropathie, Meniskopathie).

Häufig kommen Strukturen durch zusätzliche Luftbeimengung zum Kontrastmittel noch besser zur Darstellung: *Doppelkontrastarthrographie*.

Myelographie. (Abb. 13.**37**). Sie erlaubt durch Applikation des Kontrastmittels in den Subarachnoidalraum die indirekte Darstellung von raumfordernden Prozessen (Diskushernie, Tumor) oder auch eines engen Spinalkanals, wobei dann auch Funktionsaufnahmen erforderlich sind.

Diskographie. Die Diskographie als Kontrastmittelapplikation in den Discus intervertebralis ist eine relativ seltene Untersuchung und nur speziellen Indikationen vorbehalten (z. B. Chemonukleolyse).

Angiographie (Gefäßdarstellung). Die *Arteriographie* wird vor allem in der Traumatologie und Onkologie (pathologische Gefäßzeichnung?) eingesetzt (Abb. 8.**24 b**).

Die *Phlebographie* (Venographie) erlaubt beispielsweise Aussagen über den Funktionszustand tiefer Beinvenen bei Varikose, die Lokalisation insuffizienter Perforansvenen sowie den indirekten Nachweis von Thrombenabsiedlung.

Auf die *Lymphangiographie* als eine relativ seltene Untersuchungstechnik wird in der Onkologie (Metastasen?) bzw. bei sonst nicht erklärbaren Ödemen zurückgegriffen.

Die *Fistulographie* erlaubt die Darstellung des Ausmaßes eines entzündlichen Prozesses (Abszeßhöhle, Sequester), der über einen Kanal mit der Körperoberfläche kommuniziert.

Ultraschalluntersuchung

Dieser Untersuchung liegt der piezoelektrische Effekt, d. h. die Möglichkeit der Umwandlung mechanischer Energie in elektrische und umgekehrt zugrunde.

Durch Anlage eines elektrischen Feldes an einen Kristall in dem sog. Schallkopf entstehen Schwingungen, die sich als Ultraschallwellen in das zu untersuchende Gewebe (z. B. Hüfte) ausbreiten. Neben dem Phänomen der Resorption und Streuung der Ultraschallwellen in dem Gewebe tritt ein weiterer wichtiger Effekt auf, die Reflexion. Vor allem an Grenzflächen von Geweben unterschiedlicher Dichte werden die Ultraschallwellen reflektiert und gelangen damit teilweise wieder zum Schallkopf zurück. Hier erzeugen sie über Schwingungen in dem Kristall elektrische Energie, die sich aufzeichnen und zu einem Bild verarbeiten läßt: *Impulsechosonographie*. Die in der Orthopädie verwendete Schallfrequenz liegt meist bei 5 oder 7,5 MHz, seltener auch einmal bei 3,5 MHz. Ebenso findet der Linearscan gegenüber dem Sektorscan die meiste Verwendung.

Da im Bereich des Knochens die Schallwellen nicht fortgeleitet werden, ist diese Untersuchungsmethode auf die Weichteile einschließlich Knorpel beschränkt (Baker-Zyste, Achillodynie, Bursitis, Abszeß usw.). Den wohl größten Aufschwung erlebte die Sonographie in der Orthopädie bei der Diagnostik der Säuglingshüfte. Hier bietet diese Untersuchungsmethode Vorteile gegenüber der Röntgenuntersuchung:

– Die Diagnostik ist zu einem früheren Zeitpunkt möglich, da im Gegensatz zur Röntgenuntersuchung bei fehlender knöcherner Formgebung des Hüftgelenks die Weichteile dargestellt werden. Die Ultraschalluntersuchung kann daher sofort nach der Geburt, nicht erst nach 3 Monaten eingesetzt werden.

– Die Indikation zu dieser Untersuchung kann großzügig gestellt werden, da die Belastung mit Röntgenstrahlen entfällt, d. h., es sind bei zweifelhaftem klinischen Befund bzw. im Verlauf der Therapie risikolos mehrere Untersuchungen möglich.

Doppler-Sonographie. Hier werden Ultraschallwellen schräg auf das zu untersuchende Gefäß gerichtet. Durch die Reflexion der Schallwellen von den sich bewegenden Blutkörperchen kann über den Doppler-Effekt der Blutstrom hör- bzw. sichtbar gemacht werden. Neben Stenosen lassen sich mit dieser Untersuchungsmethode auch Blutrichtungsströme darstellen.

Computertomographie

Im Gegensatz zur normalen Tomographie erlaubt diese Untersuchungsmethode die zusätzliche Darstellung der dritten Dimension (Transversalebene). Bei der Computertomographie (CT) wird der zur Untersuchung anstehende Körperteil schichtweise von einer kreisförmigen rotierenden Röhre durchstrahlt. Die in den Körper tretenden Strahlen werden aufgezeichnet. Über einen Computer werden die gemessenen Strahlenintensitäten verrechnet und schließlich zu einem Bild der durchstrahlten Körperregion zusammengesetzt.

Die Darstellung der Weichteile sowie sonst schwer zugänglicher Körperregionen (z.B. Becken) sind weitere Vorteile dieser Untersuchungsmethode. So lassen sich raumfordernde Prozesse sowohl in den Knochen als auch in den Weichteilen (Tumor, Diskushernie) anschaulich darstellen. Eine weitere differentialdiagnostische Abklärung von Weichteilprozessen (Abszeß, Fett, Narbe) ist über eine Dichtemessung möglich (in sog. Hounsfield-Einheiten).

Über eine sagittale Rekonstruktion der untersuchten Körperschichten können zusätzlich dreidimensionale Strukturen besser erfaßt werden.

Szintigraphie

Bei der Skelettszintigraphie werden radioaktiv markierte Elemente (Isotope, meist ^{99m}Tc) verwendet.

Nach einer i.v. Applikation werden die Isotope an der Oberfläche vom Knochen absorbiert. Die Anlagerung der Isotope erfolgt parallel zum Knochenumbau, ist aber auch von anderen Faktoren abhängig, beispielsweise vom Ausmaß der Durchblutung. Die Radioaktivität des betroffenen Skelettanteils wird dann gemessen und aufgezeichnet (Szintigramm). Die Szintigraphie zeigt alle Prozesse an, die mit einem von der Norm abweichenden Knochenumbau einhergehen, und ist damit eine Untersuchung mit einer hohen Sensitivität. Da sie aber keine genaue Lokalisation und auch nur bedingt Rückschlüsse auf die Ätiologie zuläßt, hat sie eine relativ geringe Spezifität. Daraus ergeben sich die *Indikationen* für diese Untersuchungsmethode:

– Screening nach entzündlichen Prozessen oder Tumoren. Die differentialdiagnostische Abklärung der im Szintigramm auffälligen (d.h. isotopenspeichernden) Körperregionen im Hinblick auf weitere Details kann dann über weitere Untersuchungen (z.B. Röntgen, CT usw.) erfolgen. Bei entzündlichen Prozessen liefert die Leukozytenszintigraphie (radioaktiv markierte Leukozyten) weitere Hinweise.
– Im Rahmen der Verlaufsbeobachtung kann die Aktivität eines bekannten pathologischen Prozesses (z.B. paraartikuläre Ossifikationen) beurteilt werden.

– Mit zunehmender Erfahrung mit dieser Untersuchungsmethode erfolgte eine Ausweitung der Indikation, so daß die Szintigraphie bei immer mehr Krankheitsbildern, wie beispielsweise Endoprothesenlockerungen, Knochenstoffwechselerkrankungen, Osteonekrosen, eingesetzt wird.

Kernspintomographie

Diese Untersuchung beruht auf dem Effekt der Kernspinresonanz (nuclear magnetic resonance [imaging] = NMR, MR, MRI).
Atomkerne haben neben ihrer elektrischen Ladung auch eine Eigenrotation = Spin. Durch diesen Spin entsteht um den Atomkern ein Magnetfeld. Wird von außen ein magnetisches Gleichfeld um einen Körper gelegt, kommt es zu einer entsprechenden Ausrichtung der Atomkerne in diesem Feld. Läßt man nun zusätzlich kurzfristig über eine Spule um den Körper einen Hochfrequenzimpuls einwirken, werden die Atomkerne aus dieser Gleichgewichtslage gekippt. Sodann kehren sie in ihre Ausgangslage zurück und erzeugen dabei selbst in der sie umgebenden Spule über Induktion eine Spannung = Kernresonanzsignal. Diese Signale werden von einem Computer dem Ort ihrer Entstehung zugeordnet und zu einem Bild aufgebaut.
Der *Vorteil* dieser Untersuchungsmethode gegenüber der Computertomographie liegt in der
– möglichen Darstellung von Schnittbildern in sämtlichen Ebenen,
– fehlenden Strahlenbelastung,
– besseren Darstellbarkeit nervaler Strukturen sowie
– teilweisen Darstellbarkeit auch von Stoffwechselvorgängen (z. B. Osteonekrose).
Der *Nachteil* besteht in dem zumindest zur Zeit noch hohen apparativen und damit finanziellen Aufwand.

Laboruntersuchungen

Bei einer Vielzahl von orthopädischen Krankheitsbildern finden sich keine pathologischen Werte bei der Untersuchung von Körperflüssigkeiten einschließlich des Blutes. Ein Routinelaborprogramm ist daher nicht sinnvoll. Laboruntersuchungen in der Orthopädie müssen deshalb immer gezielt veranlaßt werden.

Blut

Bei dem Verdacht auf *entzündliche* Erkrankungen sind folgende Untersuchungen sinnvoll:
– Blutkörperchensenkungsgeschwindigkeit,
– Bestimmung von C-reaktivem Protein (CRP-Test),
– Blutbild,
– Differentialblutbild,
– Elektrophorese.

Bei Verdacht auf eine entzündliche Erkrankung aus dem *rheumatischen Formenkreis* hilft die Bestimmung folgender Laborparameter weiter:
- sog. Rheumafaktoren (Latex-, Waaler-Rose-Test),
- Antinukleäre Antikörper (ANA),
- Antikörper gegen bestimmte Antigene (Antistreptolysin = ASL-Titer, Yersinia, Shigellen, Salmonellen, Borrelien usw.),
- Humanleukozytenantigene, z. B. HLA-B27 bei Spondylarthritiden,
- Kupfer-Eisen-Index.

Im Rahmen der Diagnostik von *Stoffwechselerkrankungen* werden folgende Parameter bestimmt:
- Calcium,
- Phosphat,
- alkalische Phosphatase,
- Harnsäurespiegel (Hyperurikämie bei Gicht),
- Blutzucker, Lipoproteine (bei Zucker- und Fettstoffwechselstörungen).

An *allgemeinen Laboruntersuchungen* sind im Rahmen der prä- und postoperativen Betreuung zusätzlich erforderlich:
- Elektrolyte,
- harnpflichtige Substanzen,
- Leberwerte,
- Gerinnungsparameter.

Urin

Urinstatus.

Synovia

Die über eine Gelenkpunktion gewonnene Flüssigkeit wird beurteilt nach
- Aussehen (klar, trüb, rahmig),
- Farbe (gelb, milchig, gelbgrün, rot),
- Viskosität,
- Zellzahl (Leukozytose),
- Zellart (Rhagozyten),
- Vorhandensein von Kristallen (Gicht),
- vorhandenen Bakterien (Pyarthros),
- Antikörpern.

Liquor

Die Gewinnung von Liquor über die Punktion des Subarachnoidalraumes hilft bei der Differentialdiagnose von entzündlichen oder neoplastischen Erkrankungen weiter. Dabei erfolgt eine Analyse des Punktats bezüglich
- Eiweißgehalt,
- Zuckergehalt,
- Zellzahl,
- Bakterien.

Elektrische Muskel- und Nervenuntersuchung

Entsteht bei der klinischen Untersuchung der Verdacht auf das Vorliegen einer Erkrankung peripherer Nerven oder Muskeln, kommen die folgenden Hilfsuntersuchungen in Frage.

Messung der Nervenleitgeschwindigkeit

Diese Untersuchung wird z. B. bei Verdacht auf eine periphere Nervenkompression (Karpaltunnelsyndrom, Sulcus-ulnaris-Syndrom usw.) eingesetzt. Im Verlauf des Nervs wird auf der einen Seite des vermuteten Engpasses ein elektrischer Reiz gesetzt und auf der anderen Seite das ankommende Signal gemessen. Es kann sowohl die sensible (Stimulation distal) als auch die motorische (Stimulation proximal) Nervenleitgeschwindigkeit bestimmt werden.

Die Auswertung erfolgt hinsichtlich der Größe des registrierten Potentials und des Zeitintervalls (deutliche Verzögerung bei Läsion der Myelinscheide, z. B. Kompression, Polyneuropathie).

Elektromyographie

Mit einer bipolar-konzentrischen Elektrode werden Aktionspotentiale aus klinisch auffälligen Muskeln abgeleitet und über einen Lautsprecher bzw. Monitor dargestellt.

Als Zeichen einer Denervierung finden sich beispielsweise:
- pathologische Spontanaktivitäten (normalerweise in Ruhe keine Aktionspotentiale nachweisbar),
- Potentialveränderungen: Verlängerung der Dauer und Vergrößerung der Amplitude,
- ein gelichtetes Interferenzmuster (Summe der Aktionspotentiale bei maximaler Willkürinnervation).

Bei der *Indikations*stellung zu dieser Untersuchung ist zu berücksichtigen, daß es entsprechend der absteigenden Faserdegeneration ca. 2 Wochen dauert, bis neurogene Störungen z. B. an der lumbalen Nervenwurzel im Elektromyogramm (EMG) am Erfolgsorgan Beinmuskulatur nachgewiesen werden können. Bei der Diagnostik des frischen Diskusprolapses ist das EMG damit wenig hilfreich.

Im Rahmen der Regeneration übernehmen die verbliebenen gesunden Nervenfasern über Axonaussprossung die Mitinnervation der nicht mehr innervierten Muskelfasern. Da die Wege zur Innervation der verschiedenen motorischen Erfolgsorgane nun unterschiedlich lang sind, kann nun ein Aktionspotential mit verschiedenen „peaks" abgeleitet werden: Polyphasie.

Arthroskopie

Die Arthroskopie (Gelenkspiegelung) ist die Endoskopie des Gelenks. Mit dieser Methode ist das weite Spektrum diagnostischer Verfahren in der Differentialdiagnose von Gelenkveränderungen erweitert worden. Mit der

Arthroskopie ist es möglich, durch eine ca. 3 mm lange Inzision mit dem Endoskop in das Gelenk einzugehen und hier eine Inspektion und Palpation sowie ggf. auch eine Probeexzision vorzunehmen. Der Eingriff erfolgt in Lokalanästhesie oder Vollnarkose.

Mit der diagnostischen Arthroskopie werden zwei große Fragenkomplexe meist erfolgreich angegangen:
– diagnostische Abklärung bei unklaren Gelenkerkrankungen,
– exaktere Erfassung eines Krankheitsstatus bei an sich bekannter Diagnose.

Diagnostische Abklärung. Bei degenerativen oder posttraumatischen Gelenkschäden können Leitsymptome wie Schmerz, Gelenkschwellung und/ oder Schnapp- und Reibephänomene unter Umständen so vieldeutig sein, daß die direkte Inspektion des Gelenks wünschenswert ist, dies um so mehr, als im Frühstadium häufig normale röntgenologische Verhältnisse vorliegen. Meniskusschädigungen (Abb. 16.**22**), Gelenkknorpelschäden (Abb. 16.**23**), Plicae synoviales, freie, noch rein knorpelige Gelenkkörper, frühe Metaplasien der Gelenkkapsel als Gelenkchondromatose oder Veränderungen bei Synovitis villonodularis pigmentosa sind ebenso wie primäre und sekundäre Synovitiden leicht abzuklären. Ganz besondere differentialdiagnostische Schwierigkeiten können Pannusbildungen bereiten, die von der synovialen Umschlagfalte her den Gelenkknorpel überziehen. Der Pannus kann Folge einer direkten Kapseltraumatisierung, einer umschriebenen Knorpelschädigung, meistens aber einer primären Synovitis sein.

Von hohem Wert ist die Arthroskopie darüber hinaus bei der ätiologischen Abklärung eines Hämarthros.

Krankheitsstatus. Insbesondere bei primären Synovitiden stellt sich in der Diskussion um die richtige Therapie häufig die Frage, ob eine medikamentöse systematische Behandlung durch eine lokale, etwa Synovektomie oder Synoviorthese, zu ergänzen ist. Diese Diskussion wird dadurch außerordentlich erschwert, daß bei Gelenkschwellung und einem normalen oder nahezu normalen Röntgenbild nicht festzustellen ist, ob inzwischen die Synovialis den Gelenkknorpel irreparabel schädigend überwächst. Diese Situation jedoch wäre dringendes Argument für eine Synovektomie. Es ist also in diesen Fällen wichtig, die aktuellen Veränderungen im Gelenk möglichst exakt zu erfassen. Hier ist die Arthroskopie anderen Untersuchungsmethoden weit überlegen, da bereits dünnste Pannusschleier, die auch der arthrographischen Untersuchung entgehen, mühelos beurteilt werden können. Zur Forminformation kommt die Farbinformation.

Das anatomisch geeignetste Gelenk für die Arthroskopie ist das Kniegelenk; es folgen Hüftgelenk, Sprunggelenk, Ellenbogengelenk und Schultergelenk. Die Komplikationsrate des invasiven diagnostischen Verfahrens ist extrem gering und entspricht etwa der einer intraartikulären Injektion. Die Voraussetzung ist jedoch, daß der Eingriff im Operationssaal unter aseptischen Bedingungen durchgeführt wird.

Der Gelenkspalt wird bei der Arthroskopie durch Auffüllung mit einem Gas

oder einer Flüssigkeit in einen Raum verwandelt, in dem der Untersucher sich mit dem Endoskop bewegt. Synovia, die nach Einführen des Instruments, aber vor Auffüllen des Gelenks gewonnen wurde, sollte im Labor analysiert werden.
Insbesondere bei der differentialdiagnostischen Beurteilung von Synovitiden ist die zusätzliche Probeexzision von Kapsel- und Pannusgewebe eine wichtige Hilfe.
War die Arthroskopie zunächst nur eine diagnostische Methode, werden mittlerweile im Anschluß an die diagnostische Arthroskopie noch in gleicher Sitzung *transathroskopische* Eingriffe durchgeführt: Plikadurchtrennung, Knorpelglättung („shaving"), Gelenkkörperentfernung, Meniskektomie (partiell oder total), Synovialbiopsie bis zur partiellen Synovektomie sowie Beck-Bohrungen. Allerdings erfordern umfangreichere arthroskopische Eingriffe meist doch einen größeren Zeitaufwand, so daß man in solchen Fällen (z. B. Bandplastik) der Arthrotomie den Vorzug geben sollte.

Punktion

Über eine Punktion können Flüssigkeitsansammlungen (Gelenkerguß, Sehnenscheiden, Schleimbeutel, Abszeß usw.) auf ihre Ätiologie hin abgeklärt werden. Mit einer Punktionsnadel werden die Körperflüssigkeiten gewonnen und einer bakteriologischen, serologischen bzw. zytologischen Untersuchung unterzogen.

Biopsie

Unter einer Biopsie versteht man die Gewinnung von Gewebeproben zur Ausstrich- bzw. histologischen Diagnostik.
Die *Nadelbiopsie* bietet den Vorteil eines relativ geringen und den Patienten wenig belastenden Eingriffs; sie hat aber den Nachteil, daß nur relativ geringe Gewebemengen zur anschließenden Untersuchung gewonnen werden können, wobei dann auch die Gefahr besteht, nichtrepräsentatives Gewebe zu erreichen und damit zu einer falschen Diagnose zu gelangen, z. B. Tumordiagnostik gerade im Randbezirk das den Tumor kennzeichnende Gewebe. Deshalb empfiehlt sich gerade in der Tumordiagnostik die *offene Biopsie*.

Weitere Untersuchungsmethoden

Untersuchungen wie Thermographie, Ganganalyse (Elektromyokinese), somatosensibel evozierte Potentiale (SEP) oder biomechanische Messungen nehmen erst langsam Einzug in die Diagnostik des Fachgebiets, haben aber für die Routinediagnostik (noch?) nicht den entsprechenden Stellenwert und sind vorerst meist wissenschaftlichen Fragestellungen vorbehalten.
Bei der **Thermographie** werden die vom Körper ausgestrahlten Infrarotstrahlen aufgezeichnet und nach Umwandlung in elektrische Signale als

Thermogramm auf einem Monitor oder Film dargestellt. Mit dieser Untersuchungsmethode können Körperregionen mit lokaler Überwärmung, beispielsweise erhöhte Durchblutung bei entzündlichen oder tumorösen Prozessen (Osteomyelitis, rheumatische Erkrankung), dargestellt werden. Die Aussagekraft ist durch die mangelhafte Erfassung tiefer liegender Prozesse, vor allem aber die geringe Spezifität eingeschränkt.

Isokinetische Systeme erlauben neben einer reproduzierbaren Messung der Muskelkraft auch ein optimales Aufbautraining im Rahmen der Rehabilitation. Die Kraft, die ein Muskel entwickelt, ist abhängig von der Winkelstellung der angrenzenden Gelenke. Bei konstantem Widerstand wird der Muskel damit über einen bestimmten Bewegungsbereich hinweg lediglich in seiner schwächsten Position maximal, in den anderen Positionen aber nur unzureichend ausgelastet. Isokinetische Belastungsformen erlauben hingegen eine optimale Ausschöpfung des muskulären Potentials in sämtlichen Positionen. Über den gesamten Bewegungsbereich wird die zu trainierende Muskelgruppe durch einen sich adaptierenden Widerstand an die Kraftentwicklung in der jeweiligen Gelenkstellung angepaßt. Die Kraftentfaltung in der jeweiligen Winkelposition kann registriert und als Drehmomentkurve aufgezeichnet werden.

Somatosensibel evozierte Potentiale (SEP) werden nach repetitiver Reizung peripherer Nerven (oder auch dermatombezogen) zentral (über Schädel, Wirbelsäule oder Plexus) abgeleitet. Durch die wiederholten Reize werden Artefakte und Spontanaktivität (z. B. EEG) herausgemittelt. Neben der Amplitude der resultierenden Aktivitätskurve sind vor allem die zeitlichen Abstände, sog. Latenz, von diagnostischer Bedeutung. Die Lokalisation neurologischer Läsionen (z. B. radikuläre Läsion, Plexusläsion, periphere Nervenkompression) läßt sich mit dieser Untersuchungsmethode differenzieren.

3 Therapie

Entsprechend den Ausführungen im Kapitel 2, Diagnostik, gilt es, unter funktionellen Gesichtspunkten einen individuellen, an den Bedürfnissen des einzelnen Patienten orientierten *Therapieplan* zu erstellen. Dies ist unerläßlich bei chronischen, sich über Monate und Jahre erstreckenden Krankheitsbildern mit oft verbleibender Behinderung, die in der Orthopädie häufig anzutreffen sind. Wichtig für den Erfolg jeder Therapie erscheint von Anfang an die Klärung der Frage: Was will der Patient eigentlich selbst? Nur unter Berücksichtigung der Antwort kann im weiteren Krankheitsverlauf letztendlich eine in jeder Hinsicht erfolgreiche Behandlung auch im Sinne des Patienten erreicht werden.

Zu Beginn jeder Therapie, ob konservativ oder operativ, steht die *Beratung*. Die Aufklärung des Patienten über seine Krankheit hat bereits durch eine Verminderung der Angst (vor der Krankheit selbst und/oder vor eventuellen ärztlichen Behandlungsmaßnahmen) eine nicht zu unterschätzende therapeutische Auswirkung.

Dazu gehören aber auch Anweisungen des Orthopäden an seinen Patienten über mögliche selbsttherapeutische Maßnahmen (Kleidung einschließlich Schuhwerk) sowie Verhaltensregeln bei der Arbeit, bei freizeitlichen, insbesondere sportlichen Aktivitäten bis hin zur genetischen Beratung.

Wenn irgend möglich, wird man bemüht sein, die Ursachen von orthopädischen Krankheitsbildern zu beseitigen, d. h. eine kausale Therapie anstreben. In vielen Fällen ist das jedoch nicht möglich; vielmehr muß der Orthopäde häufig auf Therapiemaßnahmen zurückgreifen, die sich an den Symptomen orientieren: symptomatische Behandlung.

Entsprechend den Hauptbeschwerden (S. 4) steht bei orthopädischen Therapiemaßnahmen die Beseitigung bzw. zumindest Verminderung der Schmerzen im Vordergrund (z. B. Ischias), daneben aber auch die Besserung der Funktion (z. B. Arthrolyse) und/oder die Korrektur von Deformitäten (z. B. Korrekturosteotomie). Dabei wird man bemüht sein, mit möglichst wenig eingreifenden Maßnahmen, d. h. mit *konservativer* Therapie, das angestrebte Behandlungsziel zu erreichen. Nur wenn die konservative Therapie versagt, muß man invasive Methoden, d. h. *operative* Maßnahmen erwägen. Unter diesen Gesichtspunkten werden im folgenden die heute gebräuchlichsten therapeutischen Verfahren in der Orthopädie dargestellt.

Konservative Therapie

Eine überragende Bedeutung bei den konservativen Therapiemaßnahmen in der Orthopädie kommt dem „Spiel" mit mechanischen Kräften zu. Die therapeutische Palette reicht dabei von völliger Ausschaltung (Ruhigstel-

lung) über begrenzten Einsatz (Stützung instabiler Strukturen oder Korrektur mit Orthesen) bis hin zu gezieltem, teilweise forciertem Krafteinsatz (Krankengymnastik, manuelle Therapie).
Während einerseits der Heilungsprozeß bei vielen Krankheitsbildern eine Ruhigstellung erfordert (z. B. Fraktur, Entzündung), sind andererseits zur Erhaltung einer ausreichenden Funktion vieler Strukturen des Bewegungssystems regelmäßige und kontrollierte Bewegungen notwendig. Ruhe und Bewegung, obwohl scheinbar gegensätzliche Therapiemaßnahmen, ergänzen sich allerdings, sofern ihr Einsatz zeitlich, örtlich und im Ausmaß richtig dosiert erfolgt. Vom Therapeuten ist hierzu ein wohlbedachtes und gezieltes Verhalten erforderlich. Mit einer zeitlichen und örtlichen Begrenzung der Ruhigstellung einerseits sowie einem gezielten und dosierten Einsetzen von Bewegung andererseits lassen sich die Risiken der jeweiligen Maßnahmen (z. B. Muskelatrophie bei Immobilisation oder Myositis ossificans bei zu ehrgeiziger Frühmobilisation traumatisierter Strukturen) reduzieren und ein langfristig zufriedenstellendes Therapieergebnis erzielen.

Verbände

Je nach therapeutischer Zielsetzung (lediglich Wundbedeckung bis hin zur weitgehenden Immobilisation) und verwendetem Material unterscheidet man zwischen folgenden Verbänden.

Wundverband

Sie bestehen aus einer Wundauflage (z. B. Kompresse) und deren Fixation (z. B. Mullbinde), schützen die Wunde vor äußeren Einflüssen und dienen der Sekret- bzw. Hämatomresorption bzw. der Kompression.

Kompressionsverband

Mit elastischen Binden, ggf. mit zusätzlichen Schaumstoffunterlagen zum Ausgleich von Unebenheiten der Körperoberfläche (z. B. Sprunggelenk) läßt sich eine Kompression von Weichteilen erreichen. Der Einlagerung von Flüssigkeiten in Weichteilgewebe oder Gelenke läßt sich damit entgegenwirken (Hämatom, Ödeme, Gelenkerguß). Auch der Verband mit Zinkleimbinden wäre hier einzuordnen.
Neben der Kompression und einer bereits leichten Fixation haben diese Verbände den Vorteil, eine ausreichende Mobilisation der angrenzenden Gelenke zu ermöglichen.

Stützverband

Steht die Stabilisation im Vordergrund, sprechen wir vom Stützverband. Man bedient sich dabei sowohl elastischer (Binden oder Schlauchbinden) als auch unelastischer Materialien (Pflasterzügel, Tape). Diese Verbandanordnung ist selbst zur Behandlung bestimmter Frakturen völlig ausreichend:
– Rucksackverband bei Klavikulafraktur (Abb. 3.1);

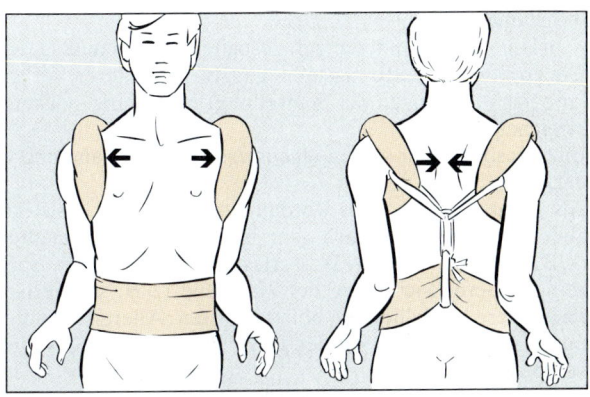

Abb. 3.1   Rucksackverband bei Schlüsselbeinfraktur.

– Desault- oder Gilchrist-Verband bei eingetauchter subkapitaler Humerusfraktur.
Die überwiegende Indikation für Stützverbände liegt allerdings bei Weich-
teilerkrankungen wie Verletzungen (Distorsion, Kontusion, Muskelfaserris-
se) oder entzündlichen Reaktionen (z. B. Tendinitis). Dabei haben Pflaster-
zügel-(Tape)-Verbände in den letzten Jahren, insbesondere im Rahmen der
Sportmedizin, eine überragende Bedeutung erlangt: Ein sog. Zügelstreifen
wird in Verlaufsrichtung der geschädigten Struktur auf der Haut angelegt
und schützt damit diese Struktur vor übermäßiger mechanischer Beanspruchung ohne wesentliche Einschränkung der Beweglichkeit in den angrenzenden Gelenken. Distal und proximal der Läsion wird dieser Zügel auf je einen
Verankerungsstreifen fixiert, der zuvor auf der Haut in dazu senkrecht
verlaufender Richtung angebracht wurde. Die abschließende Fixation des
Zügelstreifens erfolgt durch einen zum Verankerungsstreifen parallel verlaufenden Fixierstreifen. Mit zusätzlichen Verschalungsstreifen kann das Auftreten von „Fenster"ödemen verhindert werden.

Fixationsverband
Eine weitgehende Immobilisation ermöglicht der Fixationsverband. Auch
heute bedient man sich dazu überwiegend des *Gipsverbandes.* Der in Binden
(als Träger) eingebrachte dehydrierte Kalk löst sich beim Eintauchen ins
Wasser. Bei der darauffolgenden Auskristallisation härtet der Gips unter
Wärmeabgabe aus. Während dieser Aushärtungszeit läßt sich die Gipsbinde
verarbeiten, d. h. an die betroffene Körperregion anbringen und anmodellie-
ren.
Dabei kann die Verbandanordnung erfolgen als:
– Schale,

– Schiene oder
– zirkulärer Verband, der ggf. gespalten werden muß (z.b. frische Fraktur). Die größtmögliche Ruhigstellung (z.b. im weiteren Verlauf der Frakturheilung nach Abklingen der Schwellung) ist mit ungepolsterten Verbänden zu erreichen.
Eine Besonderheit stellen *Quengelgipse* zur Behandlung von Kontrakturen dar.
Als Ersatz für den Gips wurden verschiedene Kunststoffe entwickelt, die aber immer nur bezüglich ganz bestimmter Eigenschaften Vorteile bieten (z.b. geringes Gewicht, Wasserfestigkeit, Röntgentransparenz). Bei gleichzeitiger Berücksichtigung der Nachteile (z.b. schwierigere Verarbeitung, schlechtere Modellierung, höhere Kosten, Allergien) sollten diese Verbände nur gezielt eingesetzt werden (z.b. Protheraschale, Neofrakttutor, Bycastverband).
Eine *Indikation* für Fixationsverbände liegt vor bei
– erforderlicher Ruhigstellung, beispielsweise bei Kontinuitätsunterbrechung von Weichteil- und/oder Knochenstrukturen (Ruptur, Kapsel-Band-Apparat, Fraktur) oder Entzündungen (Osteomyelitis, Tendovaginitis) sowie zur
– Retention von bestimmten, therapeutisch erwünschten Körperstellungen (Gipskorset bei Skoliose, Hockgips nach Fettweis bei der Dysplasiehüfte).
Dabei sind die Vorteile eines Fixationsverbands immer gegen die Nachteile (Immobilisationsschäden an Weichteilen und Knochen, Druckstellengefahr) abzuwägen. Eine längerfristige Immobilisation sollte deshalb im Hinblick auf das Risiko einer Versteifung der benachbarten Gelenke immer in der sog. Funktionsstellung erfolgen.
Gemeint ist damit die Stellung eines Gelenks, bei der im Falle einer Versteifung (Ankylose oder Arthrodese, wenn operativ herbeigeführt) eine bestmögliche Funktion der betroffenen Gliedmaße erhalten bleibt (Abb. 3.2). Wegen ihrer weitreichenden Bedeutung werden die Funktionsstellungen wichtiger Gelenke in Tab. 3.1 aufgeführt.

Medikamentöse Therapie
Systemische Therapie
Im Vordergrund des Beschwerdebildes von Erkrankungen des Halte- und Bewegungssystems steht in den meisten Fällen der Schmerz. Obwohl man stets das Hauptaugenmerk auf eine kausale Therapie richten muß, so wird man zunächst häufig gezwungen sein, über einen gewissen Zeitraum eine von Symptomen bestimmte Schmerztherapie einzuleiten. Substanzen mit rein analgetischer Wirkung (Paracetamol. Morphinderivate) werden nur noch selten verordnet.
Nichtsteroidale Antiphlogistika. Heute werden vorwiegend Präparate mit gleichzeitiger analgetischer (schmerzhemmender) und antiphlogistischer

Abb. 3.**2**   Funktionsstellung Unterarm – Hand am Beispiel der Ruhigstellung mit dorsaler Schiene. **a** Korrekt, **b** falsch.

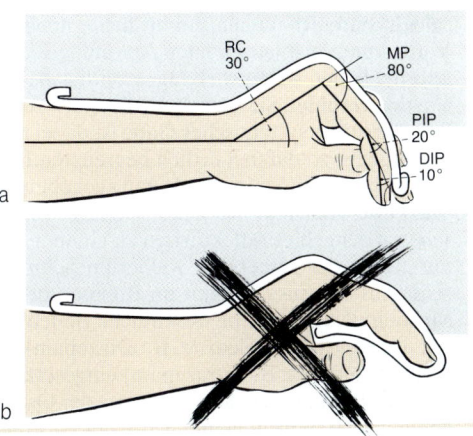

Tabelle 3.**1**   Funktionsstellungen wichtiger Gelenke

– Schulter	60°	Abduktion
	30°	Anteversion
	0°	Rotation
– Ellenbogen	90°	Flexion
	10°	Pronation
– Handgelenk	30°	Dorsalextension
	0°	Ab-/Adduktion
– Fingergrundgelenke	80°	Flexion
– Fingermittelgelenke	25°	Flexion
– Fingergelenke	10°	Flexion
– Hüfte	10°	Flexion
	0°	Abduktion
	0°	Rotation
– Knie	10°	Flexion
– Sprunggelenk und Fuß		Neutral-0-Stellung (plantigrader Auftritt)

(entzündungshemmender) Wirkung (Acetylsalicylsäure, Diclofenac, Indometacin usw.), sog. nichtsteroidale Antiphlogistika, verwendet. Über eine Hemmung der Prostaglandinsynthese bewirken sie zwar einerseits die therapeutisch erwünschte Reduktion entzündlicher Prozesse, führen aber beispielsweise über eine gleichzeitige Verminderung der Schleim- und Steigerung der Säuresekretion im Magen zu entsprechenden Nebenwirkungen. Wegen ihrer häufigen Verwendung bei Erkrankungen des rheumatischen Formenkreises werden sie auch als Antirheumatika bezeichnet, obwohl kausal wirkende Rheumamittel bis heute noch nicht zur Verfügung stehen. Die Verordnung nichtsteroidaler Antiphlogistika sollte in Anbetracht der nicht unerheblichen Nebenwirkungen zeitlich begrenzt erfolgen.

Corticosteroide. Sie entfalten die stärkste antiphlogistische Wirkung. Bei längerfristiger systemischer Gabe ist dabei mit erheblichen Nebenwirkungen zu rechnen, so daß bei örtlich begrenzten Erkrankungen der lokalen Applikation (z. B. Injektion) der Vorzug gegeben werden sollte.

Muskelrelaxanzien. Da eine Vielzahl von Erkrankungen auf orthopädischem Fachgebiet reflektorisch zu einem (schmerzhaft) erhöhten Muskeltonus führt, der seinerseits wiederum Schmerzen verursacht oder verstärkt (Circulus vitiosus), kommt im Rahmen der medikamentösen Therapie den Muskelrelaxanzien eine wesentliche Bedeutung zu. Dabei können Präparate mit vermehrt zentralem (z. B. Diazepam) oder mit vermehrt peripherem Angriffspunkt (z. B. Tetrazepam) eingesetzt werden.

Calcitonin hat neben der Hemmung der Osteoklastenaktivität eine deutliche analgetische Wirkung und wird bei Morbus Sudeck, Morbus Paget, der Osteoporose, aber auch bei Knochenmetastasen mit Erfolg verwendet.

Antibiotika sollten bei bakteriellen Entzündungen möglichst gezielt, d. h. nach Antibiogramm verabfolgt werden; das gilt auch für antituberkulotische Medikation der relativ selten auftretenden Knochen- oder Gelenktuberkulose.

Medikamente bei Stoffwechselerkrankungen. Bei Stoffwechselerkrankungen ist nach exakter diagnostischer Klärung neben entsprechenden diätetischen Maßnahmen eine spezielle Medikation (z. B. Vitamin D bei Rachitis oder Allopurinol bei Gichtleiden) einzuleiten.

Lokale Therapie

Neben der systemischen Therapie spielt die lokale Therapie bei der Behandlung orthopädischer Krankheitsbilder eine wichtige Rolle: zum einen die Anwendung von Externa (Salben, Gele), zum anderen die lokale Injektionsbehandlung. Dabei werden Lokalanästhetika und/oder Corticosteroide (s. oben) an Band- und Sehnenansätze infiltriert oder in das erkrankte Gelenk injiziert. Dem Vorteil geringerer Nebenwirkungen im Vergleich zur systemischen Medikation steht das Risiko einer iatrogenen Schädigung (z. B. Infektion) gegenüber. Deshalb sind neben der Beherrschung der Injektionstechniken entsprechende Vorsichtsmaßnahmen (Asepsis) zu berücksichtigen.

Superoxid-Dismutase. Dieses Enzym, das die bei entzündlichen Prozessen freiwerdenden aggressiven Sauerstoffradikale inaktiviert, kommt als lokale Medikation ebenfalls in Frage.

Chondroprotektiva. Über die intraartikuläre Applikation von sog. Chondroprotektiva wie Mucopolysaccharide oder Glucosamine wird in Anbetracht der Wirkungsmechanismen und der Nebenwirkungen zur Zeit noch diskutiert.

Synoviorthese. Sie ist eine lokale Injektionsbehandlung besonderer Art. Bei chronischer Gelenkentzündung (Synovitis) kann durch intraartikuläre Applikation von Substanzen eine Normalisierung der Synovialis erreicht werden.

Größere Bedeutung als die *chemische* Synoviorthese (z. B. 1%ige Osmiumsäure) hat die *Radiosynoviorthese* bei der Behandlung der chronischen Polyarthritis erlangt. Insbesondere bei exsudativen Formen können durch die intraartikuläre Verabfolgung von Yttrium (^{90}Y) bei großen Gelenken (z. B. Kniegelenk), Rhenium (^{186}R) bei mittelgroßen Gelenken und Erbium (^{169}R) bei den Fingergelenken mittelfristig gute Ergebnisse erzielt werden. Aufgrund der möglichen chromosomalen Schädigung ist der Einsatz Radiosynoviorthose erst nach dem 40. Lebensjahr möglich.

Sklerosierungsbehandlung. Durch Injektion von entzündungsfördernden Stoffen wird in bestimmten Gewebestrukturen eine therapeutisch erwünschte Entzündungsreaktion ausgelöst. Die Applikation in Varizen (z. B. Polidocanol 0,5−3%) führt über eine lokale Entzündungsreaktion zu einer Verklebung der Varizen. Diese Injektionsbehandlung empfiehlt sich beispielsweise bei der Seitenastvarikose.

Bei den Besenreiservarizen kann eine Mischung mit 10% Na-Cl-Lösung versucht werden; damit können eventuell auftretende störende Hyperpigmentierungen der Haut vermieden werden.

Bei chronisch entzündlichen Reizzuständen der lumosakralen Bandstrukturen (insbesondere Ligg. iliolumbalia und iliosacralia) kann die fächerförmige Injektion einer Lösung nach Barbor (Dextrose, Glycerin und Phenol) einen entzündlichen Prozeß auslösen, der über narbige Verklebungen im Verlauf der gereizten Bandstrukturen zu Beschwerdefreiheit führt.

Therapieformen mit neurophysiologischem Angriffspunkt

Wenngleich dem Spiel mit Kräften in der Orthopädie nach wie vor eine überragende Bedeutung im konservativen Therapiespektrum zukommt (S. 29), so haben in den letzten Jahren Therapieformen, die primär in neurophysiologische Regelkreise bzw. Reflexgeschehen eingreifen, erheblich an Bedeutung gewonnen. Wesentlich dazu beigetragen hat die Erfahrung, daß die Behandlungsmaßnahmen besonders erfolgreich waren, die lokale Beschwerden und Befunde (z. B. Kreuzschmerzen) als Funktionsstörungen einzelner Teile des Systems Bewegungsorgane betrachten. So ist im Rahmen einer sinnvollen Therapie bei einer Funktionsstörung eines Gelenks die dazugehörige Muskulatur und ihre „Verschaltung" mit diesem Gelenk über nervale Strukturen zu berücksichtigen. Es handelt sich also um eine Funktionseinheit „Muskel – Gelenk", d. h. um einen komplex vernetzten Verbund von durch Steuerung und Regelung verknüpften Strukturen, auch Arthron genannt.

Das Arthron ist ein dynamisches System, das sich bei regelrechter Funktion in einem Zustand des stabilen Fließgleichgewichts befindet (Gesundheit). Störungen der Funktion, die von jeder Station des Leistungsverbundes Arthron (Gelenk, Muskel usw.) ausgehen können, werden somit kompensiert und wir fühlen uns gesund. Sobald aber die Kompensationsmöglichkeiten überschritten werden, fühlen wir uns krank. Dabei können die Störfaktoren eine zu große Intensität (z. b. 50-km-Marsch) erreicht haben, oder aber sie sind nur geringfügig und treffen auf ein vorsensibilisiertes Areal (z. B. Arthrose). Im letzten Fall liegen bereits weitere, unterschwellig wirkende Störfaktoren vor, wobei dem zuletzt aufgetretenen störenden Agens lediglich die Rolle des Auslösers der Beschwerden zukommt.

Bei einer Störung der Gelenkfunktion wird immer eine Vielzahl von Rezeptoren gereizt, neben den schmerzerzeugenden Afferenzen aus Nozizeptoren werden auch Afferenzen aus Mechanorezeptoren nach zentral weitergeleitet. Diese afferenten Impulse beeinflussen sich gegenseitig, so daß bereits auf der Ebene des Rückenmarks ein komplexes Afferenzmuster entsteht, dessen Auswirkungen von dem Überwiegen exzitatorischer („schmerzhafter") bzw. inhibitorischer (z. B. über Mechanorezeptoren) Impulse abhängt. So kann bereits bei einer vermehrten Reizüberflutung aus der Haut des zugehörigen Dermatom („Zug" bei offenem Autofenster) die Kompensationsfähigkeit überschritten haben; es kommt zur Ausbildung eines spondylogenen Reflexsyndroms (Schiefhals, Hexenschuß).

Im Rahmen der Diagnostik gilt es, über eine detaillierte subtile Erforschung der Einzelkomponenten des Arthrons die Störfaktoren zu erfassen. Erst damit kann gezielt auf ihre Ausschaltung bzw. die Aktivierung von Kompensationsmechanismen hingearbeitet werden.

Zur Verfügung stehen dabei verschiedene Methoden des Eingriffs in das Reflexgeschehen, nämlich über die Rezeptoren in

– Haut (Wärme- oder Kältetherapie, Salben, therapeutische Lokalanästhesie (Quaddeln), Akupunktur, Massage);
– Subkutis (Bindegewebsmassage nach Teirich-Leube);
– Muskulatur (Muskelenergietechniken, postisometrische Relaxation, Elektrotherapie);
– Gelenk (Mobilisation, Manipulation).

Dabei gilt generell die Regel, während der akuten Phase der Erkrankung möglichst die Reizzahl zu verringern – also Ruhigstellung, Kryotherapie, Lokalanästhesie usw. –, um damit die Anzahl der afferenten Impulse zu vermindern. Erst im subakuten oder chronischen Stadium können weitere zusätzliche Reizapplikationen wie Manipulation, Massage usw. wirksam werden.

Solche Afferenzen aus Mechanorezeptoren sind beispielsweise in der Lage, die Weiterleitung schmerzhafter Afferenzen über C-Fasern auf der Ebene des Rückenmarks zu hemmen.

Auf drei Therapieformen mit neurophysiologischem Angriffspunkt wird im folgenden wegen der praktischen Relevanz etwas näher eingegangen.

Manuelle Medizin

Darunter versteht man den Einsatz der ärztlichen Hand in Diagnostik und Therapie (Behandlung!) von Funktionsstörungen im Bereich der Bewegungsorgane – *Chirotherapie*.

In der manuellen Diagnostik wird zwischen einer vermehrten und verminderten Gelenkbeweglichkeit unterschieden: Hyper- bzw. Hypomobilität. Bei einer Funktionsstörung mit Hypomobilität ist dabei nicht so sehr die Arbeitsbewegung eines Gelenks als vielmehr die Qualität der Endbeweglichkeit gestört, es fehlt das „federnde Endgefühl" oder „joint play" nach Menell. In der manuellen Medizin spricht man dann von einer Blockierung. Es handelt sich also weniger um ein quantitatives als vielmehr um ein qualitatives Bewegungsdefizit, so daß röntgenologische Dokumentationen, wie z. B. Funktionsaufnahmen (S. 18) nicht so aussagekräftig sind wie die Information über die Rezeptoren in den Fingern des Therapeuten.

Durch bestimmte Techniken des Therapeuten (z. B. Mobilisation, Manipulation) werden Reize über Rezeptoren der Haut, der Subkutis, der Muskulatur und vor allem der Gelenke gesetzt und damit in das oben beschriebene Reflexgeschehen eingegriffen. So verblüffend gelegentlich der Erfolg dieser Therapiemaßnahmen ohne große apparativen Aufwand ist, so dürfen doch die Risiken, insbesondere im Bereich der Halswirbelsäule, nicht übersehen werden.

Die Anwendung dieser Therapieform setzt damit das Erlernen entsprechender Techniken voraus, die in Deutschland in speziellen Kursen der Deutschen Gesellschaft für Manuelle Medizin gelehrt werden.

Therapeutische Lokalanästhesie

Durch Applikation eines Lokalanästhetikums (z. B. Mepivacain) wird die Depolarisation der Nervenmembran und damit die Weiterleitung „schmerzhafter" Reize beispielsweise eines in seiner Funktion gestörten Gelenks verhindert. Durch einen gezielten Eingriff in das System Arthron (z. B. Infiltration von „triggerpoints") läßt sich damit häufig eine Funktionsverbesserung oder Schmerzreduktion erreichen, die die Einwirkzeit des Lokalanästhetikums überdauert. Selbstverständlich müssen dabei die Kontraindikationen für die Applikation von Lokalanästhetika beachtet werden (Injektion in die Blutbahn, lokale Infektionen, hämorrhagische Diathese).

Akupunktur

Die Möglichkeit der Schmerzbehandlung durch Reizung von Körperpunkten gehört zu den ältesten Heilmethoden der Welt. Bereits vor über 3000 Jahren entwickelte sich in China die Akupunktur, die in vielfältigster Weise heute eine Renaissance erlebt. Die Schule der traditionellen chinesischen Medizin unterscheidet zwischen Akupunkturanalgesie und Akupunkturtherapie. Körper-, Ohr- und Schädelakupunktur gehören zu den gebräuchlichsten Methoden, wobei Metallnadeln aus Stahl, Silber oder Gold an bevorzugten Körperstellen eingestochen und gegebenenfalls manuell oder elektrisch stimuliert werden.

Mit der Akupunktur hat man reichhaltige therapeutische Erfahrung; doch wird sie als „Modetherapeutikum" ohne Kenntnis der schulmedizinischen Differentialdiagnose, z. B. des Schmerzes, oft kritiklos angewendet. Der dergelassene Allgemeinmediziner und Facharzt sowie der Kliniker kann sich heute der Frage nicht mehr entziehen, wo die Möglichkeiten und Grenzen der Akupunktur liegen. Die Orthopädie mit zahlreichen Schmerzsymptomen der Bewegungsorgane stellt in vereinzelten Fällen eine gute Indikation zur Akupunktur dar.

Die Akupunkturanalgesie in der operativen Medizin ist nur eine Hypalgesie. Durch Reizung von Ohr- und Körperpunkten kann die Schmerzempfindung auf ein erträgliches Maß reduziert werden. Die an dieser Schmerzhemmung beteiligten Mechanismen sind komplex. Neben der segmentalen und zentralnervösen Schmerzmodulation haben affektive und kognitive Patientenvarianten und psychovegetative Parameter Anteil an der Schmerzwahrnehmung. Trotz fortschreitender Kenntnisse der neurophysiologischen Wirkungsmechanismen der Akupunkturhypalgesie kann dieses Verfahren zur Betäubung ohne zusätzliche Medikamentengabe bei uns nicht eingesetzt werden. Die Mehrzahl unserer Patienten ist bei ausgeprägt furchtsamer Schmerzerwartungshaltung und niedriger Schmerztoleranz nicht bereit, ein Betäubungsverfahren zu akzeptieren, das nicht völlige Schmerzfreiheit garantiert. In Europa wird gelegentlich nach Einleiten einer oberflächlichen Allgemeinnarkose durch Akupunktur mit Elektrostimulation die Schmerztoleranzschwelle angehoben und damit Narkotika eingespart.

Für die orthopädische Schmerzsymptomatik steht die hypalgetische Wirkung als Akupunkturtherapie ganz im Vordergrund der Behandlung. Im Gegensatz zu den Betäubungsverfahren wird bei der erlebten, meist chronischen Schmerzsymptomatik der Bewegungsorgane nicht unmittelbar eine absolute Analgesie erwartet. Daher hat die therapeutische Akupunktur ein wesentlich breiteres Spektrum klinischer Anwendungsmöglichkeiten.

Die Möglichkeiten und Grenzen einer Akupunkturbehandlung werden wesentlich durch die Differentialdiagnose des Schmerzes und den Ausbildungsstand des Therapeuten bestimmt. Da sich jedoch das Phänomen „Schmerz" nicht objektivieren läßt, bleiben uns nur sekundäre diagnostische Verfahren, um den kausalen Zusammenhang der Schmerzproblematik zu analysieren. Die bildgebenden Verfahren der Röntgendiagnostik zeigen Struktur- und Formveränderungen von Knochen und Gelenken, weisen damit aber oft noch nicht auf die Ursache der Schmerzen hin. Eine schwere Arthrosis deformans kann weitgehend schmerzfrei sein, ein normaler Röntgenbefund der Lendenwirbelsäule kann andererseits mit einer heftigen Schmerzsymptomatik einhergehen. Computertomographie und invasivdiagnostische Verfahren, wie z. B. Myelographie oder Arthroskopie, ermöglichen dem Kliniker eine weiterführende Diagnostik. Die von der traditionellen chinesischen Medizin praktizierte Pulsdiagnostik und die Lehre von den „Zang-fu"-Organen, gekoppelt an die spiegelbildlich angeordneten Meridiane, hält den Anforderungen der modernen Diagnostik nicht stand und kann ggf. nur ergänzend eingesetzt werden.

Grundsätzlich sind alle statisch-mechanisch bedingten Schmerzprobleme am Haltungs- und Bewegungsapparat zur Akupunkturtherapie nicht geeignet.

Zum Beispiel kann der durch Knorpelverschleiß bedingte Arthroseschmerz oder eine Nervenwurzelkompression nicht durch eine Akupunkturbehandlung beseitig werden. Hier bieten sich therapeutische Verfahren einer modernen, in technisch-operativer und pharmazeutischer Hinsicht spezialisierten Medizin an.

Alle funktionell reversiblen Schmerzsymptome können dagegen einer Akupunkturbehandlung zugänglich sein. Bei einer 60jährigen Patientin ließ sich z. B. röntgenologisch eine hochgradige Koxarthrose nachweisen. Durch die Knochen-Knorpel-Destruktion war zunächst eine mechanisch bedingte Schmerzhaftigkeit anzunehmen. Bei der klinischen Untersuchung war jedoch die Hüfte noch weitgehend frei beweglich. Die Analyse der Schmerzsymptomatik ergab wechselhafte, von bioklimatischen Einflüssen (z. B. Wetterwechsel) abhängige Beschwerden, die sich nach einer Akupunkturbehandlung wesentlich besserten. Häufig ist es schwierig, eine funktionell reversible Schmerzsymptomatik von einer strukturell bedingten zu unterscheiden, zumal die pathologisch-anatomisch oder radiologisch definierte Arthrose ohne wesentliche Störungen latent verlaufen kann.

Zur Wirkungsweise der Akupunktur gibt es verschiedene Arbeitshypothesen. Die traditionelle chinesische Medizin beruft sich auf philosophisch-empirische Wirkungsprinzipien. Die Schulmedizin westlicher Prägung berichtet dagegen in zunehmendem Maß über neurophysiologische und neurochemische Mechanismen der Schmerzhemmung durch Akupunktur. Traditionelle Begriffe, wie die Wechselwirkung zwischen Yin und Yang, weichen moderneren Begriffen wie Biorhythmologie und Biokybernetik.

Der Reiz der Akupunkturnadel – manuell oder elektrisch stimuliert – kann über schnelleitende Abeta- oder Adeltafasern segmentale Hemmsysteme oder über das Hinterstrangsystem auch absteigende Hemmsysteme aktivieren; dadurch kann die Schmerzinformation am Hinterhornneuron moduliert werden. Die Wirkung der Akupunktur ist somit möglicherweise von der Stärke und Frequenz der lokalen nervalen Stimulation und der damit erregten Abeta- oder Adeltafasern abhängig. Bei der Lumbalgie kommt der Stimulation der dorsalen Spinalnervenäste, die dem Verlauf des Blasenmeridians entsprechen, besondere Bedeutung zu.

Der Akupunktur wird auch eine Wirkung auf die sympathischen Ganglien und den sympathischen Reflexbogen zugeschrieben. So wird es verständlich, daß neben der nozizeptiv gestörten lumbalen Segmentreflektorik Schmerzen durch vegetative Fehlaktivitäten, psychovertebragene Syndrome und viszerovertebragene Dysregulationen eine Indikation zur Akupunkturtherapie darstellen.

Manche Autoren weisen auf neurochemische Wirkungsmechanismen hin. Nach einer Akupunkturbehandlung lassen sich vermehrt Endorphine als körpereigene Antischmerzstoffe, die die Transmission nervaler Signale zu den Gehirnzellen blockieren, nachweisen.

Die Akupunkturtherapie wird in der Regel einmal wöchentlich, in seltenen Fällen häufiger durchgeführt. Die Nadeln – mit 140 °C sterilisiert – verweilen

15 Minuten in unterschiedlicher Stichtiefe. Die Punktekombination soll nicht für jedes Krankheitsbild schematisiert werden, sondern muß sich nach den verschiedenen Modalitäten richten, die auf den kranken Menschen in seiner Gesamtheit zu beziehen sind. Es können lokale, regionale oder überregionale Punkte genadelt werden. Wir bevorzugen die manuelle Stimulation der Nadel bis zur „De Qui"-Sensation, ein Nadelgefühl, das auf Reizung nervaler Endstrukturen zurückzuführen ist. In seltenen Fällen führen wir eine Reizverstärkung durch Elektrostimulation durch. Die Standardstimulation ist eine Wechselkippschwingung mit einer variablen Frequenz zwischen 20 und 40 Hz. Die Ohrakupunktur verwenden wir als Ergänzung zur Körperakupunktur mit dem Ziel eines zusätzlichen hypalgetischen Effekts. Auf der Ohrmuschel findet sich eine somatotopische Zuordnung zwischen Punkten und korrespondierenden Körperteilen.

Wägen wir für die Orthopädie Möglichkeiten und Grenzen der Akupunktur unter dem Aspekt einer funktionell reversiblen Schmerzsymptomatik ab, so ergeben sich folgende Indikationen: HWS-Syndrom, zervikozephales Syndrom, zervikale Migräne, Lumbalgie, Pseudoischialgie, Postnukleotomiesyndrom, Schulter-Arm-Syndrom, Epikondylitis, Phantom- und Stumpfschmerz, Kokzygodynie, sympathische Reflexdystrophie sowie unter strenger differentialdiagnostischer Indikation auch der Koxarthrose- und der Gonarthroseschmerz, wenn es sich um einen funktionell reversiblen Schmerz bei aktivierter Arthrose handelt.

Auch die Akupunkturbehandlung geht davon aus, daß die Kenntnis über die Krankheit Voraussetzung für die weitere Therapie ist. Wenn wir von den modernen diagnostischen Möglichkeiten Gebrauch machen, muß die Akupunktur eine ärztliche und keine heilpraktische Verordnung sein. Formveränderungen wird man durch eine Akupunkturbehandlung nicht verbessern können. Funktionell reversible Symptome haben dagegen eine reelle Chance. Der Behandlungserfolg hängt wesentlich vom Ausbildungsstand des Therapeuten ab.

In diesem Zusammenhang sollten wir nicht vergessen, daß schon allein der Umgang mit dem Patienten einen Eingriff in das Reflexgeschehen bedeutet als zentrale Beeinflussung der Weiterleitung oder der Verarbeitung schmerzhafter Informationen („Arzt als Droge"); so hat beispielsweise allein die Verminderung der Angst bereits eine erhebliche analgetische Wirkung.

Physikalische Medizin

Diese wohl älteste Form der Behandlung entstand aufgrund von Beobachtungen und Erfahrungen, die Patienten an sich selbst entwickelten. Vor allem im Laufe des letzten Jahrhunderts wurden die empirischen Verfahren durch Grundlagenforschung untermauert und anderen Behandlungsarten gleichgestellt.

Man nutzt unspezifische äußere Reizanwendungen auf den Körper aus, indem man die nichtorganspezifischen Wirkungsweisen für die Therapie ausschöpft. Die Reizantwort läßt sich in der Regel nicht standardisieren, weshalb für jeden Kranken ein speziell dosierter Therapieplan aufgestellt werden muß.

Wichtigste Teilwirkung ist die Durchblutungssteigerung. Nahezu alle physikalischen Therapieformen führen zu einer Hyperämie. Im einzelnen unterscheidet man die Kältehyperämie, die Wärmehyperämie, die mechanische Hyperämie und die aktinischen Hyperämieformen.

Für die Therapeuten sind Kenntnisse über die physikalischen Grundlagen der Wärmeübertragung und ihr Einfluß auf die Wärmeregulation notwendig, um den gewünschten Therapieerfolg zu garantieren. Dabei sind subjektive Faktoren des einzelnen Patienten zu beachten, so z. B. die Relation zwischen Körperoberfläche und Körperkern, variable Größen wie äußere Isolierung (z. B. Behaarung) und innere Isolierung (z. B. Hautdicke und Unterhautfettgewebe) und die jeweilige Vaskularisation der Peripherie.

Auf diesen vom Patienten her gegebenen variablen Größen muß der Behandlungsplan aufgebaut werden. Durch geeignete Reizwahl wird man versuchen, die gewünschte Reaktion oder Gegenreaktion des Körpers zu erzeugen. Dabei sind die Intensität des Reizes, die Reizdauer, der Ort der Reizverabfolgung und der Reizwechsel in Rechnung zu stellen.

Hydrotherapie

Im folgenden sollen nur diejenigen Anwendungsformen beschrieben werden, die im Rahmen der Orthopädie durchgeführt werden.

Bewegungsbad

Die Bewegungen werden ärztlich verordnet und unter Anleitung einer Krankengymnastin durchgeführt. Die Wassertemperatur muß etwas unter der Behaglichkeitstemperatur liegen, da die Bewegungen eine Stoffwechselsteigerung auslösen mit der Gefahr der Wärmestauung. Durch den Auftrieb des Wassers werden die Bewegungen erleichtert; außerdem garantiert der Reibungswiderstand des Wassers harmonischere Bewegungsabläufe als in der Luft. Durch eingebaute Treppen werden die Patienten langsam an die Normalbelastung herangeführt.

Indikationen. Mobilisierung nach Ruhigstellung, Atropien der Muskulatur jeglicher Genese, schlaffe Lähmungen, Athetosen, Morbus Parkinson usw.

Wannenbad

Wannenbäder wirken über den Weg der Durchblutungssteigerung, die noch durch den Zusatz von Extrakten verstärkt werden kann. Aktive oder passive Bewegungsübungen werden in der Regel nicht durchgeführt.

Indikationen. Degenerative Wirbelsäulenleiden wie Ischialgien und Lumbalgien; sog. rheumatischer Formenkreis.

Überwärmungsbad

Innerhalb von 20–30 Minuten wird die Wassertemperatur kontinuierlich und je nach Zustand der Herz- und Kreislaufbelastbarkeit des Patienten bis auf 45 °C angehoben, womit ein künstliches Fieber erzeugt werden kann. Wegen der erheblichen Steigerung des Herzminutenvolumens sind regelmäßige Überprüfungen der Kreislaufsituation unter Aufsicht eines Arztes erforderlich. Durch die Temperaturerhöhung kommt es zu einer erheblichen Stoffwechsel- und Kreislaufaktivierung.

Indikationen. Sog. rheumatischer Formenkreis, Durchblutungsstörungen; akute Wirbelsäulensyndrome.

Hauffe-Armbad

Die Kriterien des Überwärmungsbades werden nur im Bereich der Arme angewendet. Die Herz-Kreislauf-Belastung ist nicht so groß wie im Vollbad.

Indikationen. Durchblutungsstörungen der oberen Extremität, Angina pectoris.

Wechselbäder

Voll- und Teilbäder kommen zur Anwendung. Es wird grundsätzlich mit der Warmbehandlung begonnen, die 10−15 Minuten dauert, und mit einem kurzen, nur Sekunden dauernden Kältereiz abgeschlossen. Einmalige oder zweimalige Wechselanwendungen hintereinander sind möglich. Durch den Temperaturwechsel kommt es zur Gefäßdilatation und anschließender Konstriktion als Gefäßgymnastik.

Indikationen. Alle Arten der Durchblutungsstörungen. Der allgemeine roborierende Effekt ist wünschenswert bei vegetativen Zeichen.

Güsse und Strahlbehandlung

Der Wasserstrahl löst einen örtlichen Temperaturreiz aus, der durch Regulierung des Wasserdrucks zusätzlich eine mechanische Durchblutungssteigerung hervorruft. Es kommen Teil- und Ganzkörpergüsse zur Anwendung.

Indikationen s. Wechselbäder.

Wickel und Packungen

In beiden Fällen kommt es zu einer intensiven Überwärmung des behandelten Areals. Bevorzugt werden Auftragungen von Moor, Schlamm oder Fango. Durch das Umwickeln mit Tüchern und Decken entsteht eine feuchtwarme Kammer ohne Abdunstung. Zur Feuchtigkeit der aufgetragenen Packung tritt als Wärmeregulation zusätzlich eine erhebliche Schweißsekretion auf. Es kommt zur lokalen Temperaturerhöhung aufgrund der Hyperämisierung mit einer detonisierenden Wirkung auf die Muskulatur.

Indikationen. Chronisch entzündliche Gelenkprozesse, degenerative Arthropathien, Myalgien.

Elektrotherapie

Der Begriff Elektrotherapie umfaßt die Behandlungsverfahren der Nieder-, Mittel- und Hochfrequenztherapie, bei denen die Elektrizität unmittelbar auf den Körper angewandt wird. Methoden, bei denen die Elektrizität bereits in andere Energieformen umgewandelt wurde (Licht, Schall usw.), werden getrennt betrachtet.

Niederfrequenztherapie

Galvanisation

Unter Galvanisation versteht man die Anwendung eines kontinuierlich fließenden Gleichstroms zu therapeutischen Zwecken.

Durch den Strom kommt es zu einer elektrolytischen Dissoziation von Molekülen. Die entstehenden positiv und negativ geladenen Atome bzw. Atomgruppen wandern zu entgegengesetzt geladenen Polen. Durch die wandernden Ionen entsteht Wärme, die sich nach dem Joule-Gesetz messen läßt. Die gebildete Wärme ist abhängig von der Zahl der wandernden Ionen bzw. der Stromstärke, vom Widerstand des Leiters und der Dauer der Durchströmung. Die Änderung des Ionenmilieus in ihrer unterschiedlichen chemischen Konzentration aufgrund der wechselnden Durchlässigkeit der einzelnen Zellmembranen stellt für den Körper einen Reiz dar, der zu therapeutischen Zwecken ausgenutzt wird.

Im einzelnen kommt es unter den Elektroden zu einer kräftigen Hyperämie mit örtlicher Temperaturerhöhung. Hierdurch tritt eine Intensivierung der Stoffwechselvorgänge ein, was sich positiv auf Funktion und Regeneration der Gewebe auswirkt. Die Restitution atrophischer Muskulatur wird beschleunigt, und die Regeneration geschädigter Nervenfasern soll günstig beeinflußt werden. Hinzu tritt eine stark analgesierende Wirkung, die auf eine Beeinflussung der Reizschwelle der sympathischen Nervenfasern zurückgeführt wird.

Indikationen. Alle Arten der Neuralgien und Neuritiden, Vorbehandlung von schlaffen Lähmungen, Durchblutungsstörungen.

Es gibt verschiedene Anwendungsarten:

Stangerbad. Elektrisches Vollbad, das zahlreiche Schaltungen erlaubt. Die Durchblutungsförderung wird durch Zugabe von Pflanzenextrakten intensiviert.

Indikationen. Polyneuritis, Poliomyelitis, multiple Sklerose, rheumatische Erkrankungen, Morbus Bechterew.

Iontophorese. Bei der Iontophorese werden Medikamente (meist histaminähnliche Stoffe) mittels galvanischen Stroms durch die Haut in den Körper eingebracht. Hierbei wird die Wirkung des Medikaments noch durch die spezifischen Eigenschaften des galvanischen Stroms verstärkt.

Indikationen. Sog. rheumatischer Formenkreis, Periarthritis humeroscapularis, Arthrosen.

Reizstromtherapie

Im Gegensatz zum kontinuierlich fließenden galvanischen Strom steht bei dem niederfrequenten Strom die Reizwirkung auf die Muskulatur im Vordergrund.

Nach Überschreiten einer Mindeststromstärke, dem sog. Schwellenwert, kommt es zur Muskelzuckung, wenn der Strom eine gewisse Mindestzeit, die sog. Nutzzeit, geflossen ist. Diese beiden Größen – Stromstärke und Stromflußzeit – stehen in einer Abhängigkeit zueinander, die man in Reizstärke-Reizzeit-Kurven (I/T-Kurven) erfassen kann. Erhöht man die Stromstärke, so benötigt man weniger Stromflußzeit und umgekehrt.

Als dritte Größe ist die Anstiegssteilheit des Stromstoßes zu berücksichtigen. Man verwendet Rechteckimpulse, Dreieckimpulse und Exponentialstromimpulse. Sehr steile Stromanstiege, z. B. beim Rechteckimpuls, werden als unangenehm empfunden und bleiben deshalb diagnostischen Zwecken vorbehalten.

Charakteristisch für ein gesundes Nerv-Muskel-System ist es, daß es sich an einen langsamen Stromanstieg gewöhnen kann (Akkommodation). Diese Fähigkeit verliert ein denervierter Muskel, d. h., er kann sich an den Reiz nicht anpassen und reagiert weiterhin mit einer Zuckung. Hiermit besitzt man sowohl für die Diagnostik wie auch für die Therapie eine Möglichkeit, geschädigte Muskulatur selektiv zu reizen. Diese Möglichkeit gestattet es, die fortschreitende Atrophie und bindegewebartige Entartung der nichtinnervierten Muskulatur hinauszuzögern, bis spontan durch Regeneration oder nach Operation (Nervennaht, Neurolyse) der Nerv seine Funktion wieder übernehmen kann.

Indikationen. Lähmungen, bei denen die zu behandelnde Muskulatur noch faradisch oder durch Exponentialstrom erregbar ist (leichte schlaffe Paresen, Gewohnheitslähmungen), Inaktivitätsatrophien, Thromboseprophylaxe.

Sonderform: diadynamische Ströme

Hierbei werden niederfrequente Impulsströme moduliert, d. h., der rhythmische Wechsel wird unterbrochen, die Frequenzen werden dauernd geändert und die Phasen verschoben. Zusätzlich erfolgt die Unterlagerung mit einem Gleichstrom.

Die physikalischen Wirkungen sind: Hyperämisierung, starker analgetischer Effekt, Detonisierung, Beschleunigung der Resorptionsvorgänge.

Indikationen. Myalgien, Periarthritiden, Distorsionen, Kontusionen usw.

Hochfrequenztherapie

Bei der Hochfrequenztherapie kommen Wechselströme mit einer Frequenz von 1 Million bis 3000 Millionen Schwingungen pro Sekunde zur Anwendung. Die Ströme werden in sog. Schwingkreisen erzeugt, wobei dauernd magnetische in elektrische Energie und umgekehrt umgewandelt wird. Der Patient wird in einen Sekundär- oder Behandlungskreis eingeschaltet.

Man unterscheidet drei Anwendungsformen:
– Kurzwellen im Kondensatorfeld (Wellenlänge rund 11 m),
– Kurzwellen im Spulenfeld (Wellenlänge rund 11 m),
– Mikrowellen mit Strahlenfeldmethode (Wellenlänge etwa 12,7 m).

Im *Kondensatorfeld* befindet sich der zu behandelnde Körperabschnitt in

einem hochfrequenten elektrischen Feld zweier Elektroden. Diese hochfrequenten Ströme durchdringen auch nicht oder schlecht leitende Medien, d. h., die Durchdringungstiefe und Wärmeerzeugung gelingt in allen Schichten des Körpers.
Im *Spulen-* und *Strahlenfeld* entstehen hingegen magnetische Wechselfelder. Die Wellen werden in gut leitenden Körpergeweben absorbiert, d. h., bei nur geringer Tiefenwirkung wird vor allem die Muskulatur und das Bindegewebe erwärmt ohne größere Haut- und Unterhautfettgewebeerhitzung.
Indikationen. Die Auswahl der verschiedenen Formen erfolgt nach der zu erzielenden Durchdringungstiefe:
- Das *Kondensatorfeld* gestattet auch Behandlung innerer Organe (chronische Bronchitiden, Lungenabszesse, Nieren- und Harnwegsinfektionen),
- Strahlen- und Spulenfeld sind geeignet für alle Erkrankungen der Muskulatur und des Bindegewebes.

Magnetfeldtherapie

In der Medizin werden zu therapeutischen Zwecken pulsierende Magnetfelder angewandt, deren Frequenzspektrum ganz unten angesiedelt ist. Gebräuchlich sind Spannungen mit Frequenzen von maximal 50−60 Hz. Zur Verbesserung des Wirkungsmechanismus werden die Wechselströme nochmals zu Impulspaketen zusammengefaßt. Von den Herstellern werden in der Regel Geräte mit einer Basisfrequenz von 50 Hz angeboten. Bei einigen Geräten läßt sich jedoch die Grundfrequenz von 1−50 Hz regeln, was die Einstellungsmöglichkeit vervielfacht.
Die physiologischen Wirkungen der Magnetfelder sind noch nicht bis ins einzelne erforscht. Als gesichert gilt der Einfluß auf den Sauerstoffpartialdruck und auf die Aktivierung der Zellmembranen.
Außerdem kommen in Frage: Gefäßdilatation, Öffnung von Kapillaren, veränderte Fließeigenschaften des Blutes selbst. Die Durchblutungssteigerung läßt sich mit der Infrarotphotographie beweisen.
Die *Vorteile* der Magnetfeldtherapie liegen in ihrer breiten Anwendbarkeit. So erfolgt eine Penetration durch alle Stoffe mit absoluter Tiefenwirkung. Das erbringt als Vorteil, daß der Patient sich zur Behandlung nicht entkleiden muß; Gipsverbände behindern die Wirkung ebenfalls nicht. Außerdem kommt es zu keiner Erhitzung des Gewebes, weshalb Metallimplantate im Knochen keine Kontraindikation darstellen. Bisher sind überhaupt keine Kontraindikationen der Methode bekannt geworden.
Anwendungsbereich. Mit der Durchblutungsverbesserung kommt es zur Schmerzreduzierung, Krampflösung und Entzündungshemmung. Daraus ergeben sich an speziellen Indikationen im Rahmen der Orthopädie:
- degenerative Erkrankungen des Skeletts aller Art, Insertionstendopathien, Neuritiden, Sportverletzungen, Ulcus cruris usw.
- Ein besonderes Anwendungsgebiet, obwohl in den Grundlagen bisher nicht ganz erforscht, stellen Fälle von verzögerter Knochenbruchheilung, Pseudarthrosen und gelockerte Totalendoprothesen dar.

Ultraschalltherapie

Ähnlich wie zur Diagnostik (S. 21) können Ultraschallwellen auch zu therapeutischen Zwecken herangezogen werden.

In den Körper eindringende Schallwellen erzeugen in Geweben Druck- und Zugreaktionen und bewirken damit eine lokale Stoffwechselsteigerung und Permeabilitätserhöhung. Bei den üblichen Frequenzen um 1 MHz ist die Eindringtiefe allerdings begrenzt (Halbwertsdicke in Fett- oder Muskelgewebe 3–5 cm).

Neben einer Durchblutungsförderung und damit gesteigerter Resorption von Hämatomen sowie Lösung von Verklebungen läßt sich auch eine gewisse Muskelrelaxation und Analgesie erreichen.

Lasertherapie

Die spezielle, den lokalen Stoffwechsel positiv beeinflussende Wirkung von Laserstrahlen konnte noch nicht überzeugend nachgewiesen werden, so daß bisher lediglich von einem chemischen Effekt ausgegangen werden muß, der sich allerdings auch mit weniger aufwendigen Mitteln (z. B. Rotlicht) erreichen läßt.

Massage

Durch die verschiedenen Griffanwendungen bei der Massage von Hand kommt es zu vielfältigen Wirkungen auf den Körper.

Im einzelnen unterscheidet man örtliche, segmentale und allgemeine Wirkungen.

Die *örtliche Wirkung* basiert auf einer Beeinflussung des Blut- und Lymphsystems. Der hyperämisierende Effekt im Kapillarsystem und die entstauende Wirkung im Lymphkreislauf wird durch verschiedene Griffanwendungen je nach Situation ausgenutzt. Die Durchströmungsgeschwindigkeit im außerkapillären Bereich kann durch Massage nicht heraufgesetzt werden, da das Blut primär in ständig raschem Fluß ist. Hingegen ist die Wirkung auf das Lymphsystem intensiver wegen des trägen Lymphflusses.

Durch Anwendung größerer örtlicher Druckwirkung werden Zellen, besonders in verhärteten Muskelarealen, beschädigt, was zur Freisetzung von histaminähnlichen Substanzen führt, die wie das Acetylcholin als Parasympathikusreizstoff zur Eröffnung der Kapillaren beitragen. Dieser humorale Wirkungsmechanismus wird durch nervale Steuerung unterstützt. Druck und Beklopfung der Wandnerven in den Gefäßen bedingen nach anfänglicher Konstriktion eine Gefäßdilatation. Im massierten Areal kommt es somit zur Kapillardilatation, zur Kapillarstrombeschleunigung und zur Neueröffnung von Kapillaren und dadurch insgesamt zu einer intensiven Mehrdurchblutung mit allen positiven Auswirkungen auf die Stoffwechselsituation der Muskulatur. Es gelingt eine verbesserte Versorgung mit Sauerstoff und Nährstoffen einerseits und ein schnellerer Abtransport von Stoffwechselschlacken andererseits.

Die *segmentale Wirkung* der Massage wird besonders in den verschiedenen Techniken der Bindegewebemassage ausgenutzt. Durch kutiviszerale Reflexe gelingt eine Beeinflussung des inneren Organsystems über die Head-Zonen. Head-Zonen sind Hautzonen, die aufgrund empirischer Erfahrung je nach Lokalisation als Kennzonen für innere Organe bestimmt wurden. Durch Bearbeitung der jeweiligen Zone gelingt es, auf die betreffende Organleistung Einfluß zu nehmen.

Die *allgemeine Wirkung* bei Massagen ist nicht dominierend. Es gelingt jedoch eine vertiefte Atmung hervorzurufen, Erschöpfungszustände werden positiv beeinflußt, und das Allgemeinbefinden der Patienten wird verbessert.

Generell können die Einzelkomponenten der Massagewirkung nur beim intakten Gesamtkreislauf zum Tragen kommen. Gefäßverengende Mittel, wie z. B. Nikotin, sollten vermieden werden. Der Blutstrom darf örtlich nicht, etwa durch einen Embolus, unterbrochen sein, da sonst die mechanischen Grundvoraussetzungen für die Massagewirkung nicht gegeben sind. Der Einfluß auf die Stoffwechselleistung der Muskulatur ist am größten, wenn man sich beim Massieren auf Teilgebiete des Körpers beschränkt. Grundsätzlich sollte jedoch die kontralaterale Seite mitbehandelt werden. Ganzmassagen können zwar das Allgemeinbefinden der Patienten positiv beeinflussen, in der Regel werden jedoch örtliche Durchblutungsstörungen nicht intensiv genug angegangen.

Indikationen. Alle Arten von Myalgien, Halswirbelsäulen- und Lumbalsyndrome, Periarthritiden, Durchblutungsstörungen, Muskelatrophien in Verbindung mit krankengymnastischer Übungsbehandlung.

Kontraindikationen. Lokale und systemische Entzündungen, Hautkrankheiten frische Verletzungen.

Neben der klassischen Massage (Streichen, Kneten, Zirkelung, Klopfen, Vibration) und der Unterwasserdruckstrahlmassage (1,5−4 atü) mit mehr lokalem Angriffspunkt wird die *Bindegewebemassage* (BGM nach Dicke und Teirich-Leube und *Periostmassage* (nach Vogler) eher unter dem Aspekt segmentaler Wirkung verabfolgt. Eine Sonderform stellt die *manuelle Lymphdrainage* (nach Vodder) dar, mit der ödematöse Flüssigkeitseinlagerungen wirkungsvoll behandelt werden können.

Krankengymnastik

Im Rahmen eines speziellen, auf den einzelnen Patienten abgestimmten umfassenden physiotherapeutischen Programms stellt die Krankengymnastik eine besonders wichtige Komponente dar. Mit ihren vielseitigen bewegungstherapeutischen Anwendungsformen lassen sich nicht nur therapeutische sondern auch prophylaktische und rehabilitative Ziele erreichen.

Mögliche Ansatzpunkte der krankengymnastischen Behandlung in der Orthopädie liegen dabei

– am Gelenk: Erhaltung oder Wiederherstellung der Beweglichkeit nach Immobilisierung (z. B. Fraktur);

– an der Muskulatur: Dehnung kontrakter (tonischer Muskulatur) und Kräftigung atrophierter (phasische Muskulatur) Muskelgruppen;
– im System Arthron: therapeutischer Eingriff in die Funktionseinheit Muskel-Gelenk einschließlich Verbesserung der Koordination: Haltungsschulung, Krankengymnastik auf neurophysiologischer Grundlage (mit speziellen, meist nach ihren Beschreibern benannten Techniken: Vojta, Brunkow, Bobath; S. 253).

Darüber hinaus hat die krankengymnastische Behandlung auch positive Auswirkungen auf den Gesamtorganismus: Stoffwechselaktivierung, Atemtherapie und Thromboembolieprophylaxe.

Je nachdem, ob bei der Behandlung die Betätigung des Patienten oder des Therapeuten im Vordergrund steht, unterscheidet man zwischen passiven und aktiven Techniken.

Zu den *passiven* Behandlungsmaßnahmen gehören die
– richtige Lagerung unter Beachtung der Funktionsstellung (S. 33) sowie
– manualtherapeutische Techniken wie Mobilisation oder Traktion.

Im Rahmen der *aktiven* Bewegungstherapie verrichtet der Patient je nach Zielsetzung mehr dynamische oder statische Muskelarbeit. Letztere wäre z. B. das isometrische Muskeltraining (d. h. maximale Spannungsentwicklung bei konstanter Muskellänge), womit sich eine Hypertrophie der eingesetzten Muskelgruppen erreichen läßt. Rein isometrische oder isotonische (d. h. Verkürzung ohne Spannungserhöhung) Muskelkontraktionen kommen allerdings, wie auch bei den meisten Bewegungen im Alltag, selten vor. Meist handelt es sich um Mischformen, wobei je nach Indikation die Betonung mehr auf der statischen oder dynamischen Komponente liegt.

Der krankengymnastische Therapeut muß seine Techniken dem Verlauf des Krankheitsprozesses ständig anpassen. So beginnen Bewegungen häufig zunächst aktiv-assistiv (unterstützend, d. h. unter Abnahme der Eigenschwere, auch Hydrotherapie); erst im weiteren Verlauf erfolgen dann Bewegungen mit und gegen die Schwerkraft, schließlich auch gegen Widerstand (Isometrie, s. oben).

Der stärkste muskelhypertrophische Reiz stellt dabei die exzentrische Isometrie dar. Aufbauend auf den neueren muskelphysiologischen Erkenntnissen entwickelte sich die *Sportphysiotherapie* mit speziellen Trainingsformen (z. B. isokinetisches Training).

Aktive und passive Techniken müssen sinnvoll miteinander kombiniert werden. Das setzt allerdings eine genaue Befunderhebung voraus; unter funktionellen Gesichtspunkten wird dabei zwischen tonischen und phasischen Muskelgruppen unterschieden.

Die tonische Muskulatur ist phylogenetisch älter und verrichtet überwiegend Haltearbeit (z. B. M. pectoralis, major, Adduktoren, Ischiokruralmuskulatur), wohingegen die phasische Muskulatur phylogenetisch jünger ist und eine größere Kraft entwickeln kann, wenn auch nur für kurze Zeit (z. B. M. biceps brachii oder M. vastus medialis).

Auf reduzierte Beanspruchung wie Immobilisation oder Schonung bei Gelenkreizung (z. B. aktivierte Arthrose) reagieren diese Muskelgruppen unterschiedlich: *Tonische* Muskelgruppen neigen zur Verkürzung phasische zur Atrophie. Therapeutisch sinnvoll ist zunächst die Dehnung der verkürzten Muskulatur vor oder zumindest parallel mit der Kräftigung der atrophierten (z. B. bei der femoropatellaren Schmerzsymptomatik vor der Kräftigung des ins Auge springenden atrophierten M. vastus medialis die Dehnung des verkürzten M. rectus femoris und damit (Druck-)Entlastung des femoropatellaren Gleitlagers).

Im Laufe der Zeit haben auch in der Krankengymnastik Körperabschnitte oder den gesamten Körper mit einbeziehende Techniken auf neurophysiologischer Grundlage (S. 35 ff.) ihren festen Platz gefunden.

Beschäftigungs- und Arbeitstherapie (Ergotherapie)

Bewegungstherapie im Rahmen der Rehabilitation erfolgt nicht nur durch die Krankengymnastik (z. B. Gehschule mit Gehstöcken oder Prothesen), sondern auch durch die Ergotherapie.

Bei Funktionsstörungen der Bewegungsorgane gilt dabei als Zielsetzung, über angepaßte Tätigkeiten aus dem Alltagsleben, der Freizeit oder aus dem Beruf des Patienten eine Normalisierung oder zumindest Kompensation der Behinderung zu erreichen.

Bei der *Beschäftigungstherapie* steht eher die Funktionsverbesserung im Vordergrund. Hilfsmittelversorgung (von Lagerungsschalen über Schienen und Rollstühle bis hin zur Kfz-Umrüstung bei Querschnittgelähmten) oder Selbsthilfetraining.

Im Rahmen der *Arbeitstherapie* erfolgt die Vorbereitung für eine soziale (einschließlich berufliche) Wiedereingliederung des Patienten (Rehabilitation): Anpassung des Arbeitsplatzes an die verbliebene Behinderung oder Umschulung: seitens des Arbeitsamtes erfolgen dabei die Arbeitserprobung und Eignungstestung.

Technische Orthopädie

Die Orthopädietechnik hat vornehmlich nach den beiden Weltkriegen große Fortschritte gemacht. Besonders die Integration der Biomechanik in die technische Orthopädie führte zu einer sinnvollen Erweiterung der Anwendungsmöglichkeiten. Jeder Orthopäde sollte deshalb klare Vorstellungen über Funktion und Aufbau haben sowie Materialkenntnisse besitzen, um eindeutige Verordnungen treffen zu können.

Rumpforthesen

Jede Orthese muß den klinischen Erfordernissen gerecht werden. Der behandelnde Arzt hat zu entscheiden, ob ein Korsett stützen, ruhigstellen, entlasten oder korrigieren soll. Diese gewünschten Grundfunktionen leiten sich aus der jeweiligen Krankheitssituation ab; dabei darf die Orthese niemals als alleinige Behandlungsmethode bestehen, sondern muß in den Gesamtbehandlungsplan integriert sein.

Leibbinden

Die Verordnung hat zur Aufgabe, den hervortretenden Leib oder Hängeleib zu fassen und zur Wirbelsäule hin zu drücken. Dadurch wird der Schwerpunkt in Richtung Wirbelsäule verlagert, und die Lendenwirbelsäule und der lumbosakrale Übergang werden entlastet.

Rückenbandagen und Mieder

Hier steht die muskuläre Insuffizienz des Rückens im Vordergrund. Besonders bei Achsenabweichung der Wirbelsäule in der Sagittalebene (z. B. vermehrte Kyphosen) muß die auxiliäre Rückenmuskulatur dauernde Mehrarbeit leisten und wird hier durch die Miederkonstruktion entlastet und gestützt. Auch bei instabilen Wirbelsäulensegmenten und bei der Spondylolisthese hat sich je nach Ausprägung ein elastisches oder starres Mieder bewährt (Abb. 3.**3**).

Korsette

Alle Korsettkonstruktionen sind auf einem gut angepaßten Beckenkorb aufgebaut. Die Fixation vom Becken her erlaubt eine optimale Ruhigstellung und Entlastung. Durch das Anbringen von Druckpelotten an die Rah-

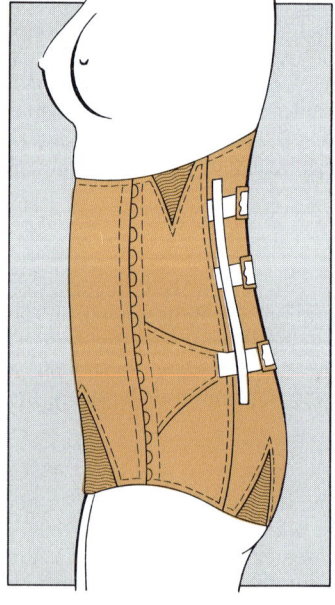

Abb. 3.**3**   Halbhohes elastisches Mieder.

menkonstruktion sind gleichzeitig auch korrigierende Kräfte als Wuchslenkung zu mobilisieren. Das Anwendungsgebiet umfaßt alle Achsenabweichungen der Wirbelsäule sowohl in der Sagittal- wie in der Frontalebene. Das Ducroquet- und das Milwaukee-Korsett werden im Abschnitt Skoliose auf S. 305 besprochen, Dreipunktkorsett auf S. 339. Starre Korsette sind auch bei Tumoren und nach Entzündungen in der Regenerationsphase erforderlich, um weitere Deformierungen und Achsenabweichungen zu verhindern.

Apparate

Im Apparatebau unterscheidet man zwei Konstruktionsformen.

Beim *Hülsenapparat* (Abb. 3.**4**) wird die erkrankte Extremität über Schienen durch Walkleder oder andere plastische Werkstoffe vollständig umschlossen, was einen festen, druckfreien Sitz gewährleistet. Beim *Schellenapparat* (Abb. 3.**5**) sind die umschließenden Hüllen auf einzelne Riemen reduziert. Diese Konstruktion ist meist leichter und luftdurchlässiger, kann aber zu Druckstellen führen, da die druckaufnehmenden Flächen verkleinert sind.

Mittels dieser beiden Grundprinzipien läßt sich jede klinische Fragestellung lösen. Die Apparate werden meist über einen Fußteil aufgebaut, entweder über den Schuhbügel mit Einsteckteil im Absatz oder als Sohlenplatte (Hes-

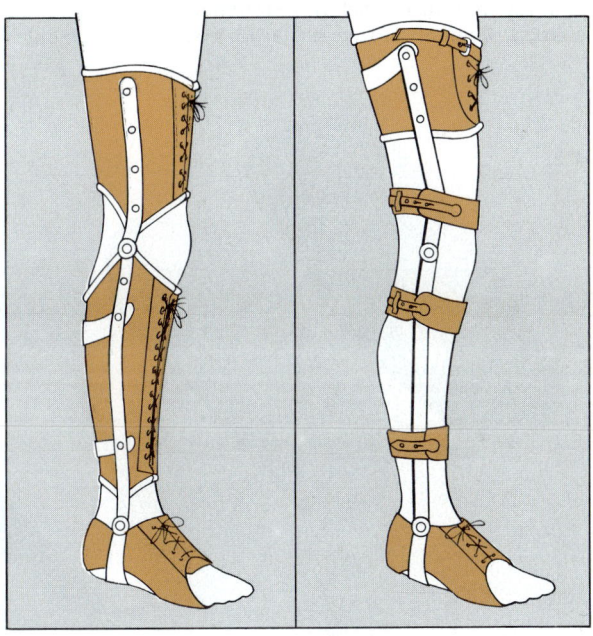

Abb. 3.**4** Hülsenapparat der unteren Extremität.

Abb. 3.**5** Schellenapparat der unteren Extremität.

sing-Sandale), über der ein orthopädischer Schuh getragen werden muß. In Kombination mit dem orthopädischen Schuh lassen sich so auch ausgedehnte Beinlängendifferenzen ausgleichen.

Arretierende Vorrichtungen an den Schienen erlauben die Fixation eines Gelenks oder die Limitierung des Gelenkausschlags (z. B. mit der Schweizer Sperre).

Ein Beispiel des entlastenden Apparats ist die *Thomas-Schiene* zur Entlastung des Hüftgelenks. Hier wird das Körpergewicht durch den sog. Tuberaufsitz am Sitzbeinhöcker abgefangen.

Einlagen

Durch das Anpassen einer individuellen Einlage (Abb. 3.**6**) soll ein in seiner Form abweichender Fuß gestützt und korrigiert werden; dabei ist der nach Gipsabdruck geformten Einlage immer der Vorzug zu geben. Die heute vorgefertigten Einlagenrohlinge müssen subtil auf die jeweiligen individuellen Bedürfnisse angepaßt werden. An Materialien stehen meist in Kombination Kork, Leder, Plastik und Metall zur Verfügung. Die korrigierenden Einlagen basieren auf dem Dreipunktsystem. So muß z. B. beim Knick-Senk-Fuß die Ferse ausreichend fest gefaßt werden (1. Fixationspunkt). Der 2. Fixationspunkt im Bereich des Sustentaculum tali kann jedoch nur wirksam werden, wenn als Gegenpartner (3. Fixationspunkt) eine äußere Erhöhung

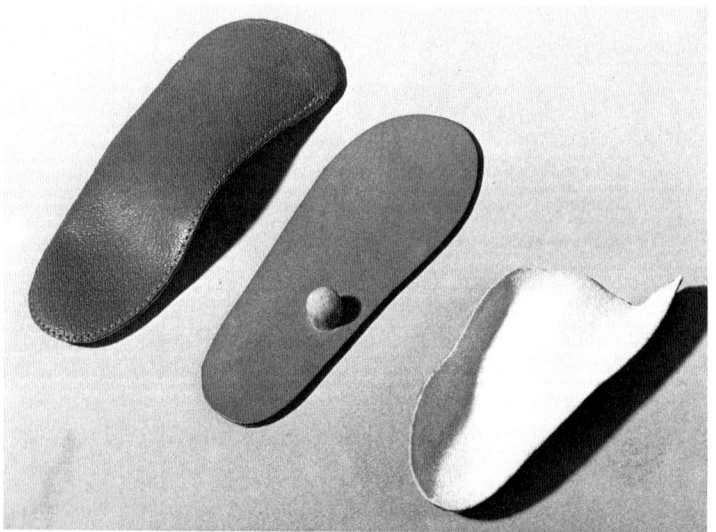

Abb. 3.**6** Einlagen. Von links nach rechts: beiederte Metalleinlagen, Aktiveinlage nach Spitzy, fersenumfassende Einlage mit vorgezogenem Innenrand.

der Einlage in Höhe des 5. Mittelfußköpfchens zur Verfügung steht, damit der Fuß nicht nach lateral ausweicht. Das gleiche Prinzip gilt beim Pes adductus oder beim ausbehandelten Klumpfuß, wo ein vorgezogener medialer Backen als 3. korrigierender Punkt zur Anwendung kommt.

Beim Spreizfuß muß das Quergewölbe durch eine Spreizfußpelotte hinter den Mittelfußköpfchen II−IV gestützt werden.

Beim Senk-Spreiz-Fuß des alten Menschen ist wegen der Fußsohlenatrophie auf eine weiche Fußeinbettung zu achten, am besten in Form eines Fußbettes nach Gipsabguß.

Eine besondere Art der Einlage stellt die aktive Übungseinlage nach Spitzy beim kindlichen Knick-Senk-Fuß dar. Auf der Sohle wird eine kugelartige Erhöhung unter dem Längsgewölbe angebracht, die eine intensive Kontraktion der Fußmuskulatur induziert und so der Fußdeformität aktiv entgegen wirkt. Die Einlage soll nur zeitweise täglich getragen werden.

Alle Einlagenversorgungen bedürfen der ärztlichen Überwachung und sollen besonders beim Kind unter strengsten indikatorischen Erwägungen verordnet werden. Jede neue Verordnung ist vom Arzt abzunehmen. In den Phasen des Wachstums sind besonders häufige und subtile Kontrollen erforderlich.

Operative Therapie

Trotz der beachtlichen Erfolge der orthopädischen Chirurgie seit Mitte des letzten Jahrhunderts, beispielsweise auf dem Gebiet der Frakturheilung oder des künstlichen Gelenkersatzes, wird der verantwortungsbewußte Arzt immer versuchen, mit möglichst wenig aufwendigen Maßnahmen das therapeutische Ziel zu erreichen. Fehlschläge, die bei operativen Maßnahmen vorkommen können, müssen in der Orthopädie aus einer anderen Perspektive gesehen werden, da es sich in der überwiegenden Mehrzahl um *Wahloperationen* mit relativer Indikation handelt. Im Unterschied zur Allgemeinchirurgie mit häufig absoluten Indikationen (z. B. akutes Abdomen) kommt in der orthopädischen Chirurgie der kritischen Indikationsstellung damit eine besondere Bedeutung zu. Zum operativen Eingriff wird man einem Patienten nur dann raten, wenn die Prognose des Krankheitsbildes nach dem operativen Eingriff erfahrungsgemäß besser ist als beim Spontanverlauf und damit Risiken und Belastungen, die der Patient im Rahmen der operativen Behandlung auf sich nehmen muß, gerechtfertigt erscheinen.

Noch strengere Maßstäbe müssen bei *prophylaktischen* Operationen angelegt werden (z. B. Korrektur einer Coxa valga), zumal die Patienten zum Zeitpunkt des Eingriffs meist überhaupt keine Beschwerden haben. In diesen Fällen werden Komplikationen (z. B. Infektion) geradezu als katastrophal empfunden. Mit den Kenntnissen über die ausgeprägte Streuung der Normvarianten gerade bei Kindern und Jugendlichen einerseits und den

Erfahrungen anhand postoperativer Langzeitergebnisse andererseits ist die Zahl der prophylaktischen Eingriffe inzwischen etwas zurückgegangen. Die Indikationsstellung zu *therapeutischen* Eingriffen fällt erheblich leichter, wenn die Patienten selbst dazu drängen (z. B. bei weiterhin erheblichen Schmerzen nach Ausschöpfung sämtlicher konservativer Therapiemaßnahmen). Bei allen indikatorischen Überlegungen sollten die Erfahrungswerte anhand der vorliegenden Langzeitergebnisse stets Berücksichtigung finden. Jede Indikation zum operativen Eingriff sollte im konkreten Fall individuell gestellt werden, d. h., neben den fachlichen Erfahrungen sind auch die Persönlichkeit des Patienten, seine Motivationen sowie sein soziales Umfeld mit einzubeziehen.

Im folgenden werden die heute in der orthopädischen Chirurgie gebräuchlichen Verfahren dargestellt.

Osteosynthese

Darunter versteht man die *Fixation* von Knochen oder deren Teile zu einem Verbund. Unter stabilen Verhältnissen kommt es dabei zur knöchernen Überbrückung zwischen den Knochenteilen, als einer primären Knochenbruchheilung (S. 211). Die Fixation erfolgt deshalb meist zeitlich begrenzt.

Als Osteosynthesematerial kommen Schrauben, Platten, Nägel oder Drähte in Frage.

Indikationen für eine Osteosynthese sind Frakturen (S. 211), Pseudarthrosen (S. 212), Osteotomien (s. unten) oder Arthrodesen (S. 55).

Vorteile der Osteosynthese ergeben sich aus der Möglichkeit der
– exakten anatomischen Reposition von Frakturfragmenten, was insbesondere in Gelenknähe von Bedeutung ist (Inkongruenz der Gelenkflächen = Präarthrose) und der Retention und damit der
– sofortigen Mobilisation der angrenzenden Gelenke und Verhinderung von Immobilisationsschäden (Muskel-Skelett-Atrophie, Thrombose usw.).

Risiken der Osteosynthese sind neben den allgemeinen Operationsrisiken vor allem die
– Infektion,
– Verletzung von Nerven und Gefäßen mit entsprechenden Folgeschäden (einschließlich der verzögerten Frakturheilung).

Die Indikationsstellung zur Osteosynthese und ihre Anwendung erfordern fundierte biomechanische Kenntnisse, die zusammen mit den entsprechenden Techniken in Kursen, beispielsweise der Arbeitsgemeinschaft für Osteosynthesefragen *(AO)* vermittelt werden.

Osteotomie

Darunter versteht man die Durchtrennung eines Knochens, gegebenenfalls mit anschließender Osteosynthese (s. oben) der Knochenteile in geänderter

Stellung zueinander. Das Ziel ist dabei eine positive Beeinflussung von Krankheitsbildern über einen Eingriff, der zu einer geänderten Biomechanik führt (z. B. intraartikuläre Druckentlastung über eine varisierende intertrochantäre Femurosteotomie bei Coxa valga, S. 377).

Arthrodese

Nach einer Anfrischung der Knochenenden in Gelenknähe läßt sich über eine stabile Osteosynthese eine knöcherne Überbrückung und damit Versteifung des Gelenks erreichen.
Indikationen für diesen Eingriff:
– Ausschaltung konservativ nicht beherrschbarer schmerzhafter Reizzustände arthrotischer Gelenke. Dabei überwiegen die Vorteile der sicheren Schmerzausschaltung meist die Nachteile eines Funktionsverlustes mit Bewegungseinschränkung. Voraussetzungen für die Arthrodese sind allerdings gesunde Gelenkverhältnisse im Bereich der benachbarten Körperregionen.
– Funktionsbesserung bei instabilen Verhältnissen, beispielsweise bei Lähmungen von Extremitäten oder Instabilitäten im Bereich der Wirbelsäule (Spondylodese, S. 300).

Gelenkumformung

Operative Eingriffe dieser Art beschränken sich zunächst auf einfache Resektionen von zerstörten Gelenkflächen. Bald erkannte man den positiven Einfluß von Weichteilen (Kapsel – Band) als Interpositum im Bereich der Resektionsstelle: Interpositionsarthroplastik (z. B. nach Brandes, S. 435). Anstelle des früheren Gelenks bildet sich eine Narbe, wobei die postoperative Minderung der Stabilität und der Beweglichkeit durch Schmerzfreiheit oder doch deutliche Schmerzreduktion mehr als aufgewogen wird. Wenngleich die Ergebnisse für bestimmte Gelenke (z. B. Zehen, Ellenbogen, Schultern, Hände) durchaus zufriedenstellend sind, so wirft die Resektion bei größeren Gelenken eine Vielzahl von Problemen auf, so daß hier eher ein künstlicher Gelenkersatz (Alloarthroplastik, Endoprothetik) in Frage kommt.

Künstlicher Gelenkersatz

Dazu bieten sich verschiedene Materialien (Kunststoff, Keramik, Metall und Metallegierungen) an.
Sie werden unter tribologischen Gesichtspunkten (d. h. mit dem Ziel geringstmöglicher Verschleißerscheinungen bei Bewegung der Teile gegeneinander) miteinander kombiniert. Ein wesentliches Problem stellt auch heute noch der langfristige Verbund der Endoprothese mit dem Knochen dar, zumal an dem Übergang Knochen – Prothese erhebliche Kräfte übertragen werden. Überschreitet der Druck an dieser Grenze bestimmte Werte, kommt es zum Knochenabbau, die Prothese wird *locker*.

In Anbetracht der beschränkten Haltbarkeit der Endoprothesen ist mit der *Indikationsstellung* im Hinblick auf die Langzeitergebnisse eher Zurückhaltung geboten, d. h., dieses operative Verfahren bleibt Patienten (meist älteren) mit begrenzter Lebenserwartung vorbehalten. Daran haben auch die zementfrei verankerten Prothesen, die im Gegensatz zu den mit Knochenzement (Methylmetacrylat) befestigten Prothesen eine längere Haltbarkeit haben sollen, nichts geändert.

Im Hinblick auf die begrenzte Haltbarkeit und damit eventuelle Notwendigkeit des Endoprothesenwechsels erscheint es sinnvoll, möglichst wenig Knochensubstanz zu resezieren, beispielsweise im Bereich des Kniegelenks nur einen Gelenkoberflächenersatz durchzuführen. Dieses Vorgehen setzt allerdings eine stabile Führung des Kniegelenks durch suffiziente Kapsel-Band-Strukturen voraus. Sind diese Voraussetzungen nicht mehr gegeben, muß auf Scharniergelenke mit einer Achse zurückgegriffen werden.

Während Endoprothesen im Bereich der Hüft- und Kniegelenke in großer Anzahl eingesetzt werden und in vielen Kliniken bereits zu den Routineeingriffen gehören, ist der endoprothetische Einsatz der Schultergelenke, vor allem aber der Ellenbogen- und Sprunggelenke eher selten. Am häufigsten erfolgt der endoprothetische Ersatz des Hüftgelenks, wobei es mittlerweile eine fast nicht mehr zu überblickende Vielfalt von Modellen gibt. Bei den zementierten Endoprothesen wird ein metallischer Schaft in den Femurschaft und eine Kunststoffpfanne (z. B. aus Polyäthylen) in den ausgefrästen Pfannenboden mit Knochenzement verankert.

Allerdings kann es aufgrund der Fremdkörperreaktionen und der Zement-Knochen-Grenze zu osteolytischen Prozessen kommen, die langfristig zu einer Prothesenlockerung führen können. Deshalb gehen die Bemühungen dahin, soweit es die Knochenstruktur erlaubt, die Pfanne als Schraubpfanne zementlos zu verankern und den Schaft über spezielle Oberflächenstrukturierung ebenfalls zementlos im Femurschaft zu befestigen.

Auch Endoprothesen für Hand- und Fingergelenke wurden bereits häufig eingesetzt.

Vor allem die Siliconprothesen (nach Swanson) werden dabei verwendet; letztendlich erfüllen sie aber nur Platzhalterfunktion.

Amputationen und prothetische Versorgung

Unter Amputation versteht man das Absetzen von Körperteilen. Erfolgt die Amputation in einem Gelenk, spricht man von Exartikulation.

Indikation. Die durch Unfall bedingte vitale Indikation zur Amputation stellt nur einen kleinen Teil dar, wenn man von der Kriegschirurgie absieht. Viel größer ist der Prozentsatz der Gefäßerkrankungen, die zur Amputation führen. Durch die allgemein höhere Lebenserwartung, starkes Rauchen und Zunahme der Diabetiker ist hier mit einem weiteren Anstieg zu rechnen. Trotz Einführung der Antibiotika ist die Zahl der Amputationen nach chronischen Osteomyelitiden nicht zurückgegangen, während die Zahl der infolge bösartiger Tumoren amputierten Patienten keine Verschiebungen erlitt. Neben diesen vitalen Indikationsgruppen treten die Fälle mit angeborenen und erworbenen Deformitäten, die aus funktionellen Gründen eine Amputation erfordern, zurück.

Allgemeine Amputationstechnik

Der Ort der Amputation wird bestimmt vom Ausmaß der Erkrankung oder des Defekts, aber gleichzeitig von der Möglichkeit, einen prothetisch versorgbaren funktionstüchtigen Stumpf zu erhalten. Nur die bösartigen Tumoren und maligne Entartungen bei chronischen Osteomyelitiden erfordern ein radikales Vorgehen.

In den letzten Jahren haben sich zwei chirurgische Verfahren durchgesetzt, die beide darauf abzielen, neben einer guten Stumpfdeckung zusätzlich eine annähernd physiologische Stumpfbeweglichkeit zu erhalten. Bei der *Myoplastik* (Abb. 3.7) werden die antagonistischen Muskelgruppen vor dem knöchernen Stumpfende mit Nähten vereinigt, bei der *Myodese* die Muskelstümpfe am Knochenende mittels durch Bohrkanäle gelegter Nähte fixiert. Beide Verfahren garantieren die physiologische Einheit aller Stumpfanteile, woraus größere Kraftleistung, bessere Belastbarkeit und bessere Durchblutungsverhältnisse resultieren.

Sofortversorgung

Während früher vom Zeitpunkt der Amputation bis zur prothetischen Versorgung oft Monate vergingen, wird heute die Frühmobilisation im Rahmen einer prothetischen Sofortversorgung angestrebt; allerdings ist dies bei durchblutungsgestörten Stümpfen nicht möglich.

Direkt nach der Operation wird auf dem steril verbundenen Stumpf eine Moltoprenkappe aufgesetzt und mit einem Trikotschlauch befestigt. Die

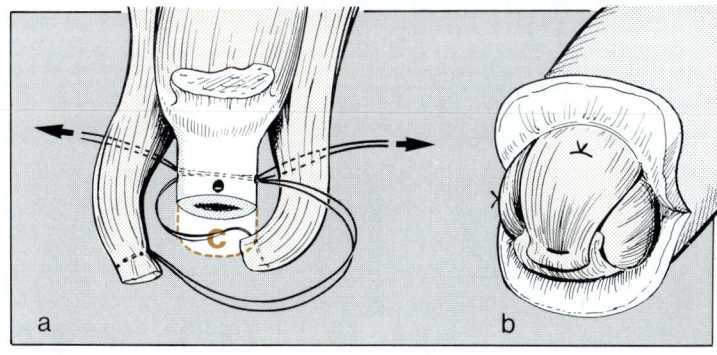

Abb. 3.**7** Myoplastische Stumpfdeckung.

dem Stumpf zugekehrte Kappe entspricht der Form der Stumpfkuppe; die distale Fläche ist konisch zugeschnitten. Die Dicke der Moltoprenkappe beträgt 8–10 cm.

Über diese Verbandanordnung wird ein gut modellierter zirkulärer Gips angelegt. Beim Unterschenkelamputierten reicht der Gips über das Kniegelenk, um ein Abrutschen zu verhindern. Gutes Anmodellieren des Gipses gewährleistet ein Abfangen des Körpergewichts auf der Patellarsehne und den ventralen Teilen des Tibiakopfmassivs, so daß die Stumpfspitze nahezu unbelastet bleibt.

Beim Oberschenkelamputierten wird das zugehörige Hüftgelenk über einen Beckenring mit eingegipst und unter dem Tuber ossis ischii eine Tragebank modelliert, die das Körpergewicht abfängt.

Diese Gipstechnik verhindert die postoperative Ödemphase sowie die verstärkte Bindegewebeentwicklung im Ödemgebiet mit anschließenden bleibenden Formveränderungen und Narbenschrumpfungen.

Bereits am ersten postoperativen Tag wird an dem Gipsköcher ein Rohrskelett angebracht und der Patient mehrmals täglich aufgestellt (Abb. 3.8). Durch die Teilbelastung wird die Resorption des Wundödems gefördert und ein Kollateralkreislauf schneller ausgebildet. Nach Steigerung der Stehübungen wird etwa am postoperativen Tag mit Schrittübungen begonnen. Am 14. postoperativen Tag wird der Gipskörper entfernt und die sog. Übungspro-

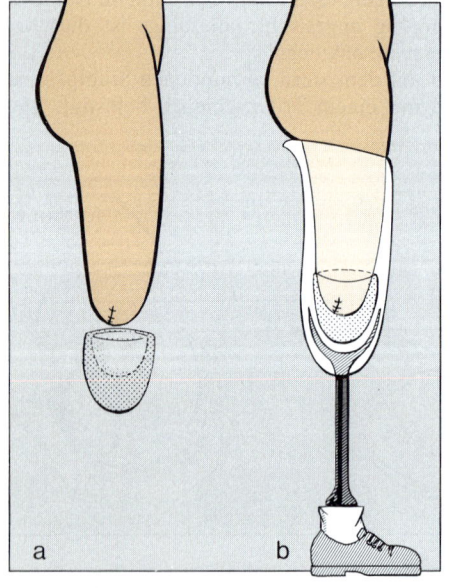

Abb. 3.**8** Sofortversorgung nach Oberschenkelamputation.

these, ebenfalls aus Gips, abgegossen. Erst wenn keine größeren Volumenschwankungen des Stumpfes mehr zu erwarten sind, wird die endgültige Prothese angefertigt.
In gleicher Weise wird auch bei Armamputationen vorgegangen. An dem Gipsköcher wird die Prothese befestigt, die Kraftzugbandage angelegt und mit sofortigem Prothesentraining begonnen.

Frühversorgung

Das Vorgehen bei der Frühversorgung unterliegt den gleichen Grundsätzen wie bei der Sofortversorgung.
Besteht jedoch die Gefahr einer verzögerten Wundheilung, besonders bei durchblutungsgestörten Stümpfen, so wird der zirkuläre Gips erst dann angelegt, wenn Komplikationen von seiten der Operationswunde nicht mehr zu erwarten sind. In der Regel ist der Heilungsverlauf spätestens am 14. postoperativen Tag so weit fortgeschritten, daß die Übungsprothese anmodelliert werden kann, um mit dem Prothesentraining beginnen zu können.

Armprothesen

Der Gliedmaßenersatz an der oberen Extremität richtet sich nach kosmetischen und funktionellen Gesichtspunkten. Jede Amputationshöhe läßt in der Regel vier Versorgungsmöglichkeiten zu.
Schmuckarme bzw. Schmuckhände. Hierbei handelt es sich um einen kosmetischen Ausgleich ohne Funktionsgewinn. Die Form und Farbgebung der künstlichen Glieder ist heute so perfekt, daß der Ersatz bei oberflächlichem Hinsehen kaum auffällt.
Passive Greifarme. Es handelt sich um stabile Prothesen mit einem Handanschlußgelenk, auf das verschiedene Handersatzstücke aufgeschraubt werden können (Haken, Schraubklaue, Spatenhalter usw.). Die stabile Verarbeitung gestattet eine gute Kraftübertragung, weshalb sie bei Landwirten, Metallarbeitern und anderen kraftfordernden Berufsgruppen Anwendung finden.
Aktive Greifarme. Im Gegensatz zu den passiven Systemen werden hier durch Kraft-Zug-Bandagen körpereigene Bewegungen für die Prothesensteuerung ausgenutzt. Meist werden die erhaltenen Bewegungsmöglichkeiten des Schultergürtels für den Mechanismus der Blockierung und Entsperrung distaler Einheiten eingesetzt. Natürlich gestattet nun ein einwandfreier Prothesensitz die volle Kraftübertragung.
Bei langen Oberarmstümpfen hat sich die *Winkelosteotomie* nach Marquardt bewährt (Abb. 3.**9**). Die operative Angulation des Stumpfes auf 2−3 cm knöcherner Stumpflänge gestattet einen rotationssicheren Halt des Prothesenschaftes.
Besonders geeignet für die Versorgung mit aktiven Greifarmen sind Unterarmstümpfe, jedoch gelingt es auch, sämtliche Oberarmstumpflängen mit diesem System zu versorgen, wobei die Effektivität der Kraftübertragung mit zunehmender Amputationshöhe abnimmt.

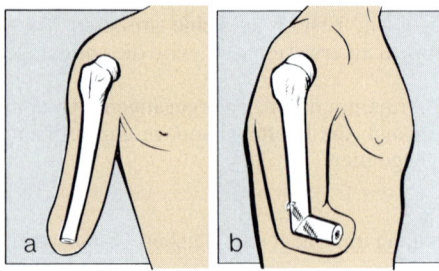

Abb. 3.**9** Winkelosteotomie nach Marquardt.

Fremdkraftprothesen. Hierbei bewirkt ein pneumatischer oder elektrischer Servomotor die Bewegung der Prothese bzw. der Prothesenteile. Als auslösender Mechanismus dient entweder eine körpereigene Steuerbewegung oder eine bestimmte Muskelkontraktion.

Die *Heidelberger pneumatische Armprothese* wird durch flüssige Kohlensäure, die in einem Aluminiumbehälter gespeichert ist, bewegt. Ventile erlauben die gewünschten Prothesenbewegungen willkürlich zu steuern. Das Verfahren findet Verwendung bei doppelseitigen hohen Armamputationen und Schulterexartikulationen sowie bei Phokomelien.

Bioelektrisch gesteuerte Armprothesen. Mit Kontaktelektroden werden während der Muskelkontraktion entstehende Muskelaktionspotentiale abgegriffen und als Motorsteuerung genutzt. Dazu ist es erforderlich, daß der Amputierte lernt, Agonist und Antagonist isoliert anzuspannen und zu entspannen. Besondere Kanalverriegelungen und individuell angepaßte Feinsteuerungen führen zu erstaunlich fein abgestimmten Prothesenleistungen. Das System gestattet andererseits keine schweren körperlichen Arbeiten und ist besonders für Schreibtischberufe geeignet.

Bei doppelseitigem Handverlust wird auch heute noch der Unterarm operativ zu einer *Greifzange* nach der Methode Krukenberg umgewandelt. Dazu muß neben einer Trennung von Elle und Speiche mit entsprechender Hautdeckung eine Transposition einzelner Muskelgruppen durchgeführt werden, um ein willkürliches, kraftvolles Aufeinanderpressen der so entstandenen Scheren zu gewährleisten.

Beinprothesen

Der Gliedmaßenersatz an der unteren Extremität ist abhängig von der jeweiligen Stumpflänge.

Bei *Zehenamputationen* und langen Vorfußstümpfen sind u. U. orthopädische Schuhe erforderlich.

Amputationen im Lisfranc-Gelenk werden nicht durchgeführt, da es wegen des Ungleichgewichts der Muskulatur zur Spitzfußbildung kommt.

Der *Chopart-Stumpf* ist bei Beachtung entsprechender Operationstechniken gut endbelastungsfähig und deshalb empfehlenswert. Der Gefahr der Spitzfußbildung begegnet man durch eine in Dorsalflexion des Fußes vorgenommene myotenoplastische Stumpfdeckung. Lassen die Weichteile dieses Vorgehen nicht zu, so gewährleistet eine Arthrodese im oberen und unteren Sprunggelenk in Funktionsstellung einen endbelastungsfähigen Rückfluß, der nur mit orthopädischen Schuhen (Hackenfußeinbettung) versorgt werden muß.

Bei den *Rückfußamputationen* hat sich die Methode nach Pirogow in den verschiedenen Variationen durchgesetzt (Abb. 3.**10**). Dazu wird der gesamte Talus reseziert und das Fersenbein nach Entknorpelung der Gelenkflächen in die Knöchelgabel eingestellt. Nach knöcherner Durchbauung der Kontaktflächen entsteht ein endbelastungsfähiger Stumpf, der mit einer Vorfußprothese oder einem Innenschuh versorgt werden kann.

Bei der *Fußamputation nach Syme* wird der Kalkaneus mit entfernt und der Fersenhautmuskellappen nach Entfernung von Innen- und Außenknöchel auf den vorher geglätteten Bereich der distalen Tibia aufgesetzt. Der Syme-Stumpf ist ebenfalls endbelastungsfähig, bedarf jedoch der prothetischen Versorgung.

Die *Unterschenkelstümpfe* werden je nach Länge und Hautbeschaffenheit verschieden versorgt. Kunststoff-, Holz- und Lederschäfte werden verwendet, am besten in der Vollkontakttechnik. Empfindliche Stümpfe werden in einem federnden Innentrichter gefaßt.

Eine elegante prothetische Versorgung stellt die KBM-Prothese (Kondylenbettung Münster) dar. Der Druck wiegt hier von der Patellasehne aufgenommen (PTB-Prothese, patellartendon-bearing). Durch einen Keil, der medial am Femurkondylus eingesteckt wird, kommt es zum festen Sitz in der Schwungphase des Beines, was andere Fixierungen am Oberschenkel überflüssig macht.

Das *Oberschenkelkunstbein* wird heute meist als Vollkontaktschaft aus Kunststoff oder Holz hergestellt, während Lederschäfte in den Hintergrund treten.

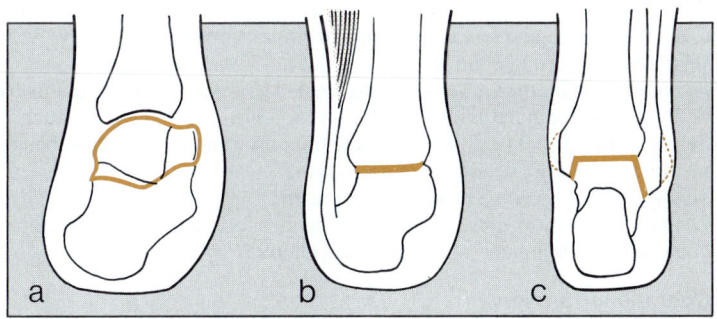

Abb. 3.**10**   Fußamputation nach Pirogow.

Einseitige *Hüftexartikulationen* oder *Hemipelvektomien* bedürfen eines gefensterten Beckenkorbes. Je nach Körperbeherrschung wählt man eine bewegliche Hüftgelenkvorrichtung, die sich im Stand selbst sichert, oder ein blockierbares Hüftgelenk.

Sonstige operative Eingriffe

Weitere operative Eingriffe werden im folgenden kurz aufgeführt, bezüglich Indikation und technischer Details wird auf die entsprechende Fachliteratur verwiesen.

Eingriffe am Knochen

Knochentransplantation: autolog (Eigenmaterial) oder homolog (Fremdmaterial) bei Defekten (z. B. Tumor, Trauma) oder zur Förderung der Frakturheilung (S. 211).

Eingriffe am Gelenk

Arthroskopie: Gelenkspiegelung, auch unter therapeutischem Aspekt (S. 400).
Arthrotomie: Gelenkeröffnung (z. B. bei einer Meniskektomie).
Arthrolyse: Lösung von Gelenkkontrakturen oder Verklebungen zur Gelenkmobilisierung.
Synovektomie: Resektion der Gelenkschleimhaut (z. B. bei chronisch entzündlichen Erkrankungen wie c. P., S. 152).
Bandplastik: Rekonstruktion eines insuffizienten Kapsel-Band-Apparats bei Gelenkinstabilität.
Gelenktoilette: Glättung der Gelenkoberfläche, Resektion von osteophytären Anbauten, ggf. auch Entfernung von freien Gelenkkörpern, Synovektomie, Anbohrung von knorpelfreien Gelenken.

Eingriffe an Sehnen

Sehnennaht: z. B. bei einer Achillessehnenruptur.
Tenotomie: Sehnendurchtrennung (z. B. bei Adduktorenkontraktur bei c. P., S. 152), gegebenenfalls mit gleichzeitiger Verlängerung (z. B. Achillessehnenverlängerung beim Spitzfuß, S. 415).
Sehnentransplantation oder -transposition: Verlagerung des Sehnenverlaufs (z. B. Operation nach Dickson-Diveley, S. 430), gegebenenfalls auch freies Sehnentransplantat (z. B. Ersatz der traumatisch zerstörten Fingerbeugesehne durch die Sehne des M. palmaris longus).
Tenolyse: Lösung von Sehnenverklebungen.
Tenodese: Fixation einer Sehne an knöchernen Strukturen mit dem Ziel einer Stabilisierung der angrenzenden Gelenke.

Operationen an Nerven

Neurolyse: Freilegen des Verlaufs eines peripheren Nervs bei einer Kompression (z. B. M. medianus beim Karpaltunnelsyndrom, S. 355), gegebenenfalls mit Verlagerung des Nervenverlaufs (z. B. N. ulnaris im Bereich des Ellenbogens).

Als Dekompressionsoperation von nervalen Strukturen wäre hier auch die *Diskektomie* (Bandscheibenentfernung) und *(Hemi-)Laminektomie* (Wirbelbogenentfernung) anzuführen.

Nervennaht: bei Nervendurchtrennung (bei erheblichem Substanzverlust mit Interponat, z. B. aus dem N. suralis).

Neuromversorgung: Resektion des Neuroms und Verschweißung der Nervenendigung mit Histoacryl.

Sonstige Weichteileingriffe

Hier wären vor allem *plastische* Operationen an Haut, Subkutis, Muskulatur aufzuführen (z. B. *Myodese*, S. 57, oder *Schwenklappen* bei Dekubitalulzera).

4 Begutachtung und Versicherungswesen

Zur umfassenden Betreuung des Patienten mit orthopädischen Leiden gehört nicht nur die Behandlung des Krankheitsbildes, sondern auch die Berücksichtigung der Auswirkungen dieser Erkrankung auf das *soziale* Umfeld des Betroffenen einschließlich seines Berufs. Die Krankheit selbst oder deren Folgen in Form einer Behinderung (z. B. Fingeramputationen bei jungem Zimmermann) können für den Patienten zu erheblichen Problemen führen, die durch die Sozialgesetzgebung aufgefangen und gemindert werden sollen: Recht auf soziale Sicherheit. Den Patienten über entsprechende Möglichkeiten zu beraten bzw. zu den Befunden in Form einer Beurteilung (z. B. Gutachten) Stellung zu nehmen, gehört mit zu der obengenannten Forderung nach einer umfassenden Betreuung des Patienten im Sinne einer Rehabilitation. Andererseits gilt es auch, übertriebenes Anspruchsdenken zu erkennen, wenn für den Betroffenen nur noch die Begünstigungen (z. B. Geldzuwendungen) im Vordergrund stehen. Wir sprechen in diesem Zusammenhang vom *sekundären Krankheitsgewinn.*

Im Hinblick auf den sekundären Krankheitsgewinn ist eine gelegentlich festzustellende Diskrepanz zwischen subjektiven Beschwerden und objektiv zu erhebenden Befunden nicht verwunderlich. Wir unterscheiden dabei zwischen

- Aggravation, wenn pathologische Befunde zwar vorliegen, aber besonders deutlich zur Schau gestellt werden, und
- Simulation, wenn Funktionsstörungen überhaupt nicht vorliegen, sondern nur vorgetäuscht werden.

Die Voraussetzungen für die Erbringung von Leistungen sind in den einzelnen Versicherungszweigen verschieden, so daß im folgenden wichtige Begriffe kurz erläutert werden.

Gesetzliche Krankenversicherung

Sie gewährleistet Hilfe bei *Krankheit* (ambulante und stationäre Behandlung einschließlich Früherkennungsuntersuchungen) und dadurch bedingter *Arbeitsunfähigkeit.* Erscheint Arbeitsruhe aus ärztlicher Sicht erforderlich, kann der Arzt Arbeitsunfähigkeit bescheinigen; die Voraussetzungen dafür liegen vor, wenn der Versicherte infolge der Krankheit nicht oder nur mit der Gefahr, seinen Zustand zu verschlimmern, in der Lage ist, seine bisherige Erwerbstätigkeit zu verrichten.

Gesetzliche Rentenversicherung

Sie gewährt Hilfe bei Berufs- oder Erwerbsunfähigkeit sowie im Todesfall. Rente wegen *Berufsunfähigkeit* erhält ein Versicherter, dessen Erwerbsfähigkeit um mehr als die Hälfte der eines vergleichbaren Gesunden mit ähnlicher Ausbildung eingeschränkt ist.

Hingegen liegt *Erwerbsunfähigkeit* vor, wenn auf nicht absehbarer Zeit eine Erwerbstätigkeit nicht ausgeübt werden kann bzw. dadurch nur noch geringfügige Einkünfte erzielt werden können.

Wie in der gesetzlichen Unfallversicherung (s. u.) gilt allerdings, daß vor der Gewährung einer Rente alle Maßnahmen in Erwägung gezogen werden müssen, um eine Wiedereingliederung in das Arbeitsleben zu ermöglichen: Rehabilitation geht vor Rente.

Gesetzliche Unfallversicherung

Sie tritt ein bei *Arbeitsunfällen* oder *Berufskrankheiten*. Zu den Leistungen gehört neben der Heilbehandlung und Berufshilfe auch die Gewährung einer Rente, deren Höhe sich nach der Minderung der Erwerbsfähigkeit (MdE) richtet.

Richtlinien über die Einstufung der MdE bei den verschiedenen körperlichen Beeinträchtigungen sind der speziellen Literatur zu entnehmen.

Auch die Kenntnis der Bestimmungen weiterer sozialrechtlicher Versicherungen, wie Schwerbehindertengesetz, Soldatenversorgungsgesetz oder Sozialhilferecht spielt bei der Betreuung von körperlich behinderten Patienten eine wichtige Rolle.

Privatversicherungen

Im Unterschied zu den bisher genannten sozialrechtlichen Versicherungen gelten bei Privatversicherungen nur die zwischen den Partnern vertraglich vereinbarten Bedingungen. Dazu zählt die *private Krankenversicherung* sowie die *private Unfallversicherung*. Im Gegensatz zur MdE im Sozialrecht, die sich auf den allgemeinen Arbeitsmarkt bezieht, gilt hier der Begriff der Minderung der Arbeitsfähigkeit, die sich auf die spezielle berufliche Situation des Versicherten bezieht. Darüber hinaus erfolgen hier Abstufungen der Arbeitsfähigkeit, was im Sozialrecht im allgemeinen nicht möglich ist (Arbeitsunfähigkeit). Auch werden Vorschäden in der privaten Versicherung ausgeklammert.

Arzthaftpflicht

An Bedeutung gewonnen hat in den letzten Jahren immer mehr die Frage der Arzthaftpflicht. So könnten viele ärztliche Handlungen in der Orthopädie, insbesondere operative Eingriffe, aber auch schon Gelenkpunktionen, den Tatbestand der *Körperverletzung* erfüllen. Diese Rechtswidrigkeit ist dann nicht mehr gegeben, sobald eine Einwilligung des Patienten zum therapeutischen Eingriff vorliegt. Diese Einwilligung muß allerdings rechtskräftig sein, d. h., ihr muß eine ausführliche Aufklärung des Patienten über die Tragweite, insbesondere auch die Risiken der geplanten Therapiemaßnahme vorausgehen.

Orthopädische Krankheitslehre

5 Systemerkrankungen

Angeborene Systemerkrankungen

Knochengewebe bildet sich stets auf der Grundlage von Bindegewebe; Deck- und Belegknochen entstehen durch desmale, Ersatzknochen durch perichondrale oder enchondrale Knochenbildung.

Bei der *desmalen Ossifikation* kommt es im Bindegewebe zur Ausdifferenzierung von Osteoblasten, die Osteoid bilden. Im Osteoid werden Kalksalze abgelagert. Die Osteoblasten mauern sich so ein und werden zu Osteozyten.

Die Entstehung der Ersatzknochen geht bei kurzen Skelettanteilen, wie etwa beim Fußwurzelknochen, so vor sich, daß die Verknöcherung von innen her beginnt und zentrifugal fortschreitet – *enchondrale Ossifikation*. Knorpelgewebe wird durch Knochengewebe ersetzt, wobei die Vorgänge prinzipiell denen bei der desmalen Ossifikation gleichen. Bei langgestreckten Skelettanteilen, etwa dem Femur, beginnt die Ossifikation in Schaftmitte (Diaphyse), wo Zellen des Perichondriums zu Osteoblasten werden und eine Knochenmanschette aufbauen – *perichondrale Ossifikation*. Im knorpelig präformierten Schaftinneren kommt es zu regressiven Veränderungen mit Zelldegenerationen und Kalkablagerung. Das Knorpelgewebe wird durch Chondroklasten enzymatisch destruiert. Gleichzeitig werden andere Mesenchymzellen zu Osteoblasten und bauen in der oben angegebenen Weise Knochengewebe auf – enchondrale Ossifikation.

An den beiden Enden eines auf diese Weise entstehenden knöchernen Schafts befinden sich knorpelige Auftreibungen, die als *Epiphyse* bezeichnet werden. Im Kontaktbereich zwischen knorpeliger Epiphyse und schon knöcherner Diaphyse ordnen sich die Knorpelzellen in Säulen an. An den Grenzzonen zum primären Markraum hin degenerieren die Säulenknorpelzellen, und an ihrer Stelle wird Knochengewebe aufgebaut – enchondrale Ossifikation. In der knorpeligen Epiphyse kommt es *zentral* zur Ausbildung eines weiteren Ossifikationszentrums, wobei es sich wiederum um enchondrale Ossifikationen handelt. Zwischen diesem Ossifikationszentrum, also dem Epiphysenkern und der Diaphyse, bleibt zunächst die Epiphysenscheibe. Kontinuierliche Zellteilung im Bereich des Knorpels der Epiphysenscheibe und Abbau bzw. Ersatz dieses Knorpels von der Diaphyse her durch Knochengewebe bedingen das Längenwachstum, das so lange erhalten bleibt, wie Knorpelzellvermehrung und nachfolgende Knorpelzelldestruktion und Ossifikation im Gleichgewicht stehen. Überwiegt die Ossifikation, so wird die Epiphysenfuge oder Epiphysenscheibe abgebaut, und weiteres Längenwachstum ist nicht mehr möglich. Es kommt so zur knöchernen Vereinigung von Epiphysenkern und Diaphyse.

Die äußeren Knorpelzellen der Epiphyse sind bis zum Wachstumsabschluß durch kontinuierliche Zellteilung und Produktion von Interzellularsubstanz notwendig für das Wachstum der Gelenkkörper. Eine vollständige Ossifikation der Epiphyse erfolgt hier nicht, ein Knorpelbelag – Gelenkknorpel – bleibt erhalten.

Auch nach Wachstumsabschluß findet im Knochen ein kontinuierlicher Umbau statt, der es dem Skelett ermöglicht, sich veränderten mechanischen Beanspruchungen anzupassen. Abbauvorgänge durch Osteoklasten und Aufbauvorgänge durch Osteoblasten stehen beim gesunden Skelett in einem ausgewogenen Verhältnis zueinander.

Die Übergangszone zwischen Diaphyse und Epiphyse wird als *Metaphyse* bezeichnet.

Unter dem Überbegriff der angeborenen Systemerkrankungen des Skeletts werden eine Reihe in ihrem Erscheinungsbild zum Teil sehr unterschiedlicher Erkrankungen zusammengefaßt. Art und Ausmaß der Veränderungen hängen davon ab, zu welchem Zeitpunkt welcher der Entwicklungsvorgänge am Skelett gestört ist.

Früher durchgeführte Einteilungen der angeborenen Systemerkrankungen des Skeletts, bei denen Aufbaustörungen, Umbaustörungen, Einbaustörungen, Differenzierungsstörungen und Harmoniestörungen unterschieden wurden, können in dieser Form nicht mehr aufrechterhalten werden, da ihnen nach heutiger Vorstellung ein begründetes Ordnungsprinzip – etwa nach ätiologischen Gesichtspunkten – nicht zugrunde liegt. Die Einteilung erfolgt aus diesem Grunde nach anatomischen Gesichtspunkten (z. B. überwiegendes Betroffensein der Epiphysen) und/oder ätiologischen Gesichtspunkten (z. B. Mukopolysacharidosen).

Skelettdysplasien
Chondrodystrophia calcarea
Synonyme: Chondrodystrophica calcificans, kalzifizierende Chondrodystrophie, Stippled epiphysia.

Ätiopathogenese. Rezessiver Erbgang wird angenommen, wobei das weibliche Geschlecht bevorzugt ist.

In den Epiphysen kommt es zu inselförmigen Knorpelnekrosen mit Kalkeinlagerungen, die sich bis zur Pubertät zurückbilden. Wachstumsstörungen der Epiphysen führen zu deren Fehlform. Auch das Längenwachstum der Knochen ist gestört.

Klinik. Das klinische Bild ergibt sich aus der Lokalisation der Erkrankung. Der Befall einzelner Knochen wird ebenso beobachtet wie multiples Vorkommen, unilateraler oder bilateral symmetrischer Befall.

Tabelle 5.1   Skelettdysplasien

	Metaphysenerkrankung Achondroplasie	Epiphysenerkrankung epiphysäre Dysplasie	Knochenumbaustörung Osteogenesis imperfecta	Knochenumbaustörung Marmorknochenkrankheit
Ätiopathogenese	dominant und rezessiv	autosomal dominant	rezessiv und dominant	dominant oder rezessiv
Folge der Störungen	Brachyzephalie, Isodaktylie, Dreizackhand, Hyperlordose	Gelenkfehlstellungen, Achsenabweichungen, Skoliose, vermindertes Längenwachstum	häufige Frakturen mit Deformierung, Bindegewebsschwäche, Skoliose	körperliche Entwicklung retardiert, Anämie, Splenohepatomegalie, vermehrte Knochenbrüchigkeit
Manifestation	bei Geburt dysproportionierter Zwerg	ab 2. Lebensjahr	Typ Vrolik bei Geburt, Typ Lobstein im Kindesalter	gesamtes Skelett
Größe	disproportionierter Zwergwuchs, metaphysärer Typ – Sitzriese, epiphysärer Typ – Sitzzwerg	proportionierter Zwerg	Verminderung der Körpergröße durch Fehlwachstum und Defektheilung	normales Längenwachstum
Extremitäten	O-Beine	zu kurz, Fehlstellungen	dysproportionierter Kleinwuchs	normales Längenwachstum
Kontrakturen	häufig Schulter- und Ellenbogengelenk	Gelenke	X-Bein oder O-Bein	keine
Röntgen	Epiphysen verbreitert, Diaphysen zu kurz, O-Beine, flache Hüftpfannen, dorsolumbale Kyphose	Epiphysenkerne entwickeln sich später, unregelmäßig gestaltet, flach, verbreitert	Typ Vrolik – glasartig, Typ Lobstein – dünne Kortikalis, Gelenkfehlstellung, Looser-Umbauzonen	Markraum mit homogenem Knochen gefüllt, bandförmige Osteosklerose der Deck- und Bodenplatten der Wirbelkörper, aufgehobener Markraum der Röhrenknochen
Therapie	kausal nicht möglich, Lagerungsschienen, KG, evtl. Korrektur der Fehlstellungen	kausal nicht möglich, KG, operative Korrektur der Fehlstellungen	symptomatisch, Frakturen übungsstabil versorgen	symptomatisch, ggf. Frakturversorgung

Neben Wachstumsstörungen des Skeletts entstehen Gelenkkontrakturen. In Kombination hiermit werden andere Mißbildungen und Frühstar beschrieben.

Röntgen. Entscheidend für die Diagnose ist das Röntgenbild. In den befallenen Epiphysen sind multiple kalkdichte Schatten schon beim Neugeborenen nachweisbar. (Bei Befall der Hüftkopfepiphyse Verwechslung mit Morbus Perthes möglich).

Multiple epiphysäre Dysplasie Ribbing-Müller

Synonym: polytope enchondrale Dysostose.

Ätiopathogenese. Autosomal dominant vererbtes Leiden, bei dem die Störung der enchondralen Ossifikation vorwiegend die Epiphysen betrifft. Aus dem Fehlwachstum folgen Verformungen der Epiphysen und Gelenkfehlstellungen mit Achsenabweichungen. Störungen des Längenwachstums sind unterschiedlich ausgeprägt, sie können jedoch bis zum *Zwergwuchs* führen.

Klinik. Die Erkrankung wird frühestens im 2. Lebensjahr klinisch deutlich, bei proportioniertem Wuchs jedoch oftmals erst beim Jugendlichen erkannt. Am häufigsten sind die *Hüftkopfepiphysen* erkrankt; weitere Lokalisationen können die Epiphysen von Schulter-, Ellenbogen-, Hand-, Fuß- und Kniegelenk sein.

Bei der Beobachtung multipler osteochondrotischer Herde atypischer Epiphysenanlagen muß an diesen Erkrankungstyp gedacht werden. Ist die Wirbelsäule betroffen, so entstehen Fehlformen der Wirbelkörper, die zu Skoliosen oder Formabweichungen in sagittaler Ebene führen. Minderwuchs, Gelenkkontrakturen und evtl. Fehlstellungen entwickeln sich erst mit dem postnatalen Wachstum.

Röntgen. Verspätetes Auftreten von Epiphysenkernen, akzessorische Kernanlagen, später unregelmäßiger Epiphysenkernaufbau bis hin zu Deformierungen der Epiphyse mit Abflachung und Verbreiterung. Fehlwachstum führt zu Gelenkfehlstellungen.

Therapie. Eine kausale Therapie ist nicht möglich. Durch konservative Maßnahmen (Gipsschale, Gipsbett, Extension, Lagerung, Krankengymnastik) wird versucht, das Fehlwachstum und die Ausbildung von Kontrakturen zu verhindern bzw. zu beseitigen. Knöchern fixierte Gelenkfehlstellungen und Achsenabweichungen der Extremitäten können operativ korrigiert werden.

Achondroplasie

Synonyme: Chondrodysplasia fetalis, Micromelia chondromalacia, Chondrodystrophia fetalis.

Ätiopathogenese

Dominanter und rezessiver Erbgang werden diskutiert. In unterschiedlicher Ausprägung liegt eine Störung der enchondralen Ossifikation aller Knochen vor. Die Ossifikationsstörung ist an den Röhrenknochen meist deutlicher ausgeprägt (metaphysärer Typ, Sitzriese), kann jedoch auch die Epiphyse stärker betreffen (epiphysärer Typ, Sitzzwerg). Wachstumsstörungen des Epiphysenknorpels bedingen Formabweichungen, Wachstumsstörungen der Epiphysenscheibe führen zur Minderung des Längenwachstums. Die perichondrale Ossifikation verläuft normal.

Homzygotie gilt als Letalfaktor. Nur ca. 20% der an Chondrodystrophia fetalis Leidenden überlebt das 1. Lebensjahr. Diese Angabe wird durch die Beobachtung relativiert, daß es von einer kaum erkennbaren Chondrodystrophieanlage mit kaum erkennbaren Wachstumsstörungen bis zur vollen Ausprägung des Krankheitsbildes alle Übergangsformen gibt.

Klinik
Bei klassischer Ausprägung zeigt bereits das Neugeborene einen typischen dysproportionierten Zwergwuchs. Bei etwa normaler Rumpflänge sind die Extremitäten zu kurz. Die Körpermitte ist nach kranial verlagert. Am Kopf fallen hochgewölbter Stirnschädel, eingesunkene Nasenwurzel und weit auseinanderstehende Augen auf.

Neben dem Mißverhältnis zwischen Rumpf- und Extremitätenlänge besteht ein Mißverhältnis zwischen der Länge von Oberarmen und Oberschenkeln zu Unterarmen und Unterschenkeln zugunsten letzterer. Durch Verkürzung der oberen Extremität erreichen die Hände oft nur Beckenhöhe (Abb. 5.1).

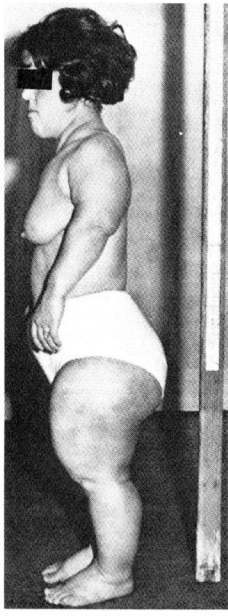

Abb. 5.1   Typisches Bild der Achondroplasie.

Hände und Füße sind plump, die Länge der einzelnen Finger oft kaum unterschiedlich, so daß die Hand *tatzenartig* wirkt. Durch Ulnarabduktion des 4. und 5. Fingers kann *Dreizackform* der Hand entstehen. An oberer und unterer Extremität liegt zumeist eine Varusfehlstellung vor, die sich mit dem weiteren Wachstum noch verstärkt. Bewegungseinschränkungen der Gelenke und oft Beugekontraktur des Ellenbogengelenks werden beobachtet. Bei verstärkter Vorkippung des Beckens sind Lendenwirbelsäulenlordose und Brustwirbelsäulenkyphose verstärkt. Abdomen und Gesäß sind entsprechend vorgewölbt. Das Gangbild des Chondrodystrophikers ist bei schnellem Gehen *trippelnd*, bei langsamem Gehen *watschelnd*. Die Haut ist oft faltig, Intelligenzstörungen werden beim Chondrodystrophiker nicht gehäuft beobachtet. Sie gelten als heiter und schlagfertig, was sie einst in die Lage versetzte, als Hofnarren beliebt zu sein und durch ihre Klugheit Einfluß zu gewinnen. Heute verdienen sie oft als Clown im Zirkus ihr Geld, sind aber – im Hinblick auf ihre intellektuellen Möglichkeiten – sonst in der Berufswahl nicht eingeengt.

Die Pubertät tritt oft verfrüht ein. Durch Minderwertigkeit des Gelenkknorpelgewebes oder durch die eingetretenen Gelenkdeformierungen, die als präarthrotische Deformität gelten müssen, wird vorzeitige *Arthrose* beobachtet.

Röntgen

Brachy- und Hydrozephalus bei normaler Ausprägung der Sella turcica und regelrechter Ausprägung der Nasennebenhöhlen werden festgestellt.

Vor Wachstumsabschluß sind die Epiphysenfugen unregelmäßig geformt und verbreitert, die Epiphysen plump und oft erheblich deformiert, die Diaphysen kurz, eher verdickt und an den Enden becherartig verbreitert.

Die langen Röhrenknochen zeigen Achsenabweichungen. Im Bereich der Muskelansatzzonen am Knochen sind oft starke Knochenanbauten feststellbar. So kann das Tuberculum majus eine dysplastische Humeruskopfepiphyse überragen.

Am Becken fallen verplumpte Hüftköpfe bei flachen Hüftpfannen und verdicktem Pfannenboden auf. Der sagittale Beckendurchmesser ist verkleinert, der Eingang zum kleinen Becken nierenförmig, der Schambeinwinkel vergrößert. Das Kreuzbein kann fast horizontal stehen. Die Wirbelkörper erscheinen höhengemindert bzw. verbreitert.

Eine verstärkte dorsolumbale Kyphose ist typisch, Verknöcherung zwischen erstem Halswirbel und Schädel wird beobachtet.

Therapie

Eine kausale Therapie ist nicht möglich. Der Ausprägung von Deformierungen wird entgegengewirkt (Versuch der Wachstumslenkung mit Schienen und Gipsschalen für die Nacht). Bestehende Deformitäten, z. B. Genua vara, werden in typischer Weise *operativ* korrigiert. Muß eine erste operative Korrektur bereits in früher Kindheit erfolgen, so kann sich durch pathologi-

sche Wachstumstendenz ein Rezidiv entwickeln, das einen erneuten operati-
ven Eingriff notwendig macht. *Arthrosen* werden in üblicher Weise konservativ und operativ behandelt.

Familiäre metaphysäre Dysplasie

Ätiopathogenese. Die Ätiologie ist ungeklärt. Dominant vererbliche Um-
baustörung des Knochens, die zu einer Hyperplasie der Spongiosa und
Persistieren derselben bis weit in den Diaphysenbereich hinein führt; die
Kortikalis ist nicht regelrecht ausgebildet.
Klinik. Mechanische Minderwertigkeit des Knochens führt zu Protrusio
acetabuli und Beckenverformungen. Der Schädel zeigt mangelhafte Pneumatisation der Nebenhöhlen und Warzenfortsätze bei Hyperostose des Ge-
sichtsschädels.
Therapie. Symptomatisch.

Dysostosis cleidocranialis

Ätiopathogenese. Seltene, genetisch fixierte, dominant vererbliche Störung
der desmalen, periostalen und endostalen Verknöcherung.
Klinik. *Kleinwuchs*, oft *Intelligenzdefekte*. Die *Schlüsselbeine* sind in unterschiedlicher Ausprägung dysplastisch oder fehlen ein- oder beidseitig ganz.
Bei Aplasie vermehrte Beweglichkeit des Schultergürtels (die Schultern
können vor dem Brustkorb aneinandergelegt werden). Hypoplasie der
Schulterblätter. Muskeldefekte sind möglich (M. pectoralis major, klavikulä-
rer Anteil des M. trapezius und M. deltoideus). Skoliose und Trichterbrust
kommen in Kombination vor. Durch Wachstumshemmung der Schädelbasis
erscheint der Hirnschädel besonders breit (Brachyzephalie). *Gebiß* oft unvollständig entwickelt, Zahndurchbruch und Zahnwechsel verspätet.
Röntgen. Typische Hypo- und Aplasien der Claviculae. Verspäteter Schluß
der Fontanellen, Persistenz der Schädelnähte, Ersatz der Scheitelbeine
durch zahlreiche Schaltknochen möglich. Eventuell Trichterbrust, Spaltbildung des Thorax, Skoliose, Spaltbildung des Beckens, Coxa vara.
Therapie. Um bei Aplasie der Schlüsselbeine die Kraftleistung der Arme zu
erhöhen, kann eine *Schulterbandage* gegeben werden. Im übrigen werden
begleitende Mißbildungen und präarthrotische Deformierungen in typischer
Weise behandelt.

Osteoonychodysplasie

Synonyme: Osteoonychodysostose, Nail-patella-Syndrom.

Ätiopathogenese. Dominant vererbte Störung in der Ausdifferenzierung
mesodermaler und ektodermaler Gewebe.
Klinik. Mißbildungen an *Nägeln* bis zum völligen Defekt und *Pigmentstörun-
gen* der Iris (ektodermale Gewebe) kombinieren sich mit knöchernen Anbauten an der Außenseite des Os ilium sowie *Hypoplasien* von Ellenbogen-
und Kniegelenk und Madelung-Deformität (mesodermale Gewebe).

Die Hypoplasie des Ellenbogengelenks kann zur Radiusköpfchenluxation, die des Kniegelenks zur Patellaluxation führen; Aplasien der Patella können vorkommen.
Röntgen. Entsprechend dem klinischen Befund.
Therapie. Konservative und operative Behandlung der genannten Veränderungen, soweit sie Funktionsstörungen oder Beschwerden verursachen.

Akrozephalosyndaktylie
Ätiopathogense. Dominant vererbliches Leiden, Abortivformen sind möglich.
Klinik. Turmschädel unterschiedlicher Ausprägung, häufig kombiniert mit Mittelohrtaubheit. Gemeinsam mit diesen Veränderungen werden in unterschiedlicher Ausprägung Syndaktylien beobachtet.
Röntgen. Entspricht dem klinischen Befund, keine weiteren Charakteristika.
Therapie. *Operative* Behandlung der Syndaktylie.

Umbaustörungen mit wechselnder Knochendichte
Osteogenesis imperfecta
Synonyme: Osteopsathyrosis, Fragilitas ossium hereditaria, erbliche unvollkommene Knochenbildung, peristale angeborene Dysplasie.
Die Frühform der Erkrankung wurde von Vrolik im Jahre 1849 als osteogenesis imperfecta, die Spätform von Lobstein im Jahre 1833 als Osteopsathyrosis beschrieben.
Die Klassifikation erfolgt heute nach Sillence I−IV.

Ätiopathogenese
Beiden, eng miteinander verbundenen Erkrankungsformen liegt eine Störung der periostalen und unter Umständen auch endostalen Knochenbildung zugrunde. Durch *Unterfunktion* der Osteoblasten ist die Osteoidbildung vermindert, so daß keine normale Knochenmatrix aufgebaut wird. Durch Osteoblastenunterfunktion ist die Kompakta der Röhrenknochen dünn, die Spongiosa ist gering ausgeprägt. Knochenverbiegungen und Frakturen sind die Folge. Die enchondrale Ossifikation ist gering oder nicht gestört.
Neben der Erkrankung des Skelettsystems werden Störungen der Odontoblasten- und Fibroblastentätigkeit der Skleren (blaue Skleren) beobachtet. Unreifes Kollagen liegt vor.
Funktionsstörungen des Hypophysenvorderlappens kommen vor. Bei der *Frühform* ist rezessiver, bei der *Spätform* dominanter Erbgang anzunehmen.

Klinik
Bei der *Frühform* (Osteogenesis imperfecta congenita Vrolik) kommt es bereits in utero zu multiplen Frakturen, Totgeburten sind häufig. Bei lebend

geborenen Kindern (Lebenserwartung meist nicht über 2 Jahre) werden neben frischen Frakturen veraltete, die bereits in Heilung begriffen sind, beobachtet.

An den bindegewebig präformierten Schädelknochen können häutige Lükken verbleiben (Caput membranaceum), deren scharfkantig knöcherne Ränder eine Abgrenzung gegenüber der rachitischen Kraniotabes ermöglichen. Postnatal kommt es bei geringsten mechanischen Belastungen des Skelettsystems, wie An- und Ausziehen des Säuglings, zu Frakturen.

Bei der *Spätform* (Osteogenesis imperfecta tarda, Osteopsathyrosis Lobstein) tritt die erhöhte Knochenbrüchigkeit (Fragilitas ossium hereditaria) erst beim Kleinkind, in seltenen Fällen erst beim Jugendlichen in Erscheinung. Es kann zu einer Vielzahl von Frakturen kommen. Besserung oder Normalisierung des Krankheitsbildes ist erst nach Eintritt der Pubertät zu beobachten.

Anamnestisch wird auf erhöhte Knochenbrüchigkeit hingewiesen, den Frakturen gehen oft spontane Extremitätenverbiegungen voraus. Die Verbiegungen der langen Röhrenknochen entstehen durch statische Belastung und durch Muskelzug (z. B. am Unterschenkel Antekurvation durch Zug des M. triceps surae. Durch Bindegewebsschwäche kann es zur Gelenküberstreckbarkeit kommen, aus gleicher Ursache scheint eine Neigung zu Gelenkdistorsionen vorzuliegen.

Die Trias erhöhte Knochenbrüchigkeit, blaue Skleren (bereits bei der Geburt) und Innenohrschwerhörigkeit (zumeist erst im Erwachsenenalter) kann vorhanden sein.

Knochenverbiegungen im Sinne der Belastungsdeformität und unter Fehlstellung und Verkürzung verheilte Frakturen führen zum sekundären (dysproportionierten Zwergwuchs, oftmals auch zu grotesken Achsenfehlstellungen der Extremitäten. Außer den Röhrenknochen verformen sich Bekken und Wirbelkörper, so daß Skoliosen entstehen können. Auffallend ist der im Verhältnis zum Rumpf große Schädel mit betonten Stirnhöckern und zumeist intelligentem Gesichtsausdruck.

Von starker Ausprägung des Krankheitsbildes bis zu larvierten Formen, die nur wenige Kriterien zeigen und deren äußeres Erscheinungsbild normal sein kann, werden alle Übergänge beobachtet.

Labor. Blutchemische Untersuchungen zeigen keine typischen Befunde. Geringgradige Abweichungen des Phosphor- und Calciumspiegels können vorliegen.

Röntgen

Frühform. Bereits bei Geburt multiple Frakturen (frische neben in Heilung begriffenen). Knochenstruktur glasartig.

Spätform. Schlanke Röhrenknochen mit dünner Kortikalis und weitmaschiger Spongiosa, ggf. Verbiegungen und Frakturen mit sekundären Gelenkfehlstellungen, aus denen durch Fehlwachstum Gelenkdeformierungen entstehen können. Bei ausgeprägten Röhrenknochenverbiegungen entwickeln sich Looser-Umbauzonen in der Höhe des Krümmungsscheitels. Pseudarthrosen können entstehen (Abb. 5.2). Kartenherzform des Beckens, Coxa vara, Crura vara et antecurvate werden oftmals beobachtet.

Therapie
Kausale Therapie nicht möglich. Bei der *Frühform* können Frakturen auch durch vorsichtigen Umgang mit den Säuglingen und Kleinkindern oft nicht vermieden werden. Bei der *Spätform* können prophylaktisch insbesondere die am stärksten gefährdeten Röhrenknochen der unteren Extremität durch orthopädische Apparate entlastet und geschient werden. Frakturen werden in üblicher Weise behandelt. *Operative* Behandlung ist in besonderen Fällen möglich. Frakturheilung verläuft zumeist ungestört. Ausgeprägte Verbiegungen von Röhrenknochen sollten wegen der Gefahr der Spontanfraktur und um Sekundärschäden der angrenzenden Gelenke zu verhindern, operativ korrigiert werden. Zur Korrektur eines stark verbogenen Femurs oder einer Tibia sind oft mehrere Osteotomien notwendig. In diesen Fällen hat sich als Osteosyntheseverfahren die Marknagelung bewährt.

Marmorknochenkrankheit
Synonyme: Osteosklerose, Osteosclerosis fragilis generalisata, Osteopetrosis, Albers-Schönberg-Krankheit.

Ätiopathogenese
Der Erbgang ist dominant oder rezessiv, dabei monophän oder polyphän. Die Osteoklastentätigkeit ist hochgradig eingeschränkt, der Knochenumbau damit gestört. Der Knochen wirkt außerordentlich kompakt, die Metaphysen passen sich den Epiphysen nicht oder nur ungenügend an, so daß der Knochen keulenförmig wird. Mangelnder Umbau bedeutet mangelnde Anpassung an veränderte Belastungssituation. Hieraus resultiert erhöhte Brüchigkeit.
Der primäre Markraum wird durch Funktion der Osteoblasten mit homogener, jedoch ungeordneter Knochensubstanz ausgefüllt, die daraus folgende mangelnde Reifung des Knochenmarks führt zu extramedullärer Hämatopoese. Die Folge sind Splenohepatomegalie, Anämie, Erythroblast- und Myeloblastämie.

Klinik
Die unterschiedliche Ausprägung der Erkrankung mit unterschiedlicher Prognose führt zur Unterteilung in vier Gruppen.
Dominanter monophärer Erbgang. Diese gutartige Form wird bei röntgenologischer Untersuchung als Zufallsbefund entdeckt. Bandförmige Osteosklerose der Wirbelkörperdeck- und endplatten, Verdichtungszonen in den langen Röhrenknochen und den Randpartien des Beckens. Strahlenförmige Verdichtungen im Hand- und Fußskelett.
Dominanter polyphäner Erbgang. Nicht nur die Osteosklerose, sondern auch

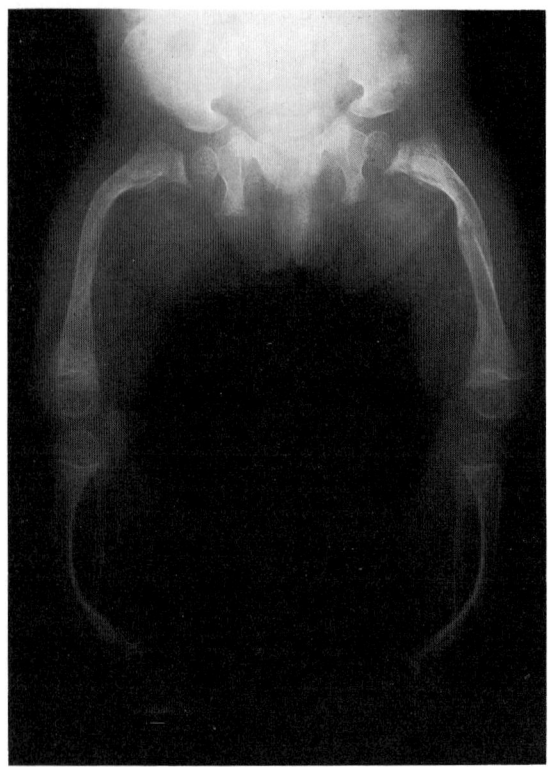

a

Abb. 5.2 Osteogenesis imperfecta. **a** Vor der Operation.

die Anämie wird vererbt. Die Anämie ist ausgeprägter, als es dem Schwund der Markräume durch Osteosklerose entspricht. Abnorme Knochenbrüchigkeit führt zu Spontanfrakturen, die Frakturheilung ist gestört. Osteomyelitiden werden gehäuft beobachtet.

Die Osteosklerose der Schädelbasis kann durch Druck auf austretende Hirnnerven zur Erblindung und Ertaubung führen.

Die *Prognose* des Leidens ist dubios. Der zunächst gutartige Verlauf verschlechtert sich mit zunehmendem Lebensalter. Das mittlere Erwachsenenalter wird zumeist nicht erreicht. Ausgeprägte Anämie oder eine Sepsis führen oft zum Exitus.

Rezessiver monophäner Erbgang. Diese Verlaufsform entspricht am ehesten dem dominanten monophären Erbgang, die *Prognose* ist gut.

Rezessiver polyphäner Erbgang. Zunächst gutartiger Verlauf mit späterer

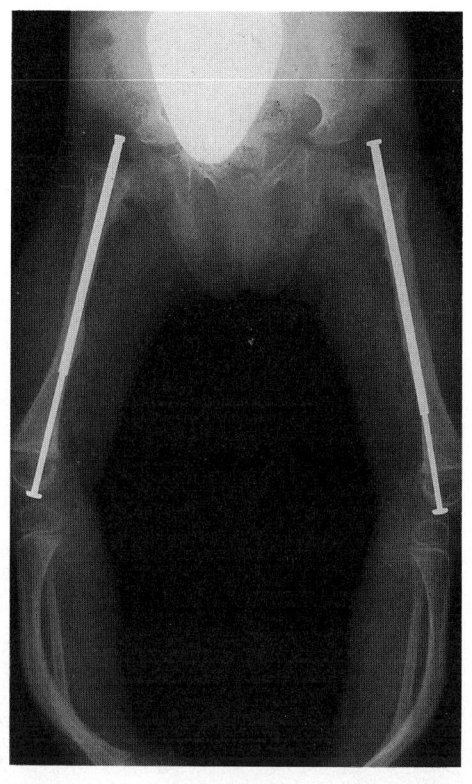

b Operative Versorgung
mit Teleskopnagel.

b

Verschlechterung, aber auch intrauterines oder frühinfantiles Auftreten mit
ausgesprochen malignem Verlauf sind möglich. Das klinische Bild entspricht
dem beim dominanten polyphänen Erbgang. Bei der frühinfantilen Form
sterben die Patienten bis zum 10. Lebensjahr. Die Erkrankung kann sich
kontinuierlich verschlechtern, aber auch mit Remissionen verlaufen.
Die in der körperlichen Entwicklung retardierten Kinder zeigen normale
geistige Entwicklung. Der große Kopf und Schmelzdefekte der Zähne fallen
auf. Durch Osteosklerose des knöchernen Schädels kommt es zur Schädigung oder Störung des I. und bzw. oder VIII. Hirnnervs. Exophthalmus und
Nystagmus werden beobachtet.
Die Anämie kann hämolytische Form annehmen. Durch kompensatorische
extramedulläre Hämatopoese entsteht Splenohepatomegalie.
Kompensatorisch subperiostal sich entwickelndes Knochenmark kann am
Schädel zum röntgenologischen Befund der Spiculae (Periostreaktion, s.
auch Knochentumoren) führen. Der übrige röntgenologische Befund ist

durch keulenförmige Auftreibung der Metaphysen der langen Röhrenknochen und vermehrte Sklerose des Skeletts gekennzeichnet.

Therapie
Kausale Therapie ist nicht möglich; Frakturbehandlung in üblicher Weise, wobei wegen verzögerter Frakturheilung längere Immobilisierung erforderlich ist.

Osteopoikilie

Ätiopathogenese. Dominanter Erbgang. Durch umschriebene Umbaustörungen des Knochens – meist gelenknah – unregelmäßig geformte dichtere Knocheninseln.
Klinik. Die Erkrankung ist klinisch ohne Bedeutung. Erkennung als Zufallsbefund.
Röntgen. Durch unregelmäßig begrenzte Knochenverdichtungen entsteht ein fleckiges Bild (Abb. 5.3).
Therapie. Entfällt.

Melorheostose

Ätiopathogenese. Seltenes rezessives Erbleiden mit schwacher Penetranz. Bei verringerter Osteoklastenzahl führt Vermehrung der Osteoblastenbildung zu Knochenverdichtungen.

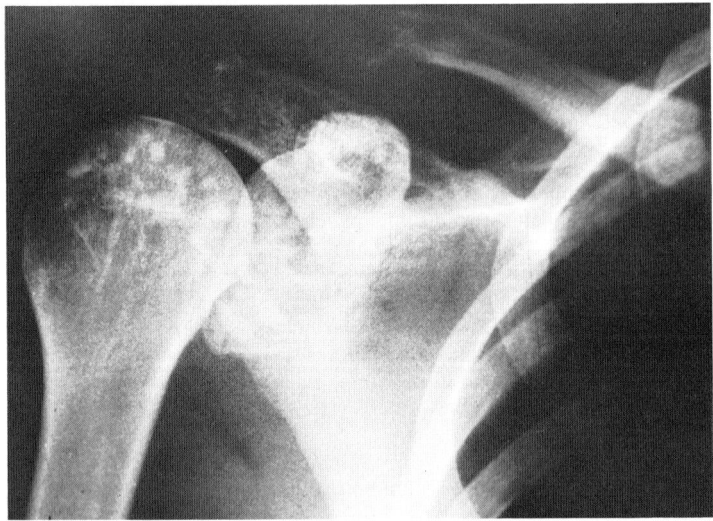

Abb. 5.**3**   Osteopoikilie. Typische kleinfleckige Verdichtungszonen, am deutlichsten am Oberarmkopf.

Klinik. Häufig keine Beschwerden, oft nur röntgenologische Zufallsdiagnose. Über längere Zeit bestehende Schmerzen können jedoch zu klinischer und röntgenologischer Untersuchung Anlaß geben. Ein oder mehrere Knochen können erkranken. Wachstumsstörungen kommen vor. Kombinationen der Skeletterkrankung mit Hautveränderungen sowie Verhärtungen der Muskulatur und des Subkutangewebes werden beschrieben.

Röntgen. Streifenförmige Verdichtungen der Knochenstruktur in Längsrichtung der Extremitätenknochen, die an das Herabfließen eines Wachstropfens einer Kerze erinnern.

Therapie. Bei ausgeprägten, durch konservative Maßnahmen nicht beherrschbaren Beschwerden, Resektion und Überbrückung durch autoplastisches Knochentransplantat. Grenzstrangresektion wird empfohlen.

Generalisierte hereditäre Hyperostosen

Ätiopathogenese
Ätiologie unklar, es finden sich lediglich Hinweise zur Pathogense. Das Leiden wird sowohl rezessiv als auch dominant vererbt. Bei periostalem Knochenanbau bleibt der Markraum erhalten, es kommt zur fibrösen Umwandlung des Marks.

Klinik
Zwei Verlaufsformen werden beobachtet:
- generalisierte hereditäre Hyperostose ohne Hauterscheinungen (Camurati-Engelmann-Krankheit),
- generalisierte hereditäre Hyperostose mit Pachydermie.

Camurati-Engelmann-Krankheit. Das dominant vererbliche Leiden besteht in einer Verdickung des Periosts, Auflockerung der Kompakta, Erweiterung der Markräume und Auffüllung derselben mit fibrösem Mark. Krankheitsbeginn 3. bis 10. Lebensjahr.

In unterschiedlicher Ausprägung wird allgemeines Krankheitsgefühl geklagt. Gelenkschmerzen. Wenn auch durch Muskelschwäche und sekundäre Knochendeformierungen erhebliche Funktionsbehinderungen auftreten können, so ist doch der Verlauf quoad vitam gutartig.

Generalisierte hereditäre Hyperostose mit Pachydermie. Erkrankung gehäuft zwischen 14. und 18. Lebensjahr. Extremitäten wirken plump, Trommelschlegelfinger und -zehen sowie Uhrglasnägel werden beobachtet.

Die Muskulatur ist hypoton. Verdickung der Haut im Bereich des Gesichts, aber auch der Unterarme und Hände sowie der Unterschenkel und Füße führt zur Ausbildung tiefer Hautfalten. Über starkes Schwitzen an Händen und Füßen wird oft geklagt. Häufig Gelenkschmerzen, entzündliche Veränderungen mit Ergußbildungen können vorkommen. Die Erkrankung führt zu Gelenkverformungen mit Sekundärarthrose.

Durch Erkrankung der Wirbelsäule können durch Druck auf Nervenwurzeln radikuläre Schmerzen mit Lähmungen entstehen.

Röntgen

Sklerose der Knochen und periostale Auflagerungen im Bereich der Diaphysen und frühzeitig im Bereich der Iliosakralfugen. Später resultiert Dickenzunahme des betroffenen Knochens. Epi- und Metaphysen sind frei von Veränderungen.

Generalisierte hereditäre Hyperostose mit Pachydermie. Periostale Anbauten im Bereich der Diaphysen führen zur Kortikalisverdickung bei Auflockerung der Spongiosa und Rarefizierung der Trabekel. Gelenkverformungen und sekundäre arthrotische Veränderungen, Verkalkungen der Wirbelsäulenlängsbänder und knöcherne Appositionen können im späten Krankheitsverlauf auftreten.

Therapie

Eine kausale Therapie ist nicht möglich. Sekundäre arthrotische Veränderungen werden in üblicher Weise konservativ oder operativ behandelt. Bei vertebragenen radikulären Symptomen unter Umständen Hemilaminektomie.

Arthrogrypose (Tab. 5.2)

Die Arthrogryposis multiplex congenita ist durch eine mangelnde Ausbildung der Skelettmuskulatur und damit verbunden meist symmetrische Gelenkkontrakturen charakterisiert.

Ätiopathogenese

Die Krankheit ist angeboren, nicht progredient und führt zu primär weichteilbedingten konzentrischen Bewegungseinschränkungen an den Extremitätengelenken aufgrund einer muskulären Hypoplasie. Im weiteren Verlauf werden die Gelenkkapseln fibrös verändert. Die Ursache ist unbekannt; u. a. wird eine primäre Muskelaplasie sowie eine frühembryonale Ganglienzelldegeneration diskutiert.

Klinik

Drei obligate Merkmale wurden von Rompe herausgestellt:
– Die symmetrisch befallenen Gelenke müssen allseitig bewegungseingeschränkt sein, wobei geringe allseitig begrenzte Freigängigkeit in einem Teil der physiologischen Gelenkbahn verblieben ist.
– Die Veränderungen müssen seit Geburt stationär, also ohne spontane Besserungstendenz oder Progredienz vorliegen.
– Die Gliedmaßenkontur ist unphysiologisch, wie ausgestopft, zylindrisch oder kegelförmig unter Aufhebung der Hautfältelung bei weitgehender Abschwächung der Muskel- und Gelenkkonturen.

Röntgen

Im Anfangsstadium finden sich keine Abweichungen. Später sind Gelenk-

Tabelle 5.2 Angeborene Systemerkrankungen

	Marfan-Syndrom	Arthrogrypose	Mukopolysaccharidose
Ätiopathogenese	rezessiv und dominant	angeboren, Erbgang unklar	autosomal rezessiv
Störung	Biochemie des Bindegewebes, Hydroxyprolinausscheidung im Urin	muskuläre Hypoplasie der Skelettmuskulatur	Mukopolysaccharidstoffwechsel
Folge der Störung	Überlänge der Zehen und Finger, Skoliose, Kyphose, Trichterbrust	Kontrakturen aller Gelenke, Hüftluxationen	Hand- und Fußmißbildung, Intelligenzzerstörung, Kyphose
Manifestation	bei Geburt	bei Geburt	bei Geburt
Größe	langwüchsig	normal bis lang	klein
Extremitäten	X-Bein, Knick-Senk-Füße, überstreckbare Gelenke	durch Kontrakturen gekennzeichnet	überwiegend Hände und Füße, Verformung der Gelenkflächen
Kontrakturen	Beugestellung der Fingermittelgelenke	aller Gelenke	
Röntgen	Markraum im Verhältnis zur Kortikalis verbreitert, Überlänge der Mittelhand- und Fußknochen	Kalksalzminderung, Gelenkspaltverschmälerung (bedingt durch Immobilisation)	Sella turnica vergrößert, Röhrenknochen verkürzt, Beckenverformung
Therapie	Kontrakturprophylaxe	Krankengymnastik, Redression, korrigierende Verbandanordnung	symptomatisch

spaltverschmälerungen, Wachstumsstörungen und Kalksalzminderungen kombiniert vorhanden.

Therapie
Da mit einem Rückgang der Bewegungsbehinderung nicht zu rechnen ist, müssen die bescheidenen Funktionen durch krankengymnastische Übungsbehandlung, Redression und korrigierende Verbandanordnung erhalten werden. In den letzten Jahren ist es an Hüft- und Kniegelenk, insbesondere aber am Ellenbogengelenk, gelungen, durch Arthrolysen eine wesentliche Bewegungsverbesserung zu erzielen. Um die durch die Operation erreichte Beweglichkeit zu erhalten, müssen, sofort nach der Operation beginnend, in wenigstündigem Intervall Umlagerungen der Gelenke durchgeführt und durch spezielle Verbandanordnung gehalten werden.
Häufig jedoch erfordern Fehlstellungen Korrekturosteotomien, um zumindest eine ausreichende Steh- oder Gehfähigkeit zu erzielen oder andererseits den Arm so weit in die Beugestellung zu bringen, daß Bewegungen zum Mund möglich werden. Die gesamte Rehabilitation wird besonders bei tetramelem Befall schwierig.

Marfan-Syndrom (Tab. 5.2)
Synonyme: Arachnodaktylie, Dolichostenomelie.

Ätiopathogenese. Rezessiv und dominant vererbliche Mesenchymstörung. Störungen der Biochemie des Bindegewebes (Hydroxyprolinausscheidung im Urin, Störungen des Mukopolysaccharidstoffwechsels), hier auch des elastischen Gewebes, scheinen wesentlich.
Klinik. Überlänge des Gesamtkörpers bei grazilem Körperbau mit auffallender Überlänge der Finger und Zehen (Spinnen- oder Madonnenfinger) kann oft schon bei der Geburt vorhanden sein. Schlaffheit des Bindegewebes und Hypotonie der Muskulatur führen zu Skoliose, Kyphosen, Thoraxdeformierungen (Trichter- oder Kielbrust), Überstreckbarkeit von Gelenken, in ausgeprägten Fällen Schlottergelenken. Genua recurvata et valga und Knick-Senk-Füße können ebenso entstehen wie Gelenksubluxation und habituelle Luxationen. Die Schulterblätter stehen oft flügelförmig ab.
Neben der zumeist ausgeprägten Überstreckbarkeit der Hand- und Sprunggelenke werden Beugekontrakturen der Fingermittelgelenke beobachtet, auch an Knie- und Ellenbogengelenken können Kontrakturen auftreten.
Außerhalb des orthopädischen Bereichs werden Linsenluxationen, bläuliche Skleren und Gebißanomalien, aber auch Hernien gefunden. Ein früher Verschleiß der Gefäßwand kann zum Aortenaneurysma führen.
Röntgen. Bei normaler Knochenfeinstruktur können die Markräume im Verhältnis zur Kortikalis erweitert sein. Das Röntgenbild zeigt das zarte Skelett und verdeutlicht, daß die Arachnodaktylie insbesondere auf einer Verlängerung der Metakarpalia bzw. Metatarsalia und der Zehen- und Fingergrundglieder beruht, während Mittel- und Endglieder verkürzt sein können.

Therapie. Kontrakturprophylaxe und Kontrakturbehandlung. *Konservative* und *operative* Behandlung der oben erwähnten Deformitäten.

Mukopolysaccharidosen (Tab. 5.2)

Mukopolysaccharidosis I

Synonyme: Dysostosis multiplex, Pfaundler-Hurler-Krankheit, Gargoylismus.

Ätiopathogenese. Die autosomal rezessiv vererbte Störung des Mukopolysaccharidstoffwechsels führt zu typischen Skelettveränderungen.

Klinik. Das Leiden kommt in einer *Früh- und* einer *Spätform* vor. Es ähnelt in den Skelettveränderungen und im äußeren Erscheinungsbild der Morquio-Brailsford-Erkrankung, weist jedoch zusätzlich bei höhergradigem Zwergwuchs stärkere Veränderungen an Kopf und Gesichtsschädel auf. Der Kopf ist durch starkes Vortreten der Stirn, Sattelnase und wulstiger Lippen verunstaltet (Wasserspeier), Brustkorbverformungen im Sinne eines Pectus carinatum, tiefe Wirbelsäulenkyphose im Bereich des dorsolumbalen Übergangs, betont plumpe Hände und Fußdeformitäten im Sinne des Platt- oder Klumpfußes werden beobachtet.

Häufig sind Intelligenzstörungen. Die bei diesem Krankheitsbild vorliegende Stoffwechselstörung führt zu Polysaccharideinlagerungen in innere Organe, in den Epiphysenknorpel und in Leukozyten. Es kommt zur Hornhauttrübung. Hirndruckstörungen werden beschrieben. Die *Prognose* der Pfaundler-Hurler-Erkrankung ist im Hinblick auf die Lebenserwartung ungünstig. Die Erkrankten sterben zumeist vor dem 20. Lebensjahr.

Röntgen. Die Sella turcica ist vergrößert. Darüber hinaus sind Befunde zu erheben, die denen der Mukopolysaccharidose Typ Morquio-Brailsford entsprechen (s. u.).

Therapie. Lediglich symptomatisch.

Mukopolysaccharidosis IV

Synonyme: Morquio-Brailsford-Erkrankung, Osteochondrodystrophie, Dysostosis enchondralis epimetaphysaria.

Ätiopathogenese. Die autosomal rezessiv vererbte Störung des Mukopolysaccharidstoffwechsels führt zu charakteristischen Skelettveränderungen.

Klinik. Etwa zu Beginn des 2. Lebensjahrs tritt die Erkrankung klinisch in Erscheinung. Insgesamt resultiert das Bild des dysproportionierten Zwergwuchses. Oft steht die Erkrankung der Wirbelsäule im Vordergrund mit Minderwuchs und Skolioseentstehung. Stets kommt es durch epiphysäre Wachstumsstörungen zu Gelenkdeformierung, Gelenkfehlstellungen und Kontrakturen, aber auch Luxationen werden beobachtet. Durch eingeschränktes Längenwachstum sind die Extremitäten kurz (Abb. 5.4).

Röntgen. Die Wirbel sind abgeplattet, die Bandscheiben zeigen regelrechte Höhe. Bei fleckigen Aufhellungen der Knochenstruktur sind die Epiphysen unterschiedlich stark deformiert, frühzeitig sind arthrotische Gelenkverän-

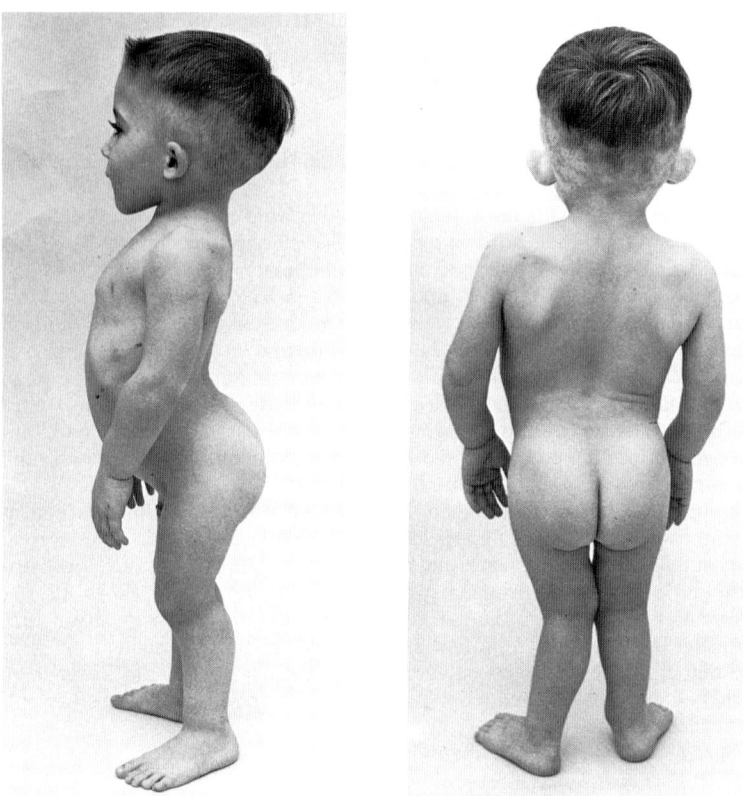

Abb. 5.4 Polytope Dysostose Typ Morquio-Brailsford. Dysproportionierter Zwergwuchs, Skoliose, Genua valga kurze Extremitäten, Mißverhältnis zwischen Kopfgröße
einerseits, Extremitäten- und Rumpfgröße andererseits.

derungen bei Verformung und Fehlstellung der Gelenkflächen feststellbar.
Frühe Verformung des Beckens. Die langen Röhrenknochen sind meist
verkürzt, das Skelettbild der Hände und Füße kann Übereinstimmung mit
dem des Chondrodystrophikers zeigen.
Therapie. Lediglich symptomatische Therapie möglich.

Mißbildungen

Ätiopathogenese
Mißbildungen sind angeborene, endogen oder exogen entstandene Fehlbil-

dungen, die erblich sein können, jedoch nicht vererbbar sein müssen. Art und Ausmaß der Mißbildung unterliegen großen Schwankungen. Endogen und exogen verursachte Mißbildungen können das gleiche Erscheinungsbild zeigen (Phänokopie). Die Ausprägung angeborener Mißbildungen ist vom Zeitpunkt der schädigenden Einwirkung, von der Dauer und von der Stärke der Schädigung abhängig. Die Art der schädigenden Einwirkung kann das Bild der Mißbildung mitprägen. Je früher eine Schädigung während der Embryonalzeit einwirkt, um so ausgeprägter wird die Mißbildung sein. So werden Schädigungen zum Zeitpunkt der Entwicklung der Extremitätenknospe zu Extremitätendefekten, Schädigungen zum Zeitpunkt der Ausdifferenzierung von Händen und Füßen nur noch zu Mißbildungen in diesem peripheren Bereich führen können.

Eine Einteilung der Mißbildungen ist nach ätiologischen und formalen Gesichtspunkten möglich.

Einteilung nach ätiologischen Gesichtspunkten

Endogene Faktoren:
– Genmutationen (bereits bestehend, spontan auftretend, durch ionisierende Strahlen entstanden);
– chromosomale Abberationen.

Exogene Faktoren:
– Ionisierende Strahlen wie Röntgenstrahlen, Alpha-, Beta-, Gammastrahlen und schnelle Neutronen können Keimschädigungen bedingen. Je schneller ein Gewebe wächst und je geringer die Zelldifferenzierung ist, um so größer ist die Schädigungsmöglichkeit; am größten ist sie in den ersten 2–6 Schwangerschaftswochen. Da auch kleine Strahlenmengen prinzipiell eine Mutation auslösen können, wächst die Gefahr einer Genmanipulation mit der Summe der Einzelstrahlenbelastungen. Es gibt so prinzipiell keine ungefährliche Strahlendosis.
– Ernährung: Mangelernährung, Mangeldiät, Avitaminosen, Hypovitaminosen, aber auch Hypervitaminosen;
– hormonelle Störungen;
– Medikamente und andere chemische Substanzen (z. B. Dysmeliesyndrom durch Thalidomid);
– Hypo- und Anoxie (möglich bei Tubargravidität, Anomalien der Plazenta, Durchblutungsstörungen der Plazenta, alte Mutter);
– Infektionen, insbesondere Virusinfektionen wie Röteln, Mumps, Masern, Windpocken, Virusgrippe, aber auch Toxoplasmose, u. U. Lues;
– Amnionstränge (Abschnürungen bis zur Spontanamputation möglich);
– serologische Inkompatibilität;
– Hypertension und Streß;
– Fehlform des Uterus und Mehrlingsschwangerschaften, die über Zwangshaltungen in utero wirksam werden sollen (fraglich).

Einteilung nach formalen Gesichtspunkten

Eine grobe Unterteilung ist die nach Minus- oder Rückbildungen einerseits (Hypoplasien, Aplasien) und Plus- und Überschußbildungen andererseits (örtlicher Riesenwuchs, Polydaktylie), wobei beide Formen nebeneinander bei einem Individuum auftreten können. Differenzierung bei Hypo- oder Aplasien:

– Amelie – die ganze Gliedmaße fehlt (Abb. 5.**5f**).
– Peromelie – Bild der Amputation, Stumpf ist quer oder konisch zulaufend (Abb. 5.**5b−e**).
– Phokomelie (Robbengliedrigkeit) – lange Röhrenknochen fehlen, Hand oder Fuß bzw. Teile von ihnen sitzen unmittelbar an Schulter oder Becken (Abb. 5.**6h**).
– Ektromelie – größte Gruppe der Extremitätenmißbildungen, bei der Hypo- oder Aplasie einzelner oder mehrerer Röhrenknochen mit Gliedmaßenfehlstellungen und Kontrakturen vorliegen (Abb. 5.**6a−g**).

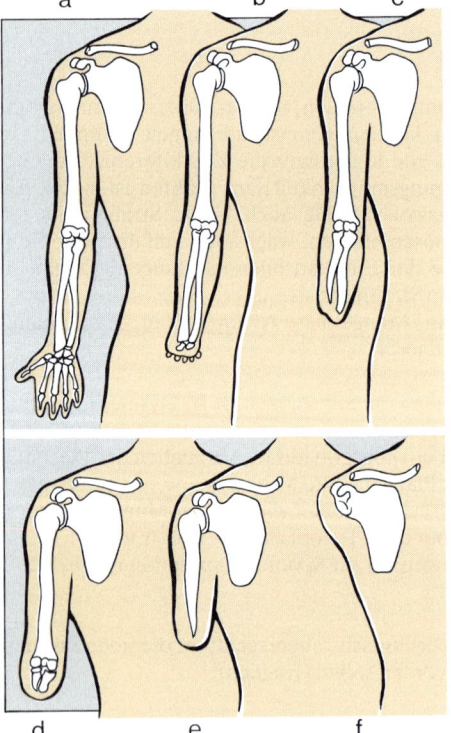

Abb. 5.**5 a** Perodaktylie (Stummelfingrigkeit); **b−e** Peromelie, vom Karpalstumpf über den mittellangen und kurzen Unterarmstumpf bis zum Oberarmstumpf reichend; **f** Amelie. Von **a** bis **f** bestehen fließende Übergänge; Peromelien sind jedoch uneinheitlicher Herkunft, so daß es sich hier nicht um eine klare teratologische Reihe handelt.

Eine andere, modernere und eine weitere Differenzierung erlaubende Einteilung der Minus- oder Rückbildungen unterscheidet:
– Endständige Fehlbildung:
• transversale Form,
• longitudinale Form.
– Eingeschaltete Fehlbildung:
• transversale Form,
• longitudinale Form (Abb. 5.**7a–d**).

Hinsichtlich der anatomischen Beschreibung der Mißbildungen hat es sich als zweckmäßig erwiesen, im Bereich oberer Extremität einen ulnaren oder postaxialen Strahl (Os triquetrum, Os hamatum, Sesambein des Os pisiforme, Os metacarpale V, Phalangen des 5. Fingers) von einem radialen oder präaxialen Strahl (Os naviculare, Os trapezium, Os metacarpale I, Phalangen des 1. Fingers) zu unterscheiden.
– Ulnarer postaxialer Strahl + Ulna und Humerus = Hauptstrahl,
– radialer oder präaxialer Strahl + Radius = Nebenstrahl.

Die *Binnenstrahlen* (Phalangen II, III und 4. Finger, Ossa metacarpalia II–IV und zugehörige Karpalknochen) liegen zwischen ulnarem und radialem Strahl und werden als axialer Abschnitt bezeichnet.
Entsprechende Einteilungen gelten für die untere Extremität.

Spalthand, Spaltfuß

Minusvariante. Endständige, longitudinale, zentrale Form. Bei der Rückbildung der Binnenstrahlen besteht quantitativ ein weiteres Spektrum. Kombinationen der zentralen Rückbildung mit randständiger Überschußbildung im Sinne der Polydaktylie sind möglich. Ausgeprägte Fälle erinnern an eine Zange oder eine Krebsschere. Die Defektbildung kann sich über die Handwurzel bzw. die Fußwurzel bis in den Unteram bzw. den Unterschenkel erstrecken. Die Leistungsfähigkeit des Spaltfußes ist oft erstaunlich gut, bei erheblicher Vorfußverbreiterung kann es jedoch zu Druckbeschwerden im Schuh kommen.
Therapie. Die Spalthand erfordert u. U. *operative* Therapie, um einen primitiven Greifschluß zu schaffen. Der Spaltfuß wird durch orthopädische Schuhe, ggf. operativ durch Abtragung prominenter schmerzhafter Skelettanteile und operative Fixierung divergierender Spaltfußanteile im Bereich von Tarsus und Metatarsus behandelt.

Syndaktylie

Zwei oder mehrere Finger bzw. Zehen sind häutig (*kutane* Syndaktylie) oder knöchern (*ossäre* Syndaktylie) miteinander verbunden. Sind alle Finger bzw. Zehen in ganzer Länge gekoppelt, so handelt es sich um eine *Löffelhand* oder einen *Löffelfuß*. Leichteste Formen bezeichnet man als Schwimmhautbildung.
Bei der *exogenen* Syndaktylie, ob kutan oder knöchern, verläuft die Fehlentwicklung von distal nach proximal fortschreitend. Sondierbarer Hautkanal

an der Basis. Bei der *endogenen* Syndaktylie dagegen ist die Hauthülle mantelartig geschlossen.

Therapie. Bei der exogenen Syndaktylie sollte die *operative* Trennung möglichst im frühen Kindesalter vorgenommen werden.
Bei endogener Syndaktylie mit Kontrakturen und knöchernem Fehlwachstum wie oben ist eine frühe Trennung nach den Regeln der plastischen

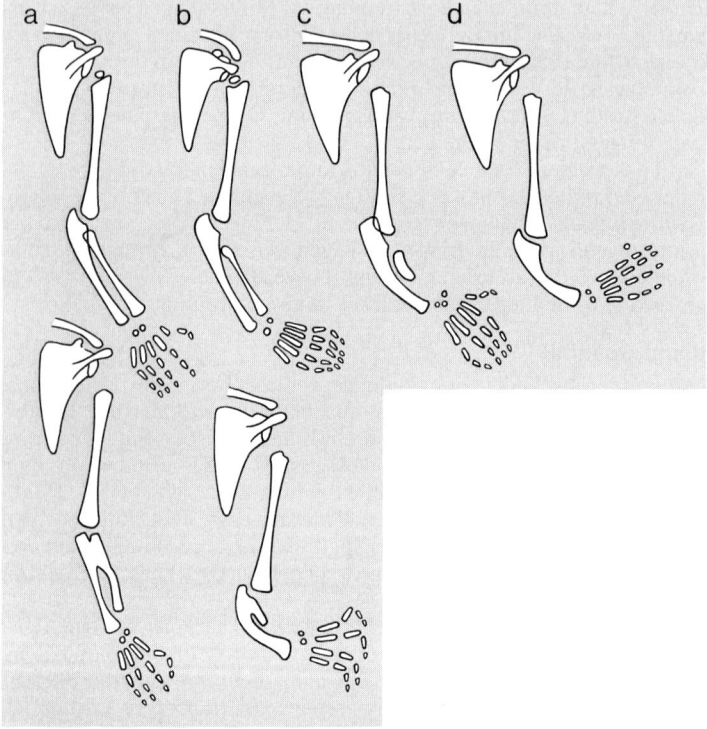

Abb. 5.6 **a–i** Teratologische Reihe der radialen Ektromelie = Dysmelie an der oberen Extremität (nach Willert u. Henkel). **a–g** Radiale = präaxiale Ektromelien, **a** Daumentyp; **b–d** distaler Typ; **e** langer Achsentyp; **f** mittellanger Achsentyp (von Willert u. Henkel als Übergangsform des Achsentyps, von Jentschura als phokomele Ektromelie bezeichnet); **g** kurzer Achsentyp; **h** Phokomelie; **i** Amelie. Der unterschiedliche Schweregrad ist bei gleicher Dosis vom Zeitpunkt der Einwirkung des schädigenden Agens während der „sensiblen Phase" (für die Extremitätenentwicklung zwischen dem 24. und dem 34. Tag post conceptionem) der Embryonalentwicklung auf der einen und von der Reaktion des Embryos auf der anderen Seite abhängig (Zusammenwirken exogener und endogener Faktoren). .

Handchirurgie angezeigt. Bei komplikationsfreier kutaner Syndaktylie Trennung vor Beginn des Schulalters. Bei Löffelhänden frühe Trennung, um Greiffunktionen zu ermöglichen. Bei Löffelfüßen operative Maßnahmen selten erforderlich.

Brachydaktylie
Die als Minusvariante der Längendifferenzierung aufzufassende Mißbildung betrifft am häufigsten die Mittelphalangen *(Brachymesophalangie)*. Die Brachymesophalangie des 5. Fingers mit radialer Abweichung des Endgliedes wird als *Klinodaktylie* bezeichnet. Diese kann mit einer *Kamptodaktylie* (angeborene Beugekontraktur) einhergehen.
Therapie. Konservative und operative Behandlung, wenn Kontrakturen funktionell behindern.

Oligodaktylie
Minusvariante im Sinne der endständigen longitudinalen Form, wobei eine Rückbildung des radialen oder ulnaren Randstrahls oder beider Strahlen und einer Rückbildung von Binnenstrahlen möglich ist.

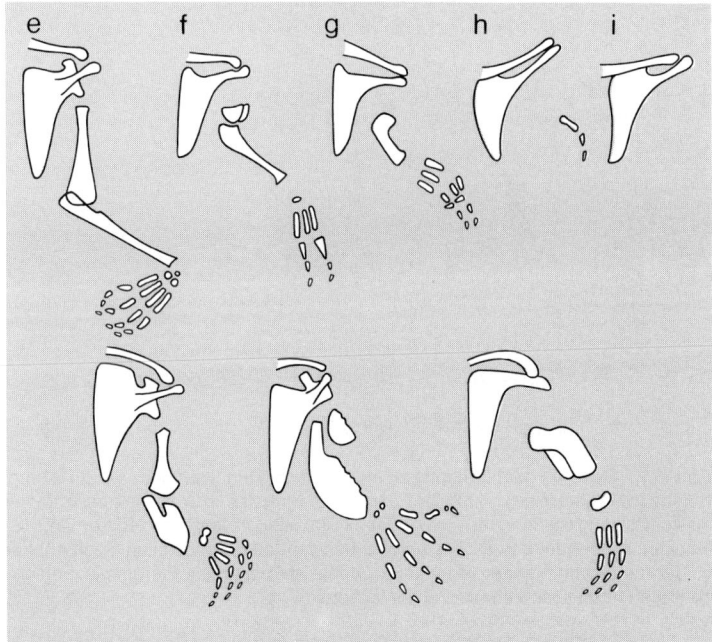

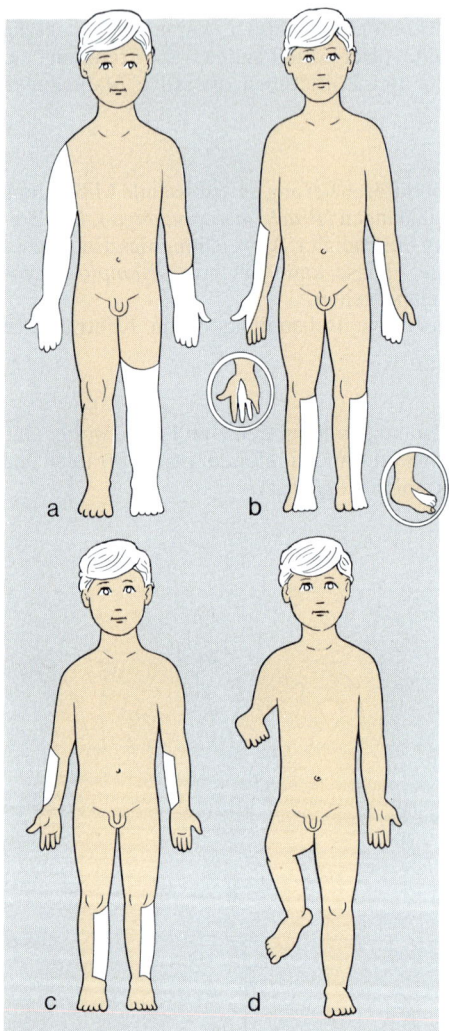

Abb. 5.**7**   Schema nach Blakelslee; endständige Fehlbildungen, **a** Quer: komplettes
Fehlen (der Extremität) distal der Ebene des Verlustes. **b** Seitlich: komplettes Fehlen
seitlicher (längsgerichteter) prä- oder postaxialer Anteile (der Extremität). Schalt-
stückfehlbildungen. **c** Seitlich: Fehlen eines prä- oder postaxialen Segments bei un-
versehrter distaler oder proximaler Extremität. **d** Phokomele Ektromelie: Fehlen eines
zentralen Anteils mit Verkürzung der Extremität.

Therapie. Der Funktionsverbesserung dienende, der einzelnen Mißbildung angepaßte operative Maßnahmen.

Polydaktylie

Numerische Überschußform, die die radialen, ulnaren und Binnenstrahlen betreffen kann. Ihre Ausprägung reicht von der nur röntgenologisch eben erkennbaren beginnenden Verdoppelung einer Skelettanlage über die Gabelung der Finger- oder Zehenspitze bis zur Strahlenverdoppelung. Kombination mit Polyphalangie (Vielgliedrigkeit der Finger) und Syndaktylie ist möglich.

Therapie. Überzählige Fingerstrahlen werden aus funktionellen und kosmetischen Gründen abgetragen. Überzählige Zehen werden nur dann entfernt, wenn die Schuhversorgung Probleme bereitet.

Klumphand

Die angeborene Handmißbildung kann in zwei Formen vorliegen:
– als angeborene Klumphand mit *Knochenaplasien* und *Hypoplasien* im Sinne einer Ektromelie der radialen oder ulnaren Form bei
• Radiushypoplasie oder Radiusaplasie,
• Hypoplasie oder Aplasie des radialen Fingerstrahls,
• Hypoplasie oder Aplasie der Ulna;
– als Klumphand bei bzw. mit *angeborenen Kontrakturen*.

Wenngleich mit dem Begriff der Klumphand meist die Manus vara gemeint ist, wird auch die seltenere Manus valga als Klumphand bezeichnet.

Die Hand weicht im Handgelenk nach radial, seltener nach ulnar ab. In unterschiedlicher Ausprägung sind Beugekontrakturen in Hand- und Fingergelenken, aber auch im Ellenbogengelenk vorhanden.

Die röntgenologische Untersuchung zeigt ggf. bestehende Hypoplasien und Aplasien, u. U. auch eine radioulnare Synostose.

Therapie. Eine Korrektur der Fehlform und Fehlstellung wird angestrebt, wenn dies aus funktionellen Gründen sinnvoll erscheint (präoperativer Funktionstest!). Bei verkürzter kontrakter oberer Extremität z. B. kann das Kind u. U. nur mit der Klumphand den Mund erreichen, während nach einer Korrektur selbständiges Essen nicht mehr möglich wäre.

Konservative Behandlung durch manuelle Redression, Etappengipsverband (vergleichbar Klumpfuß), Nachtschienen, aktive krankengymnastische Übung.

Operativ Korrekturosteotomien, ggf. bei Kontrakturen Haut- und Sehnenplastiken. Nach Wachstumsabschluß Handgelenkarthrodese.

Madelung-Deformität

Ätiopathogenese. Bei der typischen Madelung-Deformität handelt es sich um eine angeborene, vererbbare Wachstumsstörung der distalen Radiusepiphyse. Darüber hinaus können entsprechende Wachstumsstörungen bei Schädigung der Wachstumsfuge durch Tumor, Traumatisierung und Entzündung auftreten. Minderwachstum der ulnar-volaren Anteile der distalen Radiusepiphyse bei ungestörtem Wachstum der Ulna führt zur charakteristischen Deformität.

Klinik. Mit zunehmendem Wachstum wird die Deformität meist mit Beginn des 2. Dezenniums deutlich. Geschlechtsverteilung: ♂ : ♀ = 4:1. Das Fehlwachstum der Radiusepiphyse führt zu einer Verbiegung des distalen Radius und Neigung der distalen Radiusgelenkfläche nach volar, woraus eine *bajonettförmige Abknickung* der Hand nach volar resultiert.

Eine Luxation oder Subluxation im Radiokarpalgelenk wird durch die äußere Form des Gelenks vorgetäuscht. Das distale Ulnaende ist streckseitig vermehrt prominent, die Ulna kann die Hand in leichte Klumphandstellung drängen.

Dem Ausprägungsgrad der Deformität entsprechend sind Bewegungseinschränkungen im Handgelenk vorhanden. Belastungsabhängige Schmerzen treten meist erst beim jugendlichen Erwachsenen auf.

Röntgen. Im a.-p. Strahlengang steil von radial nach ulnar abfallende distale Radiusgelenkfläche, Ellenvorschub.

Im seitlichen Strahlengang vermehrt nach volar gerichtete distale Radiusgelenkfläche und entsprechende Verkrümmung des distalen Radius, wobei das distale Ulnaende scheinbar nach dorsal subluxiert steht. Das Os lunatum kann nach radial subluxiert sein.

Therapie. Beim Kind Versuch der Wuchslenkung durch Schienen. Später bei ausgeprägter Deformierung und dem Auftreten von Beschwerden Korrekturosteotomie des distalen Radius, evtl. kombiniert mit Verkürzungsosteotomie der Ulna oder Resektion des Ellenköpfchens.

Partieller Riesenwuchs

Synonyme: Hyperplasia partialis congenita, Gigantomelie, örtlicher Riesenwuchs.

Ätiopathogenese

Endogen; trophoneurotische Störung (falscher Riesenwuchs); Riesenwuchs durch Gefäßanomalie (Klippel-Trenaunay-Weber-Syndrom, Sturge-Weber-Syndrom).

Klinik

Der partielle Riesenwuchs, der eine Körperhälfte (Halbseitenriesenwuchs), eine Gliedmaße oder einen Gliedmaßenabschnitt (umschriebener oder partieller Riesenwuchs) betrifft, ist vom endokrinen Riesenwuchs zu trennen.

Beim *echten* oder *einfachen* Riesenwuchs, der häufig mit andern Mißbildungen kombiniert ist, sind an der Hypertrophie des betreffenden Gliedmaßenabschnitts alle Gewebe beteiligt, es entsteht so ein vergrößerter, normalproportionierter Gliedmaßenabschnitt (Abb. 5.**8**).

Beim *falschen* Riesenwuchs zeigt nur das Unterhautfettgewebe pathologi-

Abb. 5.**8** **a** Partieller Riesenwuchs des linken Zeige-
fingers. **b** Röntgenbild der
Hand des 10jährigen Patienten.

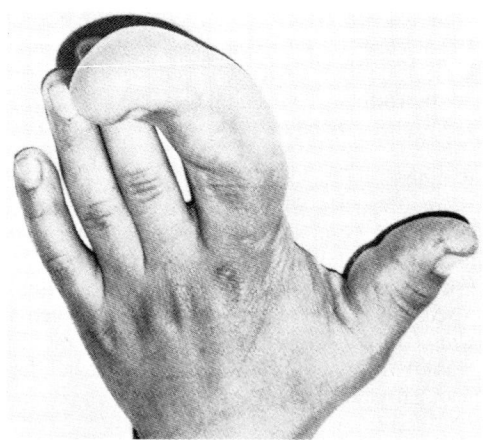

a

b

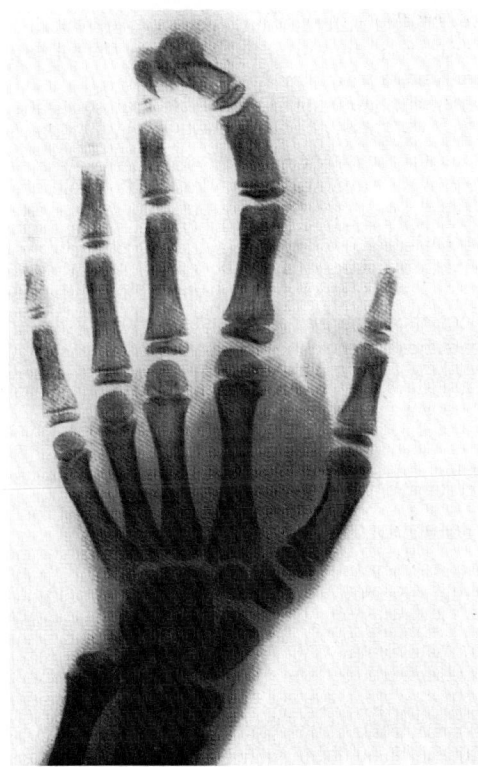

sche Wachstumstendenz, so daß Normalproportionen nicht möglich sind.
Beim *Klippel-Trenaunay-Weber-Syndrom* sind neben der Hypertrophie der
Weichteile und des Knochens des betroffenen Extremitätenabschnitts oder
der betroffenen Extremität Gefäßnävi (Naevus flammueus) und arterovenö-
se Fisteln vorhanden.

Röntgen

Beim *echten* Riesenwuchs harmonische Vergrößerung der betroffenen Skelettanteile, beim *falschen* Riesenwuchs Diskrepanz zwischen hypertrophier-
tem Weichteilmantel und Skelettgröße.
Formveränderungen der Knochen und Gelenke sind bei falschem Riesenwuchs als Folge regressiver Veränderungen möglich. Insbesondere beim
Klippel-Trenaunay-Weber-Syndrom ist eine arteriovenöse Fistel im Angiogramm erkennbar. Der Knochen zeigt bei diesem Syndrom oft feinwabige
oder wurmstichartige Aufhellungen.

Therapie

Beinlängendifferenzen bis 3 cm werden durch *Schuherhöhung* ausgeglichen.
Größere Differenzen bedürfen der Versorgung mit *orthopädischem Schuh*
mit entsprechendem Höhenausgleich. Ist dies nicht möglich, so erfolgt *operative* Behandlung durch Verkürzungsosteotomie des betroffenen Beines
bzw. Verlängerungsosteotomie des kontralateralen Beines.
Der umschriebene Riesenwuchs, etwa einer Zehe, mit Unmöglichkeit, Konfektionsschuhe zu tragen, kann oft erfolgreich nur durch Teilamputation
oder Amputation behandelt werden.
Betrifft der partielle Riesenwuchs die Finger, so kann bei Kindern wie an
anderen Körperstellen eine Verödung der Wachstumsfugen zur Wachstums-
bremsung durchgeführt werden. Die weitere Hypertrophie der Weichteile
wird allerdings hierdurch nicht beeinflußt. Die Resektion des Unterhautfett-
gewebes unter Schonung von Nerven und Gefäßen ist eine weitere operative
Möglichkeit. Beim Erwachsenen ist u. U. eine partielle Amputation mit dem
Ziel eines kosmetisch befriedigenden Ergebnisses anzustreben.

Erworbene Systemerkrankungen

Osteoporose

Mit fortschreitendem Lebensalter kommt es zu einer allgemeinen Organin-
volution. Wie viele andere biologische Funktionen geht auch der Knochenumbau im Alter zurück, so daß eine negative Bilanz mit einem Verlust
an Knochengewebe resultiert. Es handelt sich hierbei primär um regressive
Veränderungen, die nicht als Krankheit imponieren; man spricht in diesem
Fall von einer Altersatrophie. Im Gegensatz zur physiologischen Altersatrophie des Knochens handelt es sich bei der Osteoporose um eine über das
altersübliche Maß hinausgehende Verminderung der Knochenmasse pro

Volumeneinheit mit der Folge mechanischer Insuffizienz. Die Diagnose einer Osteoporose erfolgt durch Dichtemessungen; sie kann röntgenologisch dann gestellt werden, wenn Wirbelkörperdeformierungen ohne adäquates Trauma als Keilwirbel- oder Fischwirbelbildungen nachweisbar sind. Eine vermehrte Strahlentransparenz genügt zur Diagnosestellung jedoch nicht. Die generalisierten Osteoporosen werden entsprechend ihrer Ätiopathogenese in primäre und sekundäre Osteoporosen eingeteilt.

Ätiopathogenese

Die Ätiologie der primären oder idiopathischen Osteoporose ist bisher in den Einzelheiten nicht geklärt. Bei der häufigsten Form der primären Osteoporose, der postmenopausalen Osteoporose der Frau, liegt ein multifaktorielles Geschehen zugrunde, wobei insbesondere eine erniedrigte Knochenausgangsmasse sowie ein durch die Menopause induzierter beschleunigter Knochenabbau auffällt. Als Risikofaktoren für eine postmenopausale Osteoporose gelten vermehrter Alkoholkonsum, Rauchen, Inaktivität, relativ calciumarme Ernährung, Schlankheit, positive Familienanamnese, Kinderlosigkeit und vorzeitige Menopause. Charakteristisch für die postmenopausale Osteoporose (Typ 1) ist der dreifach höhere Verlust an Spongiosa gegenüber einem Normalkollektiv, während die Kortikalis von diesem Abbau nur wenig betroffen ist. Seltener sind diesem Knochenabbau auch Männer ausgesetzt, das Verhältnis beträgt etwa $8:1$ ($\female:\male$). Bei der senilen Osteoporose (Typ II) sind Frauen und Männer im Verhältnis $3:1$ beteiligt; hier erfolgt sowohl ein trabekulärer als auch kortikaler Abbau des Knochens. Die Hauptursachen scheinen mit Alterungsvorgängen in Zusammenhang zu stehen, im einzelnen ist die Ätiologie jedoch nicht geklärt. Ätiologisch unklar ist bis heute weiterhin die juvenile bzw. adulte Osteoporose.

Als am besten untersucht kann die Osteoporose beim Cushing-Syndrom gelten. Durch ein Überangebot von Glucocorticoiden wird hier die Eiweißsynthese und damit die Bildung einer organischen Knochenmatrix gedrosselt.

Der noch vorhandene Restknochen ist in seiner biologischen Struktur normal im Gegensatz zur Gruppe der Osteomalazien, bei denen eine echte Reifestörung vorliegt.

Klinik

Die Belastbarkeitsminderung führt zu Wirbelkörperverformungen. Durch Verstärkung der thorakalen Kyphose kommt es kompensatorisch zur lordotischen Einstellung der Lendenwirbelsäule, so daß sich im Endzustand die Dornfortsätze der unteren Lendenwirbelsäule berühren. Hier entstehen durch den Abstützungsversuch arthrotische Veränderungen mit Randsklerosierungen. Dieses sog. Baastrup-Phänomen ist nur im Rahmen der Veränderung der Gesamtstatik zu beurteilen.

Akute und chronische Schmerzen bei der Osteoporose sind einmal ossäre Schmerzen, zum anderen Weichteilschmerzen, die durch veränderte Muskelspannung, Muskelzugrichtung, Hartspann und Myogelosen entstehen können.

Die Laborwerte sind bei der primären Osteoporose unauffällig, bei den sekundären Formen entsprechend der Ätiologie verändert.

Röntgen

Die Kalksalzminderung im Wirbelsäulenskelett ist erst nach 30%igem Mineralsalzverlust im herkömmlichen Röntgenbild erkennbar. Die Rahmenstrukturen der Wirbelkörper sind vermehrt, und die Konturen erscheinen wie mit einem Bleistiftstrich nachgezogen. Je nach Beanspruchung in den verschiedenen Wirbelsäulensegmenten kommt es zu Wirbelverformungen im Sinne von Keilwirbeln und Flachwirbeln. Als Fischwirbel bezeichnet man bikonkave Eindellungen eines Wirbelkörpers, die durch den Druck des Nucleus pulposus entstehen (Abb. 5.9). Fischwirbelbildungen sind also nur dann möglich, wenn keine degenerativen Veränderungen im Bandscheibengewebe vorliegen, d. h., wenn der Turgor der Bandscheibe größer ist als die Widerstandsfähigkeit der benachbarten Grund- und Deckplatten.

Zur frühen Erfassung und Verlaufskontrolle der Kalksalzminderung stehen quantitative radiologische Verfahren wie SPA (single photon absorptiometry), DPA (dual photon absorptiometry), DXA (dual energy X-ray absorptiometry), QCT (quantitative Computertomographie) pQCT (periphere QCT) zur Verfügung. Bei Verdacht auf eine maligne Erkrankung sollte zusätzlich die Skelettszintigraphie zur weiteren Diagnostik herangezogen werden.

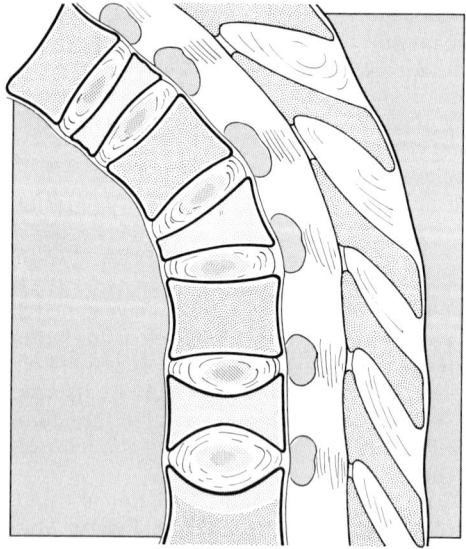

Abb. 5.**9** Schematische Darstellung von Wirbelverformungen bei Osteoporose (Plattwirbel, Keilwirbel, Fischwirbel).

Differentialdiagnose

Osteomalazie, Osteodystrophie.

Therapie

Bei der Therapie der Osteoporose ist zu unterscheiden zwischen der Therapie der Osteoporose per se und der durch die Osteoporose ausgelösten akuten bzw. chronischen Schmerzen. Ein einheitliches wissenschaftlich begründetes Behandlungsschema liegt zur Zeit nicht vor.

Zur Behandlung der Osteoporose werden derzeit perimenopausal (bis 10 Jahre postmenopausal) Östrogene allein oder in Kombination mit Progesteron eingesetzt. Eine hemmende Wirkung auf den gesteigerten Knochenbau bewirkt Calcitonin, das darüber hinaus analgetische Wirkungen zeigt (Kap. 3). Natriumfluorid, über 2 Jahre gegeben, führt zu einer röntgenologisch nachweisbaren vermehrten Sklerosierung. Zusätzliche Gaben von Calcium und Vitamin D werden empfohlen.

Zur Behandlung des Osteoporoseschmerzes, akut oder chronisch, werden neben peripher und zentral wirkenden Analgetika und nichtsteroidalen Antiphlogistika physikalisch-therapeutische Maßnahmen (Krankengymnastik, Elektrotherapie und Thermotherapie) eingesetzt. Die Verordnung eines elastischen Mieders (Lindemann-Mieder) ist bei den meist alten Menschen sinnvoll.

Osteomalazie

Die Osteomalazie ist eine Mineralisationsstörung des Knochens.

Ätiopathogenese

Bei der Osteomalazie wird kein regelrechter Knochen gebildet, da nicht genügend Calciumapatit als tragfähige Substanz in das Osteoid eingelagert werden kann. Der Osteomalazie kann einerseits ein Vitamin-D-Mangel, eine Resistenz der Zielorgane (Dünndarm, Nieren, Knochen) oder eine Vitamin-D-Stoffwechselstörung zugrunde liegen, andererseits führt ein renaler Phosphatverlust ebenfalls zur Osteomalazie. Beim Auftreten einer Osteomalazie zwischen dem 3. Monat und dem 3. Lebensjahr spricht man von einer Rachitis (s. dort), in der Zeit vom 3. Lebensjahr bis zur Pubertät von einer Spätrachitis.

Klinik

Ist es aufgrund der Reifestörungen zu einer Belastungsminderung des Skeletts gekommen, so treten Skelettdeformierungen auf. Häufig kommt es zu skoliotischen Wirbelsäulenverbiegungen oder Kyphosen, aber auch die Beckenknochen weisen belastungsspezifische Umformungen wie Kartenherzbecken und Protrusionen der Hüftpfannen auf. An der unteren Extremität sind Valgusfehlstellungen möglich, vornehmlich im Oberschenkelbereich.

Die *Laboruntersuchungen* sind nicht signifikant. Das Serumcalcium und das

Serumphosphor sind erniedrigt, während die alkalische Phosphatase im floriden Stadium erhöht ist. Stets vermindert ist die Calciumausscheidung im Urin.

Röntgen
Insgesamt sind die Rahmenstrukturen der Knochen verwaschen (Renoir-Effekt), da nicht genügend röntgenschattengebende Substanzen eingelagert sind. Frakturähnliche Bilder fehlen, denn die Weichheit des Knochens läßt oft erhebliche Verbiegungen zu. An den Belastungsspitzen entstehen sog. Looser-Umbauzonen, die durch Minimalfrakturen und immer wieder einsetzende Kallusbildung geprägt sind (Milkman-Syndrom).

Differentialdiagnose
Renale Osteomalazie, Tumorkachexie.

Therapie
Die ursächliche Behandlung besteht in der Zufuhr von Vitamin D, die Prognose ist bei frühzeitig begonnener Substitution gut. Erst nach der Herstellung einer ausgewogenen Stoffwechsellage sollten bereits vorhandene Fehlstellungen operativ beseitigt werden. Nur im Bereich der Wirbelsäule sind wuchslenkende Korsettversorgungen erforderlich.

Rachitis
Synonym: englische Krankheit.

Ätiopathogenese
Vitamin-D-Mangel führt zu charakteristischen Veränderungen am wachsenden Skelett aufgrund einer mangelnden Mineralisation der Knochengrundsubstanz. Der Mangel entsteht entweder durch ungenügende Vitaminaufnahme mit der Nahrung oder bei lichtarmer Erziehung der Kinder, da erst Sonnenlicht ein im Körper vorhandenes Provitamin in das eigentliche Vitamin D umwandelt. Auch Störungen der intestinalen Fettresorption können zu Mangelzuständen führen, da Vitamin D fettlöslich ist.
Wie bei den anderen Osteomalazieformen wird auch bei der Rachitis aufgrund normaler Osteoblastentätigkeit ausreichend Osteoid angeboten. Die Grundsubstanz wird jedoch nicht genügend mineralisiert, weshalb der Knochen weich und weniger belastbar bleibt.

Klinik
Die Rachitis spielt sich im allgemeinen zwischen dem 3. Monat und dem 3. Lebensjahr ab. Je nach der Wachstumsgeschwindigkeit der verschiedenen Skeletteile kommt es zu klinisch manifesten Veränderungen:
– Kraniotabes. Die Kopfkalotte bleibt weich und eindrückbar. Die Fontanellen schließen sich spät. Der Expansionsdruck des wachsenden Gehirns führt zur Kopfverformung (Caput quadratum).

- Rosenkranz. Durch die Verknöcherungsstörung entwickeln sich kugelige Auftreibungen der Rippen an der Knochen-Knorpel-Grenze.
- Harrison-Furche. Glockenförmige Thoraxdeformierung mit beidseitigen Einsenkungen in Zwerchfellhöhe.
- Sitzbuckel. Die gering mineralisierten Wirbelkörper werden durch die Körperlast verformt.
- Beindeformierungen. Vorherrschend ist die Varuskomponente, meist kombiniert mit einem Innendrehfehler.

Die *Laborwerte* sind nur im floriden Stadium verändert. Die alkalische Phosphatase ist in dem Maß erhöht, wie Knochenumbau stattfindet. Die Calciumausscheidung im Urin ist stets vermindert. Das Serumcalcium befindet sich im unteren Normbereich, der Serumphosphorgehalt ist vermindert.

Röntgen

Unscharfe Zeichnung der Knochenstruktur, die vermehrt strahlendurchlässig ist. Im Bereich der Wachstumsfugen kommt es zu becherförmigen Auftreibungen und Verbreiterungen der Diaphysen.

Die Knochenkernbildung im Handwurzelbereich ist je nach der Schwere des Krankheitsbildes verlangsamt. Die Knochenweichheit kann zu ausgeprägten Knochenverbiegungen führen (Abb. 5.**10**). An den Belastungsspitzen der Extremitäten können sog. Looser-Umbauzonen entstehen. Das Becken ist glatt, und die Hüftpfannen sind tief ausgebildet (plattrachitisches Becken).

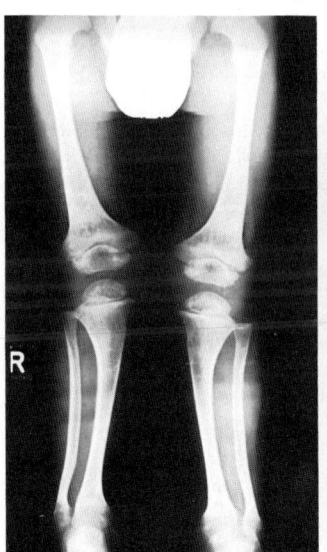
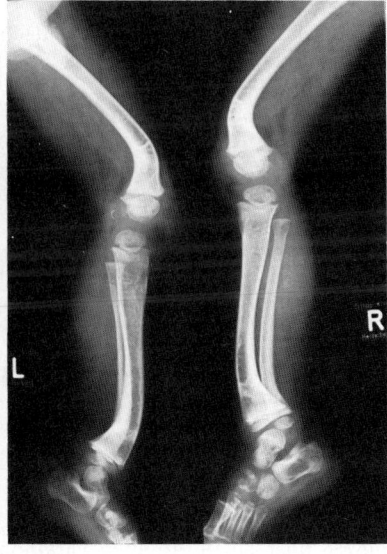

a

b

Abb. 5.**10** Ausgeprägte rachitische Deformierungen der unteren Extremität.

Differentialdiagnose

Enchondrale Dysostosen, Osteogenesis imperfecta.

Therapie

Die Rachitisprophylaxe erfolgt durch täglich 400 IE Vigantol oder als Stoß-
therapie (in der 6. Woche und im 6. Monat je 300 000 IE). Im floriden Stadium der Erkrankung sollte immer ein Kinderarzt zugezogen werden, da bei
Überdosierung Vergiftungserscheinungen auftreten können.

Der rachitische Sitzbuckel wird durch Gipsbett, Bauchliegebrett und krankengymnastische Übungen behandelt, die sich auch bei der Thoraxdeformierung bewährt haben.

Die Achsenabweichungen der unteren Extremitäten sollen erst lange nach
Beendigung des floriden Stadiums operativ begradigt werden (Pendelosteotomie, supramalleoläre Korrekturosteotomie). Zu beachten ist die häufig
spontane Ausgradung der Verbiegungen, weshalb vielfach erst im 5. Lebensjahr operiert wird.

Renale Rachitis

Ätiopathogenese. Die Niere ist ein wichtiges Steuerorgan für den Ossifika-
tionsvorgang. Durch erworbene Erkrankungen (pyelonephritische
Schrumpfniere, interstitielle Nephritis) oder durch angeborene Fehlfunktion
kommt es zu Verschiebungen im Phosphat-Calcium-Stoffwechsel und durch
einen Rückkopplungsmechanismus durch die Nebenschilddrüse zu einem
vermehrten Knochenabbau.

Bezüglich der Klassifikation in Fanconi-Syndrom, Albright-Syndrom und
andere Untergruppen sei auf die Lehrbücher der inneren Medizin und Pädiatrie verwiesen.

Klinik. Im Vordergrund steht der Minderwuchs. Im übrigen verläuft die
renale Rachitis ähnlich wie die Vitamin-D-Mangel-Rachitis, jedoch mit
schwereren Folgen. Häufig sterben die Kinder frühzeitig an der gestörten
Nierenfunktion.

Röntgen. Gleiche Kriterien wie bei der Mangelrachitis.

Differentialdiagnose. Andere Minderwuchsformen.

Therapie. Eine Beeinflussung gelingt durch hochdosierte Vitamin-D-Appli-
kation; im übrigen ist die Prognose infaust.

Osteodystrophia fibrosa generalisata

Synonyme: Morbus Recklinghausen, Ostitis fibrosa cystica generalisata,
brauner Tumor.

Ätiopathogenese

Hyperplasie bzw. solitäre oder multiple Adenome der Nebenschilddrüse
führen über einen erhöhten Parathormonspiegel zur Hyperphosphaturie,
Hyperkalzurie (über 400 mg/dl), Hypophosphatämie (unter 3 mg/dl) und

Hyperkalzämie (über 11 mg/dl). Vermehrte Ausschwemmung von Calcium und Phosphat führen zur Mobilisierung von Kalksalz aus dem Knochen. Parallel wird verstärkt Osteoid gebildet, und es kommt zur fibrösen Umwandlung des Knochenmarks. Allgemeine Osteoporose sowie herdförmige, zystische Destruktionen des Knochens sind die Folge. Der in der Belastbarkeit geminderte Knochen wird leicht deformiert. Infraktionen führen zu intraossären Blutungen, in deren Bereich sekundär Riesenzellen auftreten (brauner Tumor).

Klinik

Die etwa im 2. Lebensjahrzehnt beginnende Erkrankung betrifft vorwiegend Frauen. Symptome treten im mittleren Lebensalter auf. Allgemeine Leistungsschwäche, leichte Ermüdbarkeit, als rheumatische Beschwerden mißdeutete Schmerzen im Bereich des Rückens und der Extremitäten; später Verbiegungen der Extremitäten und Spontanfrakturen. Wichtig ist, daß Nierenveränderungen häufiger als Skelettveränderungen vorliegen (Nephrolithiasis, Nephrokalzinose).

Labor. Calciumgehalt im 24-Stunden-Urin über 400 mg/dl, Calciumspiegel im Serum über 10 mg/dl, erniedrigter Phosphatspiegel im Serum (unter 3 mg/dl), erhöhtes Parathormon, erhöhte alkalische Phosphatase.

Röntgen

Bei unterschiedlichem Ausprägungsgrad der Erkrankung reicht das Spektrum röntgenologischer Veränderungen von Kalksalzminderung über Erweiterung der Markräume und Verdünnung der Korticalis bis zu zystischen Aufhellungen und Auftreibungen des Knochens mit Verbiegungen und Spontanfrakturen (Abb. 5.**11**). Weitere Kriterien: Zusammensintern von Wirbelkörpern; typische, linear angeordente, subperiostale Knochenresorptionen, gehäuft an den Mittelphalangen der Finger; feinkörnige Strukturen der Schädelkalotte; Usurierungen in Akromioklavikulargelenken.

Differentialdiagnose

Juvenile solitäre Knochenzyste, gutartiger solitärer Riesenzelltumor, polyostotische fibröse Dysplasie (Jaffé-Lichtenstein-Uehlinger), multiples Myelom (diagnostische Abklärung vorwiegend durch Nachweis der Störung des Mineralstoffwechsels und röntgenologische Erfassung des für die Osteodystrophia fibrosa generalisata typischen Befalls des gesamten Skeletts).

Therapie

Vorrangig ist die operative Entfernung der Nebenschilddrüsenadenome. Nach Beseitigung der Mineralstoffwechselstörung ist konservative und operative orthopädische Therapie sinnvoll: korrigierende Osteotomien, bei drohenden Spontanverformungen und Spontanfrakturen Herdausräumung und Auffüllung mit autologer Spongiosa. Bei ausgedehntem Befall und der Gefahr zunehmender Deformierungen sind darüber hinaus schienende und entlastende Apparate notwendig.

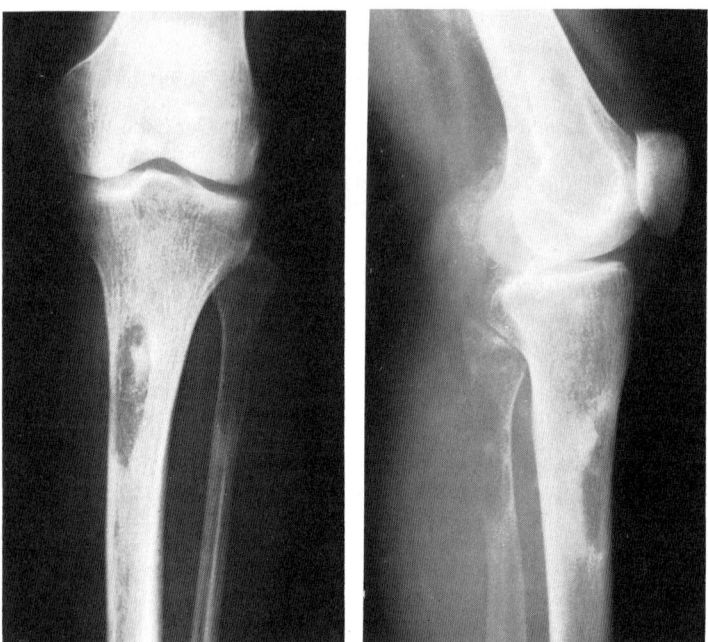

a   b

Abb. 5.11 Osteodystrophia fibrosa generalisata (Morbus Recklinghausen). Zystische Aufhellungen in der Tibia mit noch erhaltener Kortikalis; ausgeprägtere Veränderungen der Fibula, wo der Markraum erweitert und die dorsale Kortikalis nur noch als
zarte Lamelle erhalten ist.

Morbus Paget

Synonyme: Osteodystrophia deformans Paget, Ostitis deformans.

Ätiopathogenese

Die Ätiologie ist ungeklärt, aufgrund bisheriger Untersuchungen scheint
eine langsam verlaufende Viruserkrankung am ehesten wahrscheinlich.
Im Ablauf der Erkrankung werden drei Stadien unterschieden:
– Im *1. Stadium* Abbau von Knochenbälkchen und fibröse Umwandlung des
  Knochenmarks. Daneben knöcherner Anbau, führt zum Bild der Mosaik-
  struktur. Der Knochen wird dicker, verliert jedoch an mechanischer Be-
  lastbarkeit wegen Verlustes seiner laminären Struktur.
– Im *2. Stadium* stehen Funktion von Osteoblasten und Osteoklasten im
  Gleichgewicht.

– Im *3. Stadium* ist der Knochen sklerotisch hart geworden; durch fibröse Umwandlung des Fettmarks und Osteolysen können zystenartige Hohlräume entstehen.

Klinik

Die monostotisch oder polyostotisch verlaufende Erkrankung kann symptomlos sein. Andererseits können uncharakteristische, oft als rheumatisch mißgedeutete Beschwerden oder Knochenverdickungen und -verbiegungen Anlaß zu Untersuchungen geben.

Selten werden im Frühstadium Frakturen beobachtet. Im 1. Stadium kann über dem erkrankten Knochenbezirk Hautüberwärmung auffallen.

Häufige Lokalisationen sind Kreuzbein, Lendenwirbelsäule und Tibia. Andere Lokalisationen sind möglich, die Symptomatik ist entsprechend weit gestreut. Befall des Schädels führt zur Umfangvermehrung (Hut paßt nicht mehr), die Tibia zeigt säbelscheidenförmig eine Verbiegung nach vorn und seitlich (Crura vara antecurvata). Ist der Gesichtsschädel betroffen, so entwickelt sich eine Facies leontina, Veränderungen des Felsenbeines können zu schwersten Hörstörungen und Schwindel führen.

Spontanfrakturen (Tibia) sind möglich. Verformungen und Appositionen an den Wirbeln können zu redikulären Symptomen bis hin zu Querschnittlähmungen führen.

Veränderungen am Schädel können neben Hörstörungen einen Hydrocephalus internus und Kopfschmerzen zur Folge haben. Eine schwerwiegende Komplikation ist die maligne Entartung, die in maximal 1% der Fälle auftritt; histologisch findet sich dabei mit 84% am häufigsten ein Osteosarkom.

Labor. BSG, Phosphor und Calcium im Serum sowie Rest-N normal. Alkalische Phosphatase bei monostotischer Form unter Umständen normal, bei polyostotischer Form entsprechende Aktivität erhöht. Calciumausscheidung im Urin oft vermehrt (Gefahr der Steinbildung).

Röntgen

Die befallenen Skelettanteile erscheinen zunächst vermehrt transparent. Knöcherne Appositionen führen dann zur Kortikalisverdickung, Lysen im Markraum zur zystischen Aufhellung. Die verminderte mechanische Belastbarkeit kommt in Deformierungen zum Ausdruck.

Im späteren Verlauf der Erkrankung zunehmende Sklerose des Knochens mit Dickenzunahme. Typisch ist die strähnige Knochenfeinstruktur. An der Wirbelsäule werden Abflachungen und Verbreiterungen der Wirbelkörper beobachtet, am Schädel zunehmende Osteoporosis circumscripta, später Verlust der Dreischichtigkeit der Schädeldecke und Verdickung derselben. Kartenherzform des Beckens, Protrusio acetabuli (Abb. 5.**12**). Coxa vara und Säbelscheidentibia (Abb. 5.**13**) sind typische röntgenologische Befunde.

Differentialdiagnose

Andere osteolytische Prozesse, Osteodystrophia fibrosa generalisata (Störung des Mineralstoffwechsels), chronische Osteomyelitis (typischer Ver-

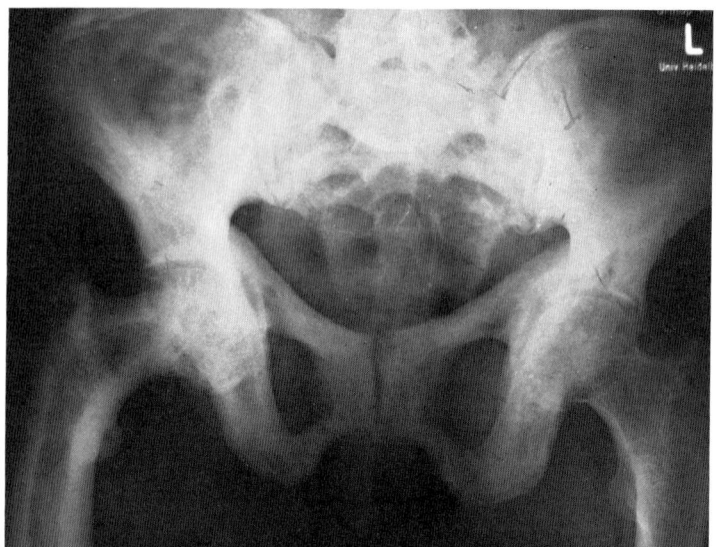

Abb. 5.**12** Morbus Paget, Protrusio acetabuli, Kartenherzform des Beckens. Insgesamt typische strähnige Knochenstruktur mit zystischen Auflockerungen.

lauf), Entzündungsserologie, evtl. Fistelbildung, Beginn in früherem Lebensalter, meist monostotisch, Lues (Serologie), Sarkom (schnelle Entwicklung, meist jüngere Individuen).

Therapie
Eine kausale Therapie ist nicht möglich. Bei geringen Beschwerden empfiehlt sich die Anwendung physikalischer Maßnahmen, gegebenenfalls die Gabe von nichtsteroidalen Antiphlogistika. Bei ausgeprägter Schmerzsymptomatik Gabe von Calcitonin (Schweine-, Lachs- oder Humancalcitonin) 100 IE/Tag oder die Gabe von Diphosphonaten (5–20 mg/kg Körpergewicht/Tag). Calcitonin kann zu einer sekundären Resistenz führen, die bei den Diphosphonaten nicht auftritt.
Neben der erwünschten Hemmung der Knochenresorption wird unter Diphosphonaten auch die Knochenmineralisation gehemmt, so daß als Nebenwirkung eine Osteomalazie auftreten kann. Als weitere Nebenwirkung werden eine Hyperphosphatämie und Diarrhö angegeben. Mitramycin wirkt vermutlich durch seinen ausgeprägten zytotoxischen Effekt auf die Osteoklasten und sollte wegen der potentiellen toxischen Nebenwirkungen nur bei Nichtwirksamkeit der obengenannten Therapeutika Anwendung finden.

Bei Gefahr der Spontanfraktur oder weiterer schwerer Deformierungen besteht die Indikation für orthopädische Apparate bzw. Korsetts. Korrigierende Osteotomien sind möglich. Bei Frakturen konservative oder operative Therapie (nach Möglichkeit intramedulläre Osteosynthese). Im Fall der sarkomatösen Entartung Vorgehen wie bei Osteosarkom (s. dort). Die Krankheit kann auch ohne Therapie zum Stillstand kommen. Die *Prognose* ist quoad vitam gut, nur bei sarkomatöser Entartung schlecht.

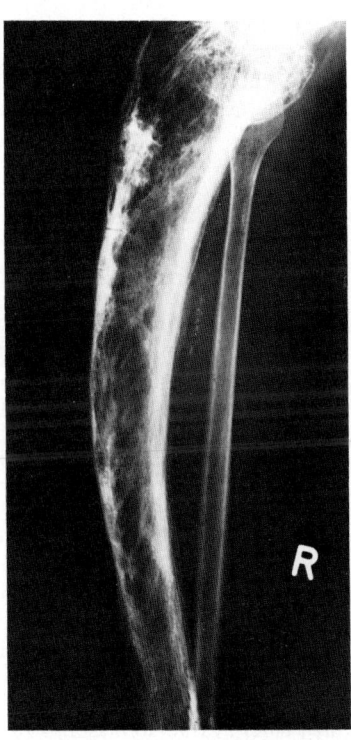

Abb. 5.**13**   Morbus Paget. Säbelscheidentibia.

6 Aseptische Knochennekrosen

Unter dem Begriff aseptische Knochennekrosen oder spontane Osteonekrosen bzw. Osteochondrosen wird eine Gruppe von Skeletterkrankungen zusammengefaßt, die nicht nur in ihrem pathologisch-anatomischen Substrat, sondern auch hinsichtlich des Befundes und Verlaufs trotz unterschiedlicher Lokalisation weitgehende Übereinstimmung zeigen. Osteochondrosen bzw. aseptische Knochennekrosen treten vorwiegend am wachsenden Skelett, also bei Kindern und Jugendlichen auf. Das Leiden manifestiert sich an Epi-, Meta- und Apophysen der langen Röhrenknochen und an den enchondral verknöchernden Fuß- und Handwurzelknochen. Knaben sind häufiger als Mädchen betroffen (Ausnahme ist die als Morbus Freiberg-Köhler oder Morbus Köhler II bezeichnete aseptische Nekrose der Mittelfußköpfchen; Abb. 6.1, Tab. 6.1). Der Befall kann uni- oder bilateral sein, auch das gleichzeitige Vorkommen aseptischer Nekrosen an verschiedenen Skelettanteilen wird beobachtet. Der zeitliche Ablauf der Erkrankung kann sich über mehrere Jahre erstrecken.

Ätiopathogenese

Es ist sicher, daß es sich um aseptische, ischämische Nekrosen umschriebener Skelettanteile handelt. Wie es zur Ischämie kommt, ist bis heute umstritten.

Ursächlich werden mykotisch-embolische Gefäßverschlüsse, blande Infektionen mit Drosselung der Blutzufuhr, Sklerosierung von Gelenkkapselanteilen, Traumatisierungen mit Blutungen in dem betroffenen Bezirk, Drosselung der Blutzufuhr infolge erhöhter Spannung in den Weichteilen, Gefäßspasmen und Gefäßlähmungen, aber auch Ischämien als Folge vegetativer Dysregulationen und eindeutige Gefäßverletzungen genannt. Auch auf die Möglichkeit im Verlauf des Wachstums auftretender Neuorientierungen der Gefäßversorgung mit einem Mißverhältnis zwischen Ossifikationsvorgängen und Blutversorgung wird hingewiesen.

Das polytope Auftreten am gleichen Individuum sowie familiäre Häufung der Erkrankung sprechen für genetisch fixierte bzw. konstitutionelle Störungen des Epi-, Meta- und Apophysenwachstums. Enchondrale Dysostosen und akzessorische Knochenkerne werden ebenfalls in einen ursächlichen Zusammenhang mit den aseptischen Knochennekrosen gebracht. Das Trauma als auslösender Faktor wird immer wieder angesprochen, wobei als Beispiel die aseptische Nekrose des Os lunatum (Morbus Kienböck) bei Arbeit mit Preßlufthämmern genannt wird.

Hinsichtlich alimentärer Faktoren werden Störungen im Vitamin-A-Haushalt sowie Polyhypovitaminosen angeschuldigt. Auf Störungen des intermediären Stoffwechsels und innersekretorische Störungen wird hingewiesen.

Welche Faktoren auch die Ursache sind, im betroffenen Skelettanteil kommt es zu einer avaskulären aseptischen Nekrose. Die Gelenk- und Epiphysen-

Abb. 6.**1** Lokalisation aseptischer Knochennekrosen (Erläuterungen in Tab. 6.**1**).

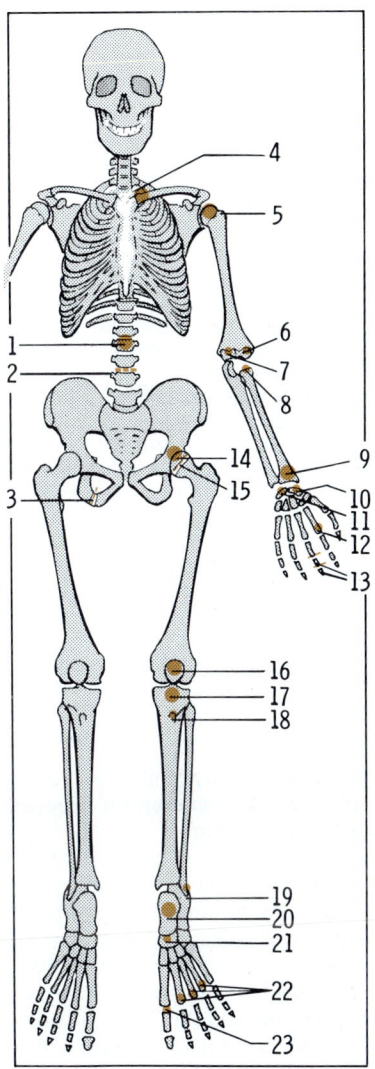

knorpel können ödematös verquollen sein; dabei wird angenommen, daß
diese Verquellung die Blutzufuhr bzw. die Diffusion von Nährsubstraten
weiter behindert.
Der nekrotische Knochenbezirk ist in seiner Belastbarkeit gemindert. Dies
führt, an der unteren Extremität wegen der stärkeren mechanischen Bean-

Tabelle 6.1   Lokalisation und Beschreiber aseptischer Knochennekrosen – Erläuterungen zu Abb. 6.1

Nr.	Lokalisation	Name des Beschreibers
1	Wirbelkörper	Calvé
2	Wirbelrandleisten und -deckplatten	Schermann
3	Synchondrosis ischiopubica	van Neck
4	Klavikula, sternales Ende	Friedrich
5	Caput humeri	Hass
6	Capitulum humeri	Panner
7	Trochlea humeri	Hegemann
8	Caput radii	Hegemann
9	distale Radiusepiphyse	De Cuveland
10	Os naviculare manus	Preiser
11	Os lunatum	Kienböck
12	Metakarpalköpfchen	Dietrich
13	Basis der Mittel- und Endphalangen	Thiemann
14	Femurkopf und -hals	Calvé-Legg-Perthes
15	proximaler Schenkelhals und proximale Wachstumsfuge des Femurs	
16	Patella	Sinding-Larsen-Johannson
17	Tibiakopf	Blunot
18	Tibiakopfapophyse	Osgoord-Schlatter
19	Kalkaneusapophyse	Haglund
20	Talus	Vogel
21	Os naviculare	Köhler (I)
22	Köpfchen der Metatarsalia II–IV	Freiberg-Köhler (II)
23	Basis Großzehngrundphalanx	Thiemann

spruchung naturgemäß schneller und ausgeprägter als an der oberen Extremität, zu Deformierungen. Histologisch sind avaskuläre Knochentrümmerzonen feststellbar.

Im weiteren Krankheitsverlauf kommt es zum erneuten Einsprossen von Blutgefäßen und zur teilweisen oder vollständigen Resorption des nekrotischen Gewebes sowie zum Aufbau neuer Knochenstrukturen. Das Einsprossen neuer Gefäße kann vom angrenzenden Periost oder von einer angrenzenden Wachstumsfuge erfolgen. Wie weit und wie vollständig sich die Nekrosen ausbreiten und wieviel Zeit nötig ist bis zur Ausheilung, hängt davon ab, ob und wie bald Blutgefäße in den erkrankten Bezirk einwachsen. Liegt ein nekrotischer Knochenbezirk unter einer Gelenkknorpelfläche, so ist der Knorpel von der Ernährungsstörung zunächst nicht betroffen. Erst sekundär kann der Knorpel durch Einbrechen des subchondralen Knochens und daraus folgender Deformierung der Gelenkfläche in Mitleidenschaft gezogen werden.

Da die aseptischen Knochennekrosen am wachsenden Skelett auftreten, bestehen zwei prinzipiell verschiedene Gefahren für das Skelett. Einmal kann es am betroffenen Skelettanteil durch statische Belastungen oder Muskelzug zu unterschiedlich ausgeprägten Deformierungen kommen, andererseits kann, wenn eine Wachstumsfuge betroffen ist, mit der weiteren Skelettreife ein Fehlwachstum eintreten, das die primäre Deformierung erheblich verstärkt. Sind Gelenkflächen von entsprechenden Knochenverformungen tangiert, so entsteht eine präarthrotische Deformität, die zur Arthrose führt. Von grundlegender Bedeutung für die weitere Entwicklung des betroffenen Skelettanteils ist es, daß während des Bestehens einer aseptischen Knochennekrose, also während einer Zeit der verminderten Belastbarkeit, dieser Skelettanteil entlastet wird, um die primäre Deformierung zu verhindern.

Klinik

Aseptische Knochennekrosen können symptomlos ohne Schmerzen verlaufen. Zu Beginn der Erkrankung besteht jedoch meist ein gering- bis mittelgradig ausgeprägter Schmerz, der durch statische Belastung oder durch Muskelzug an der erkrankten Apophyse verstärkt werden kann. Insbesondere dort, wo über dem erkrankten Skelettanteil eine geringe Weichteildeckung vorhanden ist, kann eine druckschmerzhafte Schwellung auftreten. Die Schmerzen führen zur Schonung und Entlastung des erkrankten Bereichs und zur Bewegungseinschränkung des betroffenen Gelenks.

Laboruntersuchungen können zur Diagnosestellung nicht herangezogen werden. Als uncharakteristischer Wert ist die Blutsenkungsgeschwindigkeit in manchen Fällen erhöht. Ohne einen klaren kausalen Zusammenhang herstellen zu können, wird berichtet, daß die Patienten oftmals Störungen der Schilddrüsen-, Hypophysen-, Nebennieren- und Sexualdrüsenfunktion aufweisen.

Röntgen

Das Röntgenbild zeigt zu Beginn eine relative Sklerosierung des erkrankten Knochenbezirks. Im weiteren Verlauf wird durch Einsprossen neuer Blutgefäße und Abbau nekrotischen Knochens die Struktur unruhiger (Fragmentationsstadium). Nebeneinander sind Aufhellungen und Verdichtungen erkennbar. Die Knochenfeinstruktur kann sich wieder vollständig normalisieren (Regenerationsstadium). Wieweit eine Deformierung des betroffenen Skelettanteils zurückbleibt, hängt vom Zeitpunkt der Diagnose, von der Ausdehnung des erkrankten Skelettbereichs und von der Therapie ab. Da der Gelenkknorpel von der Nekrose zunächst nicht betroffen ist, kann der Gelenkspalt seine normale Weite behalten. Durch Zusammensintern eines Knochenkerns kann eine Gelenkspalterweiterung vorgetäuscht werden. Auch Ergußbildungen können zur röntgenologisch faßbaren Gelenkspalterweiterung führen.

Therapie

Am Wissen um die pathologisch-anatomischen Vorgänge während des Krankheitsverlaufs orientiert sich die Therapie. Im Vordergrund stehen

Entlastung des betroffenen Skelettanteils und die Förderung der Durchblutungsverhältnisse. Eine weitere kausale Therapie ist nicht möglich, da die Ursache der Durchblutungsstörung nicht bekannt ist. Der Entlastung dienen Bettruhe, entlastende Gips- oder Streckverbände oder auch operative Eingriffe. Handelt es sich um aseptische Nekrosen im Insertionsbereich von Sehnen, so wird die Extremität in der Stellung ruhiggestellt, die einer Entlastung der Sehne entspricht.

An hyperämisierenden Maßnahmen stehen Elektrotherapie, Ultraschalltherapie und Thermotherapie zur Verfügung. Zur Beschleunigung der Revaskularisation werden Bohrungen, Nagelungen oder Bolzungen des nekrotischen Knochenbezirks empfohlen.

Morbus Perthes

Synonyme: Calvé-Legg-Perthes-Erkrankung, Osteochondropathia deformans coxae juvenilis, Calvé-Legg-Perthes-Waldenström-Erkrankung, Perthes.

Klinik

Der Morbus Perthes ist die häufigste aseptische Knochennekrose. Sie betrifft den Femurkopf, die proximale Femurmetaphyse und seltener die Hüftgelenkpfanne.

Geschlechtsverteilung ♂ : ♀ = 4 : 1. Die Krankheit tritt vorwiegend im Alter zwischen 3 und 9 Jahren auf. Bilaterale Erkrankung in etwa $\frac{1}{5}$ der Fälle. Die Zeitspanne des Krankheitsablaufs liegt zwischen 2 und 4 Jahren.

Da der Röntgenbefund häufig hinter dem pathomorphologischen Geschehen nachhinkt, ist bei der so wichtigen Frühdiagnose der klinische Befund höher zu werten als das Röntgenbild. Eine Hilfe zur Frühdiagnose stellt die Knochenszintigraphie dar; mit ihr erkennt man im Frühstadium kurzfristig eine Minderbelegung, in den weiteren Stadien hingegen eine Mehranreicherung des Nuklids.

Als Frühsymptome sind zu beachten: rasches Ermüden des betroffenen Beines, geringe Schmerzen, die bei der Belastung verstärkt sind und in Ruhe wieder verschwinden, evtl. leichtes Hinken, frühzeitige Behinderung der Abduktion und Rotation sowie Druck- und Stauchungsschmerz des Hüftgelenks. Schmerzprojektion in das Kniegelenk ist möglich und kann zu Fehldiagnosen führen.

Pathologische Laborwerte sind für den Morbus Perthes nicht typisch. Bei Verdacht sollte eine Szintigraphie bzw. eine Kernspintomographie (Kap. 2) durchgeführt werden, andernfalls besteht die Gefahr, die Erkrankung zu spät zu erkennen.

Auch bei optimaler Therapie kann dann ein befriedigendes Ausheilungsergebnis nicht mehr erreicht werden. Keinesfalls darf eine zunächst diagnostisch unbefriedigende Situation durch eine Verlegenheitsdiagnose wie „Wachstumsschmerz" beendet werden. Normales Wachstum verursacht keinen Schmerz!

Der weitere Verlauf des Morbus Perthes ist durch anhaltende Schmerzen des betroffenen Hüftgelenks gekennzeichnet. Hieraus resultiert ein Schonhinken = Duchenne-Hinken (Kap. 2). Die meist vorhandene Adduktionskontraktur des erkrankten Hüftgelenks führt zur scheinbaren Beinverkürzung der betroffenen Seite. Mit zunehmender Deformierung des Hüftkopfes (Coxa plana) entsteht eine reale Beinverkürzung.

Unbehandelt können sich schwerste Kontrakturen und hochgradige Gelenkdeformierungen entwickeln, die als präarthrotische Deformität zur Früharthrose führen.

Röntgen

Der Verlauf der Perthes-Erkrankung kann anhand röntgenologischer Kriterien in vier Stadien eingeteilt werden:

1. Stadium. Initiales Stadium der Synovitis mit röntgenologischer Verbreiterung des Gelenkspalts.

2. Stadium. Zunehmende Verdichtung (Sklerosierung) und Abflachung des Hüftkopfkerns kennzeichnet das Kondensationsstadium. Die bereits im 1. Stadium beginnende diffuse Atrophie des gesamten hüftnahen Femurendes und der Hüftpfanne wird deutlicher, wodurch die Hüftkopfkernskerosierung besonders betont wird. Der Schenkelhals wird plumper und kürzer, Struktur und Begrenzung der Epiphysenfuge werden zunehmend unruhiger (Abb. 6.**2a**). Im Bereich des Hüftkopfkerns sind zu diesem Zeitpunkt bei Hypermineralisation zusammengesinterte nekrotische Knochenbälkchen feststellbar, Blutgefäße fehlen.

3. Stadium. Im abgeflachten, deformierten Hüftkopfkern treten Aufhellungen auf, die bis zur Mehrteilung des Knochenkerns führen können. Man spricht von scholligem Zerfall oder Fragmentation. Bis zum Beginn dieses Stadiums können längere Zeiträume (2–3 Jahre) seit Krankheitsbeginn vergangen sein (Abb. 6.**2b**). Histologische Untersuchungen zu diesem Zeitpunkt zeigen, daß neben dem nekrotischen Gewebe bereits wieder Blutgefäße eingewachsen sind, frisches Osteoid ist feststellbar. So leitet dieses Stadium, dessen Dauer ca. 1½ Jahre beträgt, bereits die Regeneration ein.

4. Stadium. Die im Fragmentationsstadium begonnenen reparativen Vorgänge laufen weiter ab und finden ihren Abschluß dann, wenn das nekrotische Gewebe durch neue Knochensubstanz ersetzt ist. Man spricht vom Stadium der Regeneration (Abb. 6.**2c, d**). Die Knochenfeinstruktur des Hüftkopfkerns normalisiert sich zunehmend, indem verdichtete Knochenbezirke abgebaut werden und an ihre Stelle eine normale Knochenfeinzeichnung tritt.

Voraussetzung für reparative Vorgänge ist die Revaskularisierung des betroffenen Bezirks. Sie kann über das laterale Perichondrium oder auch aus dem metaphysären Bereich heraus durch die Epiphyse erfolgen, da diese infolge ihrer Schädigung für Gefäßbindegewebe erhöht durchwachsungsfähig ist. Die Folge einer solchen Revaskularisierung kann eine umschriebene

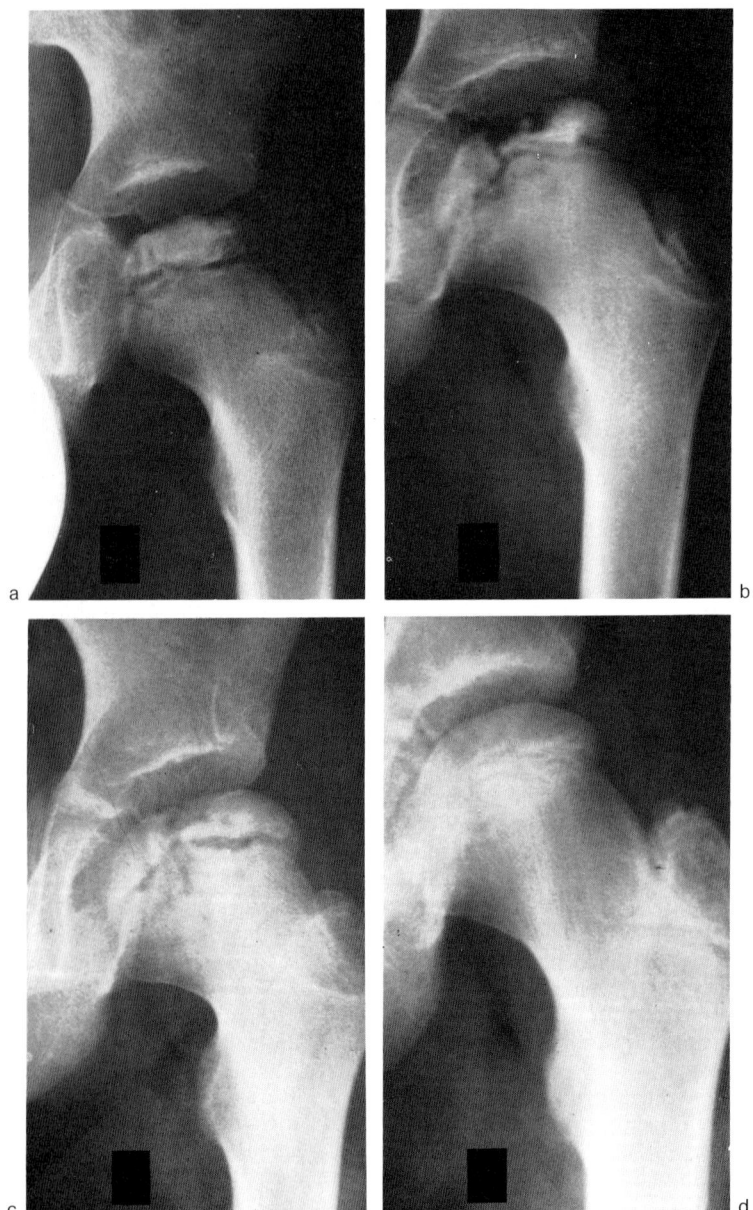

a

b

c

d

Spontanepiphyseodese mit Wachstumsstillstand sein. Infolgedessen ist bei dieser Erkrankung bei zu spätem Erkennen und zu spät eingeleiteter Therapie neben einer irreversiblen Deformierung des Hüftkopfes noch sekundäres Fehlwachstum zu erwarten.

Das *Endstadium* der Erkrankung ist unbehandelt oft erst nach 4—6 Jahren erreicht. Höchstgradige Verformung des Hüftkopfes mit Verplumpung und Verkürzung des Schenkelhalses kann resultieren (Coxa plana).

Differentialdiagnose

Da beim Morbus Perthes einleitend bei fehlenden röntgenologischen Symptomen oft nur eine Verdachtsdiagnose geäußert werden kann, ist differentialdiagnostische Abklärung wichtig.

Spezifische und unspezifische Koxitiden zeigen zumeist BSG-Erhöhung mit Leukozytosen und evtl. Linksverschiebung im Differentialblutbild, oftmals besteht Fieber, und die Beweglichkeit des betroffenen Gelenks ist zunächst bei der Überstreckung, später konzentrisch eingeengt (beim Morbus Perthes primär Abspreizbehinderung und Rotationsbehinderung).

Der Gelenkspalt kann durch eine Ergußbildung verbreitert sein, er ist im weiteren Verlauf durch Zerstörung des Gelenkknorpels verschmälert. Bei Koxitiden, insbesondere auch der Coxitis fugax, sind Schmerzen meist ausgeprägter als bei der Perthes-Krankheit. Beim Rheumatoid sind Vorerkrankungen zu erfragen. Bei Coxitis tuberculosa besteht meist positive Tbc-Serologie. In Zweifelsfällen zytologische, serologische und kulturelle Untersuchung des Gelenkpunktats.

Bei der Epiphyseolysis capitis femoris kann ein dem Morbus Perthes ähnliches Beschwerdebild vorliegen. Richtungweisend sind höheres Erkrankungsalter, auffälliger Habitus, Einschränkung der Innenrotation (Drehmann-Zeichen) und typisches Röntgenbild. Tumoren müssen prinzipiell ausgeschlossen werden (Ewing-Sarkom). Führende diagnostische Hilfsmittel sind Röntgenbild und eventuell Knochenszintigramm. Bei unklarem Befund Probeexzision und histologische Untersuchung.

Therapie

Die Kenntnis der bei Morbus Perthes ablaufenden pathomorphologischen Vorgänge einschließlich der klinischen und röntgenologischen Verlaufsformen sind die Voraussetzung für eine rechtzeitige Diagnose und Therapie.

Abb. 6.**2** Morbus Perthes, Röntgenstadien. **a** Beginnendes Stadium II (Abflachung und Verdichtung des Hüftkopfkerns). **b** Stadium III (scholliger Zerfall des sklerosierten Hüftkopfkerns, 20 Monate nach **a**). **c** Spätes Stadium IV (reparative Vorgänge haben noch nicht zur vollständigen Normalisierung der Knochenfeinstruktur des Hüftkopfs geführt, 8 Monate nach **b**). **d** Ausheilungszustand (Hüftkopf abgeflacht, knöcherne Feinzeichnung normalisiert. Schenkelhals verplumpt, 36 Monate nach **c**). Krankheitsverlauf bei konservativer Behandlung insgesamt 5 Jahre.

Setzt eine geziele Behandlung im 1. oder 2. Stadium ein, so können schwerste Hüftkopfdeformierungen verhindert werden. Beginnt die Therapie jedoch erst zum Zeitpunkt fortgeschrittener Deformierung, die durch reparative Vorgänge zum Teil schon fixiert ist, so endet die Erkrankung mit einer unterschiedlich ausgeprägten Hüftkopfverformung, die sich mit dem weiteren Wachstum noch verstärken kann. Es entsteht eine präarthrotische Deformität, die zur frühen Koxarthrose führen kann.

Wesentliches Ziel sowohl der konservativen als auch der operativen Behandlung sind die Ausschaltung der auf den leicht deformierbaren Hüftkopf einwirkenden statischen und muskulären Kräfte und die Aktivierung der Durchblutung.

Konservativ. Konsequente Entlastung und Ruhigstellung des betroffenen Hüftgelenks bis zur röntgenologischen Normalisierung der Knochenstruktur des Hüftkopfes (unter Umständen über Jahre) durch Bettruhe, Extension in Mittelstellung (oder Abduktion und Innenrotation, um den Hüftkopf gut in die Pfanne zu zentrieren). Da durch langzeitige Bettruhe eine wesentliche Verbesserung der Endergebnisse nicht erreicht werden kann, wird ein entlastender Apparat (Volkert-Splint) gegeben, wobei durch Schuhsohlenerhöhung der Gegenseite Beckengeradstand erreicht werden muß. Parallel zu diesen genannten Behandlungsverfahren ist die Erhaltung der Beweglichkeit des erkrankten Hüftgelenks unter Entlastung wichtig, um der Entstehung von Kontrakturen vorzubeugen und eine ausreichende Gelenktrophik zu sichern (regelmäßige Krankengymnastik).

Wenngleich die genannten Behandlungsverfahren eine Verbesserung der Ausheilungsergebnisse erbringen können, so bleiben die Ergebnisse vielfach unbefriedigend. Trotz langdauernder konservativer Therapie von ca. 2−4 Jahren resultiert in etwa 50% der Fälle eine präarthrotische Deformität, zusätzlich oft Muskelatrophie und vermindertes Längenwachstum des Femurs.

Operativ. Durch eine intertrochantäre Varisierung (Abb. 6.3) wird der Hüftkopf entlastet, der schon deformierte Hüftkopf in die Gelenkpfanne zentriert eingestellt, wobei gleichzeitig durch die Medialisierung des Femurschafts eine Entspannung des M. iliopsoas, aber auch der abduktorischen und adduktorischen Hüftmuskulatur erreicht wird. Die der Osteotomie folgende Mehrdurchblutung des Knochens fördert die Revaskularisierung des Hüftkopfkerns und kann den Krankheitsverlauf verkürzen.

Die Endergebnisse sind jedoch davon abhängig, in welchem Stadium der Erkrankung die operative Therapie einsetzt. Wird im Stadium der Kondensation und Fragmentation operiert, so sind die Behandlungsergebnisse hinsichtlich der Kopfform meist sehr gut; bei Eingriff zu einem späteren Zeitpunkt, also im Stadium der Regeneration, ist der Krankheitsverlauf zwar auch abgekürzt, vorbestehende Hüftkopfdeformierungen können jedoch nicht mehr entscheidend beeinflußt werden. Die Varisierungsosteotomie ist aber auch zu diesem Zeitpunkt gerechtfertigt, da eine verbesserte Artikulation der Hüftgelenkpartner erreicht wird.

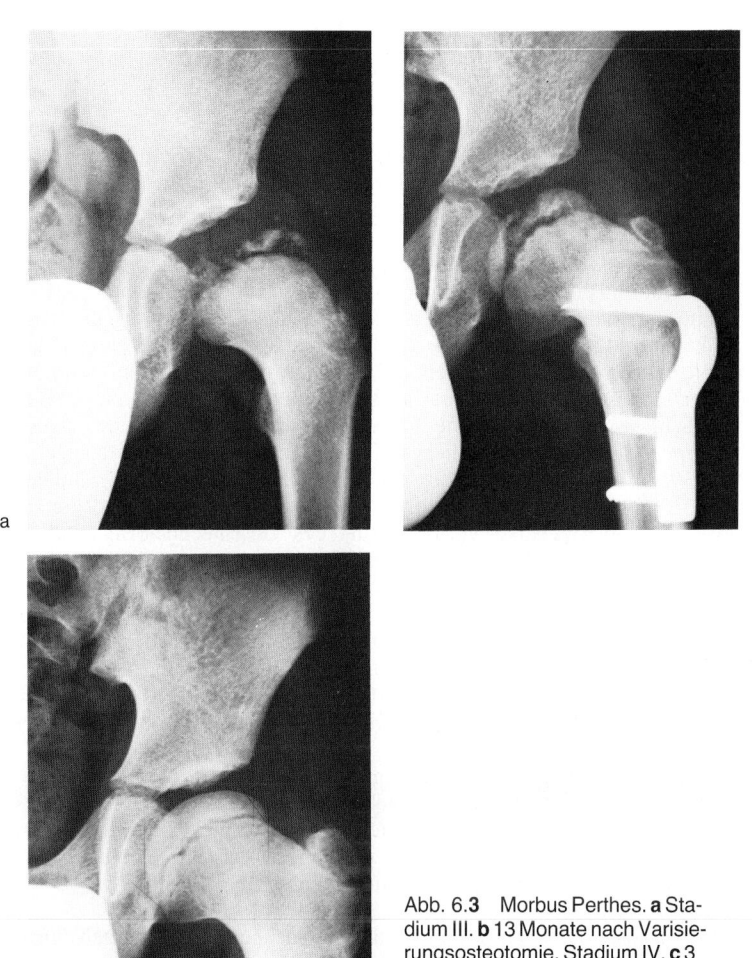

Abb. 6.**3**   Morbus Perthes. **a** Stadium III. **b** 13 Monate nach Varisierungsosteotomie, Stadium IV. **c** 3 Jahre nach Varisierungsosteotomie. Guter Wiederaufbau des Kopfes, Verplumpung des Schenkelhalses.

Bei diesem Behandlungsverfahren ist es von ganz wesentlicher Bedeutung, daß die operierten Kinder bereits 14 Tage post operationem mit der aktiven Bewegung der operierten Hüfte beginnen. Eine frühzeitige Belastung des Hüftgelenks scheint sowohl den formgerechten Aufbau als auch die schnelle Ausheilung zu unterstützen.

Epiphyseolysis capitis femoris

Synonyme: Coxa vara epiphysarea, Coxa vara adolescentium.

Ätiopathogenese

Als Ursache für die verminderte mechanische Belastbarkeit der proximalen Femurwachstumsfuge, in deren Folge es zur Dislokation zwischen Hüftkopfkappe und Schenkelhals kommen kann, werden verschiedene Faktoren angesehen.

Die Tatsache, daß die Erkrankung in 75% der Fälle bei Jugendlichen mit dem Habitus eines eunuchoiden Hochwuchses oder dem einer Dystrophia adiposogenitalis beobachtet wird, spricht für die Bedeutung hormoneller Faktoren. Das Verhältnis des somatotropen Wachstumshormons zum Geschlechtshormon scheint wesentlich zu sein. Unter dem Einfluß des somatotropen Wachstumshormons ist das Wachstum der Chondrozyten in der zweiten Schicht der Wachstumsfuge vermehrt, eine Verdickung des Epiphysenknorpels ist die Folge. Vermehrung des Geschlechtshormons dagegen setzt die Wachstumsgeschwindigkeit der Knorpelzellen herab, Verschmälerung der Epiphysenfuge und vorzeitiger Epiphysenfugenschluß sind die Folge. Absolute oder relative Verminderung des Geschlechtshormons dagegen führt zu verzögerter enchondraler Ossifikation.

Bei der Epiphyseolysis capitis femoris erfolgt Kontinuitätstrennung im Bereich der Epiphysenfuge, deren Verbreiterung auf die Einschränkung der mechanischen Belastbarkeit hindeutet. Eine Fugenverbreiterung tritt durch folgende Störungen des Hormonhaushalts auf:

– Das somatotrope Wachstumshormon wird regelrecht, das Geschlechtshormon jedoch verringert ausgeschüttet (Habitus der Dystrophia adiposogenitalis).

– Das somatotrope Wachstumshormon wird vermehrt, das Geschlechtshormon regelrecht ausgeschüttet (Habitus des eunuchoiden Hochwuchses).

Neben hormonellen Dysregulationen, die bisher nicht quantitativ nachgewiesen werden können, werden ursächlich toxische Schädigungen der Wachstumsfuge durch Vitamin-A- und Aminonitrile-, aber auch Vitamin-C-Mangel genannt.

Die Tatsache, daß bei histologischen Untersuchungen in der Wachstumsfuge und ihrer Umgebung Nekrosen und Blutungen neben Zeichen der Organisation und Reparation beobachtet werden können, läßt an eine aseptische Nekrose denken.

Ob mechanischen Faktoren, z.B. auf die Wachstumsfuge einwirkenden Scherkräfte, eine ätiologische Bedeutung zukommt, ist bis heute ungeklärt. Unstrittig ist jedoch die Bedeutung der Mechanik für die Dislokation zwischen Hüftkopfkappe und Schenkelhals bei Schädigung der Wachstumsfuge. Bei der Dislokation zwischen Hüftkopfkappe und Schenkelhals müssen ein Abkippen der Kopfkalotte und ein Abgleiten des Schenkelhalses unterschieden werden. Bei der Epiphyseolysis capitis femoris kommt es am proximalen

Schenkelhalsende dorsokaudal zum Nachgeben des metaphysären Knochengewebes, dem eine Abkippung der Kopfkalotte nach dorsokaudal folgt. Erst nach einem Abkippungswinkel von 30−40 Grad erfolgt durch die Einwirkung von Scherkräften ein Abgleiten der Hüftkopfkalotte gegen den Schenkelhals. In 98% der Fälle verschiebt sich die Kopfkalotte nach dorsokaudal, in 2% in andere Richtungen.

Da die Hüftkopfkalotte in der Hüftpfanne weitgehend ortsständig fixiert ist, ist es anatomisch richtig, die Dislokation des Schenkelhalses zu beschreiben. Der Schenkelhals disloziert also meist nach kranioventral, die Hüftkopfkappe, in der Pfanne liegend, gering nach dorsal und kaudal. Eine Hüftkopfnekrose kann sekundär entstehen.

Klinik

Die Epiphyseolysis capitis femoris betrifft vorwiegend Knaben ($\male : \female = 3:1$) in der präpubertären Wachstumsphase, gehäuft zwischen dem 12. und 16., Mädchen zwischen dem 10. und 14. Lebensjahr. Berücksichtigt man auch die Fälle, die klinisch nicht in Erscheinung treten (lediglich im Röntgenbild erfaßbar), so wird beidseitiger Befall in etwa 80% festgestellt. Nur in etwa 10−15% der Fälle kommt es zum vollständigen Abgleiten. Der Gleitvorgang selbst verläuft nicht kontinuierlich, sondern in Schüben, das Abgleiten der Gegenseite kann Monate oder sogar Jahre nachfolgen.

Epiphysiolysis capitis femoris lenta. Nach dem zeitlichen Ablauf der Erkrankung muß eine Epiphyseolysis capitis femoris lenta von einer Epiphyseolysis capitis femoris acuta unterschieden werden, wobei die Epiphyseolysis capitis femoris lenta in eine akute übergehen kann.

Symptome sind im Frühstadium rasches Ermüden eines oder beider Beine, Leistenschmerz, ausstrahlend in Oberschenkel und Kniegelenk, sowie leichtes Hinken. Bei der Untersuchung erlauben typisches Erkrankungsalter und auffallender Habitus oft schon eine Verdachtsdiagnose. Leistendruckschmerz und endphasiger Bewegungsschmerz, hervorgerufen durch eine sekundäre, reaktive Synovitis, können vorliegen. Schonung des betroffenen Beines führt zur Muskelminderung am Oberschenkel. Ist es bereits zur Verschiebung des Schenkelhalses gekommen, so sind Innenrotation und Abduktion eingeschränkt, das Bein liegt in deutlicher Außenrotationsstellung. Bei zunehmender Beugung im Hüftgelnk wird der Oberschenkel in zunehmende Außenrotation gezwungen (Drehmann-Zeichen). Bei bilateraler Erkrankung überkreuzen sich bei rechtwinkelig gebeugtem Kniegelenk die Unterschenkel, wenn die Oberschenkel adduziert werden (Scherensymptom). Durch die Kranialverschiebung des Schenkelhalses kommt es zur Insuffizienz der abduktorischen Hüftmuskulatur, das Trendelenburg-Phänomen ist positiv. Verkürzung der betroffenen Beinseite.

Der *Epiphyseolysis capitis femoris acuta* kann ein für die Epiphyseolysis lenta geschilderter Verlauf vorausgehen. Es kann jedoch auch ohne auffallende Anamnese plötzlich, eventuell durch inadäquates Trauma, zu Schmerzen im Hüftgelenk und völliger Belastungsinsuffizienz des betroffenen Beines kommen. Die Jugendlichen können ohne erkennbare Ursache zusammenbrechen (differentialdiagnostisch klinischer Befund wie mediale Schenkelhalsfraktur).

Röntgen

Die Verschiebung des Schenkelhalses nach kranial folgt oft der ventralen. Zur röntgenologischen Diagnose sind deshalb Röntgenbilder in zwei Strahlengängen dringend notwendig:
- Beckenübersicht a.-p.;
- beide Hüftgelenke nach Lauenstein (Flexion 70 Grad, Abduktion 50 Grad).

Als Frühbefunde gelten Auflockerung, Verbreiterung sowie wellige und unscharfe Begrenzung der Epiphysenfuge. Eine Dislokation des Schenkelhalses nach ventral führt zur angedeuteten Höhenminderung der Hüftkopfkappe in der Beckenübersicht a.-p. Bei Dislokation des Schenkelhalses nach kranial wird der Schenkelhals zunehmend nach kranial konvex, es entwickelt sich eine Coxa vara. Eine an die kraniale Schenkelhalskontur gelegte Tangente schneidet die Hüftkopfkappe nicht mehr (Abb. 6.4). Das Röntgenbild nach Lauenstein zeigt die Dislokation des Schenkelhalses nach ventral bzw. das Abgleiten der Hüftkopfkappe nach dorsal (Abb. 6.5). Eine Kontinuitätstrennung zwischen Hüftkopfkappe und Schenkelhals besteht nicht. Bei der

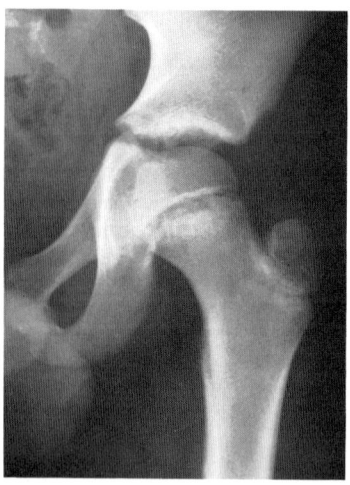 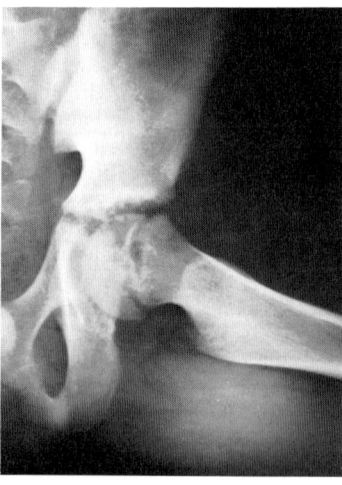

a   b

Abb. 6.4   **a** Im a.-p. Strahlengang nur angedeutete Varusstellung der Hüftkopfkappsel. **b** Im Strahlengang nach Lauenstein deutliche Dislokation zwischen Schenkelhals und Hüftkopfkappe mit typischen Strukturveränderungen des proximalen Schenkelhalses.

Abb. 6.**5**   Röntgenschema der
Hüfte nach Lauenstein. **a** Nor-
malbefund, **b** Dislokation 25
Grad, **c** Dislokation 50 Grad mit
stärkerer Verformung des
Schenkelhalses.

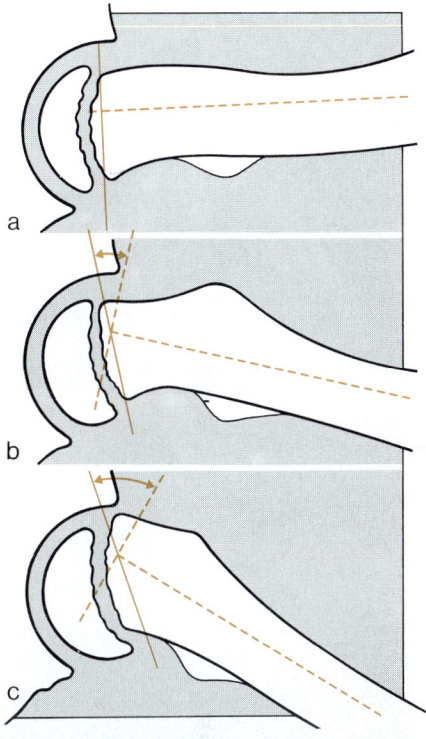

Epiphyseolysis capitis femoris acuta liegt keine Verformung des Schenkelhalses vor. Es findet sich eine eindeutige Kontinuitätstrennung und Dislokation zwischen Hüftkopfkappe und Schenkelhals. Im Bereich des gesamten
Hüftgelenks ist in unterschiedlicher Ausprägung eine Kalksalzminderung
(Inaktivitätsatrophie) feststellbar.
Die insbesondere nach akuter Hüftkopfkappenlösung vorkommenden Hüft-
kopfnekrosen sind oft erst nach 9−12 Monaten im Röntgenbild erkennbar.

Differentialdiagnose
Mediale Schenkelhalsfraktur.

Therapie
Epiphyseolysis capitis femoris lenta. Um den fortschreitenden Prozeß aufzu-
halten, wird bis zu einem Dislokationswinkel von 30 Grad die Fixation
zwischen Kopfkalotte und Schenkelhals mit Kirschner-Drähten erreicht; die
Verwendung des Dreilamellennagels führt gelegentlich zum Verschieben der
Kopfkalotte (Abb. 6.**6**).

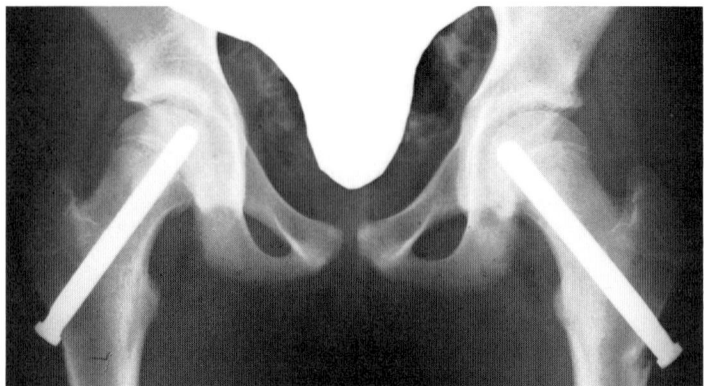

a

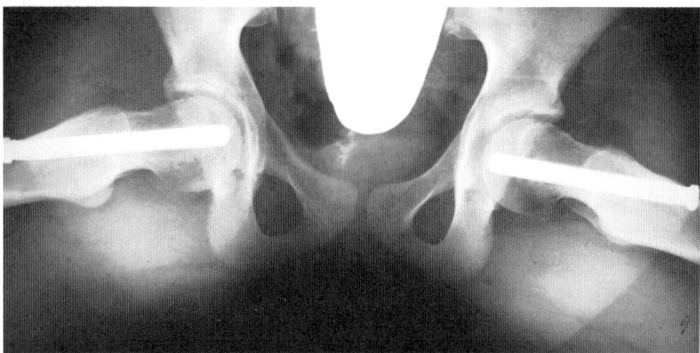

b

Abb. 6.6 Dreilamellennagelung beiderseits, **a** im a.-p. Strahlengang, **b** Strahlengang nach Lauenstein. Die Dreilamellennagelung wurde links bei Epiphyseolysis capitis femoris acuta nach Reposition durchgeführt, sie erfolgte rechts bei Epiphyseolysis capitis femoris lenta, um ein weiteres Abgleiten zu verhindern.

Bis zum Winkel von 30 Grad gilt die entstandene präarthrotische Deformierung als Ursache für eine spätere Koxarthrose als gering, so daß korrigierende Eingriffe nicht erforderlich sind. Die Gegenseite sollte prophylaktisch genagelt werden, da die Gefahr der doppelseitigen Erkrankung bis zum Schluß der Wachstumsfuge bei einem Drittel der Fälle besteht. Nach Abschluß der Wundheilung ist volle Belastbarkeit gegeben.

Bei Dislokation über 30 Grad muß die stellungskorrigierende, intertrochantäre, dreidimensionale Osteotomie nach Imhäuser durchgeführt werden, meist kombiniert mit Verschraubung oder Kirschner-Draht-Fixierung der Wachstumsfuge.

Bei einem Gleitwinkel über 70 Grad wird von manchen Autoren die Korrektur durch subkapitale, intrazervikale Osteotomie (Wiberg) empfohlen, wobei die Gefahr der Hüftkopfnekrose sehr groß ist.
Epiphyseolysis capitis femoris acuta (Abb. 6.**7**). Im Gegensatz zur Lentaform ist hier die geschlossene oder offene Reposition erforderlich (Notfalloperation!).
Bei Dislokationswinkeln bis 30 Grad erfolgt Repositionsversuch und anschließende Fixation mit Kirschner-Drähten; bei Winkeln zwischen 30 und 90 Grad ist die offene Reposition und nachfolgende Fixation mit Kirschner-Drähten notwendig.

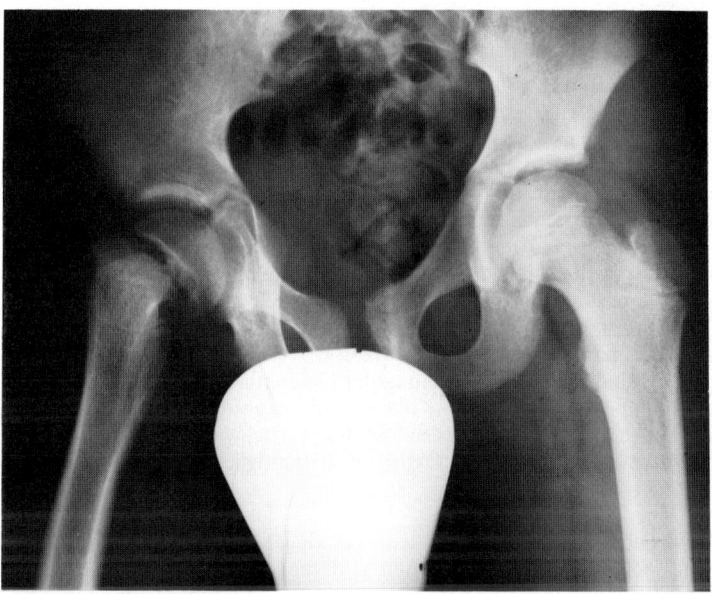

Abb. 6.**7**   Epiphyseolysis capitis femoris acuta rechts. Typisch die hochgradige Dislokation zwischen Hüftkopfkappe und Schenkelhals.

Osteochondrosis ischiopubica

Synonym: Morbus van Neck.
Ätiopathogenese. Die Zugehörigkeit zur aseptischen Knochennekrose wird diskutiert, da die typische Sequenz röntgenologischer Veränderungen fehlen und die Erkrankung mit Entzündungszeichen (BSG-Erhöhung, Fieber) einhergehen kann (aseptische Knochennekrosen).

Klinik. Kinder erkranken zu einem Zeitpunkt (6–8 Jahre), zu dem sich die Synchondrosis ischiopubica normalerweise schließt. Schmerzen im Bereich des Hüftgelenks oder in die Leiste projiziert führen zur Untersuchung. Schmerzbedingte Kontrakturen der Hüfte können vorliegen. Symptome können sich innerhalb von Monaten spontan zurückbilden.

Röntgen. Der Knochen ist im Bereich des Synochondrosis ischiopubica kolbig bis spindelig aufgetrieben, zystische Aufhellungen werden beobachtet.

Differentialdiagnose. Tumor, Osteomyelitis, Tbc, Lues.

Therapie. Keine. Verlaufsbeobachtung.

Osteochondrosis dissecans

Ätiopathogenese

Als ursächlich für die Entstehung des osteochondralen Dissekats, das stets am konvexen Gelenkflächenanteil lokalisiert ist, werden Durchblutungsstörungen und mechanische Faktoren angesehen. Die Ätiologie ist letztlich bis heute ungeklärt. Es entwickelt sich subchondral eine schalenförmige Nekrosezone mit reaktiver Sklerosierung zum gesunden Knochen hin, so daß ein unterschiedlich großer Bereich subchondralen Knochens mit darüberliegendem Gelenkknorpel abgegrenzt wird. Das Knorpelgewebe über dem Dissekat verändert sich regressiv und gibt Polypeptide und zunächst zellständige Enzymsysteme der zugrundegehenden Chondrozyten in den Gelenkraum ab. Diese Substanzen induzieren eine Synovitis (Anschwellung, evtl. Ergußbildung, Schmerz).

Das osteochondrale Dissekat kann in der Gelenkfläche verbleiben oder aus seinem Lager (Mausbett) in den Gelenkraum ausgestoßen werden (Gelenkmaus). Weiteres Wachstum des in der Synovia schwimmenden osteochondralen Fragments mit zentraler Ossifikation ist möglich.

Klinik

Die Osteochondrosis dissecans tritt vorwiegend beim männlichen Geschlecht, bei Kindern, Jugendlichen und jungen Erwachsenen, ein- und doppelseitig auf. Sie betrifft im Gegensatz zu anderen aseptischen Knochennekrosen nur einen Teil einer Epiphyse, und es sind nur Gelenkköpfe, nie Gelenkpfannen befallen.

Am häufigsten wird die Erkrankung am Kniegelenk (Condylus femoris medialis), am Ellenbogengelenk (Capitulum humeri, seltener Caput radii, fast nicht Trochlea humeri), am Hüftgelenk (Belastungszone kranialer Hüftkopfanteil) und am Sprunggelenk (medialer Anteil des Talus) beobachtet.

Im Stadium der Demarkation können geringe belastungsabhängige Gelenkschmerzen und rezidivierende Gelenkergüsse auftreten. Bewegungsschmerzen werden in unterschiedlicher Intensität angegeben. Hat sich das Dissekat aus der Gelenkfläche gelöst, so können bei blitzartig einschließenden Schmerzen Gelenksperren eintreten, die der Betroffene u.U. durch lockeres Ausschütteln des Gelenks selbst wieder lösen kann.

Durch z. T. ausgeprägte, frühzeitige Gelenkflächenschädigung führt das Leiden zur Früharthrose des betroffenen Gelenks.

Röntgen

Ein umschriebener Verdichtungsbezirk mit sklerotischer Randzone, die zum subchondralen Knochen hin konvex verläuft, ist unter der Gelenkfläche feststellbar (Abb. 6.**8**; um das Dissekat im Profil darzustellen, sind oft Spezialaufnahmen erforderlich).
Ist das Dissekat in den Gelenkraum ausgestoßen, so kann – oft nur unter Zuhilfenahme von Spezialaufnahmen oder Kontrastmittelarthrogramm – das Mausbett dargestellt werden. Ein osteochondrales Dissekat ist im Gelenkraum röntgenologisch nachweisbar, ein rein chondrales Dissekat nur im Kontrastmittelarthrogramm oder durch Arthroskopie. Im späteren Stadium zeigt das Röntgenbild arthrotische Veränderungen unterschiedlicher Ausprägung.

Differentialdiagnose

Im *Frühstadium* spezifische und unspezifische Gelenkentzündungen, Gicht, Gelenkerkrankung des rheumatischen Formenkreises, jugendliches Reizknie, Tumoren (Synovialom), Hüftkopfnekrose.
Im *Spätstadium* bei Einklemmungserscheinungen Meniskusschaden, Scheibenmeniskus, Chondromatose, Flakefraktur, Hüftkopfnekrose.

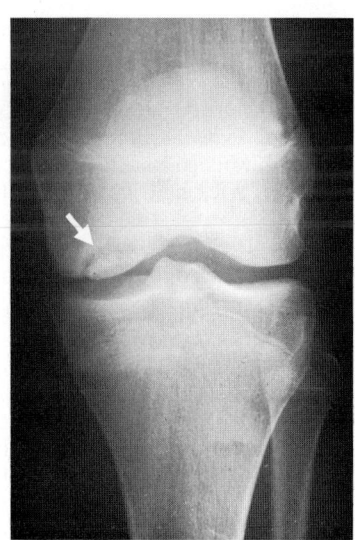

Abb. 6.**8** Osteochondrosis dissecans medialer Femurkondylus.

Therapie

Konservativ. Im Frühstadium Ruhigstellung des Gelenks im Gipsverband für 8–10 Wochen, an der unteren Extremität evtl. Volkert-Apparat für mehrere Monate. Um Gelenkeinsteifungen zu verhindern, zwischenzeitlich unter Entlastung Durchbewegung der betroffenen Gelenke.

Operativ. Spanbolzung vom gesunden Knochen bis in das Dissekat oder eine entsprechend durchgeführte Spongiosaplastik (Umkehrplastik) zur Anregung der Vaskularisierung und reaktiver Vorgänge. Fixierung des Dissekats von der Gelenkfläche her durch streichholzdicke Kortikalisspäne oder mit Hilfe von kleinen Schrauben oder resorbierbaren Materialien. Am Hüftgelenk Umstellungsosteotomie intertrochantären Varisierung, seltener Valgisierung.

Ein in das Gelenk ausgestoßenes Dissekat kann reimplantiert und fixiert werden. Oft wird die Gelenkmaus jedoch nur entfernt.

Die Auffüllung eines osteochondralen Gelenkflächendefekts durch autologes oder homologes Knorpel-Knochen-Transplantat wird manchmal empfohlen.

Osteochondrose des unteren Patellapols

Synonym: Sinding-Larsen-Johannsons-Erkrankung.

Ätiopathogenese. Der Traumatisierung des unteren Patellapols kann eine Bedeutung zukommen.

Klinik. Die Erkrankung tritt bevorzugt im 8.–11. Lebensjahr und vorwiegend beim männlichen Geschlecht auf. Bei Anspannung der Patellarsehne (Treppengehen, Radfahren, Springen usw.) werden Schmerzen im Verlauf des Lig. patellae geklagt. Am unteren Patellapol können geringe Weichteilschwellungen und umschriebener Druckschmerz vorhanden sein.

Röntgen. Typische Befundsequenz der aseptischen Nekrose (Strukturverdichtung, wolkige Knochenfeinzeichnung, unscharfe Begrenzung).

Therapie. Wie bei Schlatter-Krankheit.

Osteochondrose der Schienbeinkopfapophyse

Synonym: Osgood-Schlatter-Krankheit.

Ätiopathogenese. Der Überlastung der Schienbeinapophyse durch Zug des Lig. patellae scheint eine gewisse Bedeutung zuzukommen.

Klinik. Die aseptische Nekrose der Schienbeinkopfapophyse (Tuberositas tibiae) betrifft vorwiegend männliche Jugendliche zwischen dem 8. und 15. Lebensjahr; bilaterale Erkrankung ist häufig.

Schmerzen im Bereich der Tuberositas tibiae. Deutliche Schmerzverstärkung bei vermehrter Beanspruchung, z. B. durch kraftvolle Streckung des

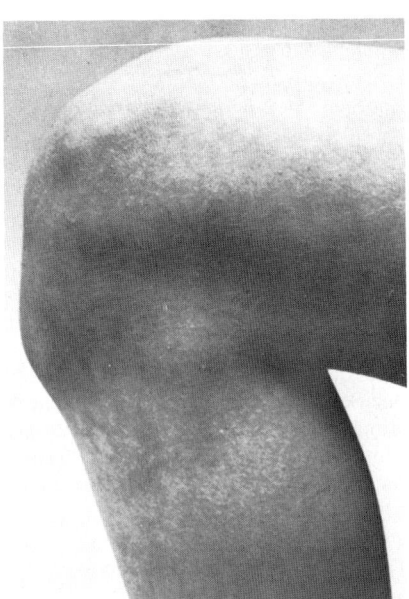

Abb. 6.**9** Morbus Schlatter,
a Schwellung im Bereich der Tuberositas tibiae. **b** Fragmentierung der Apophyse der Tuberositas
tibiae.

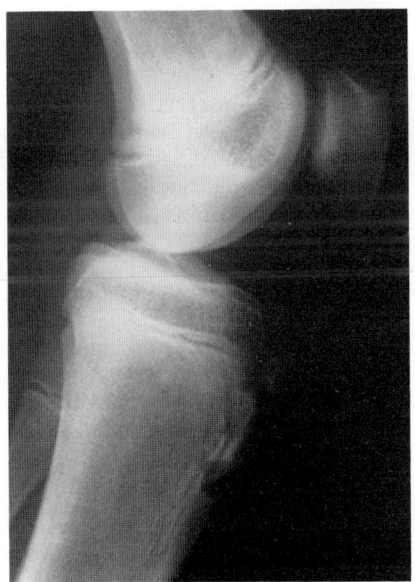

Kniegelenks (Anspannung des Lig. patellae). Der betroffene, druckempfindliche Bereich kann geschwollen und von sulziger Konsistenz sein (Abb. 6.**9a**).

Röntgen. Der Schienbeinkopfapophysenkern ist im Alter von etwa 10 Jahren im Röntgenbild erkennbar und synostosiert gegen Wachstumsabschluß (17−18 Jahre) mit der Tibia. Bei der Osgood-Schlatter-Krankheit kommt es zu Verdichtungen und Fragmentierungen der unscharf begrenzten Apophyse der Tuberositas tibiae (Abb. 6.**9b**), die löffelartig nach ventral abgebogen sein kann. Die röntgenologischen Veränderungen, die in ihrem Ablauf prinzipiell denen beim Morbus Perthes entsprechen, können bis auf Normalisierung einen Zeitraum von 2−3 Jahren benötigen.

Therapie. Bei geringen Beschwerden genügen Schonung für mehrere Monate, ferner Wärmeanwendung, Kurzwelle oder diadynamische Ströme. Bei sekundär entzündlichen Veränderungen in der Umgebung des nekrotischen Bezirks können lokal antiphlogistische Maßnahmen angewandt werden. Bei primär stärkeren Beschwerden wird im Gipstutor ca. 4 Wochen ruhiggestellt; dabei wird die Patella mit einem Pflasterzügel fußwärts gezogen, wodurch es zur Entspannung des Lig. patellae und zur Entlastung der erkrankten Tibiakopfapophyse kommt.

Tibia vara infantum et juvenum

Synonym: Blount's disease.

Ätiopathogenese. Siehe aseptische Knochennekrosen, S. 106.

Klinik. Die aseptische Nekrose des medialen Anteils der proximalen Tibiametaphyse tritt im 6.−12. Lebensjahr meist unilateral auf. Klinisch imponiert ein Genu varum bzw. Crus varum.

Röntgen. Der mediale Tibiakondylus zeigt Kalksalzminderung, er fällt nach medial ab; die Kortikalis ist medial verdickt. Der Krümmungsscheitel des entstehenden Crus varus liegt kniegelenknah.

Differentialdiagnose. Rachitisches O-Bein (meist doppelseitig mit Hauptkrümmung im distalen Unterschenkeldrittel), Crus varum congenitum (auch einseitig, jedoch Krümmung weiter distal, typisches Röntgenbild).

Therapie. *Konservativ.* Entlastung durch Thomas-Splint, korrigierende Gipsliegeschalen, durchblutungsfördernde Maßnahmen.

Operativ. Bohrungen der erkrankten Tibiametaphyse werden zur Anregung der Vaskularisierung empfohlen. Ist eine klinisch relevante Achsenfehlstellung konservativ nicht zu beseitigen, so erfolgt korrigierende Osteotomie als Pendelosteotomie.

Apophysitis calcanei

Ätiopathogenese. Siehe aseptische Knochennekrosen, S. 106.

Klinik. Die aseptische Nekrose der Kalkaneusapophyse tritt vorwiegend zwischen dem 5. und 12. Lebensjahr auf, das weibliche Geschlecht ist häufiger betroffen. Oft im Anschluß an eine Überlastung beim Sport und Spiel treten Schmerzen und Schwellungen im Bereich des Achillessehnenansatzes auf. Schmerzen werden durch passive Dorsalextension des Fußes oder Stehen auf der Fußspitze verstärkt. Der kranke Bereich ist druckschmerzhaft, oft auch merkbar verdickt. Doppelseitige Erkrankung ist möglich.

Röntgen. Die knöcherne Kalkaneusapophyse ist im Röntgenbild normalerweise erst vom 5. Lebensjahr an sichtbar, Synostosierung im 12. Lebensjahr. Liegt eine aseptische Nekrose vor, so ist der Apophysenspalt verbreitert und unregelmäßig begrenzt, die Apophyse selbst verdichtet oder fragmentiert, oft zeigt sich eine wolkige Knochenfeinstruktur. Da bereits im Normalfall mehrere Ossifikationszentren der Apophyse vorliegen können, ist zur Abgrenzung gegenüber pathologischen Befunden eine Vergleichsaufnahme der Gegenseite notwendig.

Differentialdiagnose. Tumoren, Tbc, Osteomyelitis.

Therapie. Bei geringen Beschwerden genügt Absatzerhöhung um 1,5−2 cm und Einlagenversorgung, bei der der Bereich der Apophyse durch zwei in die Fersenkappe eingeklebte Filzstreifen entlastet wird. Bei stärkeren Beschwerden erfolgt Ruhigstellung im Unterschenkelgipsverband bei mittlerer Spitzfußstellung über 4−6 Wochen, anschließend Behandlung wie oben. Lokale hyperämisierende Maßnahmen können den Heilungsverlauf unterstützen und lindern oft bestehende Schmerzen.

Osteochondrose des Os naviculare

Synonym: Morbus Köhler I.

Klinik

Die Erkrankung betrifft vorwiegend Jungen im Alter zwischen 3 und 8 Jahren; in 30% doppelseitiger Befall.
Zunehmend klagen die Kinder über belastungsabhängige Schmerzen im Mittelfuß und in der distalen Fußwurzel. Schmerzen können auch nachts auftreten. Schonhinken. Über dem Os naviculare geringe Schwellung und Druck- sowie Stauchungsschmerzhaftigkeit. Schmerzbedingte Fehlhaltung des Fußes kann zur Schmerzkontraktur überleiten.

Röntgen

Im Verlauf zunehmende Verdichtung. Fragmentierung und Abplattung des Os naviculare (Abb. 6.**10**). Normalisierung der knöchernen Feinstruktur, meist unter Deformierung des betroffenen Knochens. Das übrige Fußskelett zeigt deutliche Kalksalzminderung.

Differentialdiagnose

Tumor, Tbc, Osteomyelitis.

Therapie

Im gut anmodellierten Unterschenkelgipsverband wird der Fuß ca. 4−6

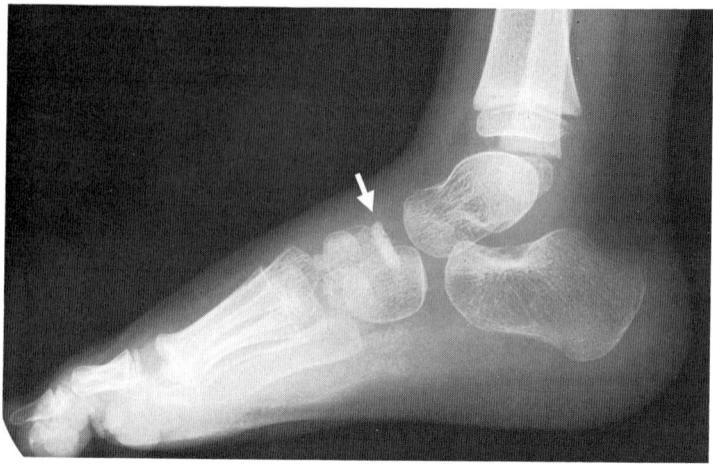

Abb. 6.10 Morbus Köhler I. Typische Abplattung und Verdichtung des Os naviculare.

Wochen entlastet. Anschließend werden nach Gipsabdruck gutsitzende, entlastende Einlagen verordnet. Kommt es zu einer Formänderung des Os naviculare (präarthrotische Deformität) mit frühzeitiger Arthrose deformans, so können die damit verbundenen Reiz- und Schmerzzustände nur durch operative Versteifung der betroffenen Gelenke beseitigt werden.

Osteochondrose am Metatarsalköpfchen

Synonyme: Morbus Köhler II, Köhler-Freiberg-Erkrankung.

Ätiopathogenese

Der Überlastung des II., geringer auch des III. und IV. Mittelfußköpfchens beim Spreizfuß scheint hier eine ursächliche Bedeutung zuzukommen. Daneben ist die ungünstige Gefäßversorgung der Epiphysen der Mittelfußknochen von Bedeutung.

Klinik

Aseptische Nekrose des Mittelfußköpfchens II, seltener auch III und IV vorwiegend bei weiblichen Patienten zwischen dem 10. und 18. Lebensjahr in Kombination mit Spreizfuß.

Die zum Teil erheblichen belastungsabhängigen Schmerzen im Bereich des Vorfußes können exakt über dem betroffenen Mittelfußköpfchen lokalisiert werden. Abrollen des Fußes ist schmerzhaft, unharmonisches Gangbild. Im frühen Stadium Druckschmerz auf der Dorsalseite des Fußes über dem

Metatarsalköpfchen. Zur Entlastung wird der Fuß betont auf dem Außenrand aufgesetzt. Später Schwellungszustände des Vorfußes. In ausgeprägten Fällen können im Endzustand die Zehen kontrakt sein und im Grundgelenk subluxiert stehen.

Röntgen
Röntgenologische Zeichen können anfangs trotz Beschwerden fehlen. Zum Zeitpunkt der Abschwellung der umgebenden Weichteile Verdichtungen und Strukturaufhellungen, im Spätstadium ist die Gelenkfläche des Metatarsalköpfchens abgeflacht, verbreitert oder becherförmig verformt (Abb. 6.**11**). Frühzeitige Entwicklung einer Arthrose.

Therapie
Konservativ. Der erkrankte Bezirk muß entlastet werden. In ausgeprägten Fällen temporär Bettruhe. Meist ist ein unter den Metatarsalia ein gut anmodellierter Gipsverband ausreichend, anschließend Einlageversorgung mit guter Quergewölbeabstützung. Reizzustände im Gelenk können durch antiphlogistische Maßnahmen, in Extremfällen durch eine Cortisoninjektion beeinflußt werden.

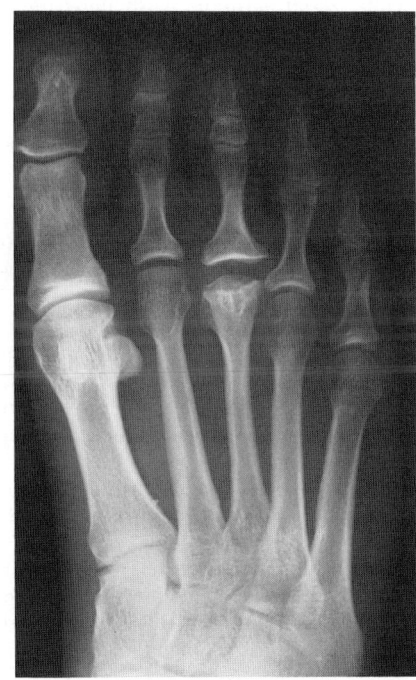

Abb. 6.**11**   Morbus Köhler II. Betroffen ist der 3. Strahl. Das Metatarsalköpfchen ist abgeflacht und verbreitert durch osteophytäre Anbauten auch die Basis der Grundphalanx III.

Operativ. Liegt eine schmerzhafte Arthrose vor, kann die Arthroplastik mit gleichzeitiger Zweidrittelresektion der Grundphalanx der betroffenen Zehen notwendig werden.

Osteochondrose des Os lunatum

Synonyme: Morbus Kienböck, Lunatummalazie.

Ätiopathogenese
Ererbte Disposition wird diskutiert. Mechanischen Überlastungen durch Mikrotraumatisierung (Arbeit mit Preßlufthammer) scheint eine Bedeutung zuzukommen (Berufskrankheit). Minusvariante der Ulna als Ursache einer überhöhten Belastung des Os lunatum wird ebenfalls diskutiert.

Klinik
Die Erkrankung betrifft fast ausschließlich Männer (vorwiegend Handarbeiter) im Alter zwischen 20 und 30 Jahren. Die rechte Seite ist häufiger betroffen als die linke. Bei kraftvollem Gebrauch wird über Schmerzen im Bereich der mittleren Handwurzel geklagt. Druckschmerz über dem Os lunatum. Die Volarflexion im Handgelenk ist frühzeitig eingeschränkt, Schmerzkontrakturen. Ausheilung unter Deformierung und Entwicklung einer Handwurzelgelenkarthrose führen zu dauernden Bewegungs- und Belastungsschmerzen des Handgelenks und der gesamten Handwurzel.

Röntgen
Zu Beginn leichte subchondrale Aufhellung und geringe Verbreiterung der angrenzenden Gelenkspalten. Im weiteren Verlauf Zusammensinterung des Os lunatum und Verdichtung der Knochenstruktur, zunehmende zystische Aufhellung und oft hochgradige Deformierung. Die von der Deformierung des Os lunatum ausgehende Handwurzelarthrose betrifft auch die Gelenkflächen oder angrenzenden Knochen (Abb. 6.12).

Therapie
Konservativ. Zu Beginn der Erkrankung Ruhigstellung im Gipsverband, hyperämisierende Maßnahmen. Liegen schmerzhafte arthrotische Veränderungen vor und stimmt der Patient einer operativen Behandlung nicht zu, so wird eine Arthrodesenlederhülse (Unterarm – Hand) für das betroffene Handgelenk gegeben. Berufswechsel.
Operativ. Bei erhaltener Form des Os lunatum und großzystischer Aufhellung Auffüllung des Defekts durch autologe Spongiosa. Bei Deformierung des Os lunatum und Handwurzelarthrose erfolgt Arthrodese der betroffenen Gelenke, um schmerzfreie Belastbarkeit zu erreichen. Die Kienböck-Erkrankung ist in vier verschiedene Stadien einzuteilen, den Stadien entsprechend werden unterschiedliche operativtherapeutische Maßnahmen vorgenommen. In den Anfangsstadien werden Niveauoperationen, d. h. Verkür-

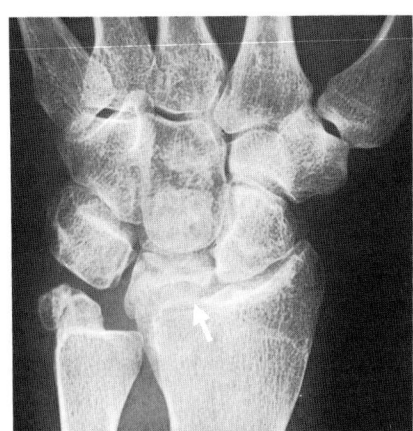

Abb. 6.**12**   Morbus Kienböck.
Osteochondrose des Os lunatum.
Das Os lunatum (Pfeil) ist verdichtet und zusammengesintert; angrenzende Gelenke zeigen Zeichen beginnender Arthrose.

zungsosteotomien des Radius bei relativer Radiusüberlänge, vorgenommen. In fortgeschritteneren Stadien wird der endoprothetische Ersatz des Os lunatum mit Silasticspacer oder Interposition einer autologen Sehne durchgeführt. Sekundäre Radiokarpalarthrosen bedingen bei Therapieresistenz die Handgelenkarthrodese.

7 Entzündungen der Knochen und Gelenke

Osteomyelitis

Synonym: Osteitis.

Unter dem Überbegriff Osteomyelitis werden Krankheitsbilder mit Knocheninfektionen verschiedener Prägung zusammengefaßt.
Den typischen Verlaufsformen, dem Infektionsweg und dem Alter des Betroffenen wird das Schema Abb. 7.**1** gerecht. Im Vordergrund stehen die unspezifischen Knocheninfektionen, von denen die spezifischen Infektionskrankheiten des Knochens (Tbc, Typhus, Lues) abzugrenzen sind.

Akute hämatogene Osteomyelitis

Ätiopathogenese
Die Infektion nimmt ihren Ausgang von Otitiden, Anginen, Pyodermien und anderen Streuherden. Es kommt zu einem bevorzugten Befall der Metaphysen langer Röhrenknochen. Durch die Havers-Kanäle dringt die Infektion nach außen und greift auf das Periost über. Die eitrige Periostitis führt zum

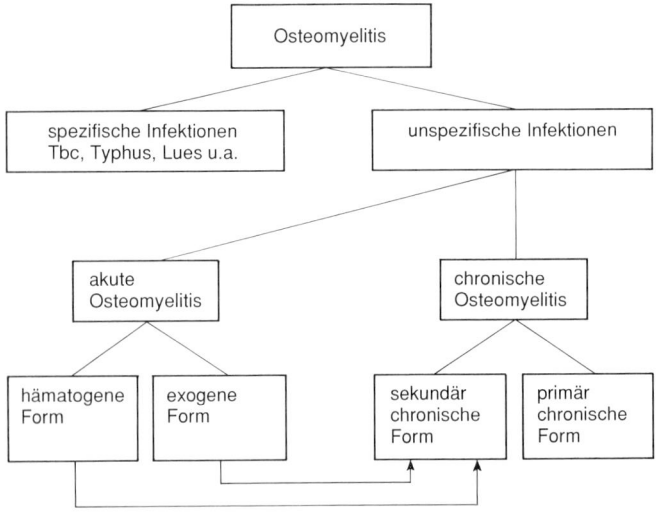

Abb. 7.**1** Einteilung der Osteomyelitis.

subperiostalen Abszeß, wodurch Teile der Kortikalis ihren Anschluß an die Ernährung verlieren und nekrotisch werden. Am Übergang vom gesunden zum kranken Knochen bildet sich Granulationsgewebe, das die Demarkierung des nekrotischen Areals als Sequester bewirkt.

Klinik

In den verschiedenen Lebensabschnitten bestehen Abweichungen in bezug auf Lokalisation und Verlauf.

Die Osteomyelitis der Neugeborenen kann z.B. infolge einer Nabelschnurinfektion auftreten. Der Säugling hat in den ersten Monaten keine ausreichende immunbiologische Abwehr, wenn die von der Mutter übertragenen Antikörper schwinden. So braucht der Allgemeinzustand nicht mit der Schwere des Lokalbefunds übereinzustimmen.

Hohes Fieber, schlechter Allgemeinzustand, Schwellung und Überwärmung der betroffenen Extremität erleichtern die Diagnosestellung. Im Kindes- und Jugendalter bestehen keine direkten Gefäßverbindungen zwischen Metaphyse und Epiphyse. Der Infekt kann die natürliche Grenze der Epiphysenplatte nicht durchbrechen und bereitet sich in der Regel diaphysenwärts aus, wo später osteolytische Herde auftreten. Eine Ausnahme bildet das Hüftgelenk. Hier reicht die Gelenkkapsel bis in die Bereiche der Metaphyse, so daß der Defekt unter Umgehung der Epiphysenfuge in das Gelenk vordringen kann.

Beim Erwachsenen ist die akute hämatogene Osteomyelitis selten. Wegen der festen Verbindung des Periosts mit dem Knochen kommt es seltener zu subperiostalen Abszessen und nachfolgender Sequesterbildung. Meist entstehen Fisteln nach großen extraperiostalen Abszessen. Dagegen ist der Übergang in eine sekundär chronische Form häufiger als im Kindesalter.

Röntgen

Das gesunde Periost der Umgebung reagiert mit vermehrter Knochenneubildung. Sklerotische Knochenschalen, die sich so um den Herd ausbilden, führen zu dem typischen Bild der Totenlade. Der Herd kann in die Weichteile perforieren, es bildet sich eine Phlegmone, die nach außen durchbrechen kann. Auf diesem Wege entsteht eine Fistel.

Therapie

Der Erfolg der Behandlung hängt entscheidend vom Zeitpunkt der Diagnosestellung und der exakten Kenntnis der Erreger und ihrer Resistenz ab. Bereits bei der Verdachtsdiagnose muß mit einer antibiotischen Behandlung begonnen werden. In jedem Fall hat eine Krankenhauseinweisung zu erfolgen. Solange der Erregertyp und die Resistenzlage unbekannt sind, wird eine Antibiotikakombination gegeben, die eine möglichst breite Wirksamkeit garantiert. Die Punktion des Entzündungsherdes, bakteriologische Untersuchungen des Punktats und Resistenzbestimmungen sind frühestmöglichst anzustreben, um dann gezielt antibiotisch behandeln zu können. Im Gegen-

satz zur alten Lehrmeinung wird ein eitriger Entzündungsherd früh ausgeräumt und mit Spül-Saug-Drainage versorgt. Entsprechendes gilt für den
Pyarthros.
Bei der Therapie muß beachtet werden, daß der Knochenprozeß nur Teil
einer allgemeinen Infektion darstellt. Alle auch sonst bei Infektionskrankheiten gültigen Regeln müssen bedacht werden. Die allgemeine Abwehrlage
kann durch Gammaglobulingaben unterstützt werden. Eventueller Eiweiß-
verlust durch Fistelung muß ausgeglichen werden.
Die betroffene Extremität muß im Gipsverband absolut ruhiggestellt werden. Gelingt es nicht, eine Abszedierung zu verhindern, so ist es besser,
wiederholt zu punktieren als zu drainieren, um die Gefahr einer Superinfek-
tion kleinzuhalten.
Durch die Einführung der Antibiotikatherapie kann eine Trepanation oder
Sequestrotomie beim Kind weitgehend vermieden werden. Dem Säugling
gelingt sogar häufig eine Revitalisierung der Nekrosebezirke.

Akute exogene Osteomyelitis

Ätiopathogenese

Die Infektion erfolgt durch äußeren Kontakt mit den Erregern. Dies ist
häufig eine Verletzungsfolge, so daß sich auch die Bezeichnung posttraumatische Osteomyelitis eingebürgert hat. Im Vordergrund stehen offene Verletzungen mit Knochenbeteiligungen.
Periostverletzungen oder subperiostale Hämatome können ebenfalls zum
Ausgangspunkt einer exogenen Osteomyelitis werden. Auch reine Weichteilverletzungen können zur Knocheninfektion führen. So kann z. B. der
subkutane Entzündungsherd beim Panaritium durch Penetration zum Panaritium ossale werden. Alle Operationen an Knochen und Gelenken, die eine
Osteomyelitis nach sich ziehen, gehören ebenfalls in die Gruppe. Das Einführen von Metallimplantaten zur Frakturstabilisierung oder bei Korrekturosteotomien hat zu eigenen Krankheitsbildern geführt (Abb. 7.**2**).

Klinik

Die Diagnose ist meist schon aus der Anamnese zu stellen. Der Verlauf der
Knocheninfektion hängt von der Menge und Virulenz der eingedrungenen
Keime sowie von der lokalen und allgemeinen Abwehrkraft des Körpers ab.

Röntgen

Die Bohrlochosteomyelitis ist eine der häufigsten Komplikationen. Nach
Küntscher-Nagelung kann es zur Markphlegmone kommen. Bei den Platten-
osteosynthesen beschränkt sich die Infektion meist auf die Umgebung der
Platte, während Sequestrierungen selten beobachtet werden.

Therapie

Die Behandlung unterliegt den gleichen Prinzipien wie bei der hämatogenen

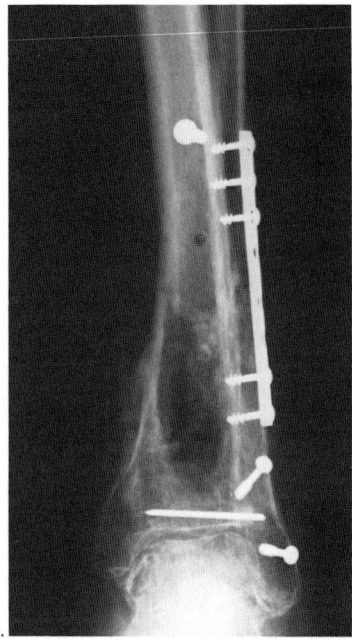

Abb. 7.**2**   Osteomyelitis nach Osteosynthese.

Form. Es gilt, mit allen Mitteln den Übergang in die sekundär chronische
Form zu verhüten. Osteosynthesematerial, das seine Aufgabe nicht erfüllt,
muß entfernt werden, da es als Fremdkörper die Infektion unterhalten kann.

Sekundär chronische Osteomyelitis

Ätiopathogenese
Trotz moderner Antibiotika stellt die sekundär chronische Osteomyelitis
auch heute noch eine schwer heilbare Erkrankung dar. Als Spätzustand nach
unzureichend bekämpfter akuter hämatogener Osteomyelitis ist sie seltener
als nach Traumen mit anschließenden Infektionen.

Klinik
Die Diagnose ergibt sich aus der Vorgeschichte. Vermehrte Fistelsekretion
ist ein Zeichen für einen zu erwartenden akuten Schub, was auch mit einfachen Laboruntersuchungen (BSG, Blutbild, Elektrophorese) zu belegen ist.
Eine Amyloidose als Komplikation chronischer Entzündung muß ausgeschlossen werden. Die Kongorotprobe ist heute verlassen. Statt dessen wird
eine Gewebeprobe aus der Rektumschleimhaut zum Nachweis der Amylo-

idose entnommen. Eine weitere Komplikation stellen die Fistelkarzinome dar, die sich aus über Jahre bestehenden Fistelgängen entwickeln können.

Röntgen

Die osteomyelitischen Herde werden durch einen sklerotischen, schlecht durchblutenden Saum zum gesunden Knochen hin abgeschlossen, was die primären Ausheilungschancen verschlechtert. In der Knochennarbe können kleine Abszeßherde über Jahre bestehen bleiben und später wieder aktiv werden.

Wichtig ist es, die Ausdehnung des osteomyelitischen Herdes abzugrenzen, was oft nur mit Hilfe von Röntgenschichtaufnahmen gelingt. Durch Fistelfüllungen ist es möglich, auch die betroffenen Weichteilareale in ihrer Gesamtausdehnung festzustellen und eine eventuelle Gelenkbeteiligung auszuschließen bzw. zu beweisen. Ausgedehnte osteomyelitische Herde und die damit verbundene allgemeine Knochenatrophie der betroffenen Extremität erhöhen die Frakturbereitschaft.

Therapie

In der Regel ist nur eine operative Revision des Herdes erfolgreich. Daneben muß die Antibiotikatherapie streng weitergeführt werden, um eine Ausweitung der Infektion auf den gesunden Knochen zu verhindern. In das revidierte Gebiet können Antibiotikakugeln (PMMA-Kugeln) eingelegt werden, die man nach 3—4 Wochen wieder entfernen muß.

Bei der Revision wird der Knochen bis ins Gesunde abgetragen und aus der Höhle eine Mulde gebildet. Der entstehende Hohlraum kann mit einem Muskellappen oder autologer Spongiosa aufgefüllt werden, um eine bessere Durchblutung des Bezirks zu erreichen. Größere Herde können oft nur unter Opferung der Kontinuität des Knochens ausgeräumt werden. Die resultierende Defektpseudarthrose darf erst nach entzündungsfreiem Intervall von 1—2 Jahren operativ angegangen werden (Abb. 7.**3**). In besonders schweren Fällen kann eine Amputation erforderlich werden.

Besondere Bedeutung auch nach konsequenter operativer Ausräumung des Herdes muß der Spül-Saug-Drainage zugesprochen werden. Über ein Drainagesystem wird hierzu eine antibiotische Dauerspülung angelegt, um die entstehende Höhle zu spülen und das Antibiotikum am Ort der Entzündung zu applizieren (Abb. 7.**4**). Anfallende Nekroseteile und Sekret können ebenfalls durch das Schlauchsystem abgesaugt werden. Bevor das Spülsystem endgültig entfernt wird – meist nach 6—8 Wochen –, wird stundenweise abgeklemmt. Die Drainagen dürfen entfernt werden, wenn keine Verhaltung mehr auftritt.

Primär chronische Osteomyelitis

Ätiopathogenese. Eine günstige immunbiologische Abwehrlage des Körpers läßt eine Ausbreitung der Infektion nicht zu. Es kommt somit nur zu abgekapselten Entzündungsarealen. Man unterscheidet zwei Sonderformen.

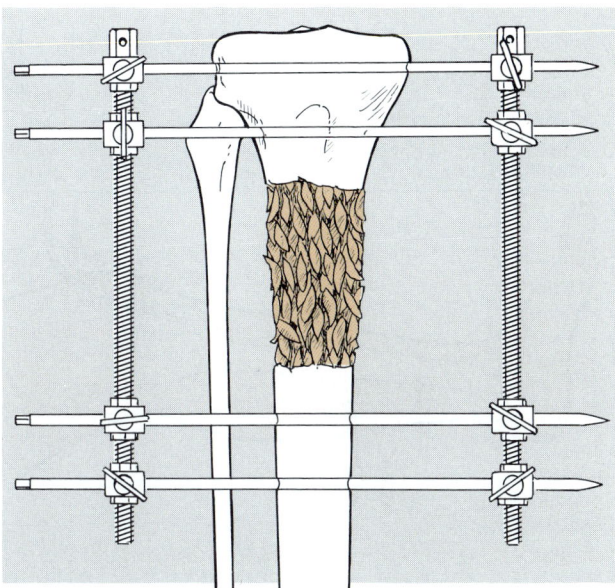

Abb. 7.**3** Schematische Darstellung der Behandlung einer Defektpseudarthrose mittels Spongiosaauffüllung und Stabilisierung durch einen Fixateur externe.

Brodie-Abszeß

Klinik. Meist sind ältere Kinder oder Jugendliche betroffen. Das Entzündungsgeschehen spielt sich immer im metaphysischen Bereich langer Röhrenknochen ab und beginnt schleichend. Später klagen die Patienten über Schmerzen, vornehmlich nachts, und die erkrankte Knochenpartie wird klopfschmerzhaft. Symptomatische Gelenkergüsse können auftreten. Die Laborwerte weisen auf ein chronisch entzündliches Geschehen hin.

Röntgen. Das Röntgenbild zeigt einen meist runden Aufhellungsbezirk mit sklerotischem Rand (Abb. 7.**5**).

Differentialdiagnose. Knochenzysten, Enchondrome und beginnende Osteosarkome.

Therapie. Der Herd wird ausgeräumt und bei großer Ausdehnung mit autoplastischer Spongiosa aufgefüllt. Ein primärer Wundverschluß ist unter Antibiotikaschutz möglich.

Osteomyelitis sclerosans

Ätiopathogenese. Im Gegensatz zum Brodie-Abszeß befällt die Osteomyelitis sclerosans fast ausschließlich die Diaphysen der langen Röhrenknochen, was eine hämatogene Aussaat der Keime in Frage stellt.

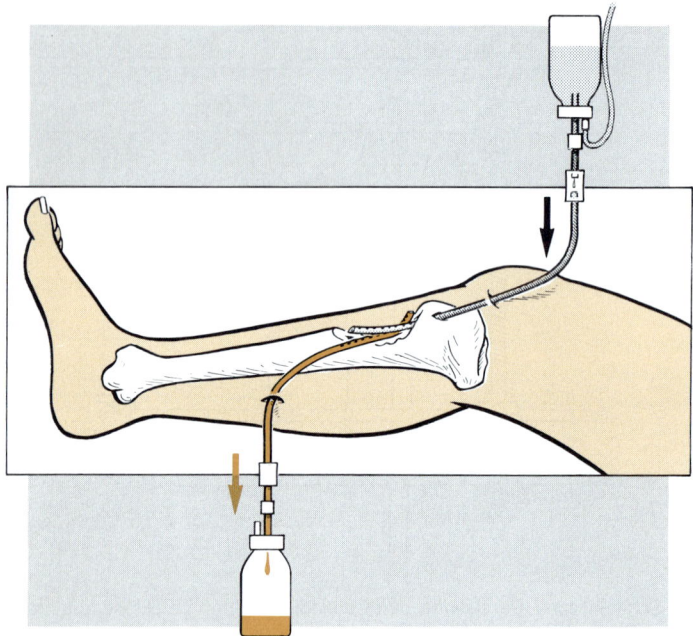

Abb. 7.**4** Spül-Saug-Drainage.

Klinik. Die Beschwerden und der Lokalbefund sind untypisch. Die Laborwerte zeigen Veränderungen im Sinne eines chronischen Entzündungsgeschehens.
Röntgen. Man sieht eine vermehrte Sklerosierung, die auch in den Markraum reichen kann.
Differentialdiagnose. Osteoidosteom.
Therapie. Abtragung und Ausmuldung des betroffenen Bezirks, was in der Regel ohne Opferung der Kontinuität gelingt.

Spina ventosa

Ätiopathogenese. Tuberkulöser Prozeß. Granulierende oder verkäsende Ostitis. Sequesterbildungen, Fistelbildungen und periostale, oft zwiebelschalenartige Ossifikationen kommen vor.
Klinik. Es erkranken bevorzugt Kleinkinder, selten Jugendliche und Erwachsene. Erkrankungsort sind kurze Röhrenknochen (Metakarpalia und Phalangen). Auftreibung von Finger oder Zeh mit Druckschmerz und Überwärmung sind charakteristisch. Fistelbildung kann auftreten.

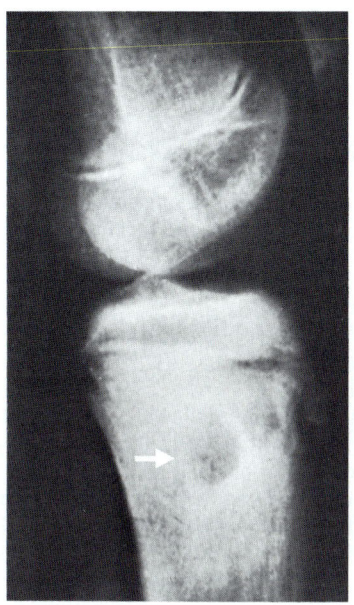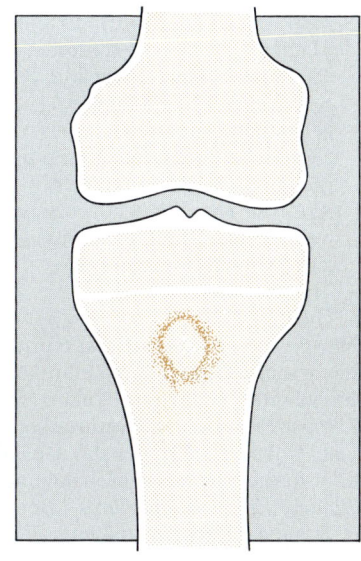

Abb. 7.5 Brodie-Abszeß im Tibiakopf.

Röntgen. Zystische Aufhellungen, Kortikalisverdünnungen, zum Teil erhebliche Knochenauftreibungen und periostale Reaktion.
Therapie. *Konservativ.* Tuberkulostatische Therapie, Immobilisierung.
Operativ. Sequesterentfernung, Herdausräumung. Bei Durchbruch des Prozesses in ein benachbartes Gelenk Resektion bzw. Amputation.

Arthritis

Gelenkerguß
Die Einteilung der Gelenkergüsse erfolgt nach der Vielfalt ätiopathogenetischer Faktoren und der Beschaffenheit. Komplikationen entstehen durch Überdehnung des Kapsel-Band-Apparats bis zur Entwicklung eines Schlottergelenks, durch Kompression von Gelenkkapselkapillaren mit konsekutiven Durchblutungsstörungen, durch enzymatisch bedingte Destruktion des Gelenkknorpels (Präarthrose), durch Verminderung der Schmierfähigkeit der Gelenkflüssigkeit.
Nach der Beschaffenheit werden seröser Erguß (Hydrops), serofibrinöser Erguß, eitriger Erguß (Pyarthros) und blutiger Erguß (Hämarthros) unterschieden.

Seröser Erguß (Hydrops). Er entsteht durch entzündliche Veränderungen der Gelenkkapsel, hervorgerufen durch
- Traumatisierung (Distorsion, Prellung),
- gelenknahe Entzündungen,
- gelenknahe Tumoren,
- allergische Reaktionen (para- und postinfektiöses Rheumatoid),
- rheumatische Erkrankungen,
- Arthrose (bei der Knorpelzerstörung werden Enzyme und Polypeptide frei, die über die Gelenkflüssigkeit die Gelenkkapsel erreichen und hier eine Synovitis induzieren),
- Tbc, Gonorrhö
- Gicht.

Serofibrinöser Erguß. Er ist typisch für chronische Polyarthritis, bei der oft das gesamte Gelenk durch Fibrinausschwitzungen ausgefüllt ist, sowie ausgeprägte intra- und paraartikuläre Entzündungen.

Eitriger Erguß. Zum Pyarthros kommt es bei bakteriellen Gelenkentzündungen, wobei die Erreger das Gelenk durch offene Verletzung, hämatogen oder fortgeleitet aus der Umgebung, erreichen.

Blutiger Erguß (Hämarthros). Bei intraartikulären Blutgefäßeröffnungen:
- Trauma: Kapselzerreißung, basisnaher Meniskusabriß, intraartikuläre Frakturen (wobei der blutige Erguß meist mit Fetttröpfchen durchmischt ist),
- Hämophilie,
- Tumoren.

Punktion des Gelenks

Sie sollte möglichst sofort erfolgen zur Vermeidung von Überdehnungen des Kapsel-Band-Apparats, von enzymatischen Schädigungen des Gelenkknorpels und zur differentialdiagnostischen Klärung (Untersuchung des Punktats).

Bei Entzündungen der Gelenkkapsel sind im Punktat hochmolekulare Eiweißkörper des Blutes und eine erhöhte LDH-Aktivität nachweisbar, oft auch ein erhöhter Cholesterinspiegel. Bei der chronischen Polyarthritis können im Punktat Rheumafaktoren positiv sein. Der Nachweis von Erregern im Punktat sichert die Diagnose. Ist das Punktat steril und findet sich eine Lymphozytose, so kann eine Arthritis tuberculosa vorliegen. Eine Eosinophilie spricht für eine allergische Reaktion. Beim Vorliegen einer Gichtarthropathie können Uratkristalle nachgewiesen werden. In gleicher Weise können bei der mikroskopischen Untersuchung des Punktats, die der bakteriologischen Untersuchung und evtl. dem Tierversuch vorausgeht, Tumorzellen gesehen werden.

Infektarthritis

Synonyme: eitrige Arthritis, bakterielle Arthritis.

Ätiopathogenese

Krankheitserreger sind Staphylokokken, Streptokokken, Pneumokokken, Koli-, Typhus- und Paratyphusbazillen und seltener Gonokokken. Zur Infektion des Gelenks kommt es durch
- direkte Keimbesiedelung (Gelenkpunktion, Injektion, offene Verletzung, Operation);
- hämatogene bakterielle Fernmetastasen bei Nabelschnurinfektionen, Otitis media, eitrige Angina, eitrige Bronchitis, bakterielle Infektion bei Impetigo, Varizellen, Zahngranulom, Gallenblasenempyem, bakterielle Erkrankungen des Urogenitaltrakts, Panaritium u. a. Der Intensität der Blutversorgung entsprechend erfolgt die Absiedelung beim Kind zunächst in Epi- und Metaphyse, von dort ist ein Durchbrechen des Entzündungsherds in das Gelenk möglich. Beim Erwachsenen primäre Absiedelung bakterieller Metastasen vorwiegend in die Gelenkkapsel.
- Einbruch gelenknaher bakterieller Entzündungsprozesse (Osteomyelitis, Phlegmone, paraartikulärer Abszeß).

Die Arthritis kann serös, serofibrinös oder purulent sein. Letztere kann sich aus der serösen bzw. serofibrinösen Form entwickeln. Andererseits kann primär ein Gelenkempyem entstehen.

Nach Lokalisation und Ausprägung der Infektion werden Kapselphlegmone, Gelenkempyem und Panarthritis unterschieden.

Bei der Infektarthritis kann es zur enzymatischen Zerstörung des Gelenkknorpels, oft auch zu erheblicher Destruktion der knöchernen Gelenkkörper kommen. Fehlstellungen bis zur Luxation, zum Teil irreparable Kontrakturstellungen, aber auch fibröse oder knöcherne Versteifung (Ankylose) können als Endzustand entstehen.

Besonders folgenschwer kann die Infektarthritis am wachsenden Skelett auftreten. Als direkte Schädigung des Gelenks kann Destruktionsluxation (Säuglingskoxitis) auftreten. Werden die Wachstumsfugen ganz oder teilweise zerstört, so ist Fehlwachstum die Folge.

Klinik

Kommt es durch direkte Keiminokulation (offene Gelenkverletzung, Gelenkpunktion) zur Arthritis, so ist nur das verletzte Gelenk erkrankt. Bei der hämatogenen metastatischen Arthritis jedoch kann ein mono- oder auch oligoartikulärer Befall vorliegen. Betroffene Gelenke sind geschwollen, gerötet und überwärmt. Bei zum Teil höchstgradigem Schmerz wird Schonhaltung eingenommen und jede Bewegung ängstlich vermieden. Das Allgemeinbefinden ist bei hohen Körpertemperaturen erheblich beeinflußt. Sehr hohe BSG, Leukozytose, Linksverschiebung.

Der Gelenkerguß ist bei seröser Form deutlich, bei fibrinöser weniger stark ausgeprägt. Ausgedehnte Ergußbildungen können durch Kapsel-Band-Überdehnungen zum Schlottergelenk mit Subluxation oder Luxation führen.

Frühzeitig treten reflektorische Weichteilkontrakturen auf. Später können ossäre und arthrogene Kontrakturen, fibröse, hochschmerzhafte Wackelsteifen oder Ankylosen entstehen. Bei Kinder ist Fehlwachstum möglich.

Röntgen

Auftreibung, evtl. Verdichtung von Gelenkkapsel und periartikulären Weichteilen; bei Ergußbildung Verbreiterung des Gelenkspalts. Nach ca. 3 Wochen beginnende diffuse Kalksalzminderung, evtl. umschriebene Osteolysen, unscharfe Zeichnung und Usurierung der Gelenkflächen, zunehmende knöcherne Destruktion, evtl. Subluxationen und Luxationen (Abb. 7.6). Als Spätbefund hochgradig arthrotische Deformierung oder Ankylose.

Differentialdiagnose

Akuter Gelenkrheumatismus, Rheumatoid, Tuberkulose, maligne Knochentumoren (Ewing-Sarkom).

Therapie

Gelenkpunktion (serologische, bakteriologische und histologische Untersuchung, Kultur anlegen und Resistenzbestimmung). Immobilisierung des Gelenks in Arthrodesenstellung. Bis zum Vorliegen der Resistenzbestimmung Breitspektrumantibiotika, zusätzlich Antiphlogistika. Liegt Resistenzbestimmung vor, so wird der Austestung entsprechend das Antibiotikum gewechselt oder beibehalten.

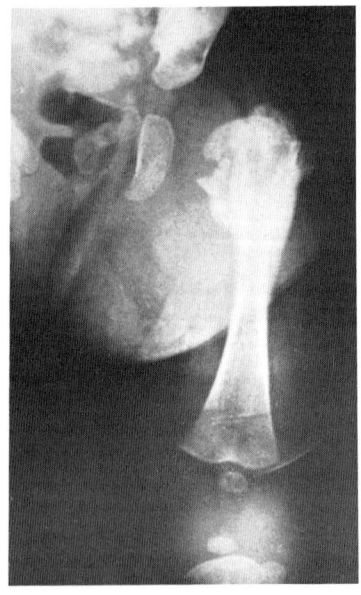

Abb. 7.**6** Destruktionsluxation linke Hüfte bei Säuglingskoxitis.

Zeigt die einleitende Punktion, daß es sich um ein Empyem handelt, so sollte eine Spül-Saug-Drainage evtl. als orthopädischer Eingriff eingelegt werden. Antibiotika können intraartikulär gegeben werden. Die Immobilisierung und Entlastung des Gelenks wird aufgegeben, wenn allgemeine oder lokale Entzündungszeichen nicht mehr nachweisbar sind. Evtl. wird frühzeitig eine Synovektomie mit sofort einzuleitenden Bewegungsübungen durchgeführt. Ist bei Kindern Fehlwachstum zu erwarten, wird bis Wachstumsabschluß kontrolliert, ggf. erfolgen stellungskorrigierende Operationen. Verbleiben Gelenkdestruktionen (sekundäre Arthrose), unter Umständen mit hochgradiger schmerzhafter Einsteifung, so wird dem Befund entsprechend behandelt (Korrekturosteotomie, Arthrodese).

Coxitis tuberculosa

Ätiopathogenese

Die primär synoviale Form der Tuberkulose ist von der primär ossären Form zu unterscheiden. Während bei der primär synovialen Form schon eine intraartikuläre Tuberkulose vorliegt, handelt es sich bei der ossären Form zunächst noch um eine extraartikuläre Infektion. Nach Durchbruch des Infektherds aus dem koxalen Femurende oder der Gelenkpfanne in das Gelenk kommt es zur eigentlichen Coxitis tuberculosa.

Bei der primär ossären Form bildet sich infolge einer Mitreaktion der Gelenkkapsel ein symptomatischer Gelenkerguß. Bei der primär synovialen Form entsteht käsiger, zumeist nur geringer Erguß. Es entwickelt sich eine Hypertrophie der tuberkulös veränderten Gelenkkapsel. Tuberkulöse Granulome können verkäsen. Durchbruch durch die Gelenkkapsel nach außen kann zu Senkungsabszessen führen, die in die Leiste, in den Oberschenkel oder zum Gesäß wandern. Unbehandelt können höchstgradige Zerstörungen von Gelenkknorpel und Knochen entstehen.

Klinik

Die Erkrankung tritt überwiegend im Kindesalter bis zum frühen Erwachsenenalter auf. Meist unilateraler Befall.

Anamnestisch werden zunächst leichte Belastungsschmerzen im gesamten Hüftbereich mit Ausstrahlung in Oberschenkel und Knie angegeben. Nächtlicher Schmerz kann den Verdacht auf eine Coxitis tuberculosa lenken. Weiterer Verlauf: Schmerzhinken, Bewegungsschmerz, Leistendruckschmerz, Trochanterdruckschmerz und axialer Stauchungsschmerz der Hüfte sowie Muskelatrophie durch Schonung des Beines.

Zu Beginn der Erkrankung sind Abduktion und Überstreckung eingeschränkt. Im weiteren Verlauf entsteht eine konzentrische Bewegungseinschränkung, wobei die Neigung zur Beugeadduktionskontraktur vorherrscht (Verhinderung einer bleibenden Fehlstellung durch Gipsverband in Arthrodesenstellung).

Labor. BSG leicht bis mittelgradig beschleunigt. Differentialblutbild zeigt Lymphozytose. Wesentlich für die Verlaufsbeurteilung sind Blutbildkontrollen. Anämie und Linksverschiebung sind ungünstige Zeichen. Für Verlaufsbeurteilung ebenfalls geeignet ist die Intrakutanprobe nach Mendel-Mantoux. Wesentlich ist für die Sicherung der Diagnose der Nachweis von Tuberkelbazillen im Gelenkpunktat oder im erkrankten Kapsel- oder Knochengewebe (Probeexzision). Ein Tierversuch ist anzusetzen, er ist beweisend nur bei positivem Ausfall. Der negative Ausfall einer bakteriellen Untersuchung hat keine diagnostische Beweiskraft.

Röntgen

Bei der primär synovialen Form ist der Gelenkkapselschatten verbreitert und verdichtet, anfangs kann der Gelenkspalt durch Ergußbildung verbreitert sein. Angrenzende Skelettanteile zeigen diffuse Kalksalzminderung, die Gelenkflächen sind unscharf konturiert.

Bei primär ossären Herden sitzen diese im Bereich der Pfanne oder des Schenkelhalses und Oberschenkelkopfes, beim wachsenden Individuum distal der Epiphysenfuge. Osteolytische Herde mit reaktiver Randsklerose vergrößern sich schnell und neigen dazu, in den Gelenkraum durchzubrechen. Im weiteren Krankheitsverlauf können Subluxationen des Hüftgelenks entstehen. Zerstörung des Gelenkknorpels führt zu Gelenkspaltverschmälerung. Es können sich schwere Gelenkdeformierungen ausbilden.

Differentialdiagnose

Infektarthritis. Beginn meist akuter, BSG stark beschleunigt. Im Röntgenbild eher fleckige Atrophie und frühzeitige Gelenkspaltverschmälerung.

Osteomyelitis (Säuglingsosteomyelitis). Meist akuter Beginn, lokal und allgemein ausgeprägte Entzündungszeichen, stark beschleunigte BSG, Linksverschiebung im Differentialblutbild. Hochgradiger Bewegungsschmerz des betroffenen Hüftgelenks. Röntgenologisch deutliche Destruktion des gesamten Gelenks möglich. Diagnose durch Verlauf und Untersuchung des Gelenkpunktats.

Arthritis des rheumatischen Formenkreises (Still-Erkrankung bei Kindern). Meist mehrere Gelenke betroffen. Hohe BSG und Leukozytose, serologische Hinweise auf aktive Tuberkulose fehlen (Verlaufskontrolle).

Koxitis bei Brucellosen. Positiver Serumtest nach Wright, Erregernachweis in Gelenkflüssigkeit, Blut und Sputum. Ausgeprägte Kalksalzminderung und evtl. subchondrale Erosionen können nach wenigen Wochen auftreten. Schwerwiegende Destruktionen entwickeln sich meist nicht.

Coxitis gonorrhoica. Akuter Schmerz und Fieber. Bild der akuten schmerzhaften Gelenkentzündung. Der Ablauf der Destruktion ist schneller als bei der Coxitis tuberculosa. Die Art der Erkrankung wird durch Serologie und Erregernachweis bewiesen.

Coxitis luetica. Häufig symmetrischer Befall, Befund ausgeprägter als Beschwerdebild. Die Diagnose wird durch serologische und histologische Untersuchung von Blut und Gelenkpunktat gestellt. Tumoren sind bei differentialdiagnostischen Überlegungen stets einzubeziehen. Krankheitsablauf, Serologie und Röntgenbild, schließlich auch Probeexzision und histologische Untersuchung führen zur Diagnose.

Therapie

Konservativ. Als Allgemeinmaßnahme hat die Klimatherapie auch heute noch ihre Bedeutung.

Die *medikamentöse* Therapie mit Tuberkulostatika wird den jeweils modernsten Erkenntnissen entsprechend angewandt. Derzeit gilt folgendes Schema: Gesamtdauer der Behandlungszeit mit Tuberkulostatika ca. 2 Jahre, wobei etwa 6–9 Monate auf die klinische Phase, 15–18 Monate auf die häusliche Phase entfallen. Zu Beginn werden drei Medikamente kombiniert, später wird auf eine Kombination von zwei Medikamenten übergegangen, zuletzt wird lediglich ein Medikament gegeben.

Folgende Kombinationen werden eingangs empfohlen:
– INH, Rifampicin und Streptomycin nach Streptomycinmaximaldosis zu wechseln;
– INH, Rifampicin und EMB.

Die Handelsnamen, Dosierungen, Nebenwirkungen, Kontraindikationen und notwendigen Kontrollen sind Tab. 7.**1** zu entnehmen.

Bei der primär synovialen Form der Tuberkulose kann der Versuch unternommen werden, Streptomycin intraartikulär (3mal wöchentlich 1 g bis zu einer Gesamtdosis von 27–30 g) zu geben.

Ist operative Herdausräumung wegen der Lage des Herdes nicht möglich oder aus anderen Gründen kontraindiziert, so erfolgt konsequente Ruhigstellung im Becken-Bein-Fuß-Gips unter Einschluß des Oberschenkels der gesunden Seite. Während das Hüftgelenk der gesunden Seite abgespreizt eingegipst wird, wird das kranke Hüftgelenk in Arthrodesenstellung (mittlerer Gebrauchsstellung) immobilisiert (evtl. 1–2 Jahre). Nach Normalisierung der BSG und röntgenologischer Stabilisierung des entzündlichen Hüftgelenkprozesses kann in einem entlastenden Apparat (ggf. mit Beckenkorb) mobilisiert werden. Tritt innerhalb von ca. 6 Monaten kein Rezidiv auf, so kann langsam belastet werden.

Operativ. Noch nicht in das Gelenk durchgebrochene ossäre Herde sollten ausgeräumt werden. Die primär synoviale Tuberkulose ist eine klassische Indikation für die Synovektomie. Der Eingriff erscheint gerechtfertigt, wenn durch Tuberkulostatika Ausheilung nicht erreicht werden konnte. Der operative Eingriff ist unter Vorbehandlung und Schutz von Tuberkulostatika durchzuführen.

Heilt die Coxitis tuberculosa unter Fehlstellung aus, so ist die intertrochantäre Umstellungsosteotomie unter tuberkulostatischem Schutz indiziert.

Ist eine schmerzhafte Wackelsteife des Hüftgelenks zurückgeblieben, so wird die extraartikuläre Hüftarthrodese durchgeführt. Ein kortikospongiöser Eigenspan von der Tibia oder vom Beckenkamm wird zwischen Trochanter major und Pfannendach oder Femur und Sitzbein eingebracht.

Tabelle 7.1 Medikamente zur Behandlung der Knochen- bzw. Gelenktuberkulose

Wirkstoff	Handelsnamen	Dosierung	Nebenwirkungen	Kontraindikationen	Kontrollen
INH	Neoteben Rimifon Isozid	5–10 mg/kg oral oder i.v. Infusion max. Dosis 500 mg/Tag	ZNS, Polyneuritis Knochenmark Leber	Alkoholabusus Epilepsie Psychosen schwere Leberschäden Allergie	Leberwerte 4wöchentlich, Blutbild, Harnstatus alle 3 Monate
Rifampicin RMP	Rifa Rifmactan	10–12 mg/kg oral Kinder 20 mg/kg max. Dosis 750 mg/Tag	Magen, Darm Exantheme Rotfärbung des Urins	schwere Leberschäden Ikterus Gravidität Mens I–III	Leberwerte 4wöchentlich, Blutbild alle 3 Monate
Ethambutol EMB	Myambutol	25 mg/kg oral für 6 Wochen danach 15–20 mg/kg	Neuritis des N. opticus, bei Absetzen meist reversibel	Visusstörungen	augenärztliche Kontrolle vor Beginn der Behandlung, dann alle 4 Wochen
Streptomycin	Streptomycin Streptothenat	15 mg/kg i.m. oder i.v. max. Dosis 1000 mg/Tag (Gesamtmax.-Dosis beachten!)	Schädigung des N. VIII, Nieren, Haut, Allergie	Vorschädigung des N. VIII, Allergie, Frühgravidität, Niereninsuffizienz, Kombination mit Aminoglykosiden	HNO-Kontrolle N. VIII vor Beginn der Behandlung, dann alle 3 Wochen, Kreatinin, Urinstatus alle 4 Wochen, Blutbild alle 3 Monate

Weitere Medikamente wie PAS, Pyrazinamid, Protionamid u. a. bleiben Spezialfällen wie z. B. bei Resistenzentwicklung vorbehalten. Zu Beginn wird im allgemeinen eine Dreierkombination aus INH, Rifampicin und Streptomycin eingesetzt, später Austausch des Streptomycins gegen Ethambutol, evtl. Übergang auf Zweierkombination (aus Deutsches Zentralkomitee zur Bekämpfung der Tuberkulose: Chemotherapie der Tuberkulose).

Gonitis tuberculosa

Ätiopathogenese

Durch hämatogene Erregerabsiedelung entsteht eine primär synoviale oder primär ossäre Form. Bei der primär ossären Form kann es zur eigentlichen Gelenktuberkulose kommen, wenn die Herde in das Gelenk durchbrechen (s. Coxitis tuberculosa).

Klinik

Vorwiegend werden jugendliche oder erwachsene Männer betroffen, doppelseitiger Befall ist selten. Bei der primär synovialen Form steht die Gelenkkapselschwellung (Fungus) mit fehlendem oder geringem Gelenkerguß (Hydrops) im Vordergrund. Durch Gelenkkapselverdickung ist das Kniegelenk spindelförmig aufgetrieben, die über dem Kniegelenk gespannte Haut ist blaß (Tumor albus) und geringgradig überwärmt. Ist die Schwellung lediglich Folge der Gelenkkapselhypertrophie, so ist ein Tanzen der Patella (wie bei Ergußbildung) nicht nachweisbar.

Die Beschwerden sind anfangs gering und uncharakteristisch, oft nur Belastungsschmerzen. Als typisch gilt die Tendenz zur Schmerzverstärkung, wobei der Verlauf kurzzeitig durchaus Remissionen vortäuschen kann. Eine Schonung des betroffenen Beines hat die Atrophie der Oberschenkelmuskulatur zur Folge. Durch Kapselhypertrophie bedingte Spannung im Gelenk führt zur Beugeschonhaltung. Daraus entwickelt sich durch Schrumpfung der hinteren Kapsel eine Beugekontraktur mit eingeschränkter Streckfähigkeit.

Bei primär parartikulären ossären Herden kann ein symptomatischer Gelenkerguß mit Auftreibung des Gelenks, Tanzen der Patella und fehlender oder nur gering ausgeprägter Gelenkkapselverdickung auftreten. Auch hier Neigung zur Kniebeugekontraktur. Ossär bedingte Schmerzen werden als bohrend angegeben und treten auch nachts auf. Klopfschmerz der betroffenen Skelettanteile.

Bei der primär synovialen oder primär ossären Form können verkäsende Massen in das Gelenk einbrechen. Klinisch finden sich Schwellung, Gelenkerguß und starke Schmerzen. Das Gelenk wird ängstlich geschont.

Unbehandelt entstehen Kniebeugekontrakturen, im weiteren Verlauf hochgradige Gelenkdestruktionen mit konsekutiver Achsenfehlstellung (X- bzw. O-Bein). Es besteht die Gefahr der Fistelbildung und des Senkungsabszesses wie bei der Coxitis tuberculosa.

Laboruntersuchungen wie bei Coxitis tuberculosa.

Röntgen

Zu Beginn höchstens diffuse Kalksalzminderung. Röntgenverlaufskontrollen im Abstand von 4−6 Wochen.

Primär synoviale Form. Zunehmende Kalksalzverarmung bei Verdickung des Gelenkkapselschattens. Knöcherne Feinstrukturen und Gelenkkontu-

ren sind zunehmend unschärfer gezeichnet. An den Gelenkkapselansatzzonen an Tibia und Femur können Knochenarrosionen auftreten.
Primär ossäre Form. Frühzeitig umschriebene Einschmelzungsherde im Knochen. Im weiteren Verlauf durch Gelenkknorpeldestruktionen Höhenminderung (Verschmälerung) des Gelenkspalts, in ausgeprägten Fällen Destruktionen der Gelenkkörper.

Differentialdiagnose
Wie bei Coxitis tuberculosa. Zusätzlich *Arthritis urica.* Exakte Anamnese, anfallartiger Schmerzcharakter, auch in anderen Gelenken, klinischer Befund, Harnsäurebestimmung im Serum, Untersuchung des Gelenkpunktats auf Harnsäurekristalle.
Gelenkchondromatose kann im Frühstadium ohne röntgenologischen Befund bei der Differentialdiagnose Schwierigkeiten bereiten. Die Diagnose kann manchmal nur durch Probearthrotomie gestellt werden. Gleiches gilt für die beginnende Synovitis villosa pigmentosa. Die diagnostische Abgrenzung zum Blutergelenk ist durch exakte Familien- und Eigenanamnese, Befund, Verlauf und Labor leicht möglich.
Bei der Differentialdiagnose der primär ossären *Gonitis tuberculosa* kann anfangs die Abgrenzung zum Brodie-Abszeß schwierig sein. Ausräumung, histologische und bakteriologische Untersuchungen bringen Klarheit.

Therapie
Medikamentös. Wie bei Coxitis tuberculosa.
Konservativ. Im Frühstadium der synovialen Form intraartikuläre Injektionen von Tuberkulostatika bei gleichzeitiger oraler Gabe und strenger Gelenkimmobilisierung versuchen. Mit Normalisierung der BSG und Besserung des klinischen Bildes kann die Mobilisierung des Patienten im entlastenden Apparat erfolgen. Tritt keine Reaktivierung des Prozesses auf, so kann mit der Mobilisierung und langsamen Gelenkbelastung begonnen werden.
Operativ. Versagen der konservativen Therapie bei der synovialen Form rechtfertigt die Synovektomie unter tuberkulostatischem Schutz. Knöcherne, noch nicht in das Gelenk durchgebrochene Herde können ausgeräumt werden. Bei der therapieresistenten, das Gelenk zerstörenden und sich über Jahre hinziehenden Gonitis tuberculosa kommt nur noch die Gelenkresektion in Frage.
Die Amputation wird nur aus vitaler Indikation durchgeführt, wenn eine nicht zu beherrschende, besonders ausgedehnte floride Tuberkulose, unter Umständen mit Röhrenabszessen, vorliegt.

Rheumatoide bei Infektionskrankheiten

Ätiopathogenese
Synovitiden entstehen auf dem Boden einer allergisch-hyperergischen Reaktion. Eine spezifische Antigen-Antikörper-Reaktion löst dabei eine unspezi-

fische Reaktion der Gelenkkapsel aus. Diese zeigt entzündliche Infiltrate, keine Rheumaknötchen. Die Erreger der Infektionskrankheit sind im befallenen Gelenk nicht nachweisbar. Ein parainfektiöses Frührheumatoid im Generalisationsstadium zyklischer Infektionserkrankungen wird von einem postinfektiösen Spätrheumatoid unterschieden. Wenngleich die Entstehung eines Rheumatoids prinzipiell vor, während oder nach allen Infektionskrankheiten möglich ist, so wird es gehäuft im Zusammenhang mit Scharlach, Streptokokkenangina, Bakterienruhr, Typhus, Tuberkulose, Hepatitis epidemica, Röteln, Mumps und Windpocken beobachtet.

Klinik
Akute Schmerzen, besonders an stark belasteten Gelenken (Hüfte). Ein polyartikulärer Befall wird beobachtet. Die Gelenke sind geschwollen (Erguß oder Kapselschwellung) und können die übrigen Zeichen der Entzündung zeigen. Allgemeinsymptome wie Fieber, Kopfschmerz, Mattigkeit und Tachykardie können vorkommen. BSG uncharakteristisch beschleunigt. Auch ohne Therapie dauert die Erkrankung Tage bis Wochen. Die Prognose ist stets gut.

Röntgen
Im Frühstadium unauffällig, nach wenigen Wochen diffuse Kalksalzminderung der betroffenen Gelenkanteile.

Therapie
Betroffene Gelenke werden während des kurzen Krankheitsverlaufs in Funktionsstellung immobilisiert (Gipsverband, Gipsschale, Laschenextension).
Medikamentös. Rheumatoide sprechen auf Salicylsäure nicht an! Sie reagierten gut auf Antiphlogistika, Antihistaminika und Calcium. Auf Cortison kann verzichtet werden.

Akuter Gelenkrheumatismus
Synonyme: Polyarthritis rheumatica acuta, Rheumatismus acutus versus, rheumatisches Fieber.

Ätiopathogenese
Infektionen mit β-hämolysierenden Streptokokken der Gruppe A wird eine entscheidende Bedeutung zugesprochen. So gilt das rheumatische Fieber als Folgeerkrankung einer vorausgegangenen Infektion (Angina, Scharlach, Erysipel). Eine Reaktion der betroffenen Gewebe auf Streptokokkenantigene oder extrazelluläre Toxine der Streptokokken als Autoantigen-Antikörper-Reaktion wird diskutiert. Außer an den Gelenken kommt es zu entsprechenden Reaktionen an Myokard, Endokard, Skelettmuskulatur, den Blutgefäßen, aber auch der Lunge und der Haut.

Klinik

Die Erkrankung tritt ohne Geschlechtsbevorzugung gehäuft zwischen dem 5. und 18. Lebensjahr mit Punctum maximum um das 9. Lebensjahr auf. Bei Kindern dominiert die Manifestation am Herzen, bei Jugendlichen die an den Gelenken. Eine Infektion mit Streptokokken geht dem Beginn der rheumatischen Erkrankung meist um etwa 10−20 Tage voraus. Bei der Vorerkrankung kann es sich um durchaus unauffällig und als gering bezeichnete Entzündung des Nasen-Rachen-Raums, aber auch um schwere Streptokokkeninfektionen handeln. Als Brückensymptome werden wenig ausgeprägte Entzündungszeichen wie geringe Temperaturerhöhungen, Leistungsschwäche und Appetitlosigkeit gewertet.

Allgemeinsymptome. Fieber zwischen 38 und 40 °C und höher, vermehrtes Schwitzen, ausgeprägtes Krankheitsgefühl. Im akuten Stadium können täglich 1−1,5 l eines säuerlich riechenden Schweißes ausgeschieden werden, infolgedessen besteht starkes Durstgefühl.

Lokale Befunde. Bevorzugt sind große Gelenke (Knie-, Fuß-, Schulter-, Ellenbogen-, Handgelenk) betroffen. Die Lokalisation wechselt oft kurzfristig. Schwellung, Rötung, Überwärmung und oft hochgradiger Schmerz der befallenen Gelenke können vorliegen. Häufig sind Gelenksymptome nur angedeutet, sie können auch fehlen. Das ausgeprägte Krankheitsbild der akuten Polyarthritis mit schmerzbedingter Unbeweglichkeit des Patienten (Fehldiagnose Poliomyelitis) ist selten geworden.

Bei wechselnder Lokalisation neigen die Arthritiden zum Rezidiv, bleibende Gelenkschäden resultieren meist nicht. Nachdrücklich wird darauf hingewiesen, daß das rheumatische Fieber neben dem Bewegungsapparat (peripherer Rheumatismus) zahlreiche andere Organsysteme, insbesondere Herz- und Gefäßsystem (viszeraler Rheumatismus), betrifft. Auf die Symptomatologie der Pankarditis und die des Nervensystems (Chorea minor, hypotones hyperkinetisches oder aber akinetisches Syndrom) sei hingewiesen. Hautveränderungen (Erythema anulare, Erythema exsudativum multiforme, Erythema nodosum, Purpura rheumatica) werden beobachtet. In der Subkutis können derbe indolente Knoten bis Erbsengröße in Schüben auftreten. Die Rheumaknoten bilden sich u. U. in einem Verlauf über Wochen und Monate zurück. Prädilektionsstellen sind Areale, in den das Skelettsystem nur eine geringe Weichteildeckung aufweist (Streckseite des Ellenbogengelenks, Patella, Darmbeinkamm).

Labor. BSG stark beschleunigt, geringgradige Leukozytose mit Linksverschiebung, hypochrome Anämie, Serumeisen erniedrigt, Serumkupferspiegel erhöht, C-reaktives Protein positiv, Antistreptolysin-O-Titer erhöht (Rheumafaktor negativ), Vermehrung von Alpha-1-, Alpha-2- und Gammaglobulin.

Röntgen

Uncharakteristisch.

Differentialdiagnose

Infektarthritis, Rheumatoid, Lupus erythematodes, akute Leukämie, gelenknahe Osteomyelitis.

Therapie

Die Therapie der Polyarthritis rheumatica acuta ist *konservativ*. Sie wird durch zwei Prinzipien bestimmt:
- Ausschaltung des auslösenden Faktors. Penicillin hochdosiert, nachfolgend Dauerprophylaxe über wenige Jahre zur Verhütung einer Reinfektion. Der Wert der sog. Herdsanierung ist umstritten. Die Tonsillektomie sollte erfolgen, wenn chronisch rezidivierende Tonsillitiden vorliegen, Zahnsanierungen! (Suche nach anderen Herden wie Sinusitis, Prostatitis, Adnexitis, Cholezystitis usw. und entsprechende Therapie).
- Bekämpfung entzündlicher Vorgänge an Haltungs- und Bewegungsorganen und den inneren Organen durch Antiphlogistika (oft mißverständlich als „Antirheumatika" bezeichnet): Salicylate, und Corticoide haben sich bewährt. Nebenwirkungen der Medikamente sind zu beachten, entsprechende Überwachung der Patienten ist erforderlich.

Allgemeinmaßnahmen. Bettruhe und psychische Betreuung der Patienten sind erforderlich. Im akuten Stadium werden die Gelenke in Mittelstellung gelagert, mit Abklingen der akuten Gelenksymptome langsam steigende krankengymnastische Übungen.

Entzündlich-rheumatische Erkrankungen
Juvenile chronische Arthritis (JCA)

Synonym: juvenile chronische Polyarthritis.

Ätiopathogenese

Ätiologie unklar.

Klinik

Drei Verlaufsformen der im Kindesalter auftretenden chronischen Polyarthritis werden unterschieden:
- Systemische juvenile chronische Arthritis (Still-Syndrom); Krankheitsverlauf einer chronischen Polyarthritis mit subakuten und akuten Schüben und gleichzeitigem Auftreten von Lymphknoten-, Milz- und Leberschwellungen, Myokarditis, Perikarditis, oft Polyserositis und Erythema multiforme.
- Polyartikuläre juvenile chronische Arthritis – seropositive und seronegative Form; ihr Verlauf entspricht der chronischen Polyarthritis des Erwachsenen.
- Oligoartikuläre juvenile chronische Arthritis. Beim Typ 1 sind überwiegend Kleinkinder betroffen; typisch sind chronische Iridozyklitiden mit

konsekutiven Sehstörungen durch Defektheilung. Beim Typ 2 – Sakroilei-
tistyp – ist ein Übergang in Spondylitis ankylosans häufig.
– Die systemische juvenile chronische Arthritis (Still-Syndrom) hat mit einer
  Letalität von 20% eine ungünstige Prognose.
Die Erkrankung beginnt meist hoch fieberhaft mit Schwellungen mehrerer
Gelenke (Knie-, Fuß- und Handgelenke). Befall von Halswirbelsäule (Synostosen) und von Kiefergekenken ist möglich. Wie bei der Arthritis psoriatica können Fingerendgelenke sowie Iliosakralgelenke mitbeteiligt sein. Bei
gleichzeitigem Befall der Hüftgelenke steht die Koxitis im Mittelpunkt des
Beschwerdebildes. Beschwerden und Komplikationen von seiten der inneren Organe können das klinische Bild mit beherrschen.
Labor. Anämie, Leukozytose und BSG oft hochgradig beschleunigt. Rheumafaktoren zumeist bis in das Erwachsenenalter negativ (auch dann, wenn
der Morbus Still in eine chronische Arthritis übergeht). C-reaktives Protein
positiv (Tab. 7.**2**).

Röntgen

Gelenkbefund wie bei chronischer Polyarthritis. Da die Erkrankung am
wachsenden Skelett beginnt, sind sekundäre Wachstumsstörungen möglich.

Differentialdiagnose

Akuter Gelenkrheumatismus (BSG meist höher, Arthralgien und flüchtige
Polyarthritis im Vordergrund, Herzbeteiligung, Antistreptolysin-O-Titer,
keine Spätveränderungen an Gelenken), Leukosen, Arthritis tuberculosa
(bei monartikulärem Befall), Arthritis bei Colitis ulcerosa, Ileitis terminalis,
Lupus erythematodes, Dermatomyositis, Sklerodermie und Morbus Bechterew (Tab. 7.**3**).

Therapie

Konservativ. Medikamentös Sulfazalazin; es entspricht in der Indikationsstellung und Wirksamkeit dem Penicillamin. Als Kontraindikation gelten
Sulfonamidallergie. Mögliche Nebenwirkungen sind Leukopenie, Thrombo-
penie, Agranulozytose, Photosensibilisierung. Bei Therapie mit Aspirin ist
der Aspirinspiegel im Serum zu kontrollieren. Cortisonpräparate unter
strenger Indikation. Kontrakturprophylaxe.
Operativ. Eventuell Frühsynovektomie. Korrektur sekundärer Wachstumsstörungen.

Chronische Polyarthritis

Synonyme: Polyarthritis chronica progressiva, primär chronische Polyarthritis, rheumatoide Arthritis, chronischer entzündlicher Gelenkrheumatismus,
progredient chronische Polyarthritis, progressiv chronische Polyarthritis,
chronischer Gelenkrheumatismus.

Ätiopathogenese

Die Ätiologie ist nicht geklärt. Zur Entstehung der Erkrankung müssen offensichtlich mehrere Faktoren zusammenwirken. Die Bedeutung von betahämolytischen Streptokokken der Gruppe A, Staphylokokken, Mykoplasmen aber auch Viren ist nicht bewiesen. Hereditär konstitutionellen Reaktionsweisen scheint eine Bedeutung zuzukommen. Die Mitwirkung von Klimaeinflüssen, aber auch körperlichen und psychischen Streßsituationen wird für die Auslösung der Erkrankung diskutiert.

Derzeit gilt es als wahrscheinlich, daß – auf welchem Wege auch immer – körpereigenes Gewebe derartige Veränderungen erfährt, daß es autoantigene Eigenschaften erhält oder daß immunkompetente Zellen eine Umprägung erfahren, die sie normales Körpergewebe nicht mehr als körpereigenes Gewebe erkennen läßt. Immunologische Reaktionen im Sinne einer Autoaggression treten so auf. Exsudativ entzündliche Prozesse entstehen an Gelenkkapsel, Sehnenscheiden und Bursen, seltener auch an Perikard und Pleura. Als möglicherweise typisches morphologisches Merkmal können im mesodermalen Gewebe (spongiöser Knochen, Kutis, Sehne, Herzmuskel) typische Nekrosen entstehen.

An der Synovialis der Gelenkkapsel etabliert sich eine proliferative Entzündung, Fibrinexsudation und Gewebeteilnekrosen treten auf. Von der synovialen Umschlagfalte ausgehend schiebt sich ein Granulationsgewebe (Pannus) über den Gelenkknorpel und destruiert ihn. Andererseits ist bereits primär marginale Knochendestruktion möglich. Später können narbige Schrumpfungen der Gelenkkapsel Kontrakturen bedingen. Am Gelenk kommt es in ausgeprägtesten Fällen zu vollständiger Destruktion des Gelenkknorpels, zur weitreichenden Destruktion der knöchernen Gelenkkörper, letztlich einer fibrösen Einsteifung und Ankylose. Bei Erkrankung der Sehnenscheiden entsprechender Verlauf. Zunächst entzündliche Schwellung der Sehnenscheide mit Exsudation, später Destruktion der Sehne bis zur Rupturierung.

Klinik

Frauen erkranken häufiger ($\male : \female = 1 : 3$), Ersterkrankung tritt gehäuft zwischen dem 45. und 54. Lebensjahr auf (bei Männern eher früher). Familiäre Häufung.

Bei der chronisch verlaufenden Allgemeinerkrankung sind bevorzugt Gelenke und Sehnenscheiden betroffen. Zu Beginn überwiegend symmetrischer Befall kleiner Gelenke (Fingermittel- und -grundgelenke, Zehengrundgelenke). Frühdiagnostik ist von entscheidender Bedeutung, da eine im Frühstadium einsetzende medikamentöse Therapie die besten Erfolgschancen hat. Die sorgfältig erhobene Anamnese ist hierbei oft wichtiger als das klinische Bild. Röntgenbild und Laboruntersuchungen sind anfangs unauffällig.

Prodromalsymptome in absteigender Häufigkeit:

- Allgemeinsymptome: vermehrte Schweißneigung, rasche geistige und motorische Ermüdbarkeit, Appetitlosigkeit, Gewichtsabnahme ohne Grund.
- Charakteristika: Parästhesien, Steifigkeit am Morgen, Spannungsgefühl in umschriebenen Gelenkbezirken, zunehmende Unbeholfenheit, schmerzhafte Empfindung im kalten Wasser, Gaenslen-Zeichen (Schmerz der Fingergrundgelenke bei kräftigem Händedruck), Blaßwerden einzelner Finger, Akrozyanose, Cutis marmorata, Heiserkeit (als Zeichen einer Entzündung des Krikoarytänoidgelenks), abnorme Pigmentation an den dem Sonnenlicht am meisten ausgesetzten Stellen.

In 11% der Fälle sind keine Prodromi erinnerlich. Typische Polyarthritis tritt u. U. erst Wochen bis Jahre nach Prodromi auf.

Zu Beginn der Polyarthritis ist der klinische Befund in 75% typisch, d. h., Fingergrund- und -mittelgelenke sind bilateral symmetrisch betroffen. In 25% der Fälle liegt eine oligo- oder auch monoartikuläre asymmetrische Symptomatik vor, wobei anfangs auch große Gelenke (z. B. Kniegelenk) betroffen sein können.

Labor. Im *Frühstadium* BSG-Beschleunigung, leichte Anämie mit Verminderung des Serumeisens. Die sog. Rheumaserologie ist fast immer negativ (Tab. 7.**2**).

Röntgen. Im *Frühstadium* negativ, allenfalls können angedeutete marginale Knochenusuren oder eine bandförmige gelenknahe Osteoporose auffallen.

Typisch für den weiteren Krankheitsverlauf sind entzündliche Schübe mit Verstärkung der obengenannten Allgemeinsymptomatik, u. U. starker Zunahme der Gelenkschwellungen mit Überwärmung und heftigen Gelenkschmerzen, selten Hautrötung. Gelenksteifen! Typischerweise schreitet der Gelenkbefall von distal nach proximal fort, die Halswirbelsäule kann mit betroffen sein.

Der Intensivierung des klinischen Bildes im Schub entspricht der Laborbefund: zum Teil hochgradige BSG, zunehmende Anämie, Verminderung des Serumeisens, leichte Leukozytose ohne Linksverschiebung, α_2-Globulin-Erhöhung im Serum.

Die sog. Rheumafaktoren können positiv werden (seropositive chronische Polyarthritis) oder über den gesamten Krankheitsverlauf negativ bleiben (seronegative chronische Polyarthritis).

Eine exakte klinische Abgrenzung der seronegativen von der seropositiven Form ist nicht möglich. (Unter den Rheumafaktoren ist der Latexfixationstest in 80%, der Waaler-Rose-Hämagglutinationstest nur in 60% der Fälle positiv, aber spezifischer.)

Der Krankheitsverlauf der chronischen Polyarthritis wird in vier Stadien unterteilt:

Stadium I. Gelenkschwellungen durch entzündliche Verdickung der Gelenkkapsel und evtl. Gelenkerguß, Gelenkfunktion erhalten.

Labor. BSG und C-reaktives Protein erhöht, beginnende Verminderung des Serumeisens.

Röntgen. Beginnende gelenknahe Osteoporose, keine Gelenkdeformierungen.

Tabelle 7.**2**   Aussagekraft von Laborparametern für die Diagnose und Differentialdiagnose entzündlich-rheumatischer Erkrankungen

	Ss	Sp	Akt	Pg	Pr
BSG	+++	−	+	−	(+)
CRP	+++	−	++	−	(+)
Ephorese	++	−	++	−	(+)
Harnsäure	+	+	+	(+)*	(+)
Rheumafaktoren	−/+++	+/+++	+	(+)*	++
Kupfer, Eisen	+	−/++	+++	(+)*	−
HLA-Marker	+++	+++	−	(+)*	−
Antinukleäre Faktoren	+++	+++	+	−/+++	+

Ss Sensitivität, Sp Spezifität, Akt Aktivität, Pg Pathognomität, Pr Prognose, ()* in
Kombination mit anderen Krankheitszeichen.

Stadium II. Bewegungseinschränkung der Gelenke, Muskelatrophie, für die
Erkrankung typische chronische Sehnenscheidenentzündungen, evtl. Rheu-
maknoten.
Labor. BSG und C-reaktives Protein der Schubsituation entsprechend er-
höht, Serumeisen erniedrigt, geringe Anämie und beginnende Dysprotein-
ämie, evtl. positive Rheumaserologie.
Röntgen. Gelenknahe Osteoporose, Gelenkspaltverschmälerung, marginale
Arrosionen, subchondrale Osteoporose.
Stadium III. Gelenkdeformierungen mit Achsenabweichungen und Subluxa-
tion, ausgeprägte Muskelatrophie, Sehnenscheidenentzündungen, evtl.
Rheumaknoten. Bei hochgradig eingeschränkter Gebrauchsfähigkeit der
Gelenke ist der Patient in der Selbstversorgung des täglichen Lebens erheb-
lich behindert oder auf fremde Hilfe angewiesen.
Labor. Wie Stadium II, der Schubsituation entsprechend.
Röntgen. Wie Stadium II, Erosionen, Usuren ausgeprägter, Subluxationen
und zum Teil erhebliche Knochendestruktionen nachweisbar, Knorpelver-
lust unterschiedlicher Ausprägung (Gelenkspaltverschmälerung; Abb. 7.**7**).
Stadium IV. Schmerzhafte Einsteifung oder knöcherne Ankylose betroffe-
ner Gelenke, oft hochgradige Achsenabweichungen.
Labor. Wie Stadium III.
Röntgen. Wie Stadium III, zusätzlich stärkere Deformierungen, stärkere
Achsenabweichungen, evtl. knöcherne Ankylose.
Infolge knöcherner Destruktionen und narbiger Schrumpfungen der Kapseln und Sehnen, zusätzlich durch Sehnenrupturen, kann es zu folgenden, für
die chronische Polyarthritis typischen Deformationen und Achsenabwei-
chungen kommen:

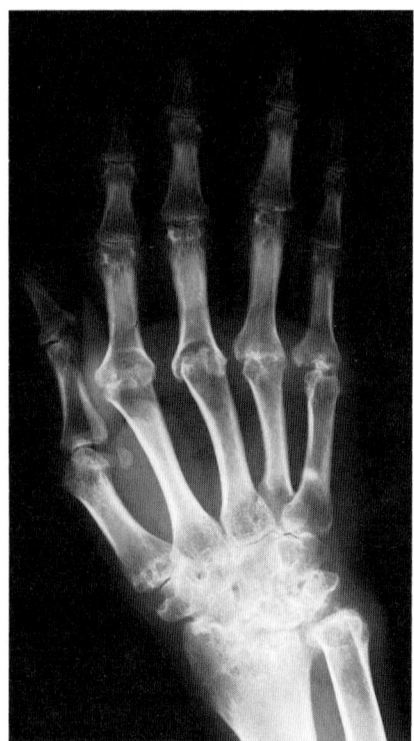

Abb. 7.**7**   Hand bei chronischer Polyarthritis, Stadium III. Hochgradige Destruktion der Fingergrundgelenke II−V und der gesamten Handwurzel und Handgelenke. Geringe Veränderungen, wie Höhenminderung des Gelenkspalts und randständige Usuren im Bereich der Fingermittelgelenke II−V, des Fingerendgelenks I und des Daumensattelgelenks.

Obere Extremität: Ulnardeviation der Finger (Abb. 7.**8**), Knopflochdeformität (Überstreckung des distalen Interphalangealgelenks bei Beugefehlstellung des proximalen Interphalangealgelenks), Schwanenhalsdeformität (Überstreckung im proximalen Interphalangealgelenk bei Beugung des distalen Interphalangealgelenks), Caput-ulnae-Syndrom (das Ellenköpfchen ist nach der Streckseite prominent).

Untere Extremität: sekundäre Protrusio acetabuli, kontrakter Spreizfuß mit Deformation, Subluxation oder Luxation der Zehengrundgelenke.

Weichteilveränderungen: hasel- bis walnußgroße, subkutan gelegene Rheumaknoten an der Streckseite von Ellenbogen und Unterarm und anderen mechanisch stärker belasteten Stellen (z. B. Beckenkamm), Sehnenrupturen (z. B. langer Daumenstrecker).

Beteiligung innerer Organe: Uveitis (9−20%), Nieren-, Leber- und Lungenbeteiligung, periphere Gefäßerkrankungen und Perikarditis.

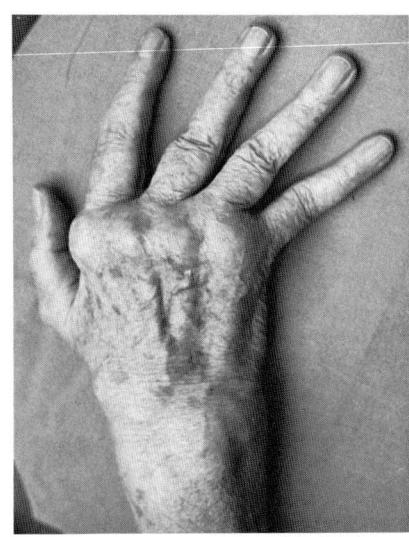

Abb. 7.**8**   Ausgeprägte Hand- und
Fingerdeformität bei chronischer
Polyarthritis, Stadium III.

Differentialdiagnose

Akuter Gelenkrheumatismus, Rheumatoide, Infektarthritiden, Arthritis
urica, Arthritis psoriatica, Spondylitis ankylosans, Polyarthrose, Tumoren
(Tab. 7.**3**).

Therapie

Eine Schematisierung ist nicht möglich. Unter sorgfältiger Beobachtung und
Überwachung ist die Therapie dem Krankheitsverlauf und der jeweiligen
Krankheitssituation anzupassen.

Fünf Therapieformen sind einzeln oder kombiniert angewendet zu empfehlen:

Allgemeinmaßnahmen. Körperliche und psychische Ruhe, eiweiß- und vit-
aminreiche Kost, Behandlung einer Anämie.

Symptomatische analgetisch-antiphlogistische medikamentöse Therapie.
(Kap. 3). Bei schweren therapieresistenten Formen zum Abfangen eines
akuten Schubs unter strenger Indikation Corticosteroide (bei allen Antiphlogistika, insbesondere bei Corticosteroiden sorgfältige Kontrollen, Nebenwirkungen und Kontraindikationen beachten!). Beim monartikulärem oder
oligoartikulärem Befall ist intraartikuläre Corticosteroidtherapie möglich.

Basistherapie (Tab. 7.**4**). Nicht kausal, aber greift in das Immungeschehen
ein, wird allein oder mit Antiphlogistika kombiniert durchgeführt.

Gold (z. B. Ridaura). Die Aktivität lysosomaler Enzyme in der Gelenkkapsel wird vermindert, Heilungen oder langdauernde Remissionen können

Tabelle 7.3   Differentialdiagnostische Daten bei Arthritis

	Rheumatisches Fieber	Chronische Polyarthritis	Sp. a.	Psoriasisarthritis	Morbus Reiter	Atypische Sp. a. bei Enteropathia	Kollagenosen	Arthritis urica	Chondrokalzinose	Arthrose
Altersgipfel Geschlecht	5–10 J.	20–30 J w:m 3:1	20–30 J. m:w 8:2	20–40 J. m:w 1:1	20–40 J. m:w 50:1	20–30 J.	30–50 J. w	>40 J.	>60 J. w>m	>40 J.
Labor: BSG	↑↑↑	↑–↑↑↑	↑–↑↑	↑	↑–↑↑	↑	↑–↑↑↑	↑	(↑)	–
Rheumafaktor	∅	70–95%	∅	∅	∅	∅	35%	∅	∅	∅
ANA	∅	30%	∅	∅	∅	∅	bis100%	∅	∅	∅
LE	∅	∅	∅	∅	∅	∅	bis 80%	∅	∅	∅
HLA-B27	∅	∅	95%	20–60%	80%	70%	∅	∅	∅	∅
Gelenkbefall	große Gelenke	Hände, Füße symmetrisch (MCP, MTP)	untere Extremitäten, große Gelenke	Finger- und Zehengelenke oft axial	Knie, Füße asymmetrisch	Knie, Füße	multipel	Füße, OSG Hände	Kniegelenk	multipel
Wirbelsäulenbefall	∅	+	+++	++	++	++	∅	∅	∅	+
Dermatologisch	Erythema anulare	Rheumaknoten	∅	Psoriasis	psoriasiform	Erythema nodosum	Erythem Sklerodermie Dermatose (Kalzanose)	Gichttophi	∅	Heberden-Knoten
Ophthalmologisch	∅	Iritis	Iridozyklitis bei JCA	∅	Konjunktivitis	Uveitis	∅	∅	∅	∅
Urologie/ Schleimhäute	∅	∅	Urethritis	∅	Urethritis Balantitis Stomatitis	Balantitis Stomatitis	∅	∅	∅	∅
Innere Organe	++	+	∅	∅	∅	+++	+++	∅	∅	∅

Sp. a. Spondylitis ankylosans, ANA antinukleäre Antikörper, LE Lupus erythematodes, OSG oberes Sprunggelenk, JCA juvenile chronische Arthritis.

Tabelle 7.**4** Langfristig wirksame Antirheumatika (LAAD, sog. Basistherapeutika)

Präparat	Einsatz/Vorteile	Kontraindikation/Nachteile
Chloroquinderivate	geringe Entzündungsaktivität, Unverträglichkeiten anderer LAAD, geringe Nebenwirkungsrate, CP, LE	verzögerter Wirkungseintritt, Makulopathie, Niereninsuffizienz, Hepatopathie
Sulfasalazin	geringe bis mittlere Entzündungsaktivität, Unverträglichkeiten anderer LAAD, geringe Nebenwirkungsrate, rascher Wirkungseintritt, CP, Enteropathien	Übelkeit, Erbrechen
Goldsalze	hohe Entzündungsaktivität, P (seronegative Spondylarthritiden)	hohe Nebenwirkungsrate, Kollagenosen
D-Penicillamin	CP, Unverträglichkeit Gold	seronegative Spondylarthritiden, hohe Nebenwirkungsrate
Immunsuppressiva	hochaktive CP, LE, Kollagenosen, maligne Verlaufsformen von seronegativen Spondylarthritiden	immunsuppressiv, hohe Nebenwirkungsrate

erreicht werden. Die u. U. lebensgefährdenden Nebenwirkungen der Goldtherapie erfordern vor Behandlungsbeginn strenge Beachtung der Kontraindikationen (mittelschwere bis schwere Nierenschäden, klinisch manifeste Leberschäden, Überempfindlichkeitsreaktion der Haut auf Gold, Thrombozytopenie und schwere Leukopenie). Während der Behandlung ist der Patient kontinuierlich zu überwachen.

Die Goldbehandlung muß abgebrochen werden bei Goldexanthem, Stomatitis, Leukozytenzahl unter 2000, Thrombozytopenie, persistierender Eosinophilie über 12%, ausgeprägter und anhaltender Hämaturie, Proteinurie und Zylindrurie.

D-Penicillamin. In der Indikationsstellung entspricht dieses Medikament dem Goldsalz.

Um eine Entscheidung über Erfolg oder Mißerfolg treffen zu können, muß es in zunächst ansteigender Dosierung über Monate gegeben werden. Kontraindikationen und Nebenwirkungen sind auch hier sorgfältig zu beachten. Als ernste Nebenwirkungen gelten: Leukopenie, Thrombozytopenie, Albuminurie.

Sulfasalazin.

Antimalariamittel haben die geringste Wirkung, aber auch die geringsten Nebenwirkungen. Als Kontraindikationen gelten Lebererkrankungen, als ernste Nebenwirkungen die seltene Retinopathie (Kontrolluntersuchungen des Augenhintergrundes notwendig).

Zytostatika (z. B. Methotrexat): Bei besonders aggressiven Verläufen, die durch die bisher genannten Medikamente nicht entscheidend beeinflußt werden können, kommen unter strengster Indikation Zytostatika zur Anwendung. Die Nebenwirkungen sind erheblich, an die Möglichkeit von Genschädigungen muß gedacht werden.

Physikalische Therapie und Rehabilitationsmaßnahmen. Sachgerechte Lagerung zur Kontrakturprophylaxe, Durchbewegung aller Gelenke. Behandlung von Kontrakturen. Im akuten Schub zur Schmerzlinderung kalte Wickel oder Packungen der Gelenke. Im Intervall wird Wärmeanwendung besser vertragen; durch sie wird Gelenksteifigkeit positiv beeinflußt, und der Patient wird behandlungsbereiter für krankengymnastische Übungen. Bei Funktionsausfällen der Haltungs- und Bewegungsorgane werden nach sorgfältiger Austestung geeignete Hilfsmittel gegeben (z. B. Strumpfanzieher, Eßadaptationen, Griffe an Haushaltsgeräten, „helfende Hand" usw.).

Operative orthopädische Therapie. Eine Synovektomie muß beim Versagen der medikamentösen Maßnahmen bereits im Frühstadium durchgeführt werden. Die erkrankte Synovialis wird, nach Möglichkeit bevor Knorpeldestruktionen eingetreten sind, operativ entfernt. Um Einsteifungen der Gelenke zu verhindern, sollte sofort nach der Operation mit der krankengymnastischen Übungsbehandlung begonnen werden.

Ist die Krankheit fortgeschritten und liegen bereits röntgenologisch faßbare Gelenkveränderungen (Höhenminderung des Gelenkspalts, subchondrale Sklerosierungen, marginale Usurierungen, rezidivierende Ergußbildungen,

Gelenkkapselverdickungen, geringgradige Konturstellung) vor, so hat die Synovektomie noch ihre Berechtigung, da Schmerz und Gelenkbewegung verbessert werden können, ggf. Débridement (Kap. 3). Als Tenosynovektomie wird der Eingriff auch an Sehnenscheiden bei Vorliegen einer therapieresistenten chronisch rezidivierenden Tendovaginitis durchgeführt. Weitere operative Maßnahmen: Korrekturosteotomien, Gelenkersatz, Arthrodesen, Sehnenoperationen (Kap. 3).

Spondylitis ankylosans

Synonyme: Spondylarthritis ankylopoetica, Morbus Strümpell-Pierre-Marie, Morbus Bechterew.

Die Spondylitis ankylosans ist charakterisiert durch eine Versteifung der Wirbelsäule. Es werden zwei Typen unterschieden. Der ossifizierende Typ mit im Vordergrund stehender Verknöcherungsneigung, von dem vornehmlich Männer betroffen sind, und der das weibliche Geschlecht bevorzugende arthritische Typ. Es gibt aufsteigende und absteigende Formen. Das Leiden beginnt meist im 2.−3. Lebensjahrzehnt. Geschlechtsverteilung $\male : \female$ wie 9:1.

Ätiopathogenese

Die entzündlichen Veränderungen beginnen häufig in den Iliosakralgelenken und den Wirbelbogengelenken. Nach Atrophie des Gelenkknorpels tritt eine knöcherne Durchbauung ein. Die nachfolgende Verkalkung des Bandapparats führt zur Versteifung des Wirbelsäulenabschnitts.

Klinik

Die Erkrankung verläuft schubweise. Es gibt schmerzhafte und relativ schmerzfreie Verlaufsformen. Schmerzen in den Fersen, Knien und Hüften können den Wirbelsäulenbeschwerden vorausgehen. Im Verlauf der Erkrankung kommt es zu einer zunehmenden fixierten Kyphose (Abb. 7.**9**). Die Extremfälle, bei denen die Patienten nicht mehr in der Lage waren, den Kopf bis zur Horizontalstellung der Augen zu heben, sind dank der therapeutischen Erfolge seltener geworden. Besonders bei gleichzeitigem Befall der Hüftgelenke treten schwere körperliche Behinderungen auf. Extravertebrale Arthritiden werden in 50−70% gesehen. Begleitend können Iridozyklitiden und Harnwegsinfekte auftreten. Infolge zunehmender Versteifung wird die Brustatmung durch Bauchatmung ersetzt. Lungenemphysem und kardiopulmonale Insuffizienz sind die Folge. Oft kommt die Erkrankung erst nach Jahren zum Stillstand und hinterläßt unterschiedliche Endzustände die von leichter Bewegungseinschränkung bis hin zu schwersten fixierten Wirbelsäulenverbiegungen und Hüftankylosen reichen.
Labor. Nur ein Teil der Erkrankungen geht mit einer BSG-Beschleunigung einher. Die Rheumaserologie ist in der Regel negativ. Das Serumeisen ist erhöht, das Serumkupfer erniedrigt. Die Phosphatasen zeigen keine signifi-

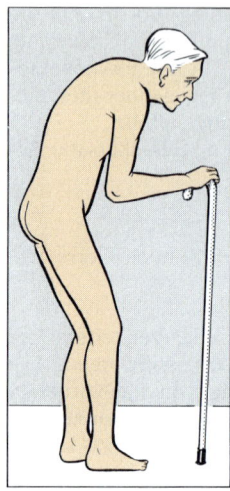

Abb. 7.**9**   Fixierte Kyphose bei Morbus Bechterew.

kanten Abweichungen. Der HLA-B27-Labortest ist in ca. 95% der Bechte-
rew-Fälle positiv.

Röntgen

Die röntgenologischen Veränderungen können erst Jahre nach dem klinischen Initialstadium auftreten. Charakteristisch sind symmetrisch ankylosie-
rende Vorgänge im Bereich der Iliosakralgelenke (Abb. 7.**10**), die am besten
auf Schichtaufnahmen zur Darstellung kommen. Bei Verdacht Szintigraphie
(Kap. 2).
Die Versteifungsvorgänge an den Wirbelbogengelenken sind ebenfalls auf
Schrägaufnahmen der Lendenwirbelsäule deutlicher zu erkennen. Die
Bandscheiben bleiben im Anfangsstadium erhalten und werden erst spät in
den Verknöcherungsprozeß einbezogen. Im fortgeschrittenen Stadium
kommt es zu der klassischen Bambusform der Wirbelsäule (Abb. 7.**11**.).

Differentialdiagnose

Atypische Formen der Spondylitis ankylosans, z.B. Arthritis psoriatica,
Spondylarthritiden bei Enteropathien (Colitis ulcerosa, Ileitis terminalis,
Morbus Whipple), chronisches Reiter-Syndrom.

Therapie

Der Patient mit Morbus Bechterew bedarf dauernder Kontrolle und Behandlung. Durch krankengymnastische Übungen und Atemtherapie kann der
Versteifungsprozeß günstig beeinflußt werden. Reha-Aufenthalt im geeigneten Thermalbad ist empfehlenswert.

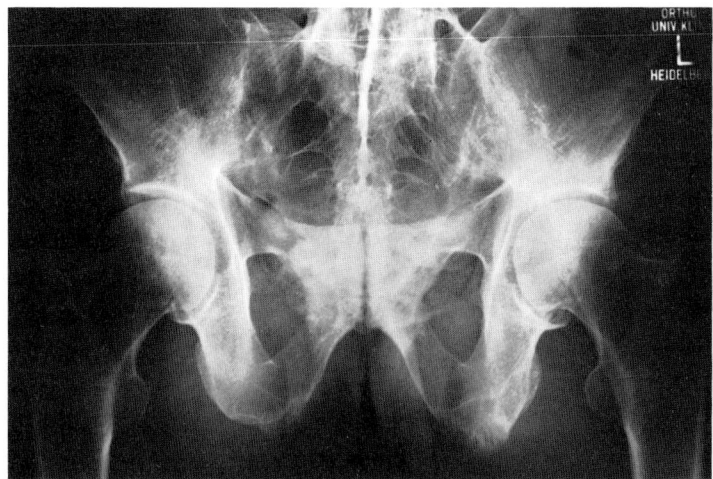

Abb. 7.**10**   Röntgenbild des Beckens bei Morbus Bechterew mit Ankylose beider Iliosakralfugen.

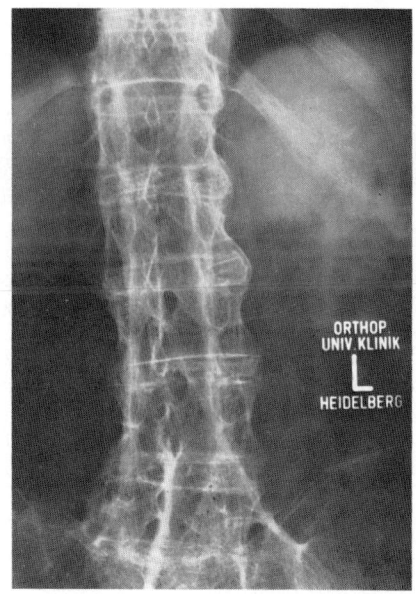

Abb. 7.**11**   Röntgenbild der LWS bei Morbus Bechterew mit typischer Bambusform und strähniger Verkalkung des Bandsystems.

Im entzündlichen Schub werden Antirheumatika verabreicht; Cortison ist meist nicht erforderlich. Starke Kyphosen können unter strenger indikatorischer Abwägung operativ aufgerichtet werden. Bei doppelseitigen Hüftankylosen ist der künstliche Gelenkersatz möglich.
Große Sorgfalt ist auf die Vermittlung eines geeigneten Arbeitsplatzes zu legen. Der Patient mit Morbus Bechterew ist beispielhaft in seiner positiven Behandlungseinstellung und den rehabilitativen Maßnahmen stets aufgeschlossen, so daß der Invaliditätsgrad niedrig liegt.

Morbus Reiter

Synonyme: Reiter-Syndrom, Okulourethrosynovitis, venerische Arthritis, Fiessinger-Leroy-Reiter-Syndrom.

Ätiopathogenese

Ungeklärt. Spezifische Infektionserkrankung, Adaptationssyndrom nach infektiösen Noxen und allergische Reaktionen werden diskutiert.

Klinik

Die Erkrankung tritt vorwiegend bei Männern zwischen dem 20. und 40. Lebensjahr auf. Das Leiden ist gekennzeichnet durch die Trias Polyarthritis, Urethritis, Konjunktivitis. Dem Beginn der Krankheit können Erkrankungen des Gastrointestinaltrakts (Bazillenruhr) oder spezifische und unspezifische Urogenitalinfektionen (z. B. Balanitis) vorausgehen. Zwischen der Vorerkrankung und dem Auftreten des Reiter-Syndroms können Tage bis Monate vergehen. Das Reiter-Syndrom beginnt mit Temperaturerhöhung und einer akuten Urethritis und zum Teil Konjunktivitis. Bestehen beide Symptome von Anfang an, so besteht die Urethritis über Wochen und Monate, während die Konjunktivitis rascher abklingt. Tage nach Beginn der Urethritis und Konjunktivitis tritt eine akute Mono-, Oligo- oder Polyarthritis meist im Bereich der unteren Extremität auf. Iliosakralgelenke und Gelenke der oberen Extremität können betroffen sein. Die Gelenksymptome bestehen über mehrere Monate, wobei anfangs Temperaturerhöhungen vorliegen können.
Weitere Symptome können sein: gleichzeitig vorliegende Zystitis, Pyelitis, Balanitis circinata, Stomatitis, Gingivitis, Keratoderma palmoplantare, Periostitiden und Endovaginitiden.
Komplikationen durch Perikarditis, Pleuritis, Lungeninfiltrate, Drüsen- und Milzbeteiligung sowie periphere Neuritis oder Meningoenzephalitis sind möglich.
Labor. BSG-Beschleunigung, Leukozytose, geringe Anämie, Hämaturie, Zylindrurie können vorkommen. Häufig ist der Chlamydiennachweis positiv.
Im Gelenkpunktat Leukozytose mit Vermehrung polymorphkerniger Leukozyten.

Röntgen

Zunächst unauffällig, später in den betroffenen Gelenken Arthroseentwicklung möglich.

Therapie

Allgemeinmaßnahmen. Bettruhe, Physiotherapie zur Erhaltung der Gelenkbeweglichkeit (keine Immobilisierung).
Medikamentös. Antiphlogistika, Antibiotika; erforderlichenfalls lokale Behandlung der Haut- und Schleimhautveränderungen sowie Behandlung der Begleiterkrankung.

Unbehandelt kann die Erkrankung entweder in wenigen Wochen ausheilen oder einen über Jahre dauernden Verlauf zeigen. Rezidive können nach scheinbarer klinischer Ausheilung noch Jahre später auftreten.

Arthritis psoriatica

Ätiopathogenese

Die Ätiologie ist unklar. Stoffwechselstörungen, allergische und immunpathologische Prozesse werden diskutiert. Gehäuftes familiäres Auftreten spricht für Heredität.

Das proliferierende Synovialgewebe neigt in besonderem Maße zur Fibrosierung. Eine osteolytische Gelenkdestruktion kann ausgeprägt sein.

Klinik

Etwa 3−5% der Patienten mit chronischer Polyarthritis leiden an Psoriasis. 3−5% der Psoriatiker zeigen Arthritis. Beide Geschlechter sind gleich häufig betroffen. Das Leiden tritt gehäuft zwischen dem 30. und 45. Lebensjahr auf. In 75% der Fälle sind Hauterscheinungen vor Beginn der Arthritis vorhanden, in 10% der Fälle ist bei Beginn der Arthritis die Hauterkrankung nicht feststellbar – Psoriasisarthritis sine psoriasis – (nach Effloreszenzen muß auch im Bereich von Haaransatz, Nabel und Rima ani gesucht werden). Bei sonst typischem Krankheitsbild und -verlauf kann die Diagnose Psoriasisarthritis auch dann gestellt werden, wenn der Erkrankte selbst an einer Psoriasis nicht leidet, bei einem Angehörigen ersten Grades jedoch eine typische Psoriasis vorliegt. Prodromi sind bei der Psoriasisarthritis seltener als bei der chronischen Polyarthritis. Myalgien und Neuralgien können vorkommen, der Schmerz zeigt konstante Lokalisation (bei chronischer Polyarthritis wechselnd).

Die Arthritis kann akut oder chronisch beginnen. Überwiegend wird asymmetrischer und oligoartikulärer Befall festgestellt, wobei für die Psoriasisarthritis der Befall von Finger- und Zehenendgelenken oder der Befall aller Gelenke eines Fingers oder einer Zehe typisch ist (Strahlbefall, „Wurstfinger"). Das erkrankte Gelenk ist durch Gelenkerguß und Gelenkkapselschwellung aufgetrieben, die Haut ist gerötet und kann überwärmt sein. Gelenkschmerz und Funktionseinschränkung sind meist erheblich. Die Arthritis verläuft in Schüben.

Neben dem bevorzugten Befall der Finger- und Zehenendgelenke wird eine Vorzugslokalisation beobachtet, die am ehesten der Spondylitis ankylosans entspricht. Sakroiliakalgelenke, Intervertebralgelenke und paravertebrale Bänder sind betroffen, asymmetrischer Befall ist auch hier oft vorhanden.

Röntgen
Bei typischer Lokalisation ist das Nebeneinander von Knochendestruktionen und Proliferationen bei oft ausgeprägter Mutilation typisch. Ossifizierende Periostitiden und Tendinitiden werden beobachtet. Auffallend ist das Fehlen gelenknaher Osteoporose bei vorliegenden erheblichen Destruktionen der Gelenke. Asymmetrie der Lokalisation oder bei symmetrischem Befall unterschiedliche Ausprägung im Seitenvergleich sind auffallend. An den Sakroiliakalgelenken können Arrosionen, Sklerosierungen, aber auch Ankylose auftreten. Bandverknöcherungen im Bereich der Wirbelsäule werden beobachtet.

Differentialdiagnose
Je nach Krankheitsverlauf und Lokalisation (chronische Polyarthritis, Spondylitis ankylosans, Arthritis urica, Morbus Reiter, rheumatisches Fieber, Infektarthritis, Polyarthrose.

Therapie
Konservativ. Psoriasistherapie. Zur Behandlung der Arthritis NSAD, Goldsalze, Antimalariamittel, allgemeine oder lokale Cortisongaben und unter strengster Indikation Immunsuppressiva.
Operativ. Als Frühe Maßnahme Synovektomie; später evtl. Arthrodese.

Kristallarthropathien
Gichtarthritis, Hyperurikämie
Ätiopathogenese
Primäre Gicht. Dominant vererbte Purinstoffwechselstörung, bei der erhöhter Harnsäurespiegel zur Ablagerung von Mononatriumurat-Monohydrat-Kristallen im Gewebe führen kann.
Sekundäre Gicht. Alle Stoffwechselsituationen, bei denen eine Hyperurikämie auftritt. Die Serumharnsäurekonzentration kann von endogenen Komponenten (genetische Kontrolle bei Harnsäurebildung und renale Harnsäureausscheidung), die durch Alter und Geschlecht modifiziert werden, und von exogenen Faktoren (Ernährung, Alkoholgenuß, körperliche Aktivität) abhängen. „Hyperurikämisches Syndrom" ist nach Schilling (1970) keine nosologische Einheit, „sondern eine konstitutionell bedingte Syntropie, aus der sich die Gicht als eine der möglichen Einheiten heraus manifestiert". Hyperurikämie, die kein ungewöhnlicher Befund ist und eine Vielzahl von Faktoren widerspiegelt, bedeutet Risiko im Hinblick auf Gicht und Uratnephropathie. Ausfallende Gichtkristalle können im Gelenk einen Gichtanfall

auslösen, in Weichgeweben und Knochen zur Tophusbildung führen. Weichteiltophi sind knötchenförmige Fremdkörpergranulome (bevorzugte Lokalisation: Ohrmuschel). Knochentophi sind durch Druckatrophie abgelagerter Uratkristalle entstandene zystische Defekte. Hyperurikämie bedeutet nicht Gicht, das Risiko der Gichtentstehung steigt jedoch mit zunehmender Serumharnsäurekonzentration (6−6,9 mg/dl Krankheitshäufigkeit 1,8%, 7−7,9 mg/dl 11,8%, über 8 mg/dl 36% und bei Konzentration über 9 mg/dl laut Framingham-Studie ist nahezu immer Gichtentstehung zu erwarten). Serumharnsäurekonzentration über 6,5 mg/dl bei Männern und 6 mg/dl bei Frauen sind als pathologisch erhöht anzusehen.

Klinik

Prägicht. Asymptomatische Hyperurikämie. Gichtniere (Proteinurie, Hämaturie, Leukozyturie, Uratkristalle im Sediment, Nierensteinkolik, arterielle Hypertention) kann sich Jahre vor Auftreten erster Gichtanfälle entwickeln.

Akuter Gichtanfall. Durchschnittliches Erkrankungsalter bei Männern 4., bei Frauen 5. Lebensdekade, bevorzugt Betroffene sind Pykniker. Anfallauslösend sind purin- und fettreiche Kost, Alkoholgenuß, aber auch körperliche Anstrengungen, lokales Trauma oder auch parenterale Applikation von Penicillin, Bluttransfusionen. Auch allergische Reaktionen und seelische Verstimmungen werden genannt.

In einem Drittel der Fälle beginnt die Krankheit an einem Gelenk. In absteigender Häufigkeit sind Großzehengrundgelenk, Daumengrundgelenk, Fingergelenk, Kniegelenk, Handwurzelgelenke zu nennen. Später polyartikulärer Befall möglich.

Dem Anfall kann eine Aura mit gestörtem Allgemeinbefinden, Nervosität, Abgeschlafftheit, aber auch Meteorismus vorausgehen. Der akute Anfall entwickelt sich über mehrere Stunden mit periartikulärer Rötung, zum Teil hochschmerzhafter Gelenkschwellung, evtl. Fieber, Leukozytose, Tachykardie und stärkerer Störung des Allgemeinbefindens. Die unter Umständen bläulichrot verfärbten, stark geschwollenen Gelenke (Differentialdiagnose Pyathros) werden wegen Berührungs- und Erschütterungsempfindlichkeit ängstlich geschont. Episkleritis und Phlebitis können vorliegen. In der Gelenkflüssigkeit Leukozytose bis 15 000/mm^3, überwiegend durch segmentkernige Granulozyten und Uratkristalle.

Interkritische Phase und chronisches Stadium. In diesen klinisch symptomfreien Intervallen schreitet das Leiden fort. Unbehandelt nimmt die Häufigkeit der Anfälle zu, wobei die Intervalle zwischen Jahren und Tagen liegen können. Im chronischen Stadium zunehmend polyartikuläre, zum Teil schnell fortschreitende Gelenkdeformierungen. Tophusbildung, die den Gelenkerscheinungen um Jahre vorausgehen kann, wird zunehmend beobachtet. Anfall und Tophusbildung beweisen die Gicht. Prädilektionsstellen für Tophi sind Knorpelgrundsubstanz, Knochen, Synovialis, aber auch Sehnen- und Subkutangewebe, Muskel- und Nervengewebe.

Labor. Chemischer Nachweis der Uratkristalle durch Murexidprobe. Nachweis von Uratkristallen in der Synovia.

Differentialdiagnose

Entzündlich rheumatische Gelenkerkrankungen, Arthritiden unterschiedlichster Genese einschließlich bakterieller Arthritis. Chondrokalzinose (Pseudogicht), bei der Calciumpyrophosphatkristalle ausfallen und gichtartigen Anfall auslösen können.

Therapie

Konservativ. Ausschaltung auslösender Faktoren.
- Asymptomatische Hyperurikämie: bei Serumharnsäurekonzentration über 8 mg/dl medikamentöse Dauerbehandlung.
- Akuter Gichtanfall: Colchicin (cave: gastrointestinale Störung); symptomatische Gabe von Antiphlogistika.
- Interkritische Phase: Allopurinol-Dauertherapie.
- Chronische Gicht: Therapie wie interkritische Phase, darüber hinaus operativ Entfernung von Gichtknoten, übliche Arthrosetherapie, in ausgewählten Fällen Synovektomie und Tenosynovektomie.

Chondrokalzinose

Synonyme: Pseudogicht, Pyrophosphatarthropathie.

Bei der *lokalisierten Chondrokalzinose* sind Ablagerungen von Calciumpyrophosphat-Dihydrat-Kristallen im Kniegelenk (vornehmlich Faserknorpel-Meniskus-Verkalkung) zu finden.
Bei der *polyartikulären Chondrokalzinose* wird die primär idiopathische Form, die häufig familiär auftritt, von der sekundär symptomatischen Form unterschieden, die sich z. B. infolge von Hyperparathyreoidismus ausbilden kann.
Klinik. Im Gegensatz zur Uratgicht sind bei der Pseudogicht insbesondere die Kniegelenke Prädilektionsstellen des Befalls. Das bevorzugte Manifestationsalter liegt zwischen dem 6. und 8. Dezennium. Der Verlauf kann anfallartig ähnlich der Uratgicht auftreten, kann akut mit Zeichen der systemischen Entzündung wie Fieber und Senkungsbeschleunigung einhergehen (Schilling).
Häufig röntgenologischer Zufallsbefund.
Labor. Nachweis der intraleukozytär gelegenen Calciumpyrophosphatkristalle im Gelenkpunktat.
Differentialdiagnose. Entzündlich rheumatische Erkrankungen, unterschiedliche Arthritiden, z. B. im Rahmen von Kollagenosen, Gichtarthritis.
Röntgen. Diffuse bis manchmal kalkspritzerartige Einlagerungen im Gelenkknorpel, Menisci, Discus intervertebralis.
Therapie. *Konservativ.* Analgetisch, antiphlogistische Maßnahmen (medikamentös und physikalisch).
Operativ. Gelenklavagen.

8 Tumoren

Knochentumoren können von allen am Aufbau des Knochens beteiligten Zellformen ausgehen. Es hat sich bewährt zur Klassifizierung die Tumoren nach dem jeweiligen Stammgewebe einzuordnen bzw. zu benennen (Tab. 8.1). Die Nomenklatur trägt diesen Gesichtspunkten heute Rechnung. Da aber immer noch eine Vielzahl von Synonymen gebraucht wird, sind diese mit aufgeführt.

Tabelle 8.1 Die histogene Einteilung der wichtigsten Knochentumoren

Ursprungs-gewebe	Gutartig	Bösartig
Knorpel	Chondroblastom Chondromyxoidfibrom Osteochondrom multiple kartilaginäre Exostosen periostales Chondrom Enchondrom Enchondromatose	Chondrosarkom periostales Chondrosarkom extraossäres Chondrosarkom mesenchymales Chondrosarkom entdifferenziertes Chondrosarkom periostales Chondrosarkom Klarzellchondrosarkom
Knochen	Osteoidosteom Osteoblastom	Osteosarkom multizentrisches Osteosarkom sekundäres Osteosarkom parossales Osteosarkom
Markgewebe	Lipom	Liposarkom Plasmazellmyelom Ewing-Sarkom malignes fibröses Histiozytom
Bindegewebe	desmoplastisches Fibrom	Fibrosarkom
Anderes Ursprungs-gewebe	Hämangiom Lymphangiom Hämangioperizytom Neurilemmon Ganglioneurom	Angiosarkom Hämangioperizytom Leiomyosarkom
Ortsfremdes Ursprungs-gewebe	synoviale Chondromatose	Chordom Synovialom
Unbekanntes Ursprungs-gewebe	Riesenzelltumor	Riesenzelltumor Adamantinom der langen Röhren-knochen Mesenchymom

Je nachdem, ob die Tumoren Knochengewebe zerstören oder aufbauen, resultiert im Röntgenbild der Tumor als osteolytisch, osteoplastisch oder gemischt osteolytisch-osteoplastisch. Eine prognostische Aussage kann hieraus prinzipiell nicht abgeleitet werden. Eine Klassifizierung in gutartige und bösartige Knochentumoren ist sinnvoll. Die Dignität einiger Tumoren (z. B. Riesenzelltumor, atypisch lokalisierte Chondrome) ist oft nicht eindeutig feststellbar. Daher spricht man von semimalignen Tumoren. Der Begriff semimaligne wird in der Literatur unter zwei verschiedenen Gesichtspunkten gebraucht:

– Es besteht bei einem gutartigen Tumor die Gefahr der malignen Entartung.
– Der Tumor wächst lokal aggressiv, infiltrierend, ohne jedoch Metastasen zu setzen (z. B. Synovitis villonodularis pigmentosa).

Die unter Punkt 2 genannten Tumoren neigen zu Rezidiven, die erfahrungsgemäß die Tendenz zu steigender Malignität, u. U. dann auch zur Metastasierung haben.

Diagnostik und Therapie der Knochentumoren sind durch die Notwendigkeit enger interdisziplinärer Zusammenarbeit zwischen Orthopäden bzw. Chirurgen, Radiologen und Pathologen und bei zunehmender Bedeutung der zytostatischen Therapie auch den Internisten und Pädiatern gekennzeichnet. Eine onkologische Nachsorge ist zu fordern und sollte im Behandlungsteam einen Psychologen mit einbeziehen.

Gutartige Tumoren

Glomustumor

Synonym: neuromyoarterialer Glomus.

Ätiopathogenese. Von den Perizyten der Gefäße ausgehender, oft noch Nerven- und Muskelgewebe enthaltener gutartiger Tumor.
Klinik. Vorwiegend an den Fingerendgliedern subungual sitzender, außerordentlich schmerzhafter kleiner Tumor. Lokalisation und hochgradige Schmerzhaftigkeit lassen die Diagnose mit großer Sicherheit stellen.
Differentialdiagnose. Verrucae und Clavi.
Therapie. Exstirpation in toto.

Knochenlipom

Ätiopathogenese. Vom Fettgewebe des Knochens ausgehender Tumor.
Klinik. Uncharakteristische Schmerzen. Durch expansives Wachstum Spontanfraktur möglich.
Röntgen. Defektbildung im Knochen.
Differentialdiagnose. Riesenzelltumor.
Therapie. Exstirpation, evtl. Spongiosaplastik.

Osteochondrom

Synonyme: kartilaginäre Exostose, Ekchondrom.

Ätiopathogenese. Entsteht im Bereich der Metaphyse aus Knorpelzellen der Wachstumsfuge.

Klinik. Durch Druck des langsam wachsenden Tumors auf Gefäße oder Nerven können Symptome auftreten.

Durch Weichteilvorwölbung kann der Tumor erkannt werden und störend wirken. Aus der Beeinflussung der benachbarten Wachstumsfuge können Fehlwachstum und Gelenkdeformierung resultieren. Das isolierte Osteochondrom kann bereits in früher Kindheit auftreten, wird jedoch erst während des stärksten Längenwachstums vor der Pubertät diagnostiziert.

Röntgen. Metaphysär, unmittelbar aus dem Bereich der Wachstumszone in die Weichteile herauswachsende, dünn gestielt oder breitbasig aufsitzende Tumoren mit basaler Knochenstruktur; sie folgen dem Verlauf von Muskeln und Sehnen (Abb. 8.1).

Mit zunehmendem Wachstum sind die Osteochondrome mehr diaphysenwärts gelegen. Schnelle Vergrößerung und zunehmend unscharfe Konturen sprechen für maligne Entartung.

Therapie. Bei klinischer Symptomatik wie Schmerzen, Fehlwachstum, kosmetisch störender Deformierung, insbesondere aber bei schnellem Wachstum und röntgenologisch unscharfer Begrenzung des Tumors ist die operative Entfernung indiziert, wobei die Basis sorgfältig mit reseziert werden muß.

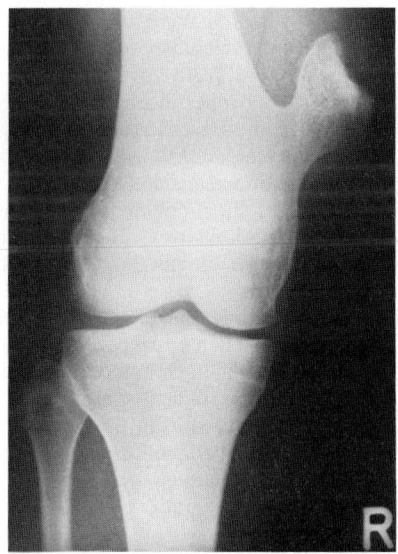

Abb. 8.**1**   Osteochondrom.

Die *Prognose* ist gut, maligne Entartung selten (Größenzunahme nach Wachstumsabschluß verdächtig).

Multiple kartilaginäre Exostosen

Synonym: Exostosenkrankheit.

Ätiopathogenese

Bei wechselnder Penetranz und Expressivität wird das Leiden dominant vererbt. Durch überschießendes Wachstum (Differenzierungsstörung) entstehen paraepiphysär aus Knorpelgewebe aufgebaute breitbasige oder dünngestielte Knorpeltumoren (Ekchondrome). Diese werden durch Verknöcherung meist zu Exostosen. Es ist jedoch auch möglich, daß die Knorpelstrukturen erhalten bleiben, also nicht durch Knochen ersetzt werden. Das Wachstum geht von der Knorpelkappe aus; von hier aus ist eine maligne Entartung zum Chondrosarkom möglich.

Klinik

Die multiplen kartilaginären Exostosen entstehen prinzipiell *paraepiphysär* und wandern mit dem Längenwachstum des betroffenen Knochens zur Diaphyse hin.

In absteigender Häufigkeit besteht folgende Lokalisation: proximaler Humerus (Humerus häufig verkürzt), Finger, distales Femur, proximales und distales Tibiaende, Radius, Becken, Fibula, Fuß, Rippen und Schulterblatt. Prinzipiell ist jede Lokalisation möglich, symmetrischer Befall kommt vor.

Durch Störung der Wachstumsfuge entstehen mit weiterem Wachstum Achsenfehler und Gelenkverformungen (Abb. 8.**2a**), die zu Funktionsstörungen führen können. Trotz Vorliegen multipler kartilaginärer Exostosen mit sekundären Deformierungen ist die Erkrankung oft für den Träger ohne Leidensweg (keine Beschwerden, Adaptation an langsam entstandene Deformierungen und Funktionseinschränkungen). Die multiplen kartilaginären Exostosen können aus drei Gründen behandlungsbedürftig werden:

- Sie können mit zunehmendem Wachstum durch Druck auf Nerven, Blutgefäße, Muskeln usw. Beschwerden und Funktionsstörungen verursachen, darüber hinaus durch Vorwölbung der Weichteile kosmetisch störend wirken.
- Da die multiplen kartilaginären Exostosen in Epiphysennähe beim Kind und Jugendlichen entstehen, können sie über Wachstumsbeeinflussungen zu höchstgradigen Gelenkdeformierungen und Achsenabweichungen führen, die bis zum Wachstumsabschluß unter Umständen mehrfach operativer Korrektur bedürfen.
- Prinzipiell ist **maligne Entartung** möglich. Die Wahrscheinlichkeit hierfür ist jedoch wesentlich geringer, als bisher (11%) angenommen wurde. Schnelles Wachstum einer Exostose beim Erwachsenen und zunehmend

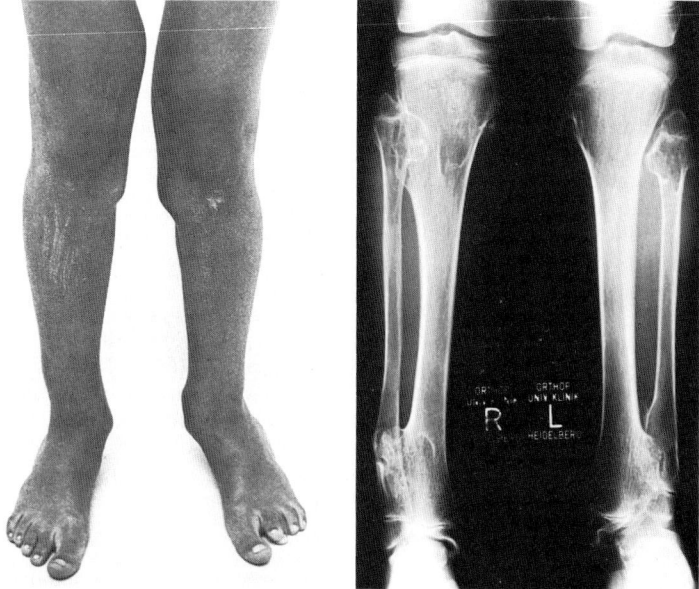

a   b

Abb. 8.2 Fast symmetrisch angelegte multiple kartilaginäre Exostosen haben zu Fehlwachstum im Unterschenkel mit Fehlstellung des oberen Sprunggelenks geführt. Im Bereich von Schienbeinkopf und Innenknöchel wölben die Exostosen die Haut vor.

unscharfe Konturierung der Exostose im Röntgenbild sowie besonders dicke Knorpelkappen sind Hinweise auf eine mögliche maligne Entartung.

Röntgen

Breitbasige oder gestielte knollige Tumoren, deren Verlauf dem der Muskeln entspricht. Verplumpung der Metaphyse ist typisch. Sekundär durch Störung der Wachstumsfuge entstandene Gelenkverformungen und Achsenfehlstellungen sind häufig (Abb. 8.2b).

Therapie

Verursachen Exostosen Beschwerden, Fehlwachstum und Funktionsstörungen oder ist eine maligne Entartung zu befürchten, so wird die Exostose radikal breitbasig abgetragen. Exostosen sind im Operationssitus infolge knorpeliger Oberfläche oft deutlich größer als im Röntgenbild. Bei bestehenden erheblichen funktionseinschränkenden Achsenabweichungen Korrekturosteotomie.

Chondrom

Synonyme: Enchondrom, zentrales Chondrom, Myxochondrom.

Ätiopathogenese

Es wird angenommen, daß das Chondrom seinen Ausgang von versprengten Knorpelzellen nimmt. Der Tumor besteht aus ausgereiften Knorpelzellen, eine schleimige Entartung wird beobachtet. Wachstum des Tumors führt zu Knochenauftreibungen. Das Chrondrom ist ein benigner Tumor, der maligne entarten kann. Je stammnäher der Tumor sitzt, um so größer ist die Gefahr der malignen Entartung und späteren Metastasierung.

Klinik

Das Chrondrom tritt solitär im Kindesalter und frühen Erwachsenenalter auf. Es sitzt peripher oder zentral in langen und kurzen Röhrenknochen, Rippen, aber auch im Becken und Schultergürtel. Chondrome gelten als die häufigsten Knochentumoren der kleinen Röhrenknochen an Hand und Fuß, wo sie durch spindelförmige Auftreibung und Spontanfrakturen auffallen können. Im Handbereich können periostale (parostale) Chrondrome usurierend in den Knochen einwachsen. Rezidivneigung!

Röntgen

Die Röhrenknochen werden durch den zystischen Tumor spindelförmig aufgetrieben. Fehlwachstum und Deformierungen können sekundär eintreten. Auf Infraktionslinien achten! Chondrome zeigen häufig fleckige Struktur durch Kalkeinlagerungen.

Differentialdiagnose

Solitäre Knochenzyste, Riesenzelltumor, Brodie-Abszeß, fibröse Dysplasie, Tuberkulose.

Therapie

Operative Entfernung, evtl. Auffüllung des Knochendefekts mit Spongiosa. Bei sekundären Deformierungen und Fehlstellungen operative Korrektur. Drohen weitere therapeutisch nicht zu beherrschende Deformierungen oder Spontanfrakturen, so werden entlastende Apparate oder Schienen notwendig.

Multiple Chondrome

Ätiopathogenese

Rezessiver Erbgang mit geringer Penetranz wird angenommen. Aus Knorpelinseln in Periost und Endost entwickeln sich in Epiphysennähe aus Knorpelgewebe aufgebaute Tumoren. Nach dem Verteilungsmuster am Skelett werden unterschiedliche Formen beobachtet.

Klinik

Die sich im Inneren des Knochens entwickelnden *Enchondrome* treiben durch expansives Wachstum die Kortikalis auf, die durch Druckatrophie papierdünn werden kann. Ein Durchbruch des Echondroms nach außen ist möglich, wobei mechanische Irritationen an Nerven und Gefäßen mit entsprechenden Beschwerden auftreten können. Meist fällt als erstes Symptom die durch den Tumor bedingte Deformierung (Phalangen) auf. Durch Sitz in Epiphysennähe können Wachstumsstörungen und Gelenkdeformierungen auftreten. Spontanfrakturen und Pseudarthrosen werden beobachtet. Am Becken kann der Tumor ggf. eine Geburt behindern. Veränderungen an der Wirbelsäule können zu Schmerzen und neurologischen Symptomem führen, die gegen einen Tumor oder Bandscheibenvorfall differentialdiagnostisch abgegrenzt werden müssen.

Häufig sind die kleinen Knochen des Hand- und Fußskeletts, Becken und Schultergürtel, seltener Gesichtsschädel, Thorax und Wirbelsäule (stammnah Gefahr der malignen Entartung größer) betroffen. Befall einer ganzen Körperregion, aber auch aller Extremitäten ist möglich. Infolge Wachstumsstörung kann Minderwuchs eintreten.

Bei Befall ausschließlich einer Körperseite spricht man von *Ollier-Erkrankung*. Halbseitiger Minderwuchs und Achsenabweichungen der Extremitäten sind typisch, der Stamm ist nicht betroffen.

Liegen neben multiplen Chondromen multiple Hämangiome vor, so handelt es sich um das *Mafucci-Syndrom*.

Da die klinische Symptomatik bei multiplen Chondromen mit zunehmendem Wachstum auftritt, wird das Leiden meist erst im frühen Erwachsenenalter diagnostiziert.

Röntgen

Anfangs scharf begrenzter Defekt in sonst normal strukturiertem Knochen, Kammerung bzw. mehrere zystische Aufhellungen nebeneinander möglich. Mit zunehmendem Tumorwachstum Knochenauftreibung und Kortikalisverdünnung (Spontanfraktur möglich). Später Überwachsen der primären Knochenbegrenzung durch das Chondrom. Sekundär können im Chondrom fleckige Verkalkungsschatten auftreten. Durch Fehlwachstum können Verkürzungen betroffener Skelettanteile und Achsenabweichungen beobachtet werden. Starkes Wachstum und zunehmend unscharfe Tumorbegrenzung sind verdächtig auf Malignisierung (Abb. 8.**3**, 8.**4**).

Differentialdiagnose

Morbus Recklinghausen, fibröse Dysplasie.

Therapie

Bei drohender Spontanverformung und/oder Spontanfraktur operative Entfernung und Auffüllung der entstandenen Defekte durch Spongiosa, bei

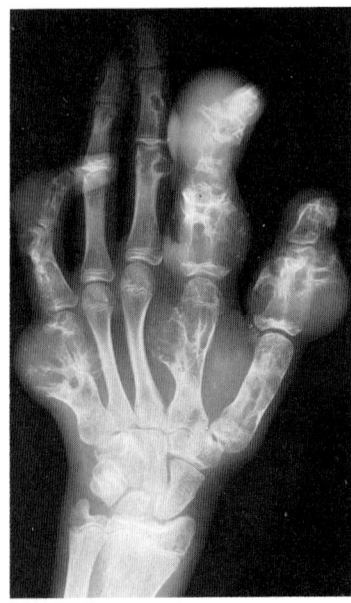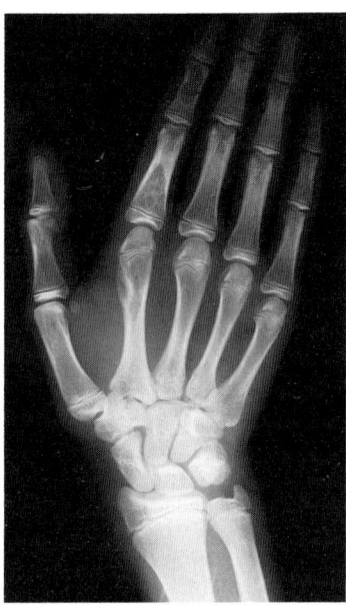

a   b

Abb. 8.3 **a** Multiple Enchondrome im Bereich der linken Hand haben durch expansives Wachstum zur Aufreibung der Phalangen geführt und im weiteren Verlauf zu hochgradiger Deformierung und zu Fehlwachstum. Röntgenologische Frühveränderungen im Bereich des 3. Strahls, röntgenologische Spätbefunde im Bereich des 1., 2. und 5. Strahls. **b** Rechte gesunde Seite zum Vergleich.

Stabilitätsverlust zusätzlich kortikospongiösen Span. Bei Durchbruch in die Weichteile radikale Exstirpation wegen Rezidivgefahr.

Bei Malignitätsverdacht histologische Untersuchung, gegebenenfalls Therapie wie Sarkom. Nach Manipulation am Tumor Malignitätgefahr erhöht (Kontrollen!).

Bei multiplen Chondromen liegt die maligne Entartung bei 20% (stammnah gehäuft), bei Mafucci-Syndrom wahrscheinlich höher.

Chondromatose

Synonym: Gelenkchondromatose.

Ätiopathogenese. Durch metaplastische Umwandlung der Gelenkkapsel in Knorpelgewebe entwickeln sich multiple, zunächst an der Gelenkkapsel gestielte Chondrome, die durch Abtrennung zu freien Gelenkkörpern werden können. Weiteres Wachstum, unter Umständen mit zentraler Kalzifikation und Ossifikation ist möglich.

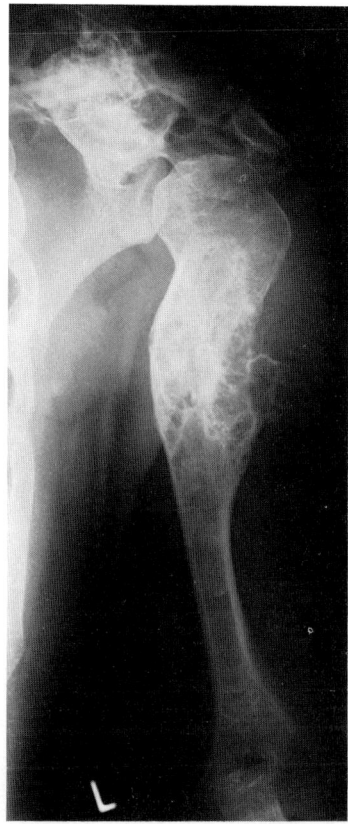

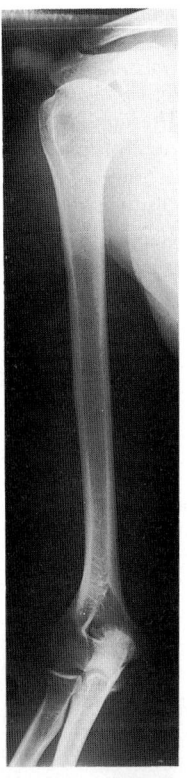

a   b

Abb. 8.4 **a** Multiple Chondrome im Bereich des proximalen Oberarms und des Schulterblatts links haben zur Aufhebung betroffener Skelettanteile und durch Fehlwachstum zur Oberarmverkürzung, Achsenfehlstellung und Schultergelenkdeformierung geführt. **b** Rechte gesunde Seite zum Vergleich.

Klinik. Uncharakteristische Gelenkschmerzen können schon bei Kindern und Jugendlichen erstes Symptom sein. Rezidivierende Anschwellungen, Belastungs- und Bewegungsschmerz und beim Vorliegen freier Körper Gelenkblockierungen können folgen und sind Leitsymptome. Ein objektiver Befund kann zu Beginn fehlen, später sind gestielte oder freie Chrondrome meist tastbar. Die Chondromatose ist als präarthrotische Deformität im weitesten Sinne, die rasch zu einer Schädigung der Gelenke führt, zu werten.
Röntgen. Solange die Chondrome lediglich aus Knorpelgewcbe bestehen,

sind sie röntgenologisch nur durch *Arthrographie* und *Arthroskopie* erkennbar. Nach Einlagerung von Kalk oder zentral beginnender Ossifikation erscheinen sie im Röntgenbild als unscharf begrenzte Verschattungen unterschiedlicher Größe und Zahl (Abb. 8.**5**).
Therapie. Exstirpation freier Gelenkkörper. Bei chronisch rezidivierenden Reizzuständen Früh- und Spätsynovektomie.

Desmoplastisches Fibrom

Synonyme: Knochenfibrom, Osteofibrom.

Ätiopathogenese. Seltener, aus Bindegewebe bestehender gutartiger Tumor.
Klinik. Uncharakteristische, ziehende Schmerzen oder Spontanfrakturen führen zur Untersuchung. Lokalisation: distales Femur und proximale Tibia.
Röntgen. Rundliche, unter Umständen traubenartig beieinanderliegende zystische Knochenaufhellungen mit umgebender Sklerose.
Differentialdiagnose. Fibrosarkom, Riesenzelltumor.
Therapie. Operative Ausräumung, Auffüllung des Defekts mit Spongiosa, evtl. Resektion.

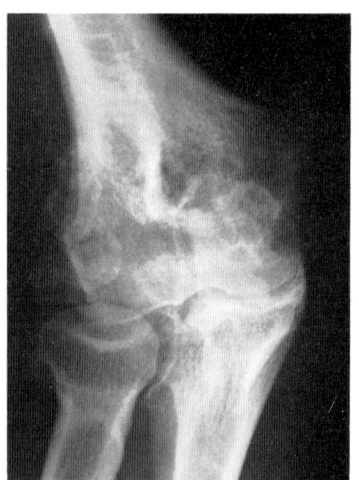
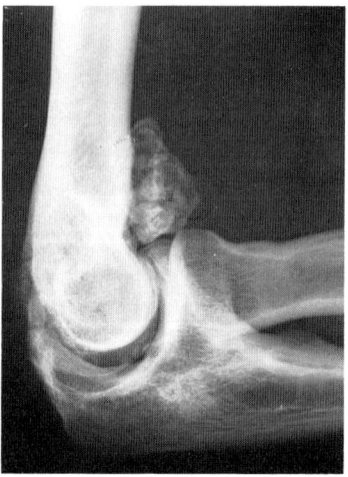

a   b

Abb. 8.**5 a−b** Chondromatose des Ellenbogengelenks. Verkalkte freie Körper sind in beiden Strahlengängen erkennbar. Die Chondromatose hat frühzeitig zur Arthrose, Höhenminderung des Gelenkspalts und osteophytären Anbauten der Gelenkränder geführt.

Knochenhämangiom

Synonyme: Hämangiom, Angiom.

Ätiopathogenese. Tumor geht von Knochengefäßen aus, wächst langsam und kann durch Druck Osteolyse verursachen. Spongiöse Knochenanteile sind betroffen. Durch Druckatrophie von Knochentrabekeln tritt Rarefizierung der Knochenstruktur ein. Räume zwischen Knochenbälkchen bei der kavernösen Form mit Blut, bei der kapillären mit fibrösem Gewebe ausgefüllt. Histologisch wird eine kavernöse von einer kapillären Form unterschieden.
Klinik. Bevorzugtes Erkrankungsalter sind das 3. und 4. Dezennium. Lokalisation ist häufig die Wirbelsäule, seltener Klavikula, Metatarsalknochen, Schädel und lange Röhrenknochen. Klinisch tritt der Tumor durch expansives Wachstum und durch Spongiosararefizierung mit Gefahr der Spontanfraktur in Erscheinung. An der Wirbelsäule kann die Symptomatologie von uncharakteristischen Schmerzen bis zur Querschnittlähmung reichen. An der Klavikula und anderen wenig weichteilgedeckten Knochen (Metatarsalia) ist die Verdickung frühzeitig sichtbar.
Röntgen. Strähnige oder wabige Knochenfeinzeichnung, am Wirbelkörper typische vertikale grobsträhnige Strukturen. Spontanfrakturen können auftreten. Am Schädel spikulaähnliche Zeichnung möglich (Abb. 8.**6**).
Differentialdiagnose. Chronische Osteomyelitis (Verlauf, Serologie, Röntgen), Osteosarkom.
Therapie. Bei Befall der Wirbelsäule mit radiologischer Progredienz der Veränderungen und Gefahr einer pathologischen Kompressionsfraktur Strahlentherapie, evtl. Korsettversorgung. Bei Lähmungen Laminektomie, evtl. Stabilisierung der Wirbelsäule durch autologen, kortikospongiösen Span. Bei anderen Lokalisationen eher Entschluß zur Resektion und nachfolgenden Knochentransplantation zur Defektüberbrückung.

Metaphysärer fibröser Defekt und nichtossifizierendes Knochenfibrom

Synonyme: nichtosteogenes Fibrom, fibröser Kortikalisdefekt, Fibrom, Knochenfibrom, xanthomatöse oder fibröse Variante der Riesenzelltumoren, Xanthom, Xanthogranulom des Knochens.
Ätiopathogenese. Gutartiger, aus Bindegewebe und vereinzelten Riesenzellen bestehender Tumor, der von endostalem knochenbildenden Gewebe ausgeht.
Klinik. Oft symptomfrei (Zufallsbefund). Uncharakteristische Schmerzen, geringe Schwellungen und in seltenen Fällen Spontanfrakturen möglich. Lokalisation: knienahe Knochen.
Röntgen. Beim klassischen metaphysären Defekt lediglich kleine Aufhellungsherde in der Kortikalis (Abb. 8.**7**).

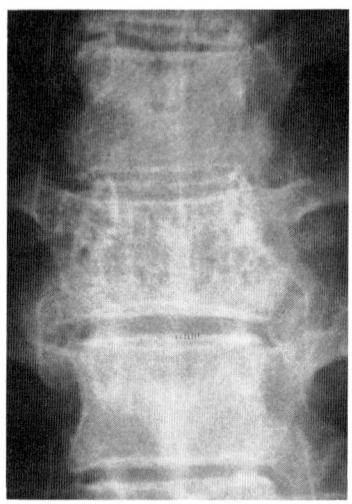

a

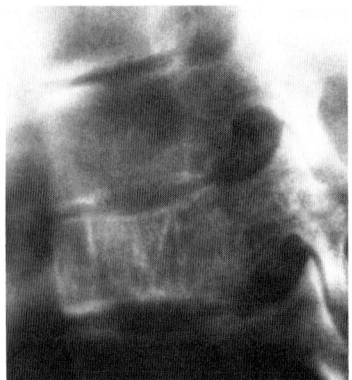

b

Abb. 8.**6**   Knochenhämangiom am
8. Brustwirbelkörper. Typische vertikale
grobsträhnige Struktur.

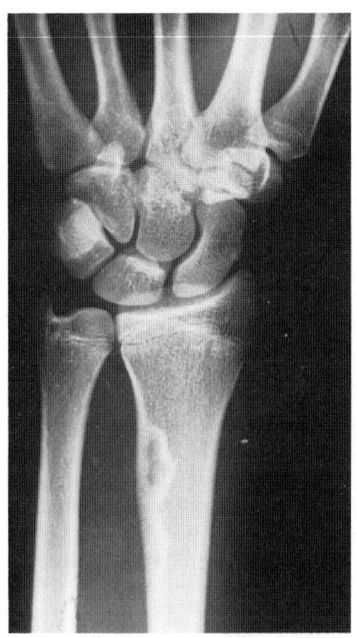

Abb. 8.7   Metaphysärer fibröser Defekt
am distalen Radius.

Beim nichtossifizierenden Knochenfibrom mit zunehmendem Wachstum durchbricht die Lysezone in den Markraum. Aufhellungen mit geringer girlandenförmiger peripherer Sklerose und zytische Veränderungen sind typisch. In seltenen Fällen können Spontanfrakturen auftreten.
Differentialdiagnose. Zystische Tumoren und tumorähnliche Läsionen.
Therapie. Kleine metaphysäre Defekte tendieren zur Spontanheilung. Bei großen Defekten mit drohender Spontanfraktur operative Ausräumung und Auffüllung mit Spongiosa.

Osteoidosteom und Osteoblastom

Synonyme: Osteoidosteitis, Kortikalisosteoid.

Ätiopathogenese
Heute allgemein als Tumor anerkannt, früher wurden ursächlich Traumata und Entzündungen diskutiert. Histologisch von sklerotischem Saum umgebene Osteoidbälkchen.

Klinik
Der bis 2 cm groß werdende Tumor wird bevorzugt beim männlichen Geschlecht zwischen dem 10. und 40. Lebensjahr beobachtet. Häufigste Lokali-

sation sind Femur und Tibia, seltener die Wirbelsäule. Äußerlich ohne Hinweise.

Bei jungen Individuen sind meist die Metaphysen betroffen, mit zunehmendem Längenwachstum gehäuft die Diaphysen. Leitsymptom ist der bohrende Schmerz, der insbesondere nachts auftritt und durch Analgetika (Salycilate) gut zu beeinflussen ist.

Der serologische Befund ist unauffällig.

Röntgen

Die Diagnose wird durch das Röntgenbild gestellt. Eine ovale Aufhellung im Knochen ist von einem mächtigen Sklerosierungssaum umgeben, der sich klar gegen die Umgebung abgrenzt (Nidus). Eine vermehrte Sklerosierung angrenzender Knochenanteile bis zur spindeligen Auftreibung eines Knochens kann vorliegen (Abb. 8.**8**). Schichtaufnahme, Tangentialaufnahmen.

Von einem *Osteoblastom* spricht man, wenn ein histologisch gleichartig gebauter Tumor wie das Osteoidosteom die willkürlich gesetzte Größenausdehnung von 2 cm überschreitet. Wahrscheinlich besteht der Unterschied beider Tumoren darin, daß das Osteoidosteom in der Kortikalis seinen Ursprung nimmt und durch die reaktive Sklerose in seiner Ausdehnung begrenzt wird, während das Osteoblastom im weichen spongiösen Knochen entsteht und größere Ausdehnung erreichen kann.

Differentialdiagnose

Osteomyelitis sclerosans Garré.

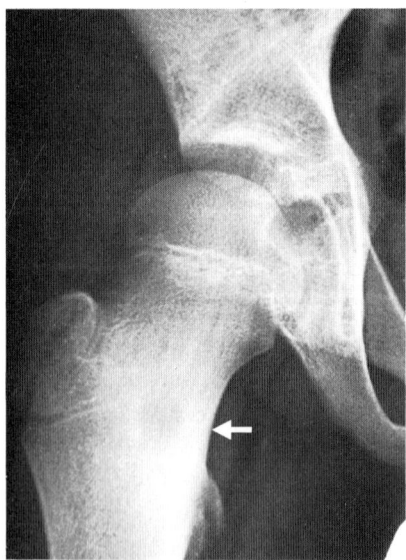

Abb. 8.**8**   Osteoidosteom (Pfeil) an der rechten proximalen Femurmetaphyse. Typische Aufhellungen in sklerotischem Bereich.

Therapie
Operativ. Der Nidus muß entfernt werden, die Sklerose kann verbleiben. Selbstheilungen werden beschrieben.

Riesenzelltumor

Synonyme: gutartiger Riesenzelltumor, Osteoklastom, brauner Tumor, brauner Riesenzelltumor.

Ätiopathogenese
Tumor von nicht eindeutig geklärtem Stammgewebe. Wegen der relativ häufigen (10%) malignen Entartung wird der Riesenzelltumor als semimaligne bezeichnet. Die Ätiologie ist ungeklärt. Der epiphysär liegende Tumor zerstört zunächst die Spongiosa, später die Kortikalis. Einbruch der Weichteile kann erfolgen. Der makroskopisch durch Blutaustritte bräunlich gefärbte (brauner Tumor), aus weichem, leicht verletzbarem Gewebe bestehende Tumor zeigt histologisch Hämosiderin, vielkernige Riesenzellen und daneben Rundzellen sowie Spindelzellen sowie zahlreiche Gefäße.

Klinik
Gehäuftes Auftreten im 3. und 4. Dezennium. Der langsam wachsende Tumor führt zu uncharakteristischen Schmerzen und geringen Anschwellungen der betroffenen Region. Wegen gelenknaher Lokalisation uncharakteristische Gelenkbeschwerden. Auch Spontanfrakturen können Anlaß zur Erstuntersuchung geben.
Die Lokalisation ist häufig kniegelenknah in Femur und Tibia (ca. 50%), seltener im proximalen Humerusende, in distalem Radius, in Fibula, distaler Ulna und Metatarsalia.
Labor. Meist unauffällig. Bei großem, zentral zerfallendem Tumor uncharakteristische BSG-Beschleunigung möglich.

Röntgen
Epiphysär gelegene Aufhellung der Knochenstruktur ohne sklerotischen Randsaum. Kortikalis kann arrodiert sein. Kammerung des Tumors (wabiges Bild; Abb. 8.**9**).

Therapie
Bei kleinen Herden Ausräumung. Bei beginnender Entdifferenzierung Segmentresektion und Defektauffüllung durch Span. Bei nachgewiesener Malignität weitere Segmentresektion, Amputation. Stets histologische Untersuchung. Wiederholte operative Eingriffe sowie Strahlentherapie vergrößern die Gefahr maligner Entartung.
Bei Gefahr von Spontanfrakturen werden schienende bzw. entlastende Apparate gegeben.

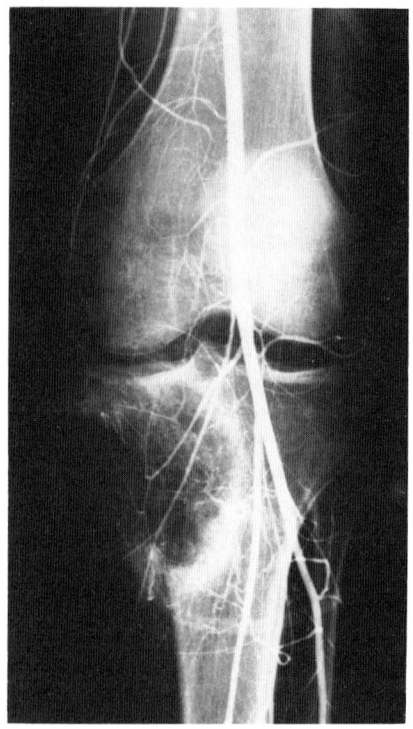

Abb. 8.**9**   Riesenzelltumor am medialen Tibiakopf.

Chordom

Ätiopathogenese. Von Zellen der Chorda dorsalis ausgehender gutartiger Tumor mit Neigung zu maligner Entartung (ca. 10%).

Klinik. Lokalisation: 50% im Sakrum, 30% in der Schädelbasis und in 20% an der übrigen Wirbelsäule (HWS). Der Tumor kann infolge expansiven Wachstums durch Druck auf Nerven heftige Schmerzen und neurologische Ausfälle bis zur Querschnittlähmung verursachen.

Durchbruch des Tumors durch die Haut wird beschrieben. Bei maligner Entartung ist Metastasierung möglich.

Röntgen. Zunächst glatt begrenzte zystische Aufhellungen, verlieren bei maligner Entartung ihre klare Begrenzung. Bei Überschreitung der Knochenstruktur kann die Ausbreitung des Tumors durch Kontrastdarstellung des Retroperitoneums und des Spinalkanals erfaßt werden.

Therapie. Versuch der Resektion. Röntgenlangzeitbestrahlung.

Bösartige Tumoren

Synovialom

Ätiopathogenese. Von der Synovialis ausgehender Tumor, der in einer gutartigen sowie in einer primär und sekundär bösartigen Form auftritt.
Klinik. Der gehäuft im 3.–5. Dezennium vorkommende Tumor ist meist an Knie-, Hand- oder Sprunggelenk lokalisiert. Weitere Lokalisationen sind Sehnenscheiden und Bursen. Zunächst fallen solitär oder multipel kleine weiche bis derbe Auftreibungen auf, die gegen die Unterlage verschieblich sind. Uncharakteristische Spontanschmerzen und Druckempfindlichkeit. Später Behinderung der Gelenkfunktion. Bei Bösartigkeit frühzeitige Metastasen in Lymphknoten, Lunge, seltener Skelett.
Röntgen. Weichteilverschattungen, seltener Kalkeinlagerungen können beim gutartigen und im Anfangsstadium des bösartigen Tumors einziger Befund sein. Durch Kontrastdarstellung (Arthrographie) kann eine glatte Oberfläche der intraartikulären Geschwulst nachgewiesen werden. Bei Knocheneinbrüchen zunehmende Destruktion. Weitere Informationen über Art und Ausbreitung des Tumors geben Schichtaufnahmen, Angiographie und Szintigraphie.
Differentialdiagnose. Ganglion, Arthritis, Bursitis, Tendovaginitis, Osteosarkom, Chondrosarkom.
Therapie. Totale Synovektomie. Sind die Organgrenzen bei der bösartigen Form bereits überschritten, so erfolgt die Resektion, ggf. die Amputation. Darüber hinaus werden Zytostatika und Neutronenbestrahlung empfohlen. Die *Prognose* ist beim benignen Synovialom gut, beim malignen Synovialom infaust. Cave verspätete Diagnose, insbesondere bei mehrfachen lokalen Resektionen.

Osteosarkom

Synonyme: osteogenes Sarkom, osteoplastisches Sarkom, Osteochondrosarkom, Osteofibrosarkom, Myxochondroosteosarkom.

Ätiopathogenese

Die neuere Nomenklatur orientiert sich an dem Gewebe, aus dem der Tumor hervorgeht. Beim Osteosarkom wird aus einem sarkomatösen Stroma Tumorosteoid gebildet. Weitere Entwicklung zu Knochengewebe ist möglich. Daneben werden Knorpel- und Bindegewebszellen, teleangiektatische Gefäße sowie Schleim gefunden. Dessen ungeachtet werden alle Tumorformen, die als Sarkom vom Knochengewebe ihren Ausgang nehmen und deren Gemeinsamkeit das Vorkommen von Tumorosteoid ist als Osteosarkom bezeichnet. Nach histologischem und röntgenologischem Bild werden osteoplastische und osteolytische Formen unterschieden.
Im Gegensatz zum Chondrosarkom setzt das Osteosarkom früh Lungenmetastasen.

186   8 Tumoren

Klinik

Das Osteosarkom kommt vorwiegend bei Kindern und jugendlichen Erwachsenen vor (Abb. 8.**10**). Es ist der häufigste maligne Knochentumor.
Lokalisation gehäuft in langen Röhrenknochen (Abb. 8.**11** distales Femur,
proximale Tibia und proximales Femur), aber auch in Humerus, Fibula und
Becken. Früh auftretende heftige Schmerzen, die den Patienten bald nachts
nicht mehr durchschlafen lassen, werden geklagt. Schmerzbedingt kommt es
frühzeitig zu reflektorischen Muskelkontrakturen. Verlegt der Tumor tiefe
Venen, so ist eine Erweiterung oberflächlicher Hautvenen die Folge. Weichteilschwellungen und Hautüberwärmungen können bestehen. Da der Tumor
früh Lungenmetastasen setzt, sind diese bei 80% der Patienten zum Zeitpunkt der Primärdiagnose bereits nachweisbar.
Labor. BSG und alkalische Phosphatase sind meist erhöht.

Röntgen

Der Befund wird von dem Ausgangspunkt des Tumors und von der Frage, ob
die Geschwulst mehr osteoplastisch oder osteolytisch ist, bestimmt. Entsprechend der unterschiedlichen histologischen Differenzierung können im Inne-

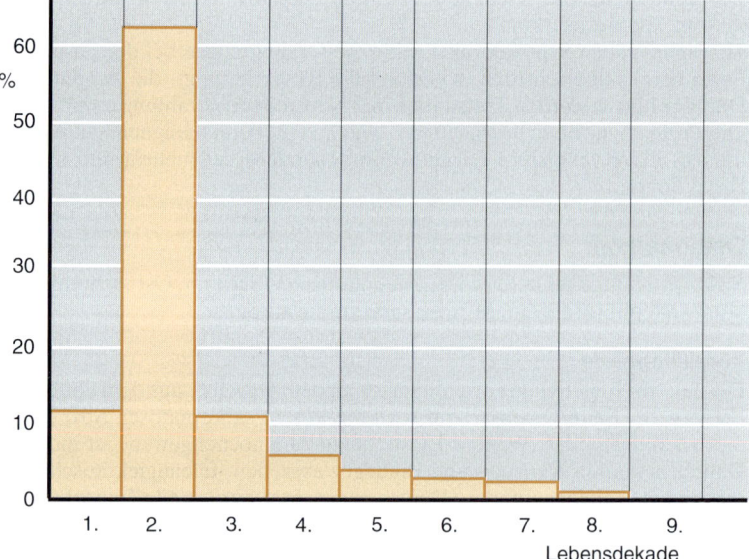

Abb. 8.**10** Häufigkeitsverteilung des Erkrankungsalters bei 512 Patienten mit
Osteosarkom. 60% aller Osteosarkome werden in der 2. Lebensdekade nachgewie-
sen (aus F. Schajowicz: Tumors and Tumorlike Lesions of Bone and Joints. Springer,
Berlin 1981).

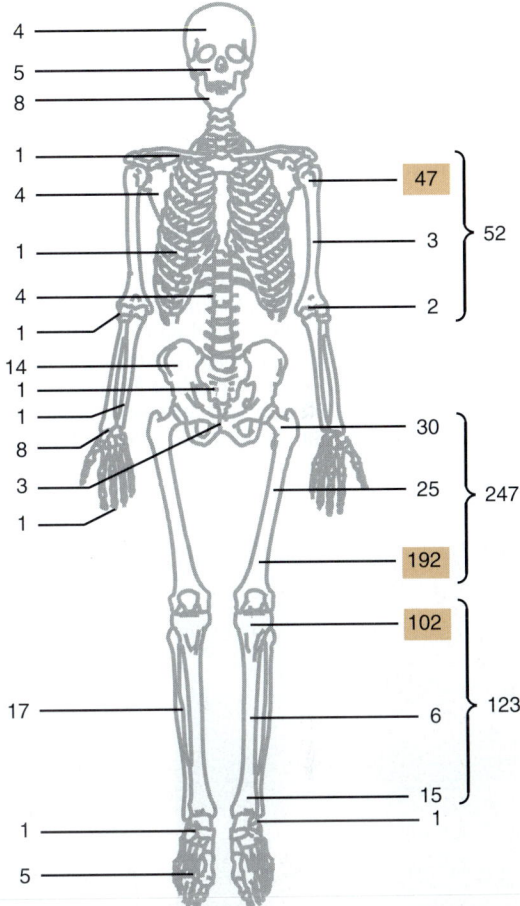

Abb. 8.**11**   Topographische Verteilung von 512 Osteosarkomen. Es war 294mal eine kniegelenknahe Lokalisation nachzuweisen (aus F. Schajowicz: Tumors and Tumorlike Lesions of Bone and Joints. Springer, Berlin 1981).

ren des Knochens unscharf begrenzte Osteolysen, aber auch vermehrte Sklerosierungen beobachtet werden. Die Spongiosazeichnung erscheint gelegentlich einem Wattebausch vergleichbar. Bei den rein osteolytischen Formen ist der ausgedehnte Defekt meist leicht zu erkennen; schwieriger ist die Diagnose bei den sklerotischen Formen, die zur osteogenen Strukturverdichtung führen.

Periostale Reaktionen sind häufig zu beobachten, aber unspezifisch. Das durch den vorwachsenden Tumor abgehobene Periost kann einerseits zur typischen Spiculaebildung (Sonnenstrahlenprotuberanzen (Abb. 8.12), andererseits durch periostale Knochenneubildung (nicht Tumor) zu dem klassischen Bild der Zwiebelschalen führen. Dort wo die Abhebung des Periosts endet, findet sich der von Codman beschriebene Sporn.

Zur weiteren diagnostischen Abklärung gehören Ganzkörperknochenszintigramm, Angiogramm und Computertomogramm. Die Möglichkeiten, aufgrund angiographischer und computertomographisch erhobener Befunde auf die Dignität des Tumors zu schließen, sind beschränkt. Für den Operateur ergeben sich jedoch wichtige Aussagen zur Größenordnung und Operabilität des Tumors. Das Knochenszintigramm ist ebenfalls in der Lage, eine Aussage über die Größenausdehnungen zu geben. Wegen der Sensibilität des Verfahrens gilt das Ganzkörperknochenszintigramm als Suchmethode. Vor Einleitung aller therapeutischen Maßnahmen muß festgestellt werden, ob und inwieweit Metastasen vorliegen: Röntgenbild und gegebenenfalls Computertomogramm der Lunge. Die Bedeutung des Lymphsystems als Metastasierungsweg ist umstritten.

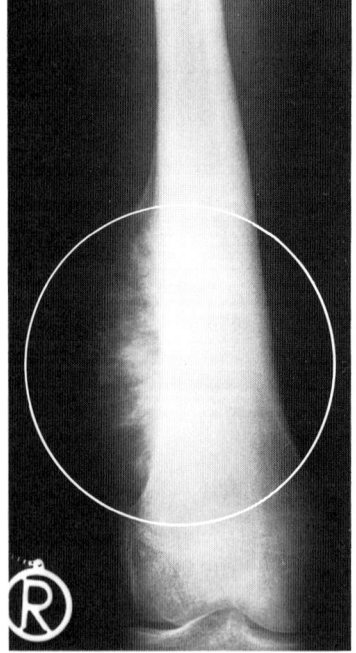

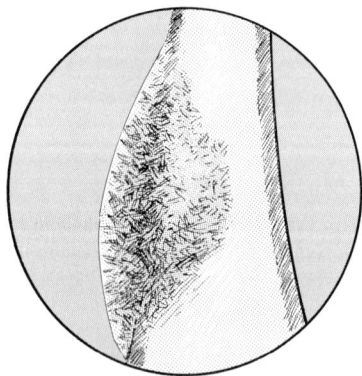

Abb. 8.12 Osteosarkom. Distales Femur eines 14jährigen Mädchens. Typische Spiculaebildung bei diffuser Sklerosierung des Knochens.

Differentialdiagnose

Osteomyelitis, Ewing-Sarkom.

Therapie

Die Therapie des Osteosarkoms hat sich mit der Einführung der modernen Chemotherapie grundlegend gewandelt. Während vor dieser Ära trotz der Amputation die Prognose des Osteosarkoms außerordentlich schlecht war, hat sich durch die präoperative antineoplastische Polychemotherapie eine wesentliche Verbesserung der Behandlungsergebnisse ergeben.

Das heutige therapeutische Vorgehen ist weitgehend durch die von dem Arbeitskreis der Cooperativen Osteosarkomstudie (COSS) festgelegten Grundlinien bestimmt.

Nach der immer notwendigen Inzisionsprobebiopsie erfolgt die Chemotherapie mit ultrahochdosierter Gabe von Methotrexat. Unter dieser Behandlung läßt sich in aller Regel eine Verkleinerung des Tumors beobachten. Nach etwa 10wöchiger Chemotherapie wird dann das operative Verfahren angeschlossen. Unter dem Schutz der modernen Polychemotherapie sind unter Umständen extremitätenerhaltende Resektionsverfahren möglich.

Zu den extremitätenerhaltenden Resektionsverfahren gehören neben der Endoprothetik mit dem partiellen oder totalen Ersatz von großen Röhrenknochen (Abb. 8.**13**) auch die Resektionsarthrodese nach Juvara und die Umkehrplastik nach Borggreve. Bei den beiden letztgenannten Methoden kann eine onkologisch radikale Resektion durchgeführt werden; der entstandene Defekt wird anschließend überbrückt. Voraussetzung für diese Operationsverfahren ist jedoch immer, daß die peripheren Nervenleitungssysteme nicht vom Tumor befallen sind.

Die Strahlentherapie hat bei der Behandlung des Osteosarkoms weitgehend an Bedeutung verloren. Keinesfalls sollte die operative Behandlung zugunsten einer vorgezogenen radiologischen Therapie aufgeschoben werden.

Solitäre Lungenmetastasen sollten in jedem Fall operativ entfernt werden. Liegen multiple Lungenmetastasen vor, so richtet sich die Indikation nach der Operabilität des Patienten.

Chondrosarkom

Synonyme: Myxochondrosarkom, Chondromyxosarkom, Chondromyxofibrosarkom, Chondroosteosarkom, Osteochondrofibrosarkom, Osteochondrosarkom, Osteochondromyosarkom.

Ätiopathogenese

Das primäre Chondrosarkom geht vom Knorpelgewebe aus, das sekundäre Chondrosarkom entwickelt sich durch maligne Entartung aus Osteochondromen und Enchondromen. Eine solche Entartung wird beim Osteochondrom des Beckens und des Schultergürtels, aber auch bei Enchondromen des Femurs und des Humerus beobachtet. Maligne Entartung bei Enchondromen kleiner Röhrenknochen kommt praktisch nicht vor.

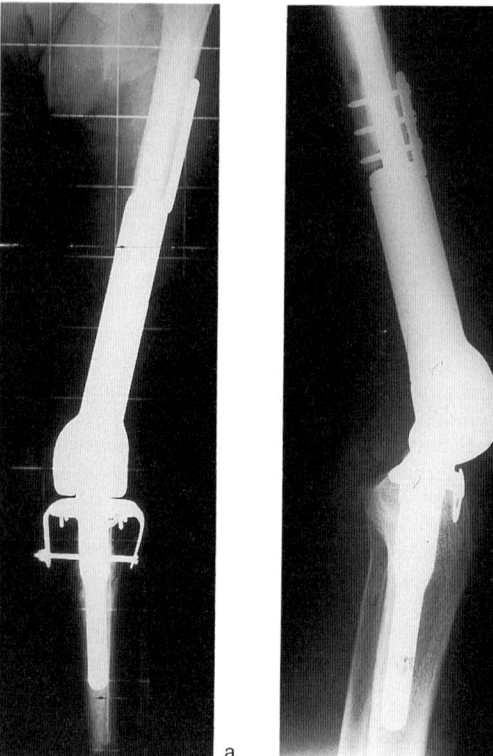

a   b

Abb. 8.**13** Tumorendoprothese bei kniegelenknahem Osteosarkom, **a** a.-p., **b** von der Seite.

Klinik

Das Chondrosarkom tritt überwiegend im 4.−7. Dezennium auf (♂ : ♀ = 2 : 1; Abb. 8.**14**). Schmerzen sind weniger ausgeprägt als beim Osteosarkom. Die Symptomatik wird durch die Lokalisation (Abb. 8.**15**) des Tumors bestimmt und ist uncharakteristisch. Tumorbedingte Weichteilschwellungen können auftreten.

Labor. Die Höhe der alkalischen Serumphosphatase entspricht dem Tumorwachstum. Probeexzision und histologische Untersuchung sind zur Sicherung der Diagnose notwendig. Das Chondrosarkom setzt spät Lungenmetastasen.

Röntgen

Beim *pimären* Chondrosarkom zeigt der betroffene Skelettanteil unscharf begrenzte Aufhellungs- neben Verdichtungszonen. Geringe periostale Reaktionen sind nach Destruktion der Kortikalis möglich. Oft liegen Kalkherde im Tumor vor (Abb. 8.**16**). Ob das primäre Chondrosarkom noch gut gegen die Weichteile abgegrenzt ist oder bereits ausgedehnte Infiltrationen vorliegen, zeigt erst das Angiogramm.

Beim *sekundären* Chondrosarkom können Osteochondrome oder Enchondrome in ihrer typischen Struktur noch deutlich erkennbar sein. Verdächtig auf eine maligne Entartung sind unscharfe Begrenzungen und schnelles Wachstum.

Das Röntgenbild von Metastasen entspricht dem beim Osteosarkom; für die Metastasensuche gelten die gleichen Gesichtspunkte wie dort.

Differentialdiagnose

Enchondrom.

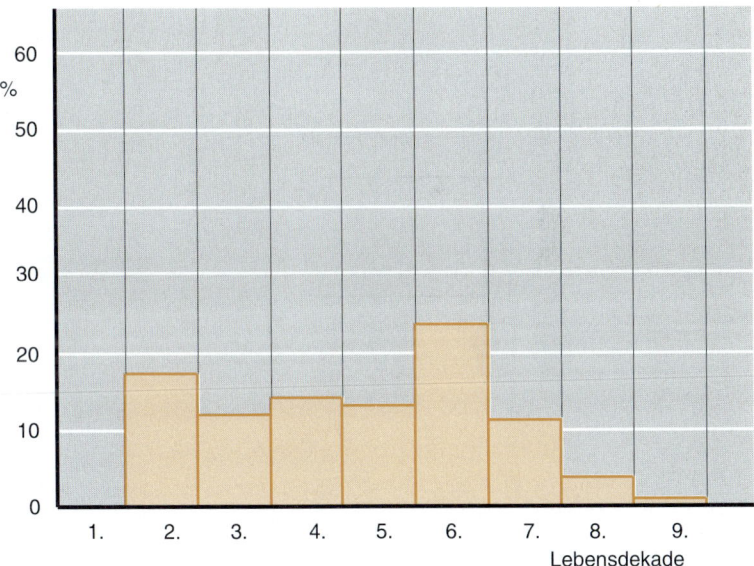

Abb. 8.**14** Häufigkeitsverteilung des Erkrankungsalters bei 287 primären Osteosarkomen. Ein typischer Altersgipfel wie beim Osteosarkom ist nicht nachweisbar (aus F. Schajowicz: Tumors and Tumorlike Lesions of Bone and Joints. Springer, Berlin 1981).

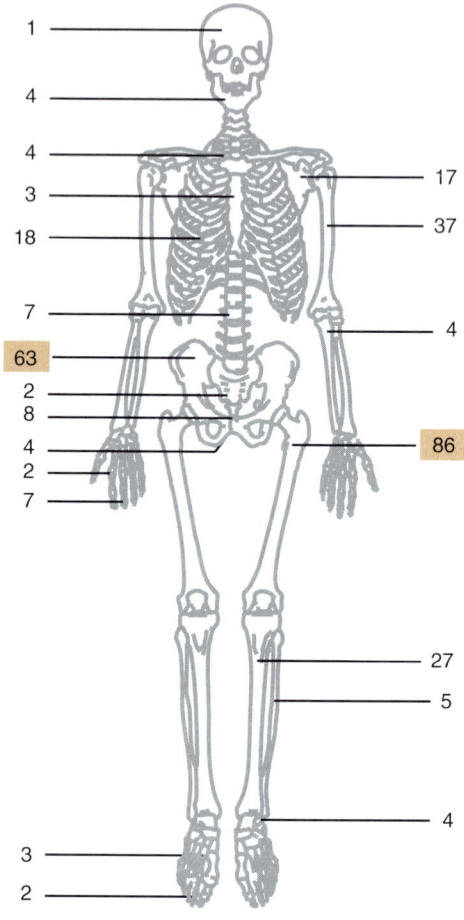

Abb. 8.**15**   Topographische Verteilung von 287 primären Chondrosarkomen. Hierbei war 163mal eine hüftnahe Lokalisation nachzuweisen (aus F. Schajowicz: Tumors and Tumorlike Lesions of Bone and Joints. Springer, Berlin 1981).

Therapie
Wegen der späten Lungenmetastasierung ist eine radikale operative Therapie immer indiziert und ausschichtsreich. Sie erfolgt wie beim Osteosarkom in Form von Amputationen, Exartikulationen oder noch ausgedehnteren Eingriffen, wie z. B. Hemipelvektomie oder interskapulothorakaler Amputation. Radiologische Therapie und Zytostatika sind erfolglos.

Fibrosarkom

Synonyme: zentrales Fibrosarkom, endostales Fibrosarkom, Spindelzellsarkom, Fibrospindelzellsarkom, medulläres Fibrosarkom, Osteofibrosarkom.

Ätiopathogenese. Vom Bindegewebe des Knochens ausgehendes Malignom. Auch parostale Entstehung und sekundäres Einbrechen in den Knochen werden diskutiert.

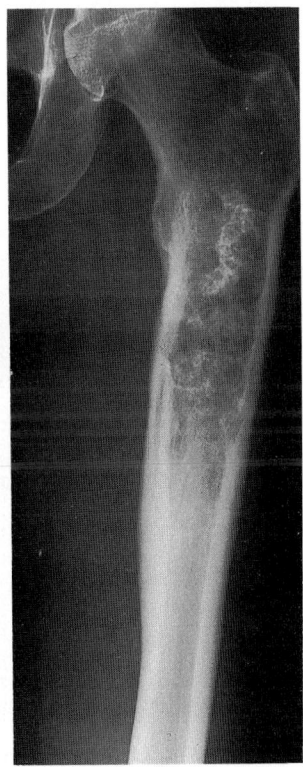

Abb. 8.**16**   Chondrosarkom am proximalen Oberschenkel.

Klinik. Gehäuftes Auftreten im 4. Dezennium. Die Knieregion ist gehäuft betroffen. Durch Weichteilausdehnung des Tumors können zum Teil derbe Schwellungen auffallen, die Symptomatologie ist von der Lokalisation des Tumors abhängig. Bei gelenknahem Sitz reflektorische Kontrakturen mit Bewegungseinschränkung.

Röntgen. Knochendestruktion und bei Weichteilbefall entsprechende Verschattungen (Abb. 8.**17**).

Differentialdiagnose. Desmoplastisches Fibrom, Riesenzelltumor.

Therapie. Wegen Resistenz des Fibrosarkoms gegenüber radiologischer und Chemotherapie ist lediglich radikale operative Therapie erfolgversprechend. Amputation gilt als Therapie der Wahl. Notwendigkeit kontinuierlicher Nachuntersuchungen, da nach symptomfreier Zeit von 5 Jahren noch in ca. 25% Rezidive bzw. Metastasen auftreten können.

Retikulumzellsarkom

Synonyme: Retikulosarkom, Retothelsarkom, malignes Lymphom des Knochens.

Ätiopathogenese. Der Tumor geht von ausgereiften Retikulumzellen aus.

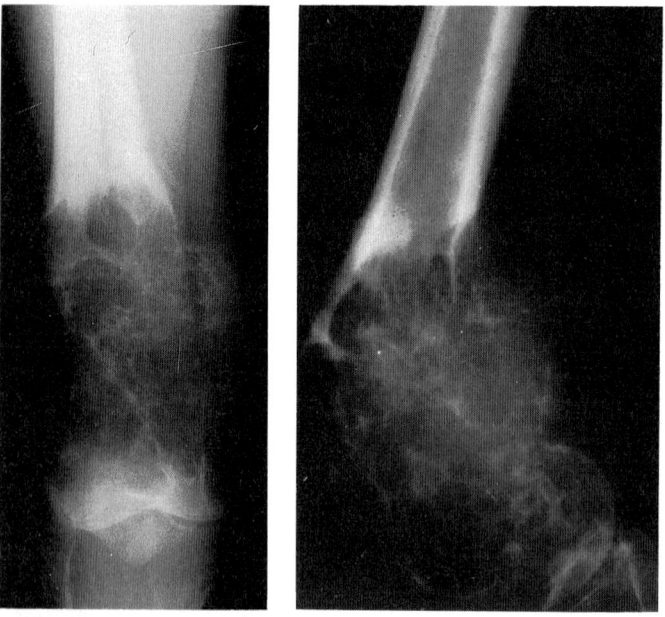

a

b

Abb. 8.**17**   Fibrosarkom am distalen Oberschenkel, **a** a.-p., **b** seitlich.

Im Gegensatz zum Ewing-Sarkom können im Retikulumzellsarkom des Knochens durch Silberimprägnierung typische Faserstrukturen nachgewiesen werden.

Klinik. Das Retikulumzellsarkom des Knochens wird vorwiegend im 3. und 4. Dezennium diagnostiziert. Früheres oder späteres Auftreten des Tumors ist möglich ($\male : \female$ = 2:1). Meist lokalisiert am langen Röhrenknochen, kommt aber auch an Becken, Wirbelsäule, Rippen und Schulterblatt vor.

Erstes Symptom ist der Schmerz. Im Gegensatz zum Ewing-Sarkom ist das Allgemeinbefinden nicht wesentlich beeinträchtigt, Fieber fehlt. Weitere Krankheitserscheinungen treten auf, wenn es in der Folge des expansiven und infiltrativen Tumorwachstums durch Schwächung der Knochenstruktur zu Verformungen und Spontanfrakturen kommt oder durch Druck Weichteilbeschwerden hervorgerufen werden. In gleicher Weise können Metastasen in Lymphdrüsen, Lunge und Skelett Symptome auslösen.

Röntgen. Knochendestruktion (feinfleckig) bei geringer periostaler Reaktion und oft ausgedehnter Weichteilinfiltration (Abb. 8.**18**).

Differentialdiagnose
Osteomyelitis, Ewing-Sarkom, Metastasen.

Therapie. Der strahlensensible Tumor wird in Frühfällen radiologisch behandelt. Sonst radikale operative Therapie. Amputation und Nachbestrahlung regionärer Lymphdrüsen. Zytostatika werden empfohlen.

Ewing-Sarkom

Synonyme: diffuses Endotheliom des Knochens, endotheliales Myelom, en-

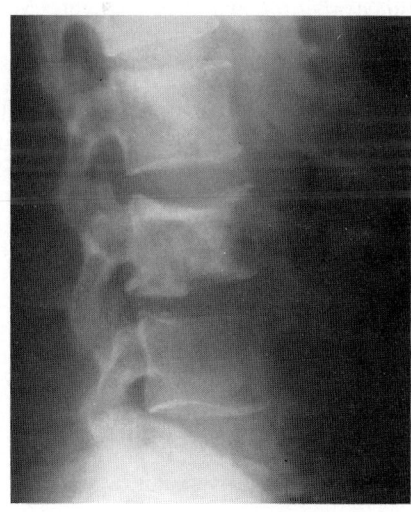

Abb. 8.**18**   Retikulumzellsarkom
am 3. Lendenwirbelkörper.

dotheliales Sarkom, Hämangioendotheliom, Retikulosarkom des Knochenmarks, undifferenziertes Retikulosarkom.

Die genannten Synonyme sind zwar nicht mehr gebräuchlich, erscheinen
jedoch noch in älteren Publikationen und werden aus diesem Grund hier
aufgeführt.

Ätiopathogenese. Von unausgereiften Retikulumzellen des Knochenmarks
ausgehender Tumor.

Klinik. Das Ewing-Sarkom tritt im 1. und 2. Dezennium auf, vorwiegend
beim männlichen Geschlecht.

Lokalisation in den meist langen Röhrenknochen der unteren Extremität.
Spontanfrakturen kommen vor.

Typische Trias sind Schmerz, Schwellung und allgemeines Krankheitsgefühl.
Fieberschübe bis 40 °C werden beobachtet, die BSG ist stark beschleunigt,
Leukozytose (Gefahr der Verwechslung mit Osteomyelitis).

Röntgen. Multiple kleinste Aufhellungen, aber auch streifige grobsträhnige
Knochenstrukturen neben verwaschen gezeichneten Sklerosierungsbezir-
ken. Im weiteren Verlauf können Spiculae auftreten. Die als typisch angegebenen Periostreaktionen (Zwiebelschalenbildung) sind nur bei 20% feststellbar (Abb. 8.19). Die Angiographie zeigt pathologische Gefäßbilder, die
Szintigraphie läßt die Ausbreitung des Tumors erkennen.

Differentialdiagnose. Osteomyelitis (Verlauf, Serologie), Osteosarkom
(Probeexzision und Histologie).

Therapie. Nachdem die Diagnose klinisch und röntgenologisch sowie durch
Probeexzision gesichert ist, wurde früher die radiologische Behandlung mit
Gesamtdosen von 50−80 Gy in 5−6 Wochen und anschließender Amputation der betroffenen Extremität unter Mitnahme des angrenzenden Gelenks
empfohlen. Diese Therapieform wird in jüngster Zeit zugunsten hochdosier-
ter Chemotherapie mit anschließender Operation oder Strahlentherapie
mehr und mehr verlassen (Cess-Studie).

Liegen Organmetastasen (Lunge, Lymphknoten, Skelett u. a.) vor, so gilt
die radiologische Therapie als Palliativmaßnahme.

In der Ära der chirurgischen und radiologischen Therapie galt die *Prognose*
als praktisch infaust. Durch die kombinierte radiologische und hochdosierte
Zytostatikatherapie wurde die Prognose wesentlich gebessert (ca. 50% bei
Kurzzeitbeobachtung). Je nach dem weiteren Verlauf ist evtl. zusätzlich eine
chirurgische Therapie durchzuführen.

Parossales Sarkom

Synonyme: periostales (osteogenes) Sarkom, juxtakortikales ossifizierendes
Sarkom.

Ätiopathogenese. Der Tumor geht von periostalem oder parostalem kno-
chenbildendem Gewebe aus. Er wächst entsprechend seiner Herkunft außer-

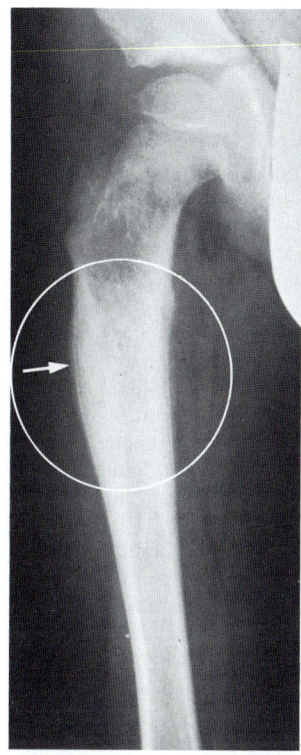

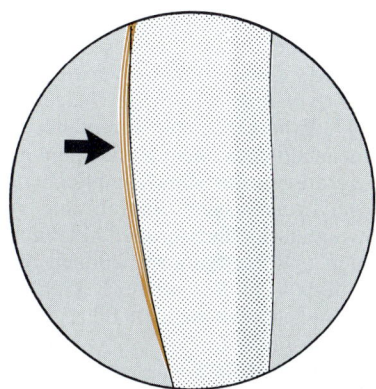

Abb. 8.**19**   Ewing-Sarkom am proximalen Femur. Verwaschen gezeichnete Sklerosierung und beginnende Zwiebelschalenbildung als Periostreaktion.

halb des Knochens und kann diesen mantelförmig umscheiden. Infiltration des Knochens und Metastasierung erfolgen spät.

Klinik. Ohne Geschlechtsbevorzugung tritt der Tumor gehäuft im 2.–4. Dezennium auf. Lokalisation meist in der Knieregion (distales Femur). Infolge des starken Weichteilmantels und damit verbundener Tumormaskierung für Inspektion und Palpation wird das parossale Sarkom spät diagnostiziert.

Röntgen. Infolge starker Mineralisation hat der Tumor eine sehr dichte, oft knollige Gewebestruktur, die den Knochen mantelförmig umscheiden kann.

Differentialdiagnose. Breitbasiges Osteochondrom.

Therapie. *Konservativ.* Radiologische und zytostatische Therapie bei hochdifferenziertem Tumorgewebe als einzige Therapie nicht sinnvoll.

Operativ. Bei geringer Ausdehnung Versuch der Resektion, evtl. Segmentresektion. Da nach diesem Vorgehen auch noch nach Jahren Metastasierungen beobachtet werden, ist eher die Amputation anzuraten.

Leukosen

Ätiopathogenese
Unbekannt.

Klinik
Akute Leukämie. Das Krankheitsbild ist außerordentlich vielgestaltig; Schmerzen der Knochen und Gelenke können zur Erstuntersuchung durch den Orthopäden führen (bei zusätzlichem Fieber Gefahr der Fehldiagnose: Arthritis oder Osteomyelitis). Vorwiegend sind Kinder betroffen.
Allgemeinsymptome sind Abgeschlagenheit, Blässe, Kopfschmerz, Schwindel, u. U. Erbrechen und Durchfälle, neben denen sich ein fieberhaftes Krankheitsbild entwickelt. Zunehmende Anämie, pathologische Blutungen und Ulzerationen der Mund- und Rachenschleimhaut.
Typische Symptome sind Hautinfiltrate, generalisierte Lymphknotenschwellungen, unterschiedlich großer Milztumor. Lymphdrüsenschwellungen im Abdomen und Mediastinum können durch Raumverdrängungen diagnostisch auffallen. Im Verlauf der Erkrankung sind Schübe mit Spontanremissionen möglich, unbehandelt führt das Krankheitsbild innerhalb weniger Monate zum Tod.
Labor. Normochrome bis hypochrome Anämie. Thrombozytopenie, schwankende Leukozytenzahlen (aleukämische Verlaufsform, insbesondere beim Kind möglich), im Differentialblutbild Paraleukoblasten, Mikromyeloblasten neben wenigen ausgereiften Granulozyten (Hiatus leucaemicus). Im Knochenmarkpunktat dem Differentialblutbild entsprechender Befund bzw. positiver Befund im Knochenmark, wenn das periphere Blutbild noch unauffällig ist.
Eine Sonderform der akuten Leukose, insbesondere beim Kind, ist das Chlorom (Tumor durch Protoporphyrin grün gefärbt).
Chronische myeloische Leukämie. Überwiegend sind Kinder betroffen. Das Krankheitsbild ist schleichend, frühes Symptom ist der oft sehr stark ausgeprägte Milztumor, der dem Patienten durch Druck- oder Völlegefühl, mitunter auch stechende Schmerzen bewußt wird. Mattigkeit, häufig Nachtschweiß, Gewichtsabnahme, Blutungen, Ohrensausen, Schwindel, Kopfschmerzen, Herzklopfen, Schlafstörungen und Hautjucken werden geäußert. Subfebrile und febrile Temperaturen, Skelettschmerzen kommen vor. Unbehandelt führt der schleichende Krankheitsverlauf nach 3−15 Jahren durch Kachexie oder sekundäre Infektionen zum Tod.
Labor. Leukozyten zwischen 10000 und 500000. Aleukämische Formen werden beobachtet. Im Differentialblutbild Vorstufen von Myeloblasten, Vermehrung der basophilen Granulozyten, Aniso- und Poikilozytose der Erythrozyten. Im späteren Verlauf Thrombozytopenie. Im Knochenmarkpunktat Vermehrung der Granulozytenvorstufen und Granulozyten. Erhöhung des Harnsäurespiegels durch vermehrten Zerfall von Leukozyten (Gefahr der Nierensteinbildung).

Chronische lymphatische Leukämie. Die im höheren Lebensalter vorkommende Leukose zeigt meist Lymphknotenschwellungen, bevor ein Milztumor auftritt. Druckerscheinungen der ausgeprägten Lymphdrüsenpakete im Mediastinum oder Abdomen können erstes Symptom sein; durch Druck der Lymphome entstehen Neuralgien oder Ischiasbeschwerden. Hautjucken, leukämische Hautinfiltrate. Unbehandelt kann die Erkrankung bereits nach 4–5 Jahren zum Tod führen. Verläufe über 30 Jahre kommen vor.

Labor. Ausgeprägte Lymphozytose zumeist reifer Zellen, daneben im Differentialblutbild vakuolisierte Zellreste, die als Gumprecht-Schollen bezeichnet werden. Normochrome, hopochrome oder hämolytische Anämie, ausgeprägtere Thrombozytopenie als bei myeloischer Leukämie. Die BSG kann normal, aber auch stark beschleunigt sein.

Röntgen

Akute Leukämie. Band- oder fleckförmige Aufhellungen, Arrosionen der knöchernen Feinstruktur der Metaphysen und Epiphysen langer Röhrenknochen, periostale Reaktionen im Sinn zwiebelschalenartiger Ossifikationen, pathologische Frakturen, aber auch Kompressionsfrakturen der Wirbelkörper oder Spontanfrakturen im Bereich des Schenkelhalses und Hüftkopfs kommen vor.
Bei der Sonderform der akuten Leukose, dem Chlorom, können periostale Knochenneubildungen im Bereich von Schädelbasis und Orbita auftreten.
Chronische myeloische Leukämie. Neben feinen periostalen Auflagerungen und umschriebenen Aufhellungen der Knochenstruktur wird Osteosklerose (Elfelbeinwirbel) beobachtet. Röntgenerscheinungen können auch fehlen.
Chronische lymphatische Leukämie. Kein charakteristischer Röntgenbefund am Skelett.

Therapie

Medikamentöse Therapie s. Lehrbücher der Pädiatrie und inneren Medizin. Orthopädische Therapie setzt ein, wenn Spontanfrakturen drohen oder auftreten. Bei Befall von Wirbelkörpern Korsett und/oder Gipsliegeschale, bei der Spontanfraktur von Röhrenknochen Osteosynthese, u.U. unter Auffüllung des Defekts mit Knochenzement.
Wenn eine operative Behandlung nicht möglich ist, können entlastende Apparate verordnet werden.

Plasmozytom

Synonyme: Morbus Kahler, multiples Myelom, Plasmazellmyelom.

Ätiopathogenese

Maligne Entartung der B-Lymphozyten-Plasmazellreihe im Knochenmark. Wucherung dieser Zellen im Knochenmark, Verdrängung der normalen Zellbildung im Knochenmark. Verdrängung der knöchernen Substanz mit Stabilitätsverlust und Folgeschäden der Vermehrung des monoklonalen, biologisch inaktiven Immunglobulins an den inneren Organen bestimmen den Krankheitsverlauf.

Klinik
Krankheitsbeginn in über 90% jenseits des 40. Lebensjahres mit Häufigkeitsgipfel um 60 Jahre. Männliches Geschlecht gering häufiger betroffen. Es besteht zunächst eine unspezifische Abgeschlagenheit, später Knochenschmerz, die häufig als „rheumatisch" fehlgedeutet werden. Bei ausgeprägtem Krankheitsgefühl kann es auch zu Gewichtsverlust kommen. Pathologische Frakturen führen häufig zur Diagnosestellung. Ist die Wirbelsäule betroffen, droht Querschnittlähmung. Die klinische Untersuchung erbringt außer einer Klopfschmerzhaftigkeit der befallenen Skelettanteile neben den evtl. schon vorhandenen Knochenverformungen keine richtungweisenden Befunde.
Labor. Sehr hohe BSG. Im Blutbild Verminderung aller drei Zellreihen. Elekrophorese: Erhöhung des Gesamteiweißes und typische schmalbasige Zacken, meist im Gamma-, selten im Alpha- und Betabereich (Gammaplasmozytom zeigt langsamsten Verlauf). Immunelektrophorese: Nachweis von IgG-(65%), IgA-(20%) oder selten IgM-, IgD oder IgE-Paraproteinen. Im Urin in 25−60% Nachweis von Bence-Jones-Proteinen. Serumcalcium erhöht. Häufig bestehen Zeichen beginnender Niereninsuffizienz. Diagnosesicherung durch Nachweis pathologischer Plasmazellen im Knochenmark durch Sternal- oder Beckenkammpunktion.

Röntgen
Bei Befall des Schädels typische scharf begrenzte Osteolysen ohne reaktive Randzone („Mottenfraß"; Abb. 8.**20a**). Bei mehr diffuser Durchsetzung der Spongiosa ähnelt das Bild eher einer generalisierten Osteoporose (Abb. 8.**20b**). Knochenverformungen und pathologische Frakturen können entstehen.
Bei Verdacht auf Plasmozytom sollten Schädel, Becken und die gesamte Wirbelsäule sowie klopfschmerzhafte Skelettregionen geröntgt werden.

Differentialdiagnose
Ostitis fibrosa generalisata Recklinghausen, Karzinose.

Therapie
Kausale Therapie ist nicht möglich, operative Therapie wegen des multiplen Befalls sinnlos. Radiologische Therapie im Bereich frakturgefährdeter Areale und zur Schmerzlinderung.
Die zytostatische Therapie hat in den letzten Jahren große Fortschritte gemacht. Es gelingt bereits, über 50% der Patienten in die Remission zu bringen. Über dauernde Wirksamkeit oder Spätfolgen der Therapie sind zur Zeit noch keine sicheren Aussagen möglich. Bei drohender oder erfolgte Spontanfraktur situationsgerechte Therapie wie Marknagelungen, Endopro-

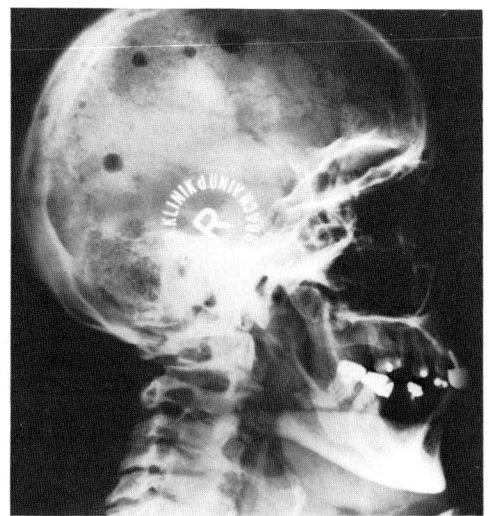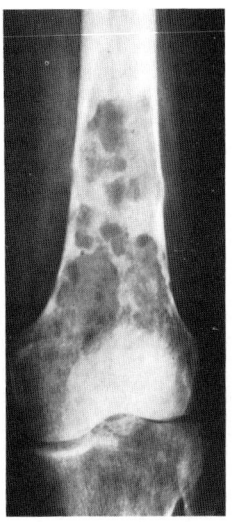

a   b

Abb. 8.20 Plasmozytom. **a** Typische scharf begrenzte Aufhellung im Schädel. **b** Zum Teil schon konfluierende Aufhellungen, distales Femur.

these oder ähnliches. Bei Gefahr der Rückenmarkschädigung durch Zusammensintern von Wirbelkörpern operative Dekompression und nachfolgende Stabilisierung.
Die *Prognose* ist infaust. Die längste Überlebenszeit wird mit 15 Jahren angegeben.

Knochenmetastasen bösartiger Tumoren

Synonym: sekundäre maligne Knochentumoren.

Ätiopathogenese
Auf dem Blut- und Lymphweg werden Zellen des Primärtumors in den Knochen veschleppt und dort abgesiedelt.
Überwiegend handelt es sich um Karzinommetastasen, die röntgenologisch als osteoplastische, osteolytische oder gemischt osteoplastisch-osteolytische Form imponieren.
Beim Menschen über 50 Jahre sind Knochenmetastasen häufiger als primäre Knochentumoren („Fünfzigerregel").

Klinik
Karzinommetastasen werden vorwiegend bei Menschen nach dem 5. Dezennium gefunden, während primäre Knochentumoren vor dieser Zeit auftreten.

Bei osteoplastischen Metastasen ist der Primärtumor meist in Prostata, Mamma oder Blase lokalisiert.

Bei osteolytischen Metastasen muß nach einem Bronchial- oder Schilddrüsenkarzinom sowie einem Hypernephrom und evtl. auch nach einem Mammakarzinom gesucht werden.

Gemischt osteoplastisch-osteolytische Metastasen werden vorwiegend beim Hypernephrom gefunden. Der Verlauf ist bei osteoplastischen Metastasen zumeist langsamer als bei osteolytischen; Spontanfrakturen sind bei osteolytischen häufiger.

Die Symptomatologie wird von Allgemeinerscheinungen der Tumorkrankheit und vom Sitz der Tumoren bestimmt. Anämie, mehr oder weniger starkes Krankheitsgefühl, unklare wechselnde Schmerzangaben, Gewichtsverlust, möglicherweise Störungen der Gelenkfunktionen. Infiltrationen der Lymphwege und Venen können Abflußbehinderungen und ödematöse Schwellungen verursachen.

Wirbelmetastasen (Wirbelbögen) können zu Schmerzen und radikulärem Symptom bis zur Querschnittsymptomatik führen.

Labor. Unterschiedliche BSG-Beschleunigung, typische Elektrophoreseveränderungen, oft Erhöhung der alkalischen, möglicherweise auch sauren Serumphosphatase (Prostatakarzinom).

Röntgen

Metastasen finden sich vorwiegend in spongiösen Knochenabschnitten. Bei der osteoplastischen Form verwaschene Verdichtungszonen, anfangs getrennt, später konfluierend. Spontanfrakturen sind selten (Abb. 8.21).

Bei der osteolytischen Form unscharf begrenzte Aufhellungen, Spontanfrakturen sind häufig, Wirbelkörper sintern zusammen (Abb. 8.22).

Bei der gemischt osteoplastisch-osteolytischen Form (selten) ist das Röntgenbild entsprechend wechselnd.

Bei allen Formen kann das Angiogramm pathologische Gefäßneubildungen zeigen.

Differentialdiagnose

Plasmozytom.

Therapie

Konservativ. Bei Befall der Wirbelsäule Stützmieder oder Gipsliegeschale, um Spontanfrakturen mit neurologischen Komplikationen zu verhindern.

An den Extremitäten können bei Inoperabilität zur Verhütung von Spontanfrakturen schienende oder entlastende Apparate gegeben werden.

Je nach Tumorform können radiologische, zytostatische und Hormontherapie durchgeführt werden.

Der operativen Therapie sind enge Grenzen gesetzt, da multiple Metastasen nicht entfernt werden können, Maßnahmen zur Erhaltung bzw. Verbesserung der Lebensqualität sind jedoch angezeigt. Solitäre Knochenmetastasen

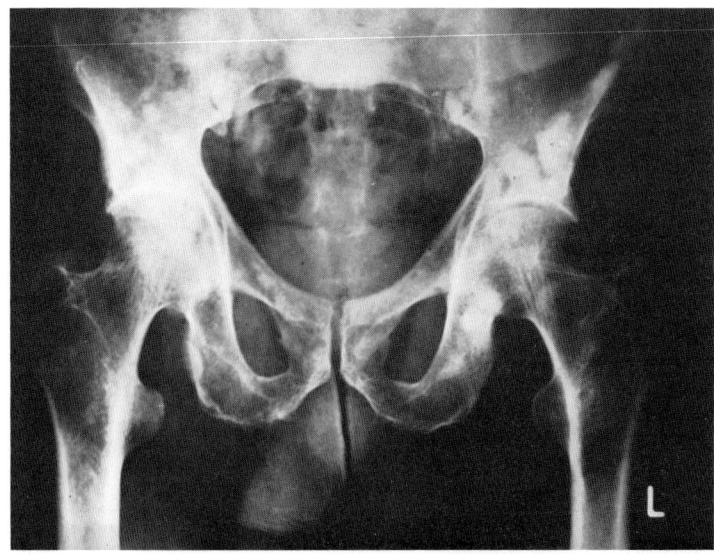

Abb. 8.**21**   Osteoplastische Metastasen im Bereich des gesamten Beckens bei Prostatakarzinom.

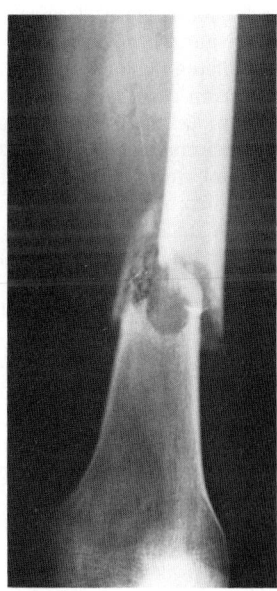

Abb. 8.**22**   Osteolytische Metastasen bei hypernephroidem Karzinom. Spontanfraktur.

dagegen werden nach Möglichkeit radikal entfernt (s. primäre Knochentumoren). Bei radikulären Erscheinungen (Wirbelbogenmetastasen) kann Laminektomie indiziert sein, Spontanfrakturen können durch Verbundosteosynthesen oder Spezialendoprothesen versorgt werden. Bei Befall des koxalen Femurendes totaler Hüftgelenkersatz (Spezialprothesen).

Tumorähnliche Läsionen

Die wichtigsten tumorähnlichen Erkrankungen:
- eosinophiles Granulom,
- nichtossifizierendes Fibrom,
- fibröse Dysplasie,
- ossifizierendes Fibrom,
- pigmentierte villonoduläre Synovitis,
- intraossäres Ganglion,
- Myositis ossificans,
- solitäre Knochenzyste,
- aneurysmatische Knochenzyste.

Ganglion

Synonym: Überbein.

Ätiopathogenese. Zystische, tumorähnliche Neubildung, die vom Bindegewebe ausgeht. Diskutiert wird
- Entstehung aus versprengten Keimen des synovialen Gewebes,
- chronische Traumatisierung oder besondere mechanische Beanspruchungen, die zur Umwandlung des Bindegewebes führen,
- Entstehung auf dem Boden degenerativer Prozesse im Sinne einer mukoiden Umwandlung.

Ganglien sind mit einer gelenkkapselähnlichen Wand ausgekleidet und enthalten eine gallertige, klare gelbe Flüssigkeit.
Prinzipiell können Ganglien von Gelenken, von Sehnen und Sehnenscheiden ausgehen.

Klinik. Multiples und familiäres Vorkommen werden beschrieben, ♀ > ♂. Bevorzugte Lokalisationen sind Handgelenk, Fußrücken, Knie, Zehen und selten Finger. Die prallen, glattwandigen Gebilde, über denen die Haut gut verschieblich ist, haben Erbs- bzw. Apfelgröße. An Stellen, die nur wenig mit Weichteilgewebe gedeckt sind (Handgelenk), fallen sie als kosmetisch störende Vorwölbungen auf. Die Größe kann variieren, wenn sie mit dem Gelenkraum in Verbindung stehen. Erhöhte Belastung kann zur stärkeren Anschwellung führen.

Sonographie. Mit der Sonographie können Ausdehnung und Lokalisation dargestellt werden.

Röntgen. Knochen meist unauffällig. In Einzelfällen können Ganglien durch mechanischen Druck eine rarefizierende Ostitis hervorrufen.
Differentialdiagnose. Hämangiom, Synovialom, Fibrom, Meniskusschaden.
Therapie. Unblutiges Zerdrücken oder Zertrümmern sowie Punktion des Ganglioninhalts und nachfolgendes Einspritzen sklerosierender Substanzen haben keine Erfolgschance.
Methode der Wahl ist die exakte Exstirpation des Ganglions.
Die *Prognose* ist gut. Da es sich lediglich um eine tumorähnliche Neubildung handelt, wird eine maligne Entartung nicht beobachtet. Selbstheilung kommt vor.

Solitäre Knochenzyste

Synonyme: juvenile Knochenzyste, solitäre einkammrige Knochenzyste.

Ätiopathogenese. Wahrscheinlich handelt es sich um eine nichttumoröse Differenzierungsstörung. Ätiologisch werden Traumen, aber auch Überwertigkeit von Osteoklasten diskutiert.
Histologisch Zysten, die von einer Membran ausgekleidet sind, in der gehäuft Riesenzellen und vermehrt leicht verletzbare Kapillaren gefunden werden. Durch Blutung aus ihnen und Resorption des Hämatoms soll es zur Zystenbildung kommen können.
Klinik. Tritt gehäuft zwischen dem 6. und 15. Lebensjahr einkammrig auf. Sie ist in ihrer Entstehung offensichtlich an die Phase des schnellen Knochenwachstums gebunden. Die metaphysär gelegene Zyste überschreitet die Epiphysenfuge selten. Mit zunehmendem Wachstum wandert die Zyste zur Diaphyse hin.
Lokalisation im proximalen Humerus, im Femur und Tibia. Alle anderen metaphysären Lokalisationen sind prinzipiell möglich.
Leitsymptom ist die pathologische Fraktur. Schmerzen fehlen meist, Schwellungen durch Knochenauftreibungen können vorliegen.
Die Prognose ist prinzipiell gut, maligne Entartung wird nicht beobachtet. Nach pathologischer Fraktur kommt spontane Ausheilung vor.
Röntgen. Metaphysär bis diaphysär gelegene, die Wachstumsfuge selten überschreitende zystische Aufhellung. Leistenbildung der Zystenwand kann Kammerung vortäuschen, die Kortikalis ist oft nur noch papierdünn. Der Knochen kann blasen- oder spindelförmig aufgetrieben sein (Abb. 8.**23**).
Differentialdiagnose. Tuberkulose (Serologie), Lues (Serologie), Echinococcus (evtl. Eosinophilie, Serologie), Osteomyelitis (Labor, Klinik, Verlauf), fibröse Knochendysplasie (charakteristische Blutchemie), aneurysmatische Knochenzyste.
Therapie. Operative Ausräumung der Zyste und Auffüllung mit Spongiosa. Bei Stabilitätsverlust Anlage eines kortikospongiösen Spans, Osteosynthese Röntgenbestrahlung kontraindiziert (Störung der Epiphysenfuge, sekundäre Malignisierung).

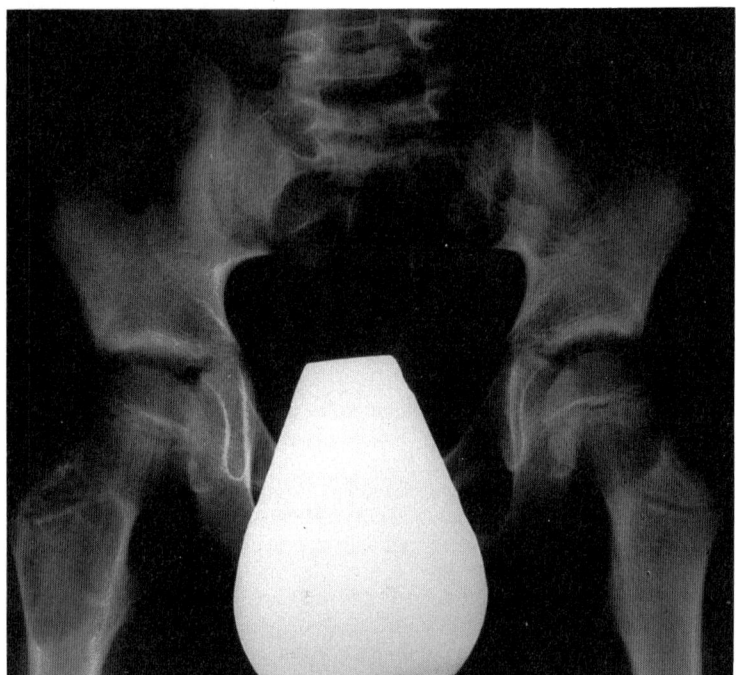

Abb. 8.23   Solitäre Knochenzyste am rechten proximalen Femur.

Aneurysmatische Knochenzyste

Synonyme: aneurysmatischer Riesenzelltumor, subperiostaler Riesenzell-tumor, ossifizierendes periostales Hämatom, hämorrhagische oder hämangiomatöse Knochenzyste, expansives Hämangion, benignes Knochenaneurysma.

Ätiopathogenese. Venenthrombosen oder arteriovenöse Fisteln führen zur Erhöhung des venösen Drucks und Dilatation der Gefäße. Druckatrophie und zystische Umwandlung des betroffenen Knochenareals sind die Folge. Die Blutgefäße und fibröses Gewebe enthaltenden Zysten sind von zarten Knochenlamellen umgeben.

Klinik. Die Erkrankung tritt vorwiegend im 2. Dezennium auf. Lokalisation lange Röhrenknochen und Wirbelsäule. Uncharakteristische Schmerzen. Oft ist die Knochenzyste als Tumor sichtbar und tastbar. Bei Befall der Wirbelsäule kann durch Druckschädigung eine Querschnittssymptomatik resultieren.

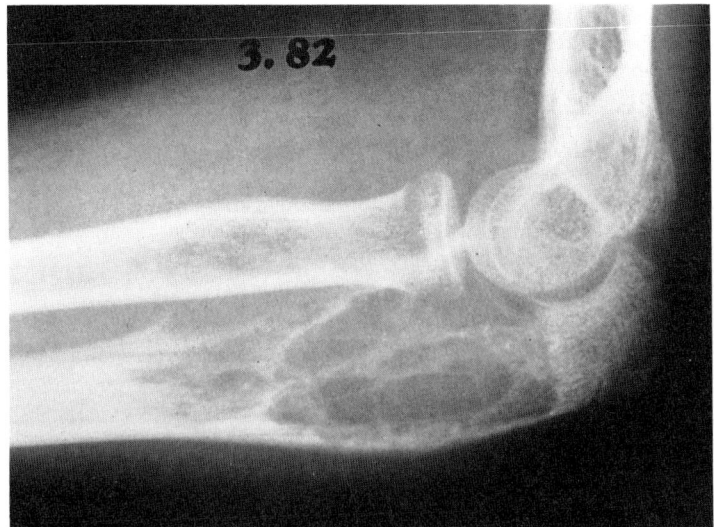

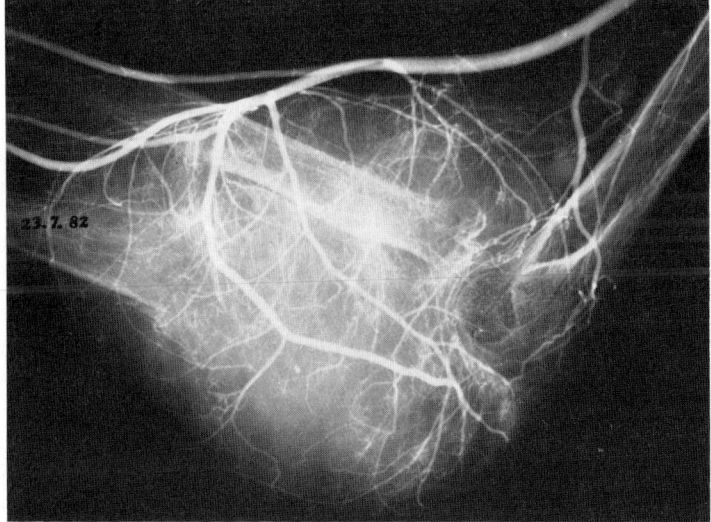

Abb. 8.**24** **a** Aneurysmatische Knochenzyste der proximalen Ulna. **b** Die Angiographie zeigt lebhafte Gefäßversorgung bei schnellem destruierenden Wachstum.

Röntgen. In typischer Weise exzentrisch im Knochen metaphysär gelegene zystische Aufhellung (Abb. 8.**24**).

Differentialdiagnose. Riesenzelltumor.

Therapie. Operative Ausräumung der Zyste. Auffüllung des Defekts mit Spongiosa, evtl. zusätzlich Transplantation eines kortikospongiösen Spans. Ist operatives Vorgehen nicht möglich, so wird eine Röntgentiefenbestrahlung durchgeführt.

Die *Prognose* ist abhängig von Differentialdiagnose und Therapie. Aufgrund eigener Beobachtungen ist bei Diagnosestellung höchste Kritik erforderlich. Ob der Übergang in ein Sarkom möglich, ist ungeklärt.

Fibröse Knochendysplasie

Synonyme: polyostotische fibröse Dysplasie, Osteofibrosis deformans juvenilis (Jaffé-Lichtenstein-Uehlinger).

Ätiopathogenese. Die Ätiologie ist unbekannt. Bei monostotischem oder polyostotischem Befall wird das Knochenmark durch fibröses Gewebe ersetzt. Durch Schwund der Spongiosa und Verdünnung der Kortikalis ist die Belastbarkeit des Knochens gemindert.

Klinik. Die in früher Kindheit ($♀ : ♂ = 3:1$) beginnende Erkrankung wird meist zwischen dem 5. und 15. Lebensjahr diagnostiziert.

Anfangs geringe uncharakteristische Schmerzen, zunehmende Deformierung des betroffenen Skelettbereichs, unter Umständen Spontanfrakturen. Die polyostotische ist häufiger als die monostotische Form. Lokalisationen sind lange Röhrenknochen, aber auch platte Knochen wie Rippen, Schulterblatt, Becken und Schädel. Häufig werden Knochenveränderungen disseminiert gefunden. Mit Wachstumsabschluß kommt es zu keiner weiteren Progression. Werden neben den genannten Symptomen gleichzeitig kleinfleckige Pigmentanomalien der Haut und eine Pubertas praecox beobachtet, so spricht man vom Albright-Syndrom.

Labor. Blutchemische Untersuchungen zeigen bei der monostotischen Form normale Werte, bei der polyostotischen ist die alkalische Serumphosphatase erhöht.

Röntgen. Zystische, zum Teil grobwabige Aufhellungen bei Verlust der normalen Knochenfeinstruktur (milchglasartig) neben hochgradiger Verdünnung der Kortikalis und Auftreibung der gesamten Knochenstruktur. Zum Teil schwere Deformierungen (Hirtenstab) und Spontanfrakturen. Diese Veränderungen betreffen Metaphysen und Diaphysen, während Epiphysen nicht betroffen sind (Abb. 8.**25**).

Differentialdiagnose. Osteolytische Tumoren, Osteodystrophia fibrosa generalisata (Morbus Recklinghausen). Hier im Gegensatz zur fibrösen Knochendysplasie Auftreten im späteren Lebensalter, allgemeine Osteoporose, kleinere rundliche Aufhellungsherde im Knochen, typische Veränderungen des Calcium- und Phosphorspiegels sowie der alkalischen Phosphatase im Serum.

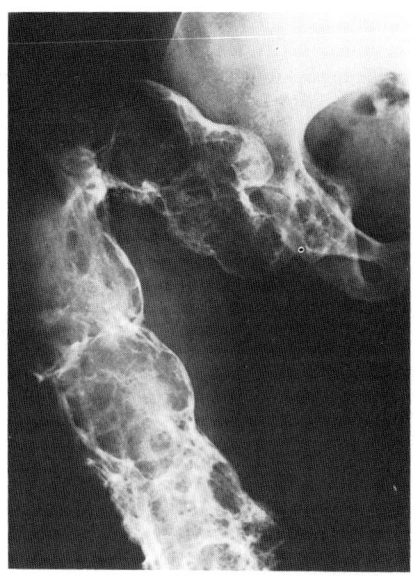

Abb. 8.25 Fibröse Knochendysplasie. Rechtes Hüftgelenk mit Oberschenkel. Grobwabige Aufhellungen, die die proximale Femurepiphy-
se nicht betreffen. Durch Stabilitätsverlust ist es zu schwerster Deformierung im Sinne eines hirtenstab-
förmigen Femur varum gekommen.

Therapie. Schienende und entlastende Apparate sollen Deformierungen verhindern. Kleine Herde werden radikal ausgeräumt, größere erfordern unter Umständen Resektion ganzer Knochenanteile. Der entstandene Defekt wird durch Knochentransplantate aufgefüllt bzw. überbrückt. Deformierungen können auch Korrekturosteotomien (z. B. intertrochantäre valgisierende Osteotomie bei Coxa vara) beseitigt werden. Die knöcherne Heilung ist nach Osteotomien, aber auch nach Spontanfrakturen nicht wesentlich gestört.
Die *Prognose* ist im Hinblick auf funktionelle Beeinträchtigungen oder schleichende Verformungen oder Deformierungen nach Spontanfrakturen getrübt. Selten maligne Entartung.

Eosinophiles Granulom

Ätiopathogenese. Die Ätiologie ist unbekannt. Im retikulohistozytären System (Knochenmark, Lymphknoten, Haut) kommt es zu Proliferationen mit Anhäufung von eosinophilen Granulozyten. Beziehungen zur Hand-Schüller-Christian- und zur Letterer-Siwe-Krankheit (Histiozytosis nach Lichtenstein) bestehen. Im Knochenmark gelegene Granulome können Spongiosa und Kortikalis destruieren und zu periostalen Reaktionen führen. Das Granulom ist gutartig, keine Entartung. Krankheitswert durch expansives Wachstum und Knochendestruktionen mit Gefahr der Spontanfraktur.

Klinik. Die meist solitären Granulome treten gehäuft bei Kindern und jugendlichen Erwachsenen auf. ♂ > ♀. Lokalisation in Femur, Wirbelsäule, Becken, Schädel, Humerus, Tibia; seltener Rippen, Klavikula, Fibula. Granulome können Diaphyse, Metaphyse oder Epiphyse betreffen. Heftiger Nachtschmerz führt zur Untersuchung. Lokale Schwellungen und Hautübererwärmungen können bestehen. Eine pathologische Fraktur kann als erstes Krankheitszeichen auftreten. Die Wirbelerkrankung kann zu neurologischer Symptomatik führen.

Labor. Unauffällig, geringe Leukozytose mit Eosinophilie.

Röntgen. Der zentral oder exzentrisch in Diaphyse, Metaphyse oder Epiphyse liegende osteolytische Herd ist meist klar begrenzt. Kortikalisarrosionen und periostale Reaktionen (Zwiebelschalen) im fortgeschrittenen Stadium. Spontanfrakturen sind möglich. Im Herd selbst können Sequester erkennbar sein. Bei Befall eines Wirbelkörpers kann dieser zu einem flachen Keil zusammensintern (Vertebra plana).

Differentialdiagnose. Ewing-Sarkom, Osteomyelitis, aneurysmatische Knochenzyste, fibröse Dysplasie, Osteoblastom.

Therapie. Solitäre Herde werden ausgeräumt, der entstandene Defekt mit Spongiosa aufgefüllt. Ist der Herd einer operativen Therapie nicht zugänglich, so kann das strahlensensible Granulom radiologisch behandelt werden. Bei multiplen Herden wird die chirurgische und radiologische Behandlung kombiniert. Liegen Herde auch außerhalb des Skelettsystems (viszeraler Befall), so ist eine Chemotherapie und die Gabe von Corticosteroiden anzuraten.

Die *Prognose* ist quoad vitam gut.

9 Traumatologie

Normale Knochenbruchheilung

Die primäre ist von der sekundären Knochenbruchheilung zu unterscheiden. Bei der sekundären Knochenbruchheilung wird das Frakturspalthämatom durch Granulationsgewebe ersetzt. Die Bindegewebe des Granulationsgewebes bilden kollagene Fasern (Knorpelkallus), zwischen denen sich Osteoblastenosteoid bildet. Das Osteoid verkalkt (Knochenkallus). Der verkalkte Faserknorpel wird unter Vordringen in Gefäßkanälen in Faserknochen umgewandelt. Der mechanischen Beanspruchung entsprechend wird dieser in Lamellenknochen umgebaut. Der in der ersten Phase der Frakturheilung so entstehende Kallus überbrückt die Fraktur spindelförmig. Nach Ausheilung hat der Knochen zunächst noch Spindelform. Der Belastungssituation des betroffenen Skelettareals entsprechend kann durch Umbau „überschüssigen" Knochens die ursprüngliche Knochenform wieder erreicht werden. Für eine ungestörte sekundäre Knochenbruchheilung sind zwei Faktoren unabdingbare Voraussetzung:
– ausreichender Kontakt und entsprechende Ruhigstellung der Fragmente,
– ausreichende Blutversorgung des Frakturbereichs.
Die sekundäre Knochenbruchheilung ist typisch für konservativ behandelte Frakturen.
Von primärer Knochenbruchheilung wird gesprochen, wenn die knöcherne Ausheilung ohne im Röntgenbild erkennbare Kallusbrücke von Fragmentende zu Fragmentende erfolgt. Bei dieser Form wird Kontaktheilung von Spaltheilung unterschieden. Wesentlich ist, daß eine knöcherne Überbrückung primär eintritt, daß also der Bildung von Knochengewebe nicht die Bildung eines kollagenreichen Bindegewebes und Knorpelgewebes vorausgeht. Da die Fragmente primär wieder knöchern verbunden werden, fehlt der im Röntgenbild bei der sekundären Knochenbruchheilung erkennbare Kallus.
Voraussetzungen für die primäre Frakturheilung sind
– exakte Reposition und absolute Immobilisierung der Fraktur während der gesamten Heilungszeit durch stabile Osteosynthese,
– ausreichende Blutversorgung und Vitalität der vereinigten Fragmente.
Die primäre Knochenbruchheilung ist typisch für lege artis ausgeführte stabile Osteosynthesen.
Wird trotz Osteosynthese im Röntgenbild Kallusbildung beobachtet, so ist dies der Beweis dafür, daß eine absolute Stabilität – auch bei exakter anatomischer Reposition – nicht erreicht wurde (Reizkallus). Diese röntgenologische Information signalisiert zwei Gefahren:
– Die angestrebte Frakturheilung ist durch mangelnde Immobilisierung gefährdet.

– Bei weiterer Belastung besteht die Gefahr, daß ein Ermüdungsbruch des Osteosynthesematerials eintritt.
Therapeutische Folgerung: konsequente Entlastung, evtl. Immobilisierung durch Gips oder Orthese, gegebenenfalls Reoperation.

Verzögerte Knochenbruchheilung, Pseudarthrose, Nearthrose

Sind die Voraussetzungen für eine Knochenbruchheilung,
– ausreichende Gefäßversorgung des Frakturbereichs,
– ausreichende Adaptation der Fragmentenden,
– Vitalität der Fragmentenden,
– Immobilisierung der Fragmentenden gegeneinander,
nicht optimal gegeben, so kann die Knochenbruchheilung verzögert sein oder ausbleiben.
Man spricht von verzögerter Knochenbruchheilung
– wenn knöcherne Überbauung nach 4 Monaten noch nicht vorliegt;
– von Pseudarthrosen (non-union), wenn nach 8 Monaten knöcherne Heilung noch nicht eingetreten ist;
– von Nearthros oder Falschgelenk (false joint), wenn knöcherne Heilung nicht eintritt und sich zwischen den gegeneinander beweglichen Fragmenten gelenkähnliche Strukturen – Knorpelüberzug der Fragmentenden, Gelenkkapsel mit Gelenkflüssigkeit – ausgebildet haben.
Eine Unterteilung der Pseudarthrose ist nach klinischen, röntgenologischen oder therapeutischen Gesichtspunkten möglich.
– Nach klinischen Gesichtspunkten wird von straffer, schlaffer oder infizierter Pseudarthrose gesprochen.
– Röntgenologische Kriterien führen zu der Einteilung in hypertrophe, atrophe oder Defektpseudarthrose.
– Nach therapeutischen Gesichtspunkten werden biologisch reaktionsfähige Pseudarthrosen von biologisch reaktionsunfähigen unterschieden.

Biologisch reaktionsfähige Pseudarthrose

Ätiopathogenese
Die mechanischen Voraussetzungen für die Bruchheilung sind unzureichend.
Unzureichende Immobilisierung der Fragmente gegeneinander:
– zu kurze oder zu lockere Gipsverbände,
– instabile Osteosynthese,
– grobe Achsenfehler (Biegebelastung des Frakturbereichs),
– bei der Fraktur paariger Knochen (Fibula/Tibia, Radius/Ulna) kann es bei axialer Bruchbelastung und Sperrwirkung eines der Knochen zur „geführten Biegung" im Bruchbereich kommen.

Fragmentdiastase:
- primär bei Achsenabweichung und Sperrwirkung eines paarigen Knochens, Weichteilinterponat;
- überhöhte Extension, sperrende Osteosynthese.

Wiederholte Repositionsmanöver können über die Störung der Blutversorgung des Frakturbereichs die Entwicklung einer Pseudarthrose begünstigen oder bedingen.

Klinik

In Abhängigkeit vom Ausmaß der bindegewebigen Fixierung der Fragmentenden gegeneinander unterscheidet man schlaffe von straffen Pseudarthrosen.

Bei der häufigen straffen Pseudarthrose ist eine vermehrte Beweglichkeit im Pseudarthrosenbereich nicht feststellbar. Von der klinisch festen straffen Pseudarthrose werden über federnde Bewegungen bis zur ausgedehnten Beweglichkeit bei schlaffer Pseudarthrose alle Übergänge beobachtet. Bewegungs- und Belastungsschmerz werden meist geklagt. Überwärmung der Haut kann auf gesteigerte Stoffwechselvorgänge im Pseudarthrosenbereich hinweisen.

Röntgen

Röntgenologische Zeichen der Pseudarthrose ist der fehlende Durchbau des Frakturspalts.

Form und knöcherne Feinstruktur der Fragmentenden sind unterschiedlich. Sind die Fragmentenden verdichtet und durch Anbau von Knochen oder noch nichtossifizierten Kallusmassen aufgetrieben, so spricht man von Elefantenfußpseudarthrose oder hypertropher Pseudarthrose (Abb. 9.1). Der Markraum kann durch Sklerosezonen vollständig abgedeckelt sein.

Alle Übergänge von sehr ausgedehnten Auftreibungen bis zu kaum noch erkennbaren Reaktionen und bis hin zu Resorptionsvorgängen an den Fragmentenden werden beobachtet.

Die im Röntgenbild feststellbaren Reaktionen des Knochens (Anbau oder Abbau) beweisen, daß die Fragmentenden vital und reaktionsfähig sind. Darüber hinaus kann dies durch ein positives Szintigramm bestätigt werden.

Therapie

Der biologisch reaktionsfähigen Pseudarthrose fehlen zur Ausheilung die entsprechenden mechanischen Voraussetzungen: Immobilisierung oder ausreichender Kontakt der Frakturenden. Ziel der Behandlung ist es, die fehlenden biomechanischen Voraussetzungen für die Ausheilung zu schaffen.

Konservativ. Konsequente Immobilisierung! An der unteren Extremität Teilbelastung im Gipsverband oder Orthesen, wenn durch Belastung die Fragmentenden aufeinandergedrückt werden und keine Dislokationsgefahr besteht. Ziel ist das „Festlaufen" der Pseudarthrose, d. h. die knöcherne Umbauung bei Immobilisierung und interfragmentärem Druck. Bei Gefahr der Achsenabweichung oder Fragmentverschiebung (schräge Frakturlinie)

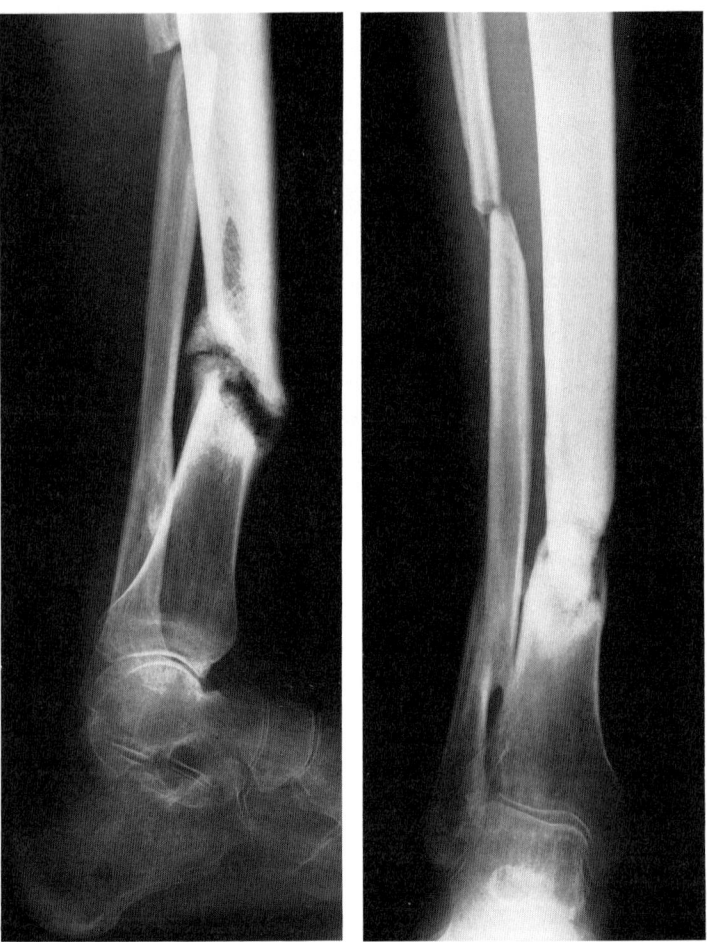

a
b

Abb. 9.**1**   Hypertrophe Pseudarthrose der Tibia. Fragmentenden verdichtet und aufgetrieben (Pferdefuß-, Elefantenfußpseudarthrose). **a** Seitliche, **b** a.-p. Aufnahme.

entsprechende Immobilisierung im entlastenden Apparat mit Abstützung am Tibiakopf oder am Tuber ossis ischii.

Der konservative Weg ist die einzige Behandlungsmöglichkeit, wenn eine Operation kontraindiziert ist (reduzierter Allgemeinzustand, hohes Lebensalter). Der Lokalbefund kann in seltenen Fällen eine Kontraindikation darstellen (ausgeprägte Weichteilveränderungen nach abgelaufener Infektion, zahlreiche Voroperationen, Störungen der Blutversorgung u. a.).

Operativ. Nur noch historische Bedeutung haben die Beckschen Bohrung und die Aufsplitterung nach Kirschner mit dem Ziel, die Durchblutung und damit die Ossifikation im Pseudarthrosenbereich anzuregen. Zweck der operativen Behandlung ist es, durch Immobilisierung und interfragmentären Druck die reaktive Pseudarthrose zur knöchernen Ausheilung zu bringen. Hierzu dienen folgende Operationsverfahren:
- innere Stabilisierung
- Küntscher-Nagelung,
- Plattenosteosynthese,
- Verschraubung,
- Drahtzuggurtung,
- äußere Stabilisierung,
- Fixateur externe;
- Umstellungs- oder Korrekturosteotomie, um auf die Pseudarthrose einwirkende Scherkräfte in Druckkräfte umzuwandeln (z. B. Valgisierungsosteotomie bei Schenkelhalspseudarthrose);
- Osteotomie von Sperrknochen (Fibula, Radius, Ulna) und nachfolgende stabile Osteosynthese oder Immobilisierung im Gipsverband;
- Transplantation eines autologen kortikospongiösen Spans, der im Bereich der Pseudarthrose dem Knochen subperiostal angelagert oder zimmermannsmäßig in ein Spanbett eingefalzt wird. Die dadurch erreichte Stabilisierung ist zur Immobilisierung der Pseudarthrose nicht ausreichend, so daß postoperativ zusätzlich Immobilisierung im Gipsverband erforderlich ist.

Vorteil: Bei guter Prognose im Hinblick auf die Ausheilung der Pseudarthrose ist eine zweite Operation zur Entfernung von Osteosynthesematerial nicht notwendig.

Nachteil: Durch weitere Gipsimmobilisierung können an Knochen, Muskulatur, Sehnen und Gelenken Immobilisierungsschäden entstehen.

Biologisch reaktionsunfähige Pseudarthrose

Ätiopathogenese

Die Vitalität der Fragmente ist durch Störung der Blutzirkulation verlorengegangen.

Bei Mehrfragment-Drehkeil- oder Trümmerbrüchen kann es zu dieser Situation kommen. Auch Defektpseudarthrosen (posttraumatisch, durch Osteomyelitis oder Tumor) gelten als biologisch reaktionsunfähige Pseudarthrosen. Häufig werden biologisch reaktionsunfähige Pseudarthrosen nach Osteosynthese von Mehrfragmentbrüchen beobachtet.

Klinik

Schlaffe Pseudarthrose im Gegensatz zu straffen, biologisch reaktionsfähigen Pseudarthrosen. Bei ausgedehnter Traumatisierung oder nach Operationen sind die Weichteilverhältnisse durch ausgedehnte Narbenbildungen und

Blutumlaufstörungen ungünstig. Bewegungs- und Belastungsschmerzen sind möglich, Überwärmung ist nicht typisch.

Röntgen
Der Knochen erscheint reaktionslos. Nekrotische Fragmente sind strahlendichter als vitale. Die Defektpseudarthrose ist durch den Verlust von Knochensubstanz gekennzeichnet. Die atrophische Pseudarthrose zeigt oft zugespitzte Fragmentenden ohne Kontakt, wobei Röntgenbild, aber auch Szintigraphie keinen Hinweis auf die Aktivität des Knochengewebes geben (Abb. 9.2a).

Therapie
Das Behandlungsziel, der knöcherne Durchbau der Pseudarthrose, kann bei dieser Form durch Stabilisierung und interfragmentären Druck allein nicht erreicht werden. Die Verpflanzung eines autoplastischen Knochenspans oder autologer Spongiosa ist zur Aktivierung der osteogenetischen Potenz eine Conditio sine qua non. Zur Knochentransplantation tritt u. U. die

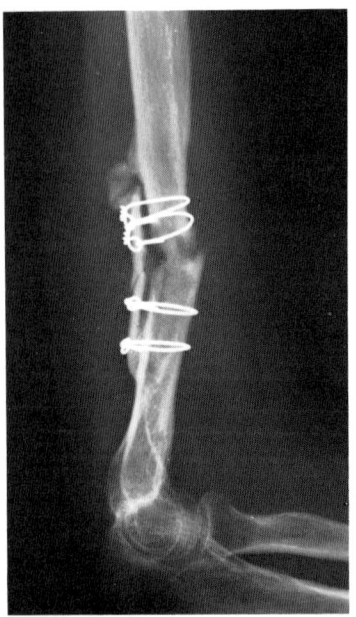
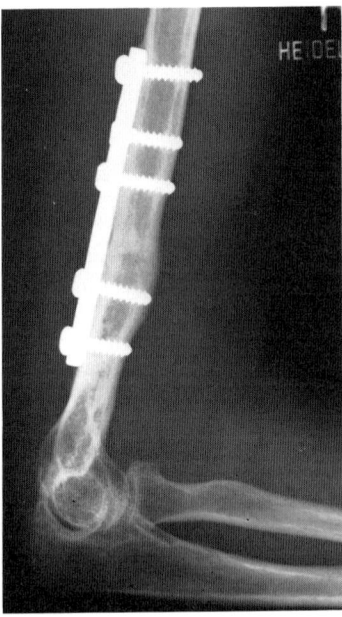

a   b

Abb. 9.2 **a** Biologisch reaktionsunfähige Pseudarthrose des Humerus, die auch durch Spanplastik nicht zur Ausheilung gebracht werden konnte. **b** Knöcherne Ausheilung nach Verpflanzung autologer Spongiosa (Spongiosaplastik) und stabiler Osteosynthese.

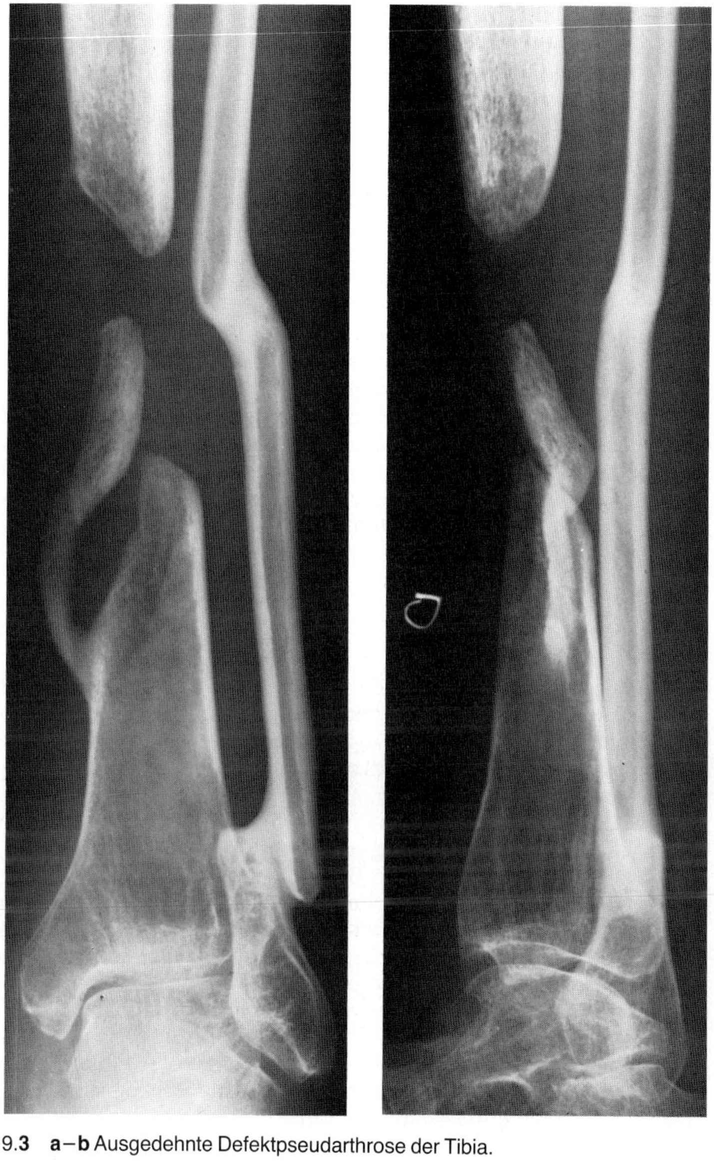

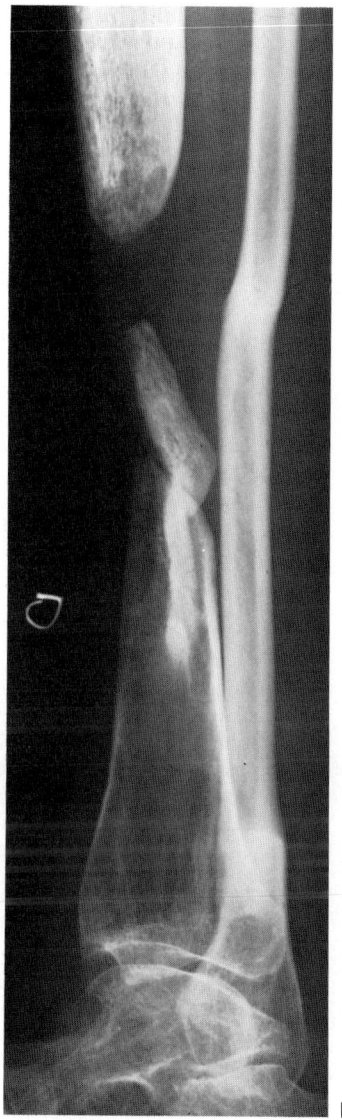

a   b

Abb. 9.3 **a–b** Ausgedehnte Defektpseudarthrose der Tibia.

Stabilisierung durch Osteosynthese und meist die als Dekortikation bezeichnete lamelläre Aufmeißelung (Anfrischung) der Fragmentenden (9.**2b**).
Bei Pseudarthrosen kleiner Knochen (Kahnbein-Pseudarthrose) kann allein die Resektion oder Ausräumung der Pseudarthrose und Auffüllung des Defekts mit Spongiosa u. U. unter gleichzeitiger Stabilisierung durch kortikospongiösen Span oder zusätzliche Osteosynthese ausreichen.
Liegen bei Defektpseudarthrosen (Abb. 9.**3**) und atrophischen Pseudarthrosen ossäre Substanzdefekte vor, so wird der Defekt mit autologer Spongiosa aufgefüllt sowie eine Dekortikation und stabile Osteosynthese durchgeführt. Entlastung (!), bis das transplantierte Gewebe umgebaut ist und selbst als Kraftträger zu wirken beginnt. Die Belastung erfolgt danach langsam zunehmend.
Während bei einer biologisch reaktionsfähigen Pseudarthrose mit einer Ausheilungszeit von 12–16 Wochen zu rechnen ist, kann die biologisch reaktionsunfähige Pseudarthrose die doppelte Zeit benötigen.
Darüber hinaus besteht die Möglichkeit, mittels freier gefäßgestielter Knochen- oder Knochen-Knorpel-Transplantate die Ausheilungszeit der Pseudarthrose zu verkürzen bzw. deren Prognose zu verbessern. Die freien Transplantate werden an ihrem Gefäßstiel an ortsständige Arterien und Venen in mikrochirurgischer Technik anostomisiert.

Infizierte Pseudarthrose

Ätiopathogenese
Geschlossene Fraktur:
– Hämatogene Osteomyelitis führt in einem zuvor nicht traumatisierten Knochenareal zum Knochendefekt (infizierte Pseudarthrose).
– Durch hämatogene oder lymphogene Keimabsiedelung im Bereich einer geschlossenen Fraktur kommt es zur infizierten Pseudarthrose.
Offene Fraktur:
– Durch direkte Keimbesiedelung einer offenen Fraktur kommt es bei weiterer konservativer Behandlung zur infizierten Pseudarthrose.
– Gleiche Situation bei operativer Behandlung.
Im Ablauf der operativen Behandlung einer zunächst geschlossenen Fraktur oder bei anderen Eingriffen am Knochen (Osteotomie, Arthrose) kann durch Keimbesiedelung des Knochens eine Infektpseudarthrose entstehen.
Die Osteomyelitis führt zur Zerstörung von Knochengewebe, eine begleitende Infektion der Weichteile zu Gewebezerstörung, Vernarbung und Durchblutungsstörung.
Die Infektion verhindert einerseits die Ausheilung einer Fraktur, andererseits bedeutet Mobilität im Fraktur- oder Pseudarthrosenbereich eine ungünstige Situation für die Ausheilung der Infektion.

Klinik

Typisch sind entzündliche Veränderungen der Weichteile, Fistelbildung und unterschiedlich ausgeprägte Beweglichkeit der Fraktur oder Pseudarthrose. Durch Schonung und langdauernde Immobilisierung der betroffenen Extremität kommt es zu Muskelminderung, trophischen Störungen der Weichteile und des Skeletts mit oft ausgeprägten Durchblutungsstörungen und zur Einsteifung benachbarter Gelenke. Ohne Behandlung können ausgeprägte Fehlstellungen entstehen. ·

In Abhängigkeit von der Aktivität der Osteomyelitis und begleitenden Weichteilinfektionen sind die Entzündungsparameter positiv.

Prinzipielle Gefahren, die mit der infizierten Pseudarthrose einhergehen, sind

– Gebrauchsunfähigkeit der betroffenen Extremität, die u.U. nur noch durch Amputation verbessert werden kann;
– Sepsis, Amyloidose und maligne Entartung im Bereich des chronisch infizierten Gewebes (selten).

Röntgen

Röntgenologische Zeichen der Osteomyelitis, Defekt unterschiedlicher Ausprägung, Immobilisierungsschäden angrenzender Skelettanteile (Osteoporose).

Therapie

Um die infizierte Pseudarthrose zur Ausheilung zu bringen, müssen
– die Infektion,
– die Pseudarthrose
behandelt werden.

Infektionsbehandlung s. Behandlung der Osteomyelitis.

Pseudarthrose. Ergänzend sei bemerkt, daß zur Stabilisierung der Fixateur externe gut geeignet ist, da das Osteosynthesematerial nicht unmittelbar im Bereich der infizierten Pseudarthrose liegt. Hierdurch wird die Ausheilung der Infektion und der Pseudarthrose begünstigt. Im Bereich der infizierten Pseudarthrose liegendes Osteosynthesematerial wird entfernt, wenn es ausgelockert ist und damit eine Stabilisierung nicht mehr gewährleistet. Es sollte belassen werden, wenn es die Stabilität im Bereich der infizierten Pseudarthrose noch sicherstellt.

Nach klinischer Erfahrung wird das folgende therapeutische Vorgehen empfohlen: Unter Gewährleistung einer funktionellen Behandlung (Übungen benachbarter Gelenke) wird die Kontinuität des Knochens wiederhergestellt. Gleichzeitig wird versucht, die Infektion zur Ausheilung zu bringen. Das erste Ziel wird durch stabile Osteosynthese (z.B. Fixateur externe) erreicht. Zur Infektionsbekämpfung werden nach Austestung hochdosiert Antibiotika verabreicht. Zur Entfernung nekrotischen und infizierten Gewebes werden das radikale Debridement, die Sequestrotomie und anschließend Spül-Saug-Drainage durchgeführt.

Ausgedehnte Hautdefekte (osteomyelitischer Knochen kann freiliegen) oder durch Exzision entzündlich veränderter Hautareale entstandene Defekte müssen plastisch durch Schwenklappen, gestielte Lappen oder durch freie Hautransplantate gedeckt werden.

Traumatischer Gelenkschaden

Gefürchtete Folgen der Gelenktraumatisierung, zu deren Verhütung ein breites Spektrum therapeutischer Möglichkeiten eingesetzt wird, sind Instabilität, rezidivierende, zum Teil schmerzhafte Ergußbildungen und die Entwicklung einer posttraumatischen Arthrose.

Es bestehen folgende Schädigungsmöglichkeiten:

Direkte Traumatisierung des Gelenks:
– Gelenkkapselprellung,
– Gelenkknorpelprellung,
– Gelenkkapselzerreißung,
– Bandzerreißungen,
– intraartikuläre Frakturen,
– Weichteilverletzungen mit Narbenbildungen.

Gelenkferne Traumatisierung:
– in Fehlstellung verheilte Frakturen,
– Nervenverletzungen,
– Gefäßverletzungen,
– Gelenkschaden durch posttraumatische Immobilisierung.
– Gelenkschaden durch posttraumatische Osteomyelitis.

Durch *Kapselprellung* kann es zu flüchtigen schmerzhaften Reizzuständen mit Ergußbildungen kommen. Ein bleibender Gelenkschaden ist nicht zu erwarten. *Knorpelprellungen* können zu isolierten Knorpelverletzungen, u. U. gleichzeitig zu geringen subchondralen Frakturen führen. Abscherungen unterschiedlich großer Anteile der knorpeligen Gelenkfläche sind möglich (Flake-Fraktur). Auch bei geringer Ausprägung der Knorpelverletzung – ohne intraartikuläre Ergußbildung und bei negativem röntgenologischen Befund – können die Gelenkflächenschädigungen den Ausgangspunkt für einen arthrotischen Prozeß darstellen. Unter Umständen erst nach Jahren entwickeln sich Belastungsschmerzen, rezidivierende Ergußbildungen und Gelenkkapselschwellungen als klinisches Zeichen einer beginnenden Arthrose. Beim Vorliegen einer Flake-Fraktur ist in aller Regel ein Hämarthros vorhanden. Das abgesprengte Fragment kann zu Einklemmungserscheinungen führen.

Kapselzerreißungen, wie sie bei Gelenkdistorsionen vorkommen können, führen bei vollständiger Kontinuitätstrennung der Pars synovialis zum Hämarthros und zum lokalisierten Druckschmerz im verletzten Areal. Der intraartikuläre Bluterguß kann in der Gelenkkapsel zu chronisch rezidivierenden Reizzuständen mit Ergußbildungen führen; er ist darüber hinaus in der Lage, die Gelenkknorpelfläche enzymatisch zu destruieren und so einen arthrotischen Prozeß einzuleiten. Ausgedehnte Kapselzerreißungen können über die Vernarbung der Gelenkkapsel zu trophischen Störungen des gesamten Gelenks führen.

Bandzerreißungen bedingen Instabilität des Gelenks, die bis zur völligen Gebrauchsunfähigkeit führen kann. Daneben bedeutet unzureichende Bandführung für die Gelenkflächen eine überhöhte mechanische Belastung, die Knorpelabrieb verursachen kann. Auch auf diesem Wege ist die Entstehung einer posttraumatischen Athrose möglich.

Intraartikuläre Frakturen beinhalten die Gefahren der Knorpelprellung und Zerreißung mit intraartikulärem Bluterguß. Verbleibt eine Stufe in der Gelenkfläche, so kann der Druck artikulierender Gelenkkörper nicht mehr gleichmäßig verteilt werden. Spitzenbelastungen führen zum mechanischen Knorpelverschleiß, letztlich zur posttraumatischen Arthrose.

Narbenbildungen nach ausgedehnten Weichteilverletzungen können über die Beeinträchtigung der arteriellen und venösen Blutversorgung zu Schwellungszuständen und zur Gelenkdystrophie führen. Darüber hinaus besteht die Gefahr der Narbenkontraktur mit der Möglichkeit der Gelenkfehlstellung. Gelenkfehlbelastung und daraus folgend die Gefahr der mechanisch bedingten Arthroseentstehung.

In *Fehlstellung* verheilte gelenkferne Frakturen führen zur Fehlbelastung benachbarter Gelenke, die insbesondere an der unteren Extremität zur mechanisch bedingten Arthrose führen kann (z. B. Varusgonarthrose nach in Varusfehlstellung verheilter Oberschenkelfraktur).

Nervenverletzungen können über Muskellähmungen zur Gebrauchsunfähigkeit eines Gelenks, über Gelenkfehlbelastungen mit Dystrophie auch zur Arthrose führen.

Die Gefahr der *Gefäßverletzung* liegt in der Ernährungsstörung des Gelenks und der damit bestehenden Gefahr des frühzeitigen Verschleißes.

Bei der *posttraumatischen Immobilisierung* eines Gelenks kommt es zur Minderung der Gelenkkapseldurchblutung mit einer Verminderung des Sauerstoff- und Nährsubstratangebots für den Gelenkknorpel. In der Gelenkkapsel können irreversible Bindegewebseinlagerungen entstehen, die den Nährsubstratfluß zwischen Kapselkapillaren und Synovia behindern. Da die Gelenkflüssigkeit als Transportmedium für Nährsubstrate und Stoffwechselschlacken im immobilisierten Gelenk nicht durchmischt wird, häufen sich an der Gelenkknorpeloberfläche Stoffwechselschlacken und an der Gelenkkapsel für den Gelenkknorpel nötige Nährsubtrate an. Die Gelenkimmobilisierung kann so über die Dystrophie der Knorpelzellen die Entwicklung eines arthrotischen Prozesses einleiten.

Bei der *posttraumatischen Osteomyelitis* – nach einer offenen Verletzung oder nach operativer Behandlung – besteht die Gefahr der Gelenkdystrophie wegen Durchblutungsstörungen infolge der langdauernden Immobilisierung benachbarter Gelenke.

Meniskusschaden und Meniskusverletzung

Ätiopathogenese

Eine schicksalsmäßige Degeneration der Kniegelenkmenisken (faserknorpelige Scheiben), die als mechanisch wirkendes Puffersystem zwischen Femurkondylen und Tibiakopf eingebettet sind, tritt wie bei anderen Bindegewebssystemen mit fortschreitendem Lebensalter auf, ohne daß hieraus eine klinische Symptomatik resultieren muß.

Der Meniskusschaden durch unphysiologisch hohe berufsbedingte Belastungen (vorwiegende Arbeit in Knie- oder in Hockstellung – Bergbau) ist hiervon zu trennen. (Ein solcher kausaler Zusammenhang kann in Deutschland erst nach mehrjähriger – mindestens 3jähriger – entsprechender Belastung anerkannt werden.)

Bei einer Vorschädigung genügt zur Zerreißung des Meniskus oft nur eine geringe Gewalteinwirkung, die dann im Kausalzusammenhang nur eine untergeordnete Bedeutung hat.

Zur Meniskusverletzung führen Unfälle verschiedenster Art (Sport-, Berufs- und Verkehrsunfälle).

Ein Unfall kann ursächlich anerkannt werden, wenn die Gewalt plötzlich einwirkte und so erheblich war, daß beim Vorliegen klassischer Symptome die Arbeit sofort eingestellt wurde. Eine später auftretende Gonarthrose muß dann als Folge gelten, wenn sie am Ort des geschädigten, möglicherweise operativ entfernten Meniskus beginnt.

Die Meniskuszerreißung kann Folge einer indirekten Gewalteinwirkung sein (Verdrehung des Oberschenkels gegen fixierten Unterschenkel oder umgekehrt, insbesondere dann, wenn unter der Verdrehung das Knie aus der Beuge- in die Streckstellung überführt wird) oder Folge einer direkten Einwirkung (Trauma mit Fraktur der angrenzenden Gelenkflächen oder traumatische Kniegelenkluxation).

Nach der Form der Meniskuszerreißung werden Korbhenkelriß, partielle Längsrisse, Querrisse und traumatische Lösungen der Meniskusbasis von der Gelenkkapsel (Zerreißung von Blutgefäßen und daraus folgend Hämarthros) beschrieben (Abb. 9.**4**).

Der mediale Meniskus ist weniger verschieblich gelagert, da er mit dem medialen Seitenband verwachsen ist. Aus diesem Grunde ist er häufiger verletzt als der laterale.

Die durch den zerrissenen Meniskus entstandene Inkongruenz und damit verbundene Spitzenbelastung der Gelenkflächen, aber auch inadäquate Belastung der Gelenkflächen nach Meniskektomie können zur Gonarthrose führen.

Meniskusmitschädigungen können auch bei entzündlichen Gelenkerkrankungen auftreten.

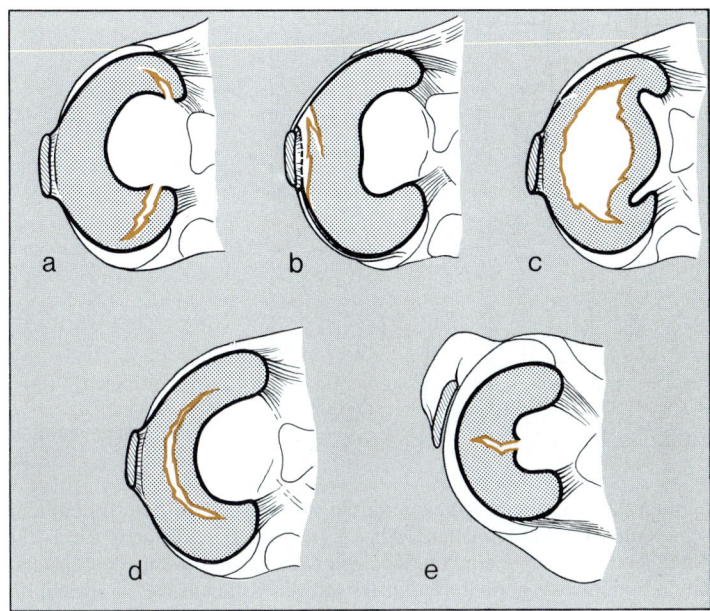

Abb. 9.**4**   Formen der Meniskuszerreißung. **a** Längsriß des Vorderhorns und Hinterhorns, **b** traumatische Lösung der Meniskusbasis, **c** eingeschlagener Korbhenkelriß, **d** nicht dislozierter Korbhenkelriß, **e** Querriß.

Klinik

Zeichen der frischen Meniskusverletzung. Seröser Gelenkerguß durch posttraumatische Kapselreizung. Ein Hämathros nach Meniskusverletzung weist auf einen basisnahen Riß hin. Bewegungshemmung, insbesondere Streckhemmung, mit blitzartig einschießendem Schmerz im Bereich des geschädigten Meniskus bei passiver Überstreckung des Kniegelenks sind typisch. Einklemmungserscheinungen werden anamnestisch angegeben. Oftmals wird rezidivierendes Schnappen im Gelenk geschildert. Direkter Druckschmerz am Gelenkspalt im Bereich der Meniskuszerreißung.

Wird bei Beugung des Kniegelenks und passiver Außenrotation des Unterschenkels ein Schmerz am medialen Kniegelenkspalt angegeben, so spricht dies für einen Innenmeniskusschaden. Schmerz bei Innenrotation am äußeren Kniegelenkspalt bedeutet Außenmeniskusschädigung (Steinmann-Zeichen I; Abb. 9.**5**).

Wandert ein Druckschmerz am Gelenkspalt von ventral nach dorsal, wenn das Knie aus der Streckung passiv in zunehmende Beugung gebracht wird, so kann dies ebenfalls ein Hinweis auf eine Meniskusschädigung sein (Steinmann II; Abb. 9.**6**). Führt passive Adduktion des Unterschenkels zu

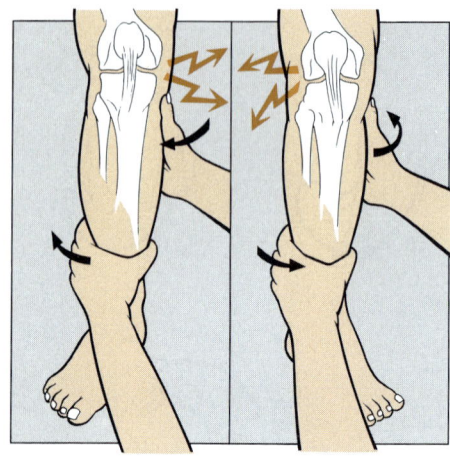

Abb. 9.**5**   Steinmann-Zeichen I.

Schmerz am medialen Kniegelenk, so spricht dies für eine Innenmeniskus-schädigung (Böhler-Zeichen; Abb. 9.**7**). Gibt der Verletzte im Türkensitz einen Schmerz im medialen Kniegelenkanteil an, wenn der Untersucher einen bodenwärts gerichteten Druck auf das Knie ausübt, so spricht dies für eine Schädigung des Hinterhorns des Innenmeniskus (Payr-Zeichen; Abb. 9.**8**).

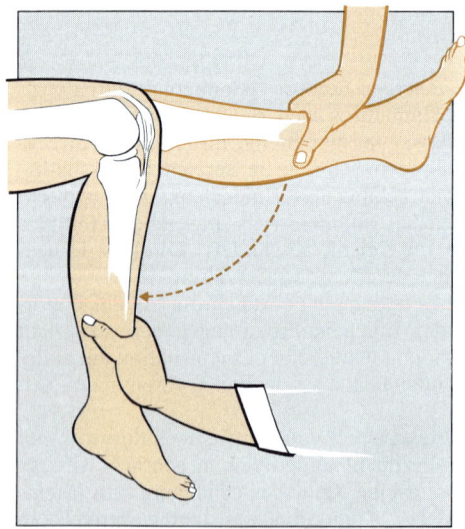

Abb. 9.**6**   Steinmann-Zeichen II.

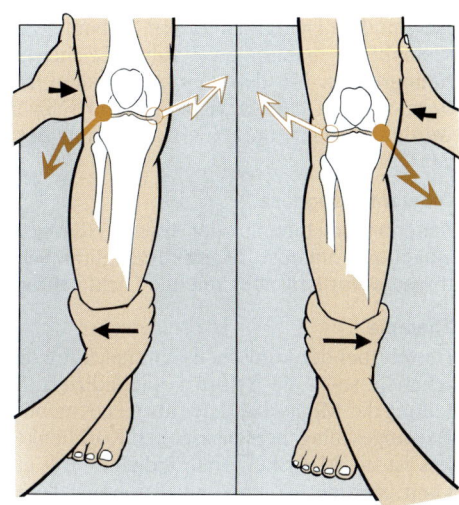

Abb. 9.**7** Böhler-Zeichen.

Bei *längerem Bestehen* einer Meniskusschädigung kommt es schmerzbedingt zur Schonung des Beines und daraus folgend zur Athropie der Oberschenkelmuskulatur. Wird über längere Zeit schmerzbedingt eine Kniebeugung eingehalten, so besteht die Gefahr der Kontrakturenentstehung.

Diagnostik
Röntgen. Der Kniegelenkspalt kann auf der Seite der Meniskusschädigung verschmälert sein. Durch Arthrographie können intraartikuläre Oberflächen und damit auch Meniskusschäden in Lokalisation und Ausmaß dargestellt werden. Zunehmend gewinnt jedoch die Arthroskopie gegenüber der Arthrographie an Bedeutung.
Bei langzeitig bestehendem Meniskusschaden, aber auch durch Überlastung der Gelenkfläche nach Meniskektomie kann es zur Gelenkflächensklerosie-

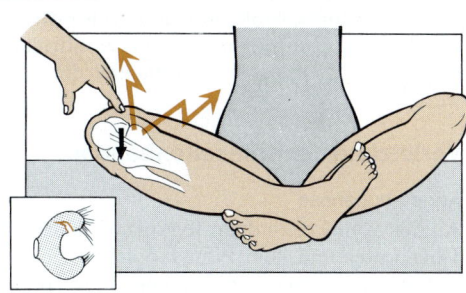

Abb. 9.**8** Payr-Zeichen.

rung und zunächst sehr zarten Anbauten an der seitlichen Begrenzung der Gelenkflächen kommen (Rauber-Zeichen).

Sonographie. Mit dem Sektorscan kann insbesondere das Meniskushinterhorn, das bei der Arthroskopie nur schwer zugänglich ist, gut dargestellt werden, so daß damit eine Erweiterung der diagnostischen Palette gegeben ist.

Differentialdiagnose

Seitenbanddistorsion oder Teilzerreißung, Osteochondrosis dissecans, Gelenkchondromatose, Meniskusganglion, Scheibenmeniskus, beginnende Arthrosis deformans, beginnende Gichtarthropathie.

Therapie

Besteht bei der klinischen Untersuchung der Verdacht auf einen Meniskusschaden, so ist die Arthroskopie indiziert. Sie ermöglicht eine exakte Beurteilung der Menisci und der übrigen Kniebinnenstrukturen.

Bei eingeschlagenem basisnahen Korbhenkelriß oder Zerreißung des Meniskus ist die Meniskektomie indiziert. Bei einem basisnahen Korbhenkelriß kann, speziell bei jüngeren Patienten, die Meniskusrefixation durchgeführt werden. Beide Operationen können arthroskopisch erfolgen.

Bei degenerativen Meniskusschäden mit entsprechendem Beschwerdebild kann ebenfalls die Meniskektomie erforderlich werden, um den Patienten beschwerdefrei zu bekommen und das Gelenk vor weiteren Schäden zu bewahren. Die Indikation zur Meniskektomie sollte aber zurückhaltend gestellt werden. Beim Vorliegen eines degenerativen Meniskusschadens und vorwiegend unikompartimentellen Aufbraucherscheinungen des Gelenks sollte auch die kniegelenknahe Umstellung erwogen werden, um das betroffene Kompartiment zu entlasten. Dies gilt insbesondere bei Achsenfehlstellungen.

Nach einer Meniskektomie sollte eine frühfunktionelle Nachbehandlung erfolgen. Das heißt, die Mobilisierung unter Entlastung beginnt am 1. postoperativen Tag; so können eine Muskelatrophie und Immobilisationsschaden des Knorpels vermieden werden.

Eine Entlastung bzw. Teilbelastung des operierten Kniegelenks für den Zeitraum von 4 bis 6 Wochen erscheint günstig.

Bei einer Meniskusrefixation muß eine 6wöchige Ruhigstellung erfolgen, um eine Heilung zu ermöglichen. Eine Kontrollarthroskopie zur Beurteilung des refixierten Meniskus vor Aufnahme der vollen Belastung ist empfehlenswert.

Verletzung der Knieseitenbänder

Ätiopathogenese

An den vom Epicondylus femoris medialis und lateralis zur Medialseite des Tibiakopfes und zum Fibulaköpfchen ziehenden Ligg. collaterale mediale und laterale kann es zur Zerrung, Teilzerreißung oder vollständigen Zerreißung kommen, wenn das Knie einer entsprechenden Gewalt in Richtung X- oder O-Bein-Stellung ausgesetzt wird. Darüber hinaus tritt Seitenbandtraumatisierung ein bei sagittaler Gewalteinwirkung mit Kniegelenkluxation bei kombinierten Bewegungen (Drehsturzmechanismus) und bei Frakturen der Femurkondylen und des Tibiakopfes.

Klinik

Bei frischer Verletzung Spontanschmerz, evtl. Anschwellung im Verletzungsbereich. Der lokale Druckschmerz des verletzten Areals ist typisch, er liegt nicht wie bei der Meniskusschädigung in Gelenkspalthöhe, sondern meist im Ansatzbereich der Kollateralbänder (Kap. 2). Dehnung des betroffenen Bandes führt zur Schmerzverstärkung (bei Innenbandschädigung Schmerz am inneren Kniegelenk bei Abduktion, bei Außenbandschädigung Schmerz am äußeren Kniegelenkanteil bei Adduktion des Unterschenkels). Neben den Schmerzen gibt der Patient oft Unsicherheit im Kniegelenk an. Bei der Festigkeitsprüfung der Seitenbänder (Abduktion und Adduktion des Unterschenkels bei gestrecktem Kniegelenk) ist bei einer Zerrung eine Lockerung der Bandführung nicht erkennbar, bei einer Teilzerreißung ist geringes Federn feststellbar, bei einer vollständigen Zerreißung kann das Kniegelenk aufgeklappt werden (Abb. 9.**9**).

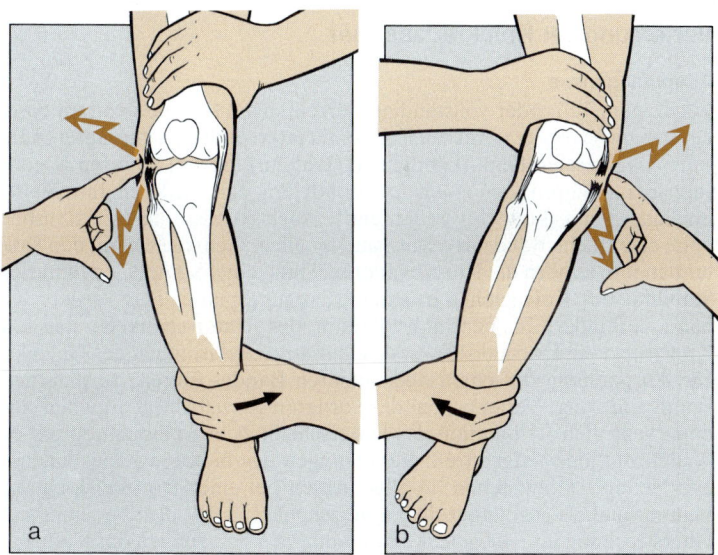

Abb. 9.**9**   **a** Bei Verletzung des Außenbandes Schmerz dort bei Adduktion des Unterschenkels. Lokaler Druckschmerz. Aufklappbarkeit des Gelenkspaltes. **b** Bei Verletzung des Innenbandes Schmerz dort bei Abduktion des Unterschenkels. Lokaler Druckschmerz. Aufklappbarkeit des Gelenkspalts.

Unbehandelte Bandverletzungen können einerseits zur zunächst schmerzbedingten Gelenkkontraktur, andererseits zu einem Wackelknie mit rezidivierenden Ergußbildungen, Atrophie der Oberschenkelmuskulatur und Arthroseentwicklung führen.

Röntgen

Ausschluß knöcherner Verletzungen. Durch gehaltene Aufnahmen wird Aufklappbarkeit des Gelenkspalts im Seitenvergleich verifiziert oder ausgeschlossen. Nach Traumatisierung kann es zu Verkalkungen und Verknöcherungen im oberen distalen Bereich des M. adductor magnus kommen.

Therapie

Distorsion: Ruhigstellung in Gipstutor für 3 Wochen, dann langsame Mobilisierung.

Teilzerreißung mit geringer Aufklappbarkeit: Ruhigstellung im Gipstutor über 4−6 Wochen, nachfolgend Mobilisierung.

Frische, vollständige *Seitenbandruptur:* primäre Band- und Kapselnaht. Gipstutor oder Funktionsgipsverband über 8 Wochen.

Veraltete, vollständige *Bandruptur:* Kapselnaht oder Raffung mit Bandersatz durch autologes Faszien- oder Sehnentransplantat, evtl. lyophile Dura.

Verletzung der Kniekreuzbänder

Ätiopathogenese

Zerrungen, Teil- oder vollständige Zerreißungen kommen vor am vorderen Kreuzband (von der vorderen Eminentia intercondylaris zur hinteren Innenseite des lateralen Femurkondylus verlaufend) und am hinteren Kreuzband (von der hinteren Eminentia intercondylaris zur vorderen Innenseite des medialen Femurkondylus verlaufend). Auch Ausrisse im Insertionsbereich ohne eigentliche Bandzerreißung sind möglich. Gemeinsam mit den Knieseitenbändern sichern die Kreuzbänder im Sinne einer komplexen Funktion die Stabilität des Kniegelenks in jeder Bewegungsphase. Das vordere Kreuzband verhindert in Ventraldislokation des Unterschenkels, das hintere Kreuzband die Dorsaldislokation. Überhöhte Belastungen des Gelenks, die zur Anspannung des einen oder anderen Bandes führen, verursachen die Bandverletzung. Verletzungen des vorderen Kreuzbandes ereignen sich bei einer ventralen Dislokation des Unterschenkels in Kombination mit einem Außenrotations-Valgusstreß. Verletzungen des hinteren Kreuzbandes sind eher selten, sie entstehen im allgemeinen bei einer Dorsaldislokation des Unterschenkels gegenüber dem Oberschenkel, u. U. auch bei einer starken Überstreckung im Kniegelenk. Kombinierte Verletzungen der Kreuzbänder mit Seitenbandzerreißungen sind häufiger. Die Kontinuitätstrennung des Kreuzbandes erfolgt am Tibiakopf unter Ausriß des Tuberculum intercondylare (selten), intraligamentär oder im Insertionsbereich am Femurkondylus, meist ohne Knochenausriß.

Klinik

Das führende Zeichen der frischen Kreuzbandverletzung ist der Hämarthros. Die klinische Untersuchung ist bei der frischen Kreuzbandverletzung wegen der schmerzbedingten muskulären Gegenspannung meist unergiebig, und die klassischen Zeichen der chronischen Instabilität fehlen meist.

Zerreißung des vorderen Kreuzbandes kann durch die folgenden Tests festgestellt werden:

Vorderes Schubladenzeichen (Abb. 9.**10a**) Bei 60—90 Grad gebeugtem Knie wird der Tibiakopf gegenüber den Femurkondylen nach ventral gezogen (ein positiver Schubladentest weist auf eine Mitverletzung oder Insuffizienz der Kapsel hin).

Lachmann-Test. Überprüfung der vorderen Schublade bei geringgradig gebeugtem Knie. Dieser Test ist von großer praktischer Bedeutung, da die Stabilität in den funktionell wichtigen geringen Beugegraden überprüft wird.

Pivot-shift-Zeichen. Das betroffene Kniegelenk wird unter Valgusstreß und unter Innenrotation des Unterschenkels durchbewegt. Bei intaktem vorderen Kreuzband kommt es bei der initialen Beugung aufgrund der Rollbewegung der Femurkondylen auf dem Tibiaplateau zu einer Ventralisierung des Tibiakopfes. Bei weiterer Beugung gleiten die Femurkondylen auf dem Tibiaplateau (Roll-Gleit-Bewegung). Bei Kontinuitätstrennung des vorderen Kreuzbandes ist die Rollphase verlängert, es kommt zu einer verstärkten Ventraldislokation des Tibiaplateaus gegenüber den Femurkondylen (fehlende Anspannung des vorderen Kreuzbandes). Bei weiterer Beugung wandert der Tractus iliotibialis hinter die Beugeachse des Kniegelenks, und ein

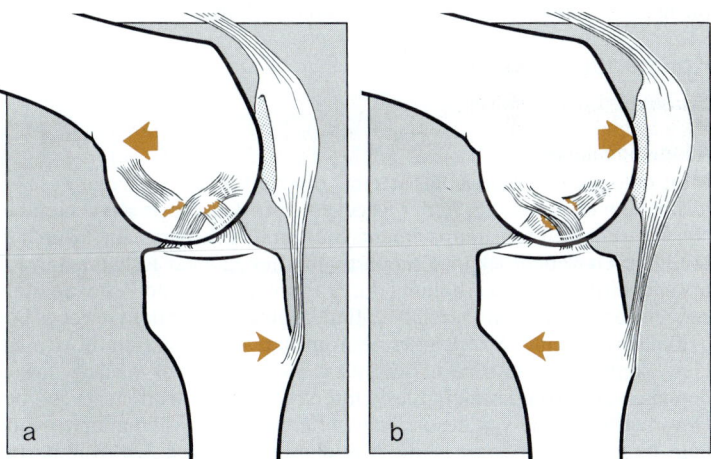

Abb. 9.**10**   Verletzung der Kniekreuzbänder. **a** Vorderes Schubladenphänomen bei Zerreißung des vorderen Kreuzbandes. **b** Hinteres Schubladenphänomen bei Zerreißung des hinteren Kreuzbandes.

plötzliches Zurückversetzen des Tibiaplateaus nach dorsal (pivot-shift) ist die Folge. Das Pivot-shift-Zeichen verdeutlicht anschaulich die Desintegration der Rollgleitbewegung bei zerstörtem vorderen Kreuzband. **Zerreißung des hinteren Kreuzbandes** ist mit dem hinteren Schubladenphänomen (Abb. 9.**10b**) zu erkennen. Verschiebung der Unterschenkel nach hinten in gleicher Position. Bei alten Kreuzbandverletzungen sind gleiche Phänomene auch ohne Zeichen der frischen Verletzung vorhanden. Um konstitutionelle Bandschwächen mit ähnlicher Symptomatik auszuschließen, muß die Prüfung beider Kniegelenke im Seitenvergleich erfolgen. Jeder Hämarthros beim jüngeren Patienten sollte zum Ausschluß einer Kniebinnenverletzung arthroskopisch abgeklärt werden.

Therapie

Distorsion: Ruhigstellung im Gipstutor für 3 Wochen, anschließend Mobilisierung.

Frische vollständige Kreuzbandruptur: bei proximalem Ausriß primäre Bandnaht. Anschließend Ruhigstellung für 4 Wochen. Bei intraligamentärer Ruptur Augmentation des Bandes, z. B. mit distal gestielter Semitendinosussehne, anschließend 6wöchige Ruhigstellung.

Veraltete vordere Kreuzbandruptur: Rekonstruktion des Kreuzbandes durch gestieltes Sehnentransplantat, das evtl. durch Augmentation mit einer Kunstfaser verstärkt wird.

Kombinationsverletzungen: Rekonstruktion der einzelnen Gelenkstrukturen. Beachte Mitbeteiligung der hinteren Kapselecke mit konsekutiver Rotationsinstabilität (häufige Kombinationsverletzung!). In diesen Fällen muß die hintere Kapselecke zur Stabilitätsverbesserung operativ versorgt werden.

Kompartmentsyndrom

Synonym: Logensyndrom.

Ätiopathogenese

Morphologisch wird ein Kompartment definiert als ein von einer Faszienhülle umgebener Raum, der in der Regel eine Muskelgruppe sowie Gefäße und Nerven enthält. Das Kompartmentsyndrom ist gekennzeichnet durch einen erhöhten Gewebedruck im Kompartment, der zu einer Ischämie führt. Verursacht wird die Druckerhöhung durch Einblutungen und Permeabilitätsstörungen der Kapillaren. Durch die Minderdurchblutung des Gewebes kommt es zunächst zu einer Störung der neuromuskulären Funktion, bis schließlich Gewebenekrosen auftreten. Besonders häufig sind das vordere sowie das dorsale tiefe Kompartment des Unterschenkels betroffen. Diese beiden Geweberäume sind von besonders straffen fibrösen Wänden bzw. Knochen umgeben und haben somit wenig Ausdehnungsfähigkeit. Das Kompartmentsyndrom tritt posttraumatisch und postoperativ auf. Nach der Thrombose ist das Kompartmentsyndrom die häufigste postoperative Komplikation bei Eingriffen im Bereich des Bewegungsorgans. Vom posttraumatischen bzw.

postoperativen Kompartmentsyndrom, das auch als akutes Kompartmentsyndrom bezeichnet wird, ist das funktionelle oder chronische Kompartmentsyndrom abzugrenzen.

Klinik

Nach dem Schweregrad wirk klinisch ein drohendes von einem manifesten
Kompartmentsyndrom unterschieden. Das führende Symptom bei drohen-
dem Kompartmentsyndrom sind unverhältnismäßig starke Schmerzen im
Verhältnis zur Verletzung oder zur Operation. Die Patienten klagen über ein
tiefes Spannungsgefühl. Es besteht keine periphere Minderdurchblutung,
neurologische Störungen sind nur in sehr geringem Ausmaß vorhanden.
Beim manifesten Kompartmentsyndrom besteht eine erkennbare Zunahme
der Gewebespannung des betroffenen Kompartments, meist auch eine deutliche Schwellung sowie ein neurologisches Defizit im Bereich der betroffenen
Extremität. Zur Objektivierung der klinischen Diagnose kann die intrafas-
ziale Logendruckmessung herangezogen werden, die erhöhte Werte im betroffenen Kompartment ergibt.
Das funktionelle Kompartmentsyndrom tritt vor allem bei Langläufern und
Skilangläufern auf. Die Sportler klagen typischerweise über Schmerzen im
Bereich der Tibialis-anterior-Loge. Diese Schmerzen treten immer nach
einer bestimmten Laufstrecke auf und bilden sich nach einer Ruhepause
wieder weitgehend zurück. Besonders bei jungen Menschen kann das funktionell bedingte Kompartmentsyndrom, z. B. nach längeren Märschen, auch
in ein manifestes Kompartmentsyndrom übergehen und muß umgehend
operativ versorgt werden. Auch das funktionelle Kompartmentsyndrom
kann durch die Logendruckmessung bestätigt werden.

Therapie

Die dringlichste Erstmaßnahme bei einem drohenden Kompartmentsyndrom ist die Faszienspaltung. Während beim drohenden Kompartmentsyndrom nach der Faszienspaltung die Hautinzision wieder verschlossen wird,
erfolgt beim manifesten Kompartmentsyndrom eine großzügige Faszioto-
mie, die unter hohem Druck stehende Muskulatur wird revidiert, nekrotische Muskulatur und Blutkoagel werden entfernt. Die Wunde sollte bei
manifestem Kompartmentsyndrom offen bleiben, sie kann mit Kunsthaut
gedeckt werden.
Beim funktionellen Kompartmentsyndrom, das in der Regel nicht drama-
tisch verläuft und den Sportler lediglich zur Verringerung der sportlichen
Aktivität zwingt, besteht bei unverändertem Wunsch nach sportlicher Betätigung ebenfalls die Möglichkeit der Faszienspaltung.

Myositis ossificans

Ätiopathogenese

Echte Verknöcherungen in einem Muskel können als Spätfolge nach ausgedehnten Weichteilquetschungen auftreten. Durch die meist stumpfen Verletzungen kommt es zu Hämatombildungen innerhalb der Muskulatur. In diesem Bereich werden zuerst Kalksalze eingelagert, die sich später in echtes Knochengewebe umwandeln können. Auch immer wiederkehrende Mikroverletzungen in einseitig überbeanspruchten Muskeln oder Muskelgruppen können zu Verknöcherungen führen. Als Reiterknochen bezeichnet man Knochenneubildungen in der Adduktorengruppe; Neubildungen im M. deltoideus oder im M. biceps werden als Exerzierknochen bezeichnet.

Die echten Ossifikationsvorgänge sind von den reinen Kalkablagerungen abzugrenzen; diese liegen meist periartikulär und treten nach Frakturen oder Luxationen auf. Böhler stellt diese gefürchtete Spätfolge als vermeidbare Behandlungsform und nicht als unabwendbare Unfallfolge dar.

Klinik

Die Knochenneubildungen sind tastbar und somit in ihrer Ausdehnung zu beurteilen. Bei gelenknahen Ossifikationen kommt es zu Bewegungseinschränkungen. In der Umgebung der Knochenherde können schmerzhafte Reizzustände auftreten.

Röntgen

Im Anfangsstadium erkennt man häufig nur schlierige, kalkdichte Strukturen. Später werden echte Knochenneubildungen sichtbar.

Therapie

Sorgfältige Ruhigstellung nach schweren Weichteilquetschungen und Muskelzerrungen. Nicht zu früher Beginn mit passiven Bewegungsübungen. In keinem Fall dürfen frische Weichteilverletzungen massiert werden.

Ist es trotz sorgfältiger Behandlung zu einer Myositis ossificans gekommen, so ist nur das Ausmaß der Bewegungseinschränkung richtungweisend für eine operative Entfernung der Verknöcherungen. Der Eingriff darf wegen der Rezidivgefahr erst nach Beendigung des Knochenumbauprozesses erfolgen. Es sind regelmäßige Kontrollen der alkalischen Phosphatase sowie eine szintigraphische Untersuchung erforderlich, um den geeigneten Zeitpunkt zu erfassen.

Bei einfachen Kalkeinlagerungen sollte immer der Versuch einer Röntgentherapie unternommen werden, während dies bei echten Verknöcherungen nicht indiziert ist.

Ischämische Kontraktur

Synonym: Volkmann-Kontraktur.

Eine ischämische Kontraktur tritt infolge mangelnder Blutversorgung der Muskulatur auf und führt auf Dauer zu narbigen Schrumpfungen der betroffenen Muskelgruppen mit Fehlstellung der Gelenke. Die von Volkmann beschriebene Kontraktur der Unterarmbeuger mit typischer Deformierung des Handgelenks und der Finger kommt nach kindlichen suprakondylären Oberarmfrakturen vor.

Ätiopathogenese

Bei suprakondylären Oberarmfrakturen kann es besonders durch vorstehende Knochenkanten des proximalen Fragments zu einer mechanischen Irritation der A. brachialis kommen. Daneben werden Gefäßspasmen, eine überschießende Reaktion des Sympathikus sowie venöse Stauungen aufgrund mechanisch bedingter Abflußbehinderungen diskutiert. Primäre Nervenläsionen sollen keine dominierende Rolle spielen. Jedenfalls kommt es aufgrund der gestörten Durchblutung zum Zerfall der Muskelfasern mit anschließenden Schrumpfungsprozessen.

Klinik

Man muß unterscheiden zwischen der drohenden Ischämie und der voll ausgebildeten Kontraktur. Im ersten Fall bestehen Schmerzen im Unterarm aufgrund der bleibenden Gewebeazidose mit Zyanose und Gefühlsstörungen der Finger. Der Radialspuls ist abgeschwächt oder nicht vorhanden.

Die voll ausgebildete Kontraktur führt zu einer Atrophie der Unterarmbeuger mit Beugekontraktur des Handgelenks. Die gleichzeitige Überstreckung der Fingergrundgelenke mit Beugestellung der Interphalangealgelenke prägt das Bild der kontrakten Krallenhand (Abb. 9.**11**), bei der der Daumen

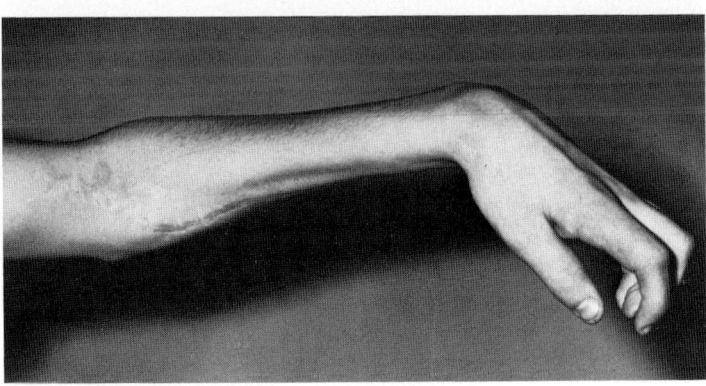

Abb. 9.**11**   Ischämische Kontraktur.

in Adduktionsstellung steht. Liegt gleichzeitig eine Schädigung des N. medianus vor, so ist die Hand ganz oder teilweise gefühllos.

Therapie

Bei jeder traumatischen Schädigung der oberen Extremität (Fraktur, Luxation oder Kontusion) müssen sofort nach dem Unfall Motorik, Sensibilität und Durchblutung der peripheren Extremitäten sorgfältig geprüft werden. Bei drohender Ischämie gilt es, alle mechanischen Faktoren der Durchblutungsverminderung so schnell wie möglich zu beseitigen. Frakturen müssen unter dauernder Kontrolle des Radialispulses exakt und schonend reponiert werden. Schnürende Gipsverbände sind äußerst gefährlich und in jedem Fall zu vermeiden. Zur schnelleren Hämatombeseitigung werden u. a. Hyaluronidaseinjektionen und abschwellende Medikamente empfohlen. Ein Überwiegendes Sympathikotonus kann mit periarteriellen Novocaininjektionen oder Stellatumblockaden erfolgreich behandelt werden. Läßt sich ein ausreichender Radialispuls nicht erreichen, ist u. U. eine operative Revision des Gefäßes erforderlich.

Die voll ausgebildete Kontraktur bedarf neben krankengymnastischer Behandlung einer sorgfältigen Schienenbehandlung. Durch die Dehnungsbehandlung in Quengelschienen kann die geschrumpfte und in ihrem Gleitlager verbackene Muskulatur in der Regel nicht ausreichend mobilisiert werden. Verschiedene operative Verfahren unterscheiden sich ausschließlich in der Radikalität des Eingriffs. Eine vollständige Myolyse und Distalverlagerung der Beugemuskelursprünge am Unterarm nach Gosset und Scaglietti erscheint erfolgversprechend. Postoperativ ist eine intensive Übungs- und Schienenbehandlung zur Sicherung des Operationsergebnisses erforderlich.

10 Alterung des Binde- und Stützgewebes

Das Binde- und Stützgewebe unterliegt mit zunehmendem Lebensalter charakteristischen Veränderungen, deren Kenntnis für das Verständnis eines großen Teils orthopädischer Erkrankungen von grundlegender Bedeutung ist.

Das Binde- und Stützgewebe zeigt seiner jeweiligen Aufgabe entsprechend eine weitgehende Differenzierung, die es in die Lage versetzt, spezifischen Belastungen gerecht werden zu können. Solche spezialisierten Gewebesysteme sehen wir in dem unterschiedlichen makroskopischen und mikroskopischen Erscheinungsbild von Sehne, Zwischenwirbelscheiben, Gelenkknorpel, Knochen und Muskulatur.

An diesen Bauelementen des Haltungs- und Bewegungsapparats kommt es mit zunehmendem Alter gehäuft zu charakteristischen Verschleißerscheinungen, die zu Krankheitsbildern wie spontaner Sehnenruptur, Bandscheibenschaden, Arthrosis deformans, Osteoporose sowie qualitativen und quantitativen Muskelminderungen führen können. Bei der Betrachtung der Mikromorphologie und Biochemie der Gewebe wird deutlich, daß grundsätzliche Übereinstimmungen bestehen. Die Gewebe sind aus Zellen, Kollagen und ungeformter Interzellularsubstanz aufgebaut; beim Knochen kommen kristalline Strukturen (Phosphat-Apatit-Kristalle) hinzu.

Beim Knorpel, bei der Bandscheibe und der Sehne besteht die Interzellularsubstanz zu einem wesentlichen Teil aus hochsulfaten Polysaccharid-Protein-Komplexen, die das räumliche Netzwerk von Kollagenfibrillen und Fibrillenbündeln verkitten und durch ihr hohes Wasserbindungsvermögen zu einem wesentlichen Teil das mechanische Verhalten des Gewebes bestimmen. Dies gilt in ganz besonderem Maße für die vorwiegend auf Druck belastete Bandscheibe und den Gelenkknorpel. Neben Gemeinsamkeiten der Morphologie und Biochemie sind Übereinstimmungen im Modus der Nährsubstratzufuhr vorhanden. Sowohl der Gelenkknorpel als auch die Zwischenwirbelscheibe werden beim Erwachsenen durch Diffusion ernährt. Die Sehnen, Bänder und Faszien weisen zwar eine direkte Blutversorgung auf, die Kapillardichte der Gewebe ist jedoch gering, so daß auch hier erhebliche Strecken durch Diffusion überwunden weren müssen. Im geringeren Ausmaß gilt dies auch für den Knochen.

Eine optimale mechanische Leistung kann von den Geweben nur dann erbracht werden, wenn die in ihnen befindlichen Zellen kontinuierlich, bei parallellaufendem Abbau der für das Gewebe typischen Substanzen, erhebliche Syntheseleistungen erbringen. Die Syntheseleistung des Gewebeverbands kann durch Minderung der Zellzahl oder aber auch durch Minderung des Nährsubstratangebots eingeschränkt werden.

Einschränkungen der Nährsubstratversorgung sind bei langen Diffusionswegen leicht möglich. Sie führen über eine Verminderung der Syntheserate zu Änderungen des Gewebeaufbaus zunächst im molekularen Bereich. Hieraus folgen Veränderungen des mechanischen Verhaltens des betroffenen Gewebes, darüber hinaus auch Behinderung der Diffusion durch Verdichtung der Diffusionsstrecke.

Insbesondere zum Verständnis vieler Erkrankungen der geriatrischen Orthopädie ist damit die Frage aufgeworfen, welche wesentlichen altersabhängigen Veränderungen der genannten Bindegewebssysteme bekannt sind und welche Folgen sich aus ihnen für die Bewegungsorgane ergeben können.

Sehnen, Bänder und Faszien zeigen mit zunehmendem Alter eine Verminderung der Zellzahl pro Volumeneinheit, eine Mucopolysaccharid- und einen Wasserverlust. Darüber hinaus ist eine Verminderung der elastischen Fasern feststellbar. Die mechanischen Eigenschaften des Gewebes ändern sich insofern, als Dehnungswiderstand und Zugfestigkeit des Gewebes zunehmen, während die Dehnbarkeit mit dem Alter eine Verminderung erfährt. Die altersabhängig eintretende Wasserverarmung und zunehmende Verfestigung des Gewebes bedeuten für die Bewegungsorgane, daß auf die Sehnen einwirkende Impulse zunehmend ungedämpfter das zugaufnehmende Material des Kollagens treffen.

Mikrotraumatisierungen sind in der Lage, von physiologisch ablaufenden Alterungsveränderungen zu pathologischen Prozessen überzuleiten. Die Verminderung des Wassergehalts um ca. 10−15% behindert die Nährsubstratdiffusion. Dies und die Minderung der Zallzahl bedingen eine Minderung des Gesamtstoffwechsels aus der Einlagerungen von Stoffwechselschlacken folgen. Letztlich kann es so im Sehnengewebe zu Nekrosen, Kalksalzeinlagerungen, aber auch Ossifikationen kommen.

Die so entstehenden Tendinosen (s. Insertionstendopathie und spontane Sehnenruptur, S. 351) sind oft außerordentlich schmerzhaft. Kalkeinlagerungen im Sehnengewebe können röntgenologisch oft nachgewiesen werden. Entsprechend veränderte Sehnenanteile können schon bei geringer Gewalteinwirkung eine Kontinuitätstrennung erleiden, die wir als spontane Sehnenruptur bezeichnen.

Im Prinzip gleichartige Veränderungen werden an Zwischenwirbelscheiben beobachtet, deren Verbundbauweise aus Kollagen und Polysaccharid-Protein-Komplexen mit hohem Wasserbindungsvermögen die charakteristische Prallelastizität dieses Bindegewebsverbands bedingt und so die Basis für eine ungestörte Wirbelsäulenfunktion darstellt. Während noch beim Neugeborenen direkte Blutgefäßversorgungen der Bandscheibe vorliegen, ist die Zwischenwirbelscheibe im weiteren Lebensablauf infolge der Obliteration der Blutgefäße auf die Ernährung durch Diffusion angewiesen.

Mit steigendem Lebensalter kommt es zu einer Minderung der Gesamtpolysaccharid-Protein-Komplexe und Verschiebung in deren Verteilungsmuster. Dem altersabhängigen Verlust der Polysaccharid-Protein-Komplexe geht ein Wasserverlust bis 20% parallel. Hieraus folgt eine erhebliche Verminderung des Spannungsdrucks der Zwischenwirbelscheibe. Die biochemische Umprägung des Gewebes zieht eine Änderung der Mikromorphologie nach sich. Der differenzierte Aufbau der Zwischenwirbelscheibe geht verloren, und es kommt zur Ausbildung von Rissen und Sequestrierungen.

Die altersabhängige Minderung des Spannungsdrucks der Zwischenwirbelscheibe und die Zerrüttung des Gewebeverbands ziehen eine Vielzahl vertebraler und spondylogener Leiden nach sich.

Entsprechend dem Bandscheibengewebe kommt es auch am Gelenkknorpel altersabhängig zu einer Minderung der Zellzahl pro Volumeneinheit, zu einem Verlust an Polysaccharid-Protein-Komplexen und zu einer Verschiebung des Verteilungsmusters.

Der mit dem Protein-Polysaccharid-Verlust verminderte Wassergehalt des Gewebes führt zu einer Verdichtung der Diffusionsstrecke und so zu einer Behinderung der Nährsubstratzufuhr. Aus diesen Veränderungen folgt, daß es mit ansteigendem Lebensalter zu einer Abnahme der Permeabilität und zu einer Verminderung der Elastizität kommt.

Die Kompensationsfähigkeit des Knorpelgewebes wird gegenüber Noxen jeder Art eingeschränkt, so daß jede weitere Minderung der Gelenkernährung durch Traumatisierung, Ruhigstellung oder Gefäßerkrankungen ausreichen kann, um über die Knorpeldystrophie einen arthrotischen Prozeß einzuleiten. Andererseits wird das Verhältnis zwischen Belastung und Belastbarkeit des Gewebes ungünstig beeinflußt. Auch beim Knochengewebe kommt es mit zunehmendem Alter zu regressiven Veränderungen. Mangelnde funktionelle Beanspruchung und Ernährungsstörungen führen zu einer negativen Bilanz im Knochenumbau.

Die Trabekelstruktur wird verändert. Vor allem die Quertrabekel werden rarefiziert, und der Radius der Einzeltrabekel nimmt ab. Zusätzlich wird auch die Kortikalisdicke vermindert bis hin zu den Veränderungen bei der schweren senilen Osteoporose, bei der das Knochensystem den täglichen Belastungen nicht mehr gewachsen ist und frakturähnliche Zustandsbilder aufweist.

Die Muskulatur als größtes Organsystem ist den altersbedingten Veränderungen besonders stark ausgesetzt. Durch mangelnde Beanspruchung, aber auch durch gefäßbedingte Prozesse verliert sie die Fähigkeit, sich durch Kapillarenöffnung, -dilatation und -druckerhöhung an die jeweiligen Erfordernisse anzupassen. So entstehen in den minderversorgten Muskelabschnitten Stoffwechselschlackenanreicherungen, die zu Kernzerfall und hyaliner Entartung führen.

Im Endzustand wird spezifisches Muskelgewebe in Bindegewebe umgewandelt (Myogelose). Die Prädilektionsstellen der Muskelhärten beweisen den Zusammenhang mit der Mangeldurchblutung; so ergibt der klinische Befund ein häufiges Vorkommen in den Muskelansatzstellen und im Zentrum größerer Muskelbäuche.

Die Veränderungen der Muskulatur stehen zusätzlich auch in Wechselbeziehung zum jeweiligen Gelenkzustand. Gelenkaffektionen führen zu Tonusänderungen mit Durchblutungsstörungen der Muskulatur, und die Störungen der „kinetischen Kette" bleiben somit immer wechselseitig, d. h., die Degeneration eines Teils wird immer Veränderungen aller Bausteine der Bewegungsorgane nach sich ziehen.

Arthrose

Verschleißerscheinungen der Gelenkflächen bezeichnet man als Arthrose oder *Arthrosis deformans*. Im Ablauf arthrotischer Prozesse kann es sekundär zu Entzündungen der Gelenkkapsel mit Weichteilschwellung, Ergußbildung im Gelenk und Schmerz kommen. Die reaktiven Vorgänge wie randosteophytäre Anbauten gaben dem Krankheitsbild auch die Bezeichnung, *Arthritis deformans*.

Ätiopathogenese

Für die Entstehung einer Arthrose wird eine Vielzahl von Faktoren angeschuldigt. Sie lassen sich auf wenige grundsätzliche Mechanismen zurückführen, deren Kenntnis für das Verständnis der im Gelenk ablaufenden pathologischen Vorgänge, aber auch für Überlegungen zur konservativen und operativen Arthrosetherapie Voraussetzung ist.

Das wesentliche Kriterium eines gesunden Gelenks, das freie Gleiten der artikulierenden Flächen, geht mit der Entwicklung einer Arthrose verloren. Die ungestörte Gelenkfunktion ist abhängig von den mechanischen Eigenschaften des Gelenkknorpels, seiner Oberflächenstruktur und der Funktion der Gelenkkapsel. Die mechanischen Eigenschaften des Knorpels können altersbedingt, aber auch durch Störungen des intermediären Stoffwechsels im Rahmen einer Gelenkdystrophie ungünstig verändert werden. Die Gelenkkapsel als nutritive Basis des Gelenks zeigt altersabhängig Veränderungen, die zu einer Einschränkung des Nährstoffangebots an den Gelenkknorpel führen können.

Zur mechanischen Zerstörung der Gelenkknorpeloberfläche kommt es, wenn ein Mißverhältnis zwischen Belastung und Belastbarkeit der Gelenkfläche vorliegt. Es kann sich hier um überhöhte Belastungen handeln, die eine in ihrer mechanischen Belastbarkeit herabgesetzte Gelenkfläche treffen, oder um physiologische Belastungen, die bei nicht optimalen Schmierverhältnissen pathogenetisch wirksam werden.

Überhöhte Belastungen können bei angeborenen und erworbenen Gelenkfehlstellungen und als Folge von in Fehlstellung verheilten Gelenkfrakturen (präarthrotische Deformität) sowie bei allen echten Traumatisierungen oder bei plötzlichem Auftreten einer Inkongruenz, z.B. durch Meniskuszerreißung, entstehen.

Physiologische Belastungen können den Gelenkknorpel zerstören, wenn seine mechanische Belastbarkeit herabgesetzt ist. Diese Situation ist gegeben, wenn der Gelenkknorpel durch Immobilisierung vorgeschädigt ist oder wenn er im Rahmen physiologischer Alterungsvorgänge oder aber bei Störung des intermediären Stoffwechsels seine mechanischen Eigenschaften geändert hat.

Physiologische Belastungen können außerdem zu mechanischen Gelenkdestruktionen führen, wenn der Schmiermechanismus des Gelenks unzureichend ist. Diese Situation kann bei Arthritiden jeglicher Art und in den Gelenken alter Menschen vorliegen, wenn der Polymerisationsgrad der Hyaluronsäure, die wesentlich die Schmierfähigkeit der Gelenkflüssigkeit bestimmt, vermindert ist. Eine qualitative und quantitative Minderung der Hyaluronat-Protein-Komplexe muß bei allen Erkrankungen der Gelenkkapsel angenommen werden.

Den genannten Situationen ist das Mißverhältnis zwischen Belastung und Belastbarkeit der Gelenkflächen gemeinsam. Bei der Bewegung des Gelenks wird die Knorpeloberfläche eingerissen, und es entsteht eine primäre Verletzung.

Neben primär mechanischen sind auch primär enzymatische Destruktionen an den Gelenkflächen möglich. Posttraumatische Reizzustände sowie Arthritiden jeder Art führen zu einem vermehrten Enzymangebot in der Gelenkflüssigkeit. Granulozyten werden vermehrt im Gelenkpunktat gefunden. Enzymaktivitäten aus Granulozyten, Blutserum (Hämarthrose) und Synoviozyten sind in der Lage, den Gelenkknorpel zu zerstören. Es entspricht der allgemeinen klinischen Erfahrung, daß es nach Arthritiden zu hochgradigen, das ganze Gelenk betreffenden Gelenkflächenveränderungen im Sinne der Arthrose kommen kann. Gleiches gilt für wiederholte Blutungen in das Gelenk. In den genannten Fällen wirken Enzymsysteme vom Gelenkraum her auf die Knorpeloberfläche ein und destruieren sie.

Ein weiterer Weg der enzymatischen Schädigung ist dann gegeben, wenn Knorpelzellen absterben und ihre zunächst zellgebundenen Enzymsysteme die umgebende Knorpelmatrix abbauen. In diesen Fällen werden knorpelzelleigene Enzymsysteme pathogenetisch wirksam. Zum gesteigerten Absterben von Chondrozyten kommt es überwiegend durch Einschränkung der Nährsubstratzufuhr. Hierzu können alle Erkrankungen der Gelenkkapsel, insbesondere auch generalisierte Gefäßerkrankungen, führen. Darüber hinaus wird jedoch die Ernährungssituation des Gelenks bei der Gelenkimmobilisierung ungünstig beeinflußt, indem bei der Ruhigstellung die Durchblutung der Gelenkkapsel eingeschränkt ist und dem Gelenkknorpel die für seine Ernährung bzw. für den intrakartilaginären Nährsubstratfluß notwendige Wechseldruckbelastung und die Bewegungen des Gelenks zur Durchmischung der Synovia als Transportmedium fehlen.

Ist es primär zur mechanischen oder enzymatischen Eröffnung der Gelenkflächen gekommen, so wird der weitere pathogenetische Weg in steter Wechselbeziehung von mechanischen und enzymatischen Faktoren beeinflußt. Mit der Eröffnung der Gelenkfläche sind optimale Bedingungen für das Gegeneinandergleiten der Gelenkflächen nicht mehr gegeben, woraus ein weiterer Knorpelabrieb resultiert (Präarthrose). Im Bereich primärer Knorpelverletzungen beginnt der eigentliche arthrotische Prozeß, dessen Morphologie durch Absterben von Chondrozyten und die Entwicklung von Clustern (Knorpelzellhaufen) gekennzeichnet ist. Die bei der Knorpelzerstörung freiwerdenden Enzyme und Abbauprodukte induzieren Reizzustände in der Gelenkkapsel, die ihrerseits die Ernährung des gesamten Gelenks mindern können. Darüber hinaus kommt es zu vermehrten Enzymaktivitäten in der Gelenkkapsel und bei Freiwerden der Enzyme zur weiteren enzymatischen Knorpeldestruktion. Die Entzündung der Gelenkkapsel bedingt Schmerz, lokale Entzündungszeichen und schmerzhafte Bewegungseinschränkungen, später auch Kontrakturentstehung.

Mit dem Fortschreiten der Zerstörung der knorpeligen Gelenkfläche kommt es durch erhöhte mechanische Belastung des subchondralen Knochens zu Anpassungsvorgängen; später zu Destruktionen mit oft hochgradigen Gelenkverformungen und Fehlstellungen. Der Prozeß der Knorpelzerstörung findet also sein Ende im Anschliff des subchondralen Knochens, der arthrotische Prozeß kann darüber hinaus bis zu grotesken Deformierungen der knöchernen Gelenkkörper weiterlaufen.

Klinik

Arthrosen treten gehäuft beim älteren und alten Menschen, vorwiegend im Bereich der unteren Extremität (Hüftgelenk, Kniegelenk) auf. Sie sind aber auch bei Jugendlichen und Kindern möglich (z. B. posttraumatische Arthrose, Arthrose bei Hämophilie in der Folge von Gelenkblutungen; Koxarthrose nach Hüftkopfnekrose bei Epiphysiolysis capitis femoris usw.).

Zu Beginn besteht unter Umständen nur Knorpelreiben im Gelenk, später zusätzlich Bewegungsschmerz und charakteristischerweise morgendlicher Einlaufschmerz (kontinuierlich abnehmender Schmerz), andererseits Belastungsschmerz (kontinuierlich zunehmender Schmerz) in Abhängigkeit von Dauer und Ausmaß der Gelenkbelastung. Muskuläre und kapsuläre sowie arthrogene Kontrakturen (S. 244) können entstehen. Durch Einbrüche oder Umformung der Gelenkflächen können Fehlstellungen (z. B. Genu valgum oder Genu varum) auftreten. Gelenkkapselveränderungen können bei der Arthrose lange Zeit fehlen, wobei die Beschwerden dann meist gering sind oder überhaupt nicht geklagt werden (latente Arthrose); sie können jedoch auch ausgeprägt sein (Gelenkkapselverdickung, -überwärmung, Druckschmerz, Bewegungsschmerz, intraartikuläre Ergußbildung) und so das klinische Beschwerdebild der Arthrose bestimmen (aktivierte Arthrose). Im Ablauf des arthrotischen Prozesses ist die Entwicklung zur hochgradigen Einsteifung in Fehlstellung durch Abschliff des Knorpels, Einbruch der Gelenkflächen und Kapselbandüberdehnung bis hin zum instabilen Gelenk oder zum Schlottergelenk möglich.

Röntgen

Der Verlust des Gelenkknorpels bedingt Höhenminderung des Gelenkspalts. Die aus dem Knorpelverlust resultierende überhöhte mechanische Belastung führt zur Sklerosierung des subchondralen Knochens, im weiteren Verlauf auch zur Ausbildung von Zysten in den Gelenkkörpern, bei deren Einbruch hochgradige Gelenkflächeninkongruenzen und Gelenksperren auftreten können. Knöcherne Anbauten an den Gelenkflächenrändern (Osteophyten) treten auf. Durch Umbauten der knöchernen Gelenkflächen und Gelenkflächeneinbrüche kann es zu hochgradigen Gelenkverformungen und Fehlstellungen = Artrosis deformans kommen (Abb. 10.1).

Therapie

Konservativ. Die konservative Arthrosetherapie wird unterteilt in
– allgemeine Maßnahmen,
– medikamentöse Therapie,
– physikalische Therapie,
– orthopädie-technische Therapie.

Allgemeine Maßnahmen. Sie sollen Faktoren ausschalten, die den arthrotischen Prozeß unterhalten oder verschlimmern könnten. Eine Entlastung des betroffenen Gelenks wird angestrebt. An der unteren Extremität kann eine Entlastung um ein Drittel durch Gebrauch eines Gehstocks erreicht werden. Bei Übergewichtigkeit Reduktionsdiät. Erkrankungen, die nach aller Erfahrung eine Arthroseentwicklung begünstigen, wie Diabetes mellitus und Varikosis, werden sachgerecht behandelt. Da eine Arthroseaktivierung oftmals durch Kälte- und Nässeeinwirkung eintritt, werden entsprechende Expositionen vermieden. Warme Kleidung wird getragen, bei der Wahl des Urlaubsortes ist trockenem, warmem Klima der Vorzug zu geben. Gelenkruhigstellung ist allenfalls kurzzeitig erlaubt, an der unteren Extremität unter Umständen in Form der intermittierenden Laschenextension unter Zuggewicht von 1–4 kg. Während der Gelenkruhigstellung wirken isometrische

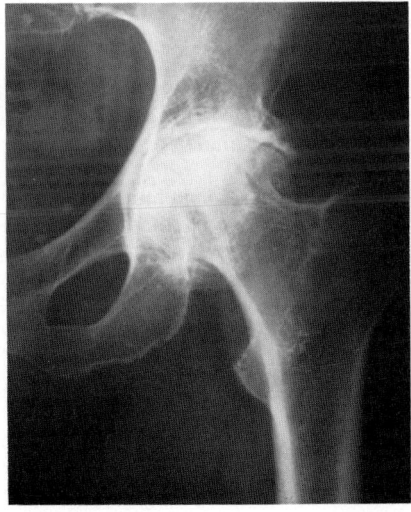

Abb. 10.1 Typische Arthrose mit Gelenkspaltverschmälerung und osteophytären Anbauten der Gelenkränder sowie Verdichtungen und Aufhellungen der Knochenstruktur.

Spannungsübungen der Muskelatrophie entgegen. Selbsttätige Bewegungsübungen oder krankengymnastische Übungen sind wichtig wegen der Kon-
trakturneigung der betroffenen Gelenke. Insbesondere bei jungen Arthrose-
patienten muß kritisch die Berufswahl bedacht werden, evtl. ist zu überlegen, wieweit ein Berufswechsel sinnvoll ist.

Medikamentöse Therapie. Sie gilt erstens der Beseitigung der schmerzhaft
entzündlichen aktivierten Arthrose, zweitens dem eigentlichen arthrotischen
Prozeß am Gelenkknorpel als Basistherapie.

Zur Behandlung schmerzhaft entzündlicher Veränderungen der Gelenkknorpel stehen eine Fülle von Antiphlogistika mit analgetischer Komponente zur Verfügung, bis hin zu Corticosteroiden, die auch intraartikulär gegeben werden können. Nebenwirkungen und Kontraindikationen müssen sorgfältig beachtet werden.

Der arthrotische Prozeß am Gelenkknorpel selbst wird durch Medikamente
angegangen, die den bei der Arthrose entkoppelten Knorpelstoffwechsel
beeinflussen. Dies kann etwa durch die Wirksubstanz Glucosamin oder
durch hochsulfatierte Mucopolysaccharid-Polyschwefelsäureester erfolgen.
Weitere Möglichkeiten einer medikamentösen Behandlung liegen in der
Anwendung antiphlogistischer und hyperämisierend wirkender Salben, der
Gabe von Myotonolytika bei schmerzhaften Kontrakturen und von Psychopharmaka, wenn es sich um unruhige, ängstlich verspannte Patienten handelt.

Physikalische Therapie. Das Ziel ist Schmerzlinderung, Hemmung entzündlicher Veränderungen, Durchblutungsförderung, Kontrakturbehandlung
und Steigerung der Gelenkbeweglichkeit. Kälteanwendungen (Kryolang-
zeittherapie) sind nur bei der aktivierten Arthrose indiziert und führen neben
der Schmerzlinderung zu einer Entzündungshemmung.

Wärme wird am nicht entzündlich veränderten arthrotischen Gelenk zur
Hyperämisierung, Schmerzlinderung und Herabsetzung des Muskeltonus
eingesetzt. Zusätzliche Hydrotherapie führt zu einer Entlastung der Gelenke
durch den Auftrieb des Wassers und ist wesentlicher Bestandteil der Arthrosetherapie. Im Rahmen der Hochfrequenztherapie wird gut dosierbare Er-
wärmung erreicht.

Bei der Galvanisation kommt es zu einer deutlichen hyperämisierenden und
analgetischen Wirkung; diese kann durch Iontophorese noch gesteigert werden. Bei der Iontophorese wandern analgetisch, hyperämisierend und evtl.
antiphlogistisch wirksame Medikamente, die zunächst auf die Haut aufgetragen werden, durch diese in die Tiefe. Zur Schmerzbeeinflussung wird 1%iges
Novacain, zur Erreichung einer Hyperämie 1%iges Histamin verwendet.
Ausgezeichnet analgetisch, daneben auch hyperämisierend und muskelent-
spannend ist die Behandlung mit diadynamischen Strömen. Behandlungsse-
rien sollten hier intermittierend erfolgen.

Auch durch Ultraschallbehandlungen, deren Intensität und Dauer langsam
gesteigert werden, wird eine Überwärmung erreicht. Die Behandlung ist
insbesondere bei extraartikulären Veränderungen indiziert. Eine besondere

Form der Elektrotherapie ist das hydroelektrische Bad, bei dem die Auswirkung der Wasserbehandlung durch die analgetische und hyperämisierende Wirkung des galvanischen Stroms ergänzt wird.

Die bisher genannten physikalischen Behandlungsverfahren werden durch Massage und krankengymnastische Übungen sinnvoll ergänzt. Durch die Massage gelingt es, den Tonus der verspannten Muskulatur zu lockern und die Durchblutung zu fördern. Durch aktive krankengymnastische Übungen werden eine Normalisierung des Muskeltonus, eine Kräftigung der Muskulatur sowie eine Verbesserung der Gelenkbeweglichkeit erreicht.

Bestehende Kontrakturen werden durch Dehnlagerungen, die vom Patienten auch zu Hause durchgeführt werden müssen, und aktive Dehnübungen ergänzt. Die Kräftigung atrophischer Muskulatur wird durch isometrische Spannungsübungen sowie resistive Übungen gegen Schwerkraft, manuellen Widerstand, Widerstand von Hilfsgeräten, Gewichtszügen oder gegen den Wasserwiderstand bei Wassergymnastik erreicht.

Orthopädietechnische Therapie. Durch orthopädische Hilfsmittel wird versucht, die Gelenke zu entlasten, evtl. bestehende Fehlstatik auszuschalten und bei schmerzhafter Wackelbeweglichkeit eine Ruhigstellung herbeizuführen. Eine Vielzahl unterschiedlichster Bandagen, entlastender Apparate, Einlagenversorgungen und orthopädische Schuhe kommen zur Anwendung.

Operativ. Der jeweiligen Situation entsprechend werden Synovektomien, Korrekturosteotomien mit und ohne Gelenktoilette, partieller oder totaler Gelenkersatz, Gelenkresektion und Arthrodese durchgeführt.

11 Kontrakturen

Unter Kontrakturen versteht man die Bewegungseinschränkung eines Gelenks in einer oder mehreren Richtungen.

Bei den *angeborenen* Kontrakturen sind oft mehrere Gelenke, meist symmetrisch, betroffen. Oft liegt familiäre Belastung vor (z. B. Klumpfuß).

Den *erworbenen* Kontrakturen können verschiedene Ursachen zugrunde liegen. Die Kontraktur kann zunächst auf eine Gewebeart bzw. auf ein Organ, wie z. B. Haut, Muskel, Sehne, Gelenkkapsel oder Gelenkknorpel, beschränkt sein. Bei längerem Bestehen der Fehlstellung sind meist noch weitere am Gelenk beteiligte Gewebe (auch Knochen) sekundär betroffen. Die Einteilung der Kontrakturen kann nach dem primär betroffenen Gewebe, aber auch nach ätiologischen Gesichtspunkten erfolgen.

Ausgehend von dem Ort der *primären Schädigung* ergibt sich folgende Einteilung:

Dermatogene Kontraktur. Sie entsteht nach Hautverletzungen oder Verbrennungen, die unter Narbenentwicklung mit Schrumpfung ausheilen. Der Hautmantel wird im betroffenen Bereich verkürzt, der verkürzte Hautstreifen spannt sich bei der Bewegung des Gelenks stark an. Er kann anfänglich geringgradig gedehnt werden, verhindert aber letztlich den vollen Bewegungsausschlag.

Fasziogene Kontraktur. Sie entsteht durch Schrumpfung von Faszien und Aponeurosen in der Folge der Verletzungen, Entzündungen oder Immobilisierungen.

Tendomyogene Kontraktur. Eine narbige Schrumpfung im Bereich der Muskeln und ihrer Sehnen entwickelt sich nach Verletzungen, Entzündungen (Narbenbildungen) und durch längere Ruhigstellung, z. B. im Gipsverband. Ähnlich wie bei längerer Ruhigstellung kommt es auch durch Lähmung antagonistischer Muskelgruppen zu einer myogenen Kontraktur. Schwerste Formen muskulärer Kontrakturen entstehen in der Folge von Durchblutungsstörungen (Volkmann-Kontraktur, Sudeck-Dystrophie).

Kapsulär-ligamentäre Kontraktur. Kapselbandverletzungen der Gelenke können unter narbiger Schrumpfung mit einer Gelenkkontraktur ausheilen. Durchblutungsstörungen, Entzündungen mit oder ohne intraartikulärer Ergußbildung, Hämarthros (traumatisch oder bei Hämophilie), aber auch langzeitige Gelenkruhigstellung führen in gleicher Weise zur narbigen Schrumpfung des Kapsel-Band-Apparats.

Arthrogene Kontraktur. Spezifische und unspezifische Entzündungen, intraartikuläre Blutungen tumorbedingte Destruktionen und traumatische Deformierungen der Gelenkflächen, aber auch Fehlwachstum der Gelenkkörper führen zur Gelenkflächenfehlform bzw. Gelenkflächendestruktion und damit zur Kontraktur.

Nach *ätiologischen* Gesichtspunkten ist folgende Einteilung der Kontrakturen sinnvoll:

Neurogene Kontraktur. Spastische (infantile Zerebralparese, Apoplexie, Hirn- und Rückenmarkverletzung) und schlaffe Lähmungen (Poliomyelitis, Verletzung peripherer Nerven, angeborene oder erworbene Querschnittlähmung) haben ein Muskelungleichgewicht zur Folge. Da der regelrecht innervierten Muskulatur der Gegenspieler fehlt, kontrahiert sie sich vermehrt und zieht das Gelenk in eine entsprechende Fehlhaltung. Im weiteren Verlauf kommt es dann zur myogenen Kontraktur der nichtgeschädigten Muskulatur, später können Kontrakturen fasziogen, kapsulär-ligamentär und schließlich auch dermatogen sein.

Schmerzbedingte Reflexkontraktur. Sie tritt in der Folge von Weichteil-, Knorpel- oder Knochenverletzungen, aber auch bei schmerzhaften Gelenkerkrankungen auf. Fehlhaltungen, auch im Sinne von Schonhaltungen, führen zu Kontrakturen, an denen alle obengenannten Gewebe beteiligt sein können.

Psychogene oder hysterische Kontraktur. Bei dieser Kontrakturform, die eine neurotische Erlebnisverarbeitung voraussetzt, werden einleitend oft geringe Traumatisierungen angegeben. Nach leichten Verletzungen im Knöchelbereich wird etwa eine Klumpfußhaltung, nach geringgradiger Traumatisierung im Bereich des Armes eine Strecksteife des Ellenbogengelenks beobachtet.

In diesen Fällen wird zunächst bei elektrischen Untersuchungen kein pathologischer Befund zu erheben sein. Im Gegensatz zu den vorgenannten Kontrakturformen kann hier primär nicht die orthopädisch-chirurgische oder krankengymnastische Behandlung eingesetzt werden. Die Behandlung sollte primär durch einen Psychiater erfolgen. Die psychogene Kontraktur darf nicht etwa als Rentenneurose betrachtet werden, sondern ist als echte psychiatrische Erkrankung aufzufassen. Der Patient ist kein Simulant.

Therapie

Konservativ. Außerordentlich wichtig ist die Prophylaxe! Nach Möglichkeit wird eine Grunderkrankung zuerst behandelt. Nie sollen Gelenke länger als absolut notwendig ruhiggestellt werden. Nicht ruhiggestellte Gelenke sind täglich durchzubewegen, bei längerer Bettruhe ist auf eine regelmäßige Lagerung der Extremitäten zu achten, um die Entstehung von Kontrakturen zu verhindern. Mehrfach am Tage sind bei gelähmten Extremitäten Umlagerungen vorzunehmen. Schlaffgelähmte und atonische Muskulatur darf nicht in Dehnung, sondern muß in Entspannung gelagert werden, da durch Dehnung weitere Muskelschäden bzw. -schädigungen entstehen, die den Erfolg weiterer physikalischer Therapie einschränken.

Die folgenden Kontrakturen sind häufig und können schon bei längerer Bettruhe entstehen: Spitzfuß durch Druck der Bettdecke, Beugekontraktur im Kniegelenk durch Dauerunterlagen für das Kniegelenk; Beugekontrakturen der Hüfte durch Dauerunterlagen des Kniegelenks, durch weiche Matratzen mit Absinken des Gesäßes, durch hochgestelltes Kopfteil des Bettes und dauernde Hochlagerung des Beines; Adduktionskontrakturen der

Schultern durch langdauernde Verbände in Adduktionsstellung (Desault!), schmerzbedingte Schonhaltung der Schulter in Adduktionsstellung oder Lähmung der abduktorischen Schultermuskulatur. Diese Kontrakturen können durch sinnvolle Prophylaxe weitgehend vermieden werden.

Richtige Lagerung und häufige Umlagerung bzw. Durchbewegung aller nicht ruhiggestellten Gelenke können die Kontrakturentstehung verhindern. Besteht der Zwang zu langzeitiger Gelenkimmobilisierung und ist damit die Entstehung einer Kontraktur zu befürchten, so wird das Gelenk in bestmöglicher Gebrauchsstellung fixiert bzw. gelagert (Kap. 3). Diese entspricht meist der „Arthrodesenstellung" der betroffenen Gelenke.

Das Durchbewegen nicht ruhiggestellter Gelenke geschieht nach Möglichkeit durch aktive Bewegung. Bei ängstlich verspannten und alten Menschen sind geführte Bewegungen und bei Lähmungen passive Bewegungen durch die Krankengymnastin notwendig.

Liegen Kontrakturen vor, so bestehen folgende Möglichkeiten der pyhsikalischen und krankengymnastischen Therapie:
– vorbereitende Maßnahmen,
– aktive Bewegungstherapie,
– passiv-aktive Dehnungen,
– Dauerlagerung und Dauerzüge.

Vorbereitende Maßnahmen gelten der Gewebeauflockerung und Durchblutungsförderung. Stauungen werden durch Hochlagerung, Umlagerung, aber auch warme Voll- und Teilbäder, Solux- und Rotlichtstrahlungen sowie galvanische Durchströmung und Elektrogymnastik behandelt. Eisabreibungen führen zur reaktiven Hyperämie. Die kontrakte Muskulatur wird durch weiche Massagegriffe gelockert, ihre Durchblutung wird gefördert.

Die *aktive Bewegungstherapie* beginnt nicht am kontrakten Gelenk selbst, sondern an den proximal und distal benachbarten Gelenken. Das volle Bewegungsausmaß wird hier – auch gegen Widerstand – ausgeführt. Am kontrakten Gelenk selbst wird überwiegend gegen die Kontrakturstellung beübt. In Übungspausen wird die kontrakte Muskulatur im Sinne der Entspannung behandelt. Der betonten Entspannung der kontrakten Muskulatur geht die Anspannung voraus. Gelingt dem Patienten die Entspannung der kontrakten Muskulatur, so wird in der folgenden Übungsphase die gedehnte Muskulatur aktiv angespannt. Ein bei der Übung durchgeführter Längszug durch die Krankengymnastin kann die Therapie erleichtern.

Kommt es unter der obengenannten Therapie nicht zu Reizerscheinungen in den beübten Gelenken, in der Muskulatur, den Sehnengleitlagern und Sehnenansatzzonen, so wird mit *passiv-aktiven Dehnungsübungen* begonnen. Die Schmerzgrenze darf dabei nicht überschritten werden.

Dauerlagerungen und Dauerzüge sollen kontrakte Weichteile langsam dehnen. Bei der Lagerung ist der proximale Gelenkabschnitt fixiert, während der distale der Erdschwere entsprechend absinkt. Diese Dehnungskraft kann durch angehängte oder aufgelegte Gewichte verstärkt werden.

Bei Dauerzügen darf zwischen zu behandelndem kontrakten Gelenk und

Angriffspunkt des korrigierenden Zugs kein weiteres Gelenk liegen, und die korrigierende Kraft soll im rechten Winkel zur Längsachse des distalen Extremitätenanteils angreifen.

Sind Kontrakturen durch die genannten konservativen Maßnahmen nicht zu bessern, so muß Quengelbehandlung mit Schiene oder Gipsverband einsetzen. Bei allen Möglichkeiten der Prophylaxe, der krankengymnastischen, physikalischen und operativen Therapie hat die Quengelbehandlung noch immer ihren Platz. Gelenkkontrakturen, die nach Arthrotomien oder Kapselbandtraumatisierung mit nachfolgender Ruhigstellung entstanden sind, können oft durch sehr vorsichtig durchgeführte Mobilisierung in Narkose beseitigt werden. Nach der Mobilisierung muß Bewegungstherapie einsetzen; zwischenzeitlich wird das Gelenk nach den oben angegebenen Richtlinien sachgerecht gelagert.

Operativ. Führen konservative Behandlungsverfahren nicht zum Ziel, so muß die operative Therapie einsetzen.

Hautplastiken, Faszien- und Sehnenverlängerungen sowie Sehnen- und Kapseldurchtrennungen, aber auch Muskel- und Sehnenverpflanzungen kommen zur Anwendung. Schwerste Kontrakturen können auch hierdurch oftmals nicht ausreichend behandelt werden.

Korrigierende Osteotomien, evtl. unter gleichzeitiger Verkürzungsosteotomie, sind erforderlich. Nur so kann oft eine achsengerechte Stellung mit Belastungs- und Gebrauchsfähigkeit der betroffenen Extremitäten erreicht werden.

Die offene Arthrolyse stellt im Rahmen der operativen Therapie einen ersten Schritt dar. Narbige Verwachsungen eines Gelenks müssen scharf durchtrennt und gelöst werden. Ergänzend können plastische extraartikuläre Maßnahmen erforderlich werden. Die Nachbehandlung der operativen Arthrolyse geht weit über den Umfang der konservativen präoperativen Therapie hinaus.

12 Neurologische Krankheitsbilder

Infantile Zerebralparesen

Synonyme: Morbus Little, spastische Lähmung.

Das Krankheitsbild der infantilen Zerebralparese (ICP) wurde erstmals von dem englischen Arzt W. J. Little 1853 beschrieben und von ihm als Folge einer frühkindlichen Hirnschädigung erkannt. Die verschiedenartigsten zerebral bedingten Bewegungsstörungen, deren Einteilung und Zuordnung zu den charakteristischen Lähmungstypen oft schwierig ist, sind häufig kombiniert mit Intelligenzdefekten, Hör- und Sehschäden sowie Sprachstörungen. Obwohl der Lähmungstyp von den krankhaft veränderten Bewegungsformen an den Extremitäten bestimmt wird, sind häufig auch die Stammuskulatur sowie die Atem-, Kau- und Schlingmuskulatur befallen. Durch Einbeziehung der mimischen Gesichtsmuskulatur besteht oft ein unmotiviertes Grimassieren und eine vermehrte Salivation.

Ätiopathogenese

Pränatale Ursachen:
- Infektionskrankheiten der Mutter während der Schwangerschaft (z. B. Röteln, Gürtelrose, Hepatitis, Toxoplasmose, Listeriose);
- angeborene Fehlbildungen des Gehirns, die durch die klinische Manifestation der Mißbildung leicht erkennbar ist;
- Hirnblutungen des Keimlings aus ungeklärter Ursache;
- sog. Mangelgeburten infolge primärer Gestose der Mutter oder sekundäre Plazentainsuffizienz infolge Übertragung;
- Schädigung durch Medikamente oder Röntgenstrahlen.

Perinatale Ursachen. Die Ursachen liegen in erster Linie im Sauerstoffmangel und in der respiratorischen Azidose. Als Komplikationen kommen Nabelschnurschlingungen oder vorzeitige Plazentalösungen in Betracht, die zu einer Störung des plazentofetalen Sauerstofftransports führen. Ein Geburtstrauma kann auch bei zu rascher Geburt, womöglich aufgrund unsachgemäßer medikamentöser Geburtsleitung, bei Eklampsie oder Zangengeburt entstehen.

Postnatale Ursachen:
- Hirnschädigung durch äußere Gewalteinwirkung;
- Meningitiden oder Enzephalitiden des Säuglings oder Kleinkindes.

Die verbesserte Frühgeburtenüberwachung der sog. Risikokinder macht die zunächst beschränkt lebensfähigen Säuglinge zu potentiellen Zerebralparetikern.

Einteilung

Klassifikation der infantilen Zerebralparesen nach Thom:

Topische Einteilung:
– Diplegie (Diparese): Lähmung aller vier Extremitäten mit stärkerer Beteiligung der Beine.
– Tetraplegie (Tetraparese): Lähmung aller vier Extremitäten einschließlich des Rumpfes, Halses und Kopfes (annähernd gleich starker Befall der Arme und Beine).
– Bilaterale Hemiplegie: Lähmung aller vier Extremitäten mit bevorzugter Beteiligung der Arme.
– Paraplegie (Paraparese): Lähmung beider Beine, ohne nennenswerte Beteiligung der Arme.
– Hemiplegie (Hemiparese): ausschließlicher Befall einer Körperseite, wobei in der Regel der Arm stärker betroffen ist als das Bein. Häufig mit unbedeutenden Koordinationsstörungen der anderen Seite verbunden.
– Monoplegie (Monoparese): Befall eines Armes oder Beines (sehr seltene Form einer rudimentären Hemiparese oder Paraparese).
– Triplegie (Triparese): Lähmung von drei Extremitäten. Hierbei handelt es sich in der Regel um eine stärker asymmetrische Tetraparese mit relativ geringem Befall einer Extremität.
Sämtliche Di-, Tetra- und Paraplegieformen können sowohl symmetrisch wie asymmetrisch und die tetraparetischen Formen auch gekreuzt asymmetrisch vorkommen. Da in der Neurologie u. a. bei einer vollständigen Lähmung von einer Paralyse bzw. Paraplegie und bei einer unvollständigen Lähmung von einer Parese gesprochen wird, wird vielfach der Ausdruck Tetraparese dem einer Tetraplegie vorgezogen.
Klinische Einteilung aufgrund von Störungen der Motilität:
Spastische Paresen:
– vermehrte Dehnungsreflexaktivität („Klappmessertyp"), Hyperreflexie (Fuß- und Patellarklonus u. a.), positiver Babinski-Reflex nach dem 3. Lebensjahr;
– fehlende normale, charakteristische pathologische Mitbewegungen (assoziierte Bewegungen);
– unzureichende Differenzierung und Kontrolle der Feinmotorik;
– seltener „Bleirohr"-Hypertonus mit gleichbleibendem zähen Dehnungswiderstand.
Athetosen:
– unwillkürliche, unkontrollierte, relativ langsame, ausfahrende „wurmförmige" Bewegung mit mangelhafter Rhythmik, Amplitude und Richtung;
– typische Haltungen und Überdehnungen einzelner Gelenke (Schwanenhalsdeformität der Langfingermittelgelenke);
– starke Mitbewegung bei der Willkürmotorik;
– mangelnde Kontraktion;
– überschießende Reaktiv- und Ausdrucksbewegungen;
– Zunahme der Bewegungsunruhe bei emotionellem Streß und (jeglicher) sensibler oder sensorischer Stimulation;
– typische Haltungsanomalien an Rumpf und Extremitäten;
– Grimassieren.

Ataxien:
– verminderter Dehnungswiderstand, kein Pyramidenreflex;
– Unfähigkeit, eine normale begonnene Bewegung zu steuern;
– Verlust der Kontrolle des Bewegungsausmaßes (Dysmetrie), der Bewegungsrichtung (Asynergie) und der automatischen Mitbewegung (Dyssynergie);
– gestörte Gleichgewichtsreaktionen.

Tremorformen:
– grob- und feinschlägige, nicht unterdrückbare reziproke Kontraktionen von Agonisten und Antagonisten;
– falls erst bei aktiver Innervation auftretend: Intentionstremor.

Generalisierte Hypotonien:
– meist universell herabgesetzter oder „fehlender Muskeltonus";
– atonisch-astatischer Typ (Foerster).

Mischformen (meist tetraparetisch):
– spastisch-athetonisch;
– atonisch-spastisch-ataktisch;
– generalisierte Hypotonie mit ataktischer Komponente.

Diagnose

Anamnestische Hinweise ergeben sich durch Erfragen des Schwangerschaftsverlaufs, der Geburtskomplikationen und durch die Beurteilung des körperlichen Gedeihens.

Die orientierende Untersuchung beurteilt das ungestörte Verhalten des Kindes. Beobachtung der Spontanhaltungen, der aktiven und unwillkürlichen Bewegungen sowie die Prüfung des Muskeltonus, der Koordination und Gleichgewichtsreaktion erfordern einen erfahrenen Untersucher. Der Nachweis von Kontrakturen im Bereich sämtlicher Extremitätengelenke ergibt bereits einen sicheren Anhalt für das Vorliegen einer ICP.

Anhaltspunkte für die statomotorische Entwicklung des Säuglings gibt Tab. 12.**1**.

Beurteilung des Reflexverhaltens beim Säugling und Kleinkind. Beim Säugling sind eine Reihe von Stell-, Haltungs- und Bewegungsreflexen bekannt, die im Laufe der motorischen Entwicklung durch neue Reflexe ergänzt werden. Die zeitliche Reihenfolge des Auftretens neuer Reflexmechanismen und das genormte Verschwinden früherer Reflexe kann man zur Diagnosestellung ausnutzen, indem man die Kinder nach einem genauen Reflexplan untersucht.

Moro-Reflex (Abb. 12.**1**). Kind in Rückenlage. Durch Schlag der flachen Hand auf die Unterlage kommt es beim Kind zu einer plötzlichen Bewegung des Kopfes und Streckung der Arme in Anspreizstellung.

Der Reflex beruht auf einer Vestibularisreaktion und ist von Geburt an bis etwa zum 5. Monat vorhanden.

Asymmetrisch-tonischer Halsreflex (ATNR; asymmetric tonic neck reflex) (Abb. 12.**2**). Durch Rotation der Halswirbelsäule um 90 Grad kommt es zur

Tabelle 12.1 Verdacht auf eine motorische Entwicklungsstörung des Kindes jeweils am Ende des entsprechenden Monats (nach Hollbrügge)

1. Monat	– kann in Bauchlage den Kopf noch nicht für einen Augenblick heben
2. Monat	– kann den Kopf noch nicht eine kurze Zeit lang wenigstens 5 cm von der Unterlage hochheben und strampelt noch nicht kräftig symmetrisch
3. Monat	– kann den Kopf noch nicht eine Minute lang in Bauchlage hochhalten (Gesicht in Mittelstellung) und den Kopf in Sitzhaltung wenigstens kurzfristig stabilisieren
4. Monat	– kann sich noch nicht aus der Bauchlage in Rückenlage drehen, läßt beim Hochziehen an den Armen aus Rückenlage den Kopf noch nach hinten fallen und stützt sich beim senkrechten Halten unter den Achseln noch nicht auf die Zehenspitzen
5. Monat	– kann sich noch nicht aktiv aus der Bauch- oder Rückenlage zur Seite drehen und den Kopf noch nicht sicher halten
6. Monat	– greift in Bauchlage noch nicht mit einer Hand nach Spielzeug und „tanzt" beim Halten unter den Achseln nicht auf den Zehenspitzen
7. Monat	– zieht sich aus der Rückenlage an den hingehaltenen Fingern noch nicht selbst zum Sitzen hoch
8. Monat	– kann noch nicht rückwärts kriechen und noch nicht kurz stehen, wenn es an den Händen gehalten wird
9. Monat	– dreht sich noch nicht um die eigene Achse, kriecht noch nicht rückwärts und kann noch nicht mit befriedigendem Gleichgewicht sicher sitzen
10. Monat	– zieht sich noch nicht im Laufstall oder an den Möbeln zum Stehen hoch
11. Monat	– kann noch nicht auf allen Vieren kriechen, noch nicht frei im Langsitz sitzen und geht noch nicht an Möbeln oder anderen Gegenständen seitwärts
12. Monat	– kann beim Halten an beiden Händen noch nicht einige Schritte gehen

Fechterstellung der Arme, Streckung des Armes auf der Gesichtsseite, Beugung des Armes auf der Hinterhauptsseite.

Der Reflex beruht auf Reizung von Spannungsrezeptoren des Nackens und sollte nach Ablauf eines Jahres nicht mehr auslösbar sein.

Greifreflex. Bis zum 3. Lebensmonat hält das Kind einen in die Hand gelegten Gegenstand fest.

Labyrinth-Stellreflex auf den Kopf. Hochhalten des Kindes an den Beinen. Während der Kopf beim Neugeborenen schlaff herunterhängt, bringt das etwa 10 Wochen alte Kind den Kopf in Dorsalflexion und später in Ventralflexion.

Der Reflex ist erst nach etwa 1 Monat möglich, wenn nämlich die Nackenmuskulatur in der Lage ist, den Kopf zu halten. Besitzt das Kind bereits volle Kopfkontrolle, so wird der Kopf entsprechend der Aufmerksamkeit gedreht, und die jeweilige Kopfhaltung ist ohne Bedeutung.

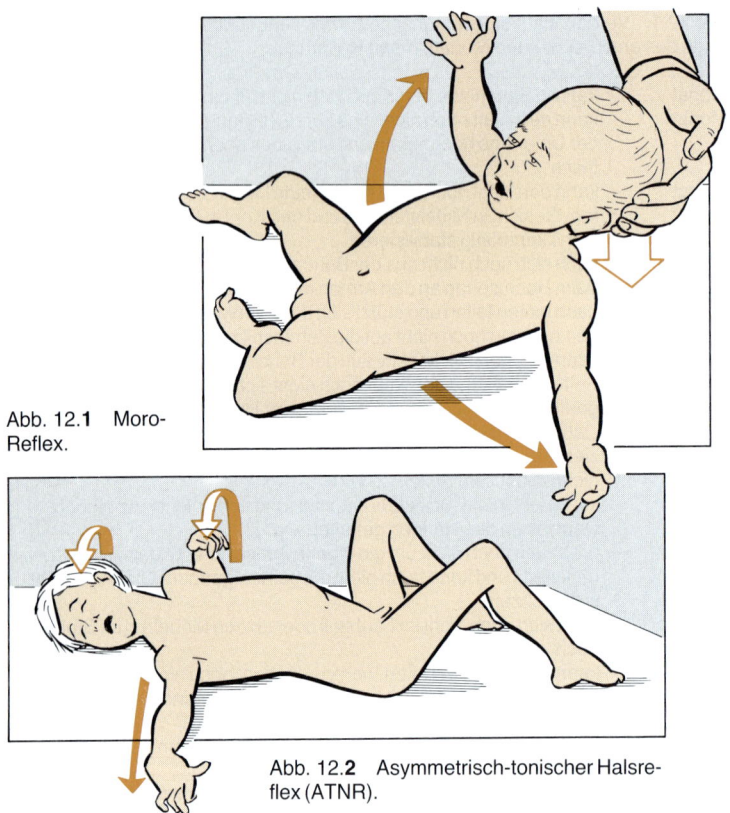

Abb. 12.**1**   Moro-Reflex.

Abb. 12.**2**   Asymmetrisch-tonischer Halsreflex (ATNR).

Landau-Reflex. Das Hochheben des Kindes am Becken wird mit einer Streckung von Kopf und Rumpf beantwortet. Wird der Kopf heruntergedrückt, fällt das Kind in eine schlaffe Beugehaltung.

Dieser Reflex ist im 6.–9. Monat noch normal und tritt beim zerebralgeschädigten Kind verspätet auf.

Sprungbereitschaft der Arme. Wird das Kind in waagrechter Haltung der Unterlage genähert, so kommt es zur Streckung der Arme, und die Hände nehmen mit lang ausgestreckten Fingern Gewicht auf.

Diese Reaktion tritt im 6. Monat auf und ist beim ICP-Kind verspätet oder gar nicht vorhanden.

Diese Auswahl an frühkindlichen Reflexen gestattet es dem Untersucher, anhand des verzögerten Auftretens oder des verspäteten Verschwindens das Ausmaß der Hirnschädigung abzuschätzen.

Therapie

Gerade am Beispiel der infantilen Zerebralparese sind die prophylaktischen Maßnahmen zur Verhütung einer frühkindlichen Hirnschädigung eminent wichtig. Diese Maßnahmen müssen bereits frühzeitig während der Schwangerschaft beginnen. Bei geeigneter Vorsorgeuntersuchung kann potentiellen Gefahren für das Kind durch Verhütung bzw. Früherkennung und Behandlung mütterlicher und fetaler Erkrankungen begegnet werden. Voraussetzung hierzu ist die Aufklärung der Mütter auf allen sozialen und gesellschaftlichen Ebenen und in manchen Fällen eine Neuorientierung der Geburtshilfe.

Krankengymnastische Behandlung. Bei den spastisch gelähmten Kindern sollte eine krankengymnastische Behandlung zum frühest möglichen Termin bereits in den ersten Lebensmonaten beginnen. Dies erfordert in der Regel speziell geschulte Krankengymnastinnen, die in ihrem therapeutischen Vorgehen die Erkenntnisse der Neurophysiologie mitberücksichtigen. Neben den regelmäßigen Behandlungen durch geschulte Fachkräfte müssen aber vor allem die Eltern der Kinder fachgerecht unterwiesen werden, so daß von ihnen das erforderliche Übungsprogramm täglich durchgeführt werden kann.

Die krankengymnastische Behandlung dient in erster Linie der Schulung der Koordination und der Verhütung von Kontrakturen. Durch Lagerungsbehandlung in korrigierenden Gipsanordnungen wird das erreichte Ergebnis gehalten, und nur wenn es zu einer Zunahme der kontrakturbedingten Fehlstellungen kommt, sind operative Maßnahmen erforderlich.

In Deutschland wird die krankengymnastische Behandlung vorwiegend nach der Methode Bobath und Vojta durchgeführt.

Entwicklungsneurologische Behandlung nach Bobath. Angestrebt wird eine normale Reaktion auf äußere Stimulation; dabei ist das therapeutische Vorgehen schrittweise und immer auf erreichbare Enderfolge ausgerichtet. Pathologische „Kurzschlüsse der Leitungsbahnen" werden durch reflexhemmende Maßnahmen in normale Bewegungserfahrungen umgeleitet, verbunden mit einer Tonusregulierung und Bahnung koordinierter Bewegungsabläufe. Das krankengymnastische Vorgehen benutzt dabei die Normalentwicklung des Kleinkindes als Leitfaden, wobei die Technik stets individuell gehandhabt wird.

Entwicklungskinesiologische Behandlung nach Vojta. Beim bewegungsgestörten Kind liegen nach Vojta Schäden an der physiologischen Bewegungsentwicklung und Koordination vor. Die Spastizität ist erst Folge dieser Störungen. Durch Einführen von festgelegten Ausgangsstellungen und charakteristischen Auslösezonen werden koordinierte Bewegungskomplexe im Sinne einer phylogenetischen Fortbewegung erlernt.

Operative Behandlung. Aufgabe ist die Wiederherstellung eines dynamischen Muskelgleichgewichts, was in der Regel durch Weichteileingriffe an Sehnen und Muskulatur gelingt. Vereinzelt sind Operationen an peripheren Nerven angezeigt. Mit Durchtrennung bzw. Resektion ausgewählter peripherer Nervenstränge wird zwar eine schlaffe Lähmung in Kauf genommen, aber die spastische Fehlstellung beseitigt und so eine Verbesserung der statomotorischen Situation erreicht.

Im Vordergrund der operativen Behandlung steht die Beseitigung der Hüft-beuge-Anspreiz-Kontraktur, die durch eine Ablösung der an der Spina an-setzenden Hüftbeuger (Myotomie von M. rectus femoris, M. tensor fasciae latae, M. sartorius und M. glutaeus medius sowie M. iliacus) und eine Durch-trennung der Adduktoren und des M. gracilis gelingt (Abb. 12.3). Das opera-tive Ergebnis wird durch Ruhigstellung im Becken-Bein-Gips, der später als Nachtliegeschale benutzt wird, gehalten.

Bei der Coxa valga spastica mit stärkerer Luxationsneigung ist eine Derota-tions- und Varisierungsoperation erforderlich.

Die Kniebeugekontrakturen werden durch Verlängerung der Beugesehnen behandelt, wobei in einem Verfahren nach Thom die Kniebeuger durch

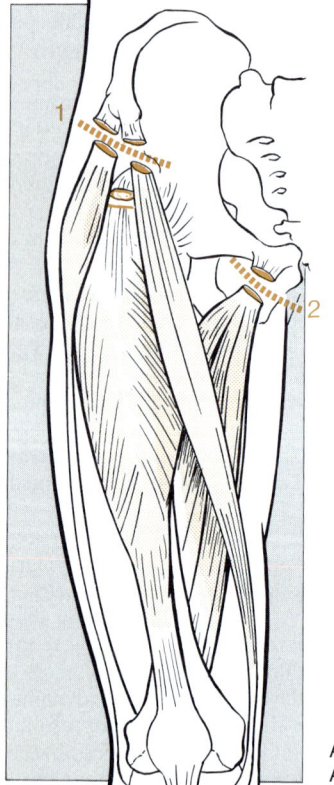

Abb. 12.**3**   Offene Spinamuskelablösung (1) und Adduktorentenotomie (2).

Ablösung und Versetzung zu allgemeinen Hüftstreckern umfunktioniert werden. Zur Beseitigung des spastischen Spitzfußes sind unterschiedliche Operationsmethoden benutzt, je nachdem, ob die Kontraktur zur Verkürzung des M. soleus oder M. gastronemius geführt hat. Eine kritiklose Verlängerung der Achillessehne führt häufig zur Hackenfußbildung.
An der oberen Extremität wird die typische Pronationsbeugekontraktur von Hand und Fingern nur bei vorhandener Sensibilität operativ angegangen. Dazu wird die Bizepssehne in die Ellenbogenbeuge Z-förmig verlängert, die an der Pronationskontraktur beteiligten Muskeln am Epicondylus ulnaris abgelöst und der M. flexor carpi ulnaris über die Streckseite des Unterarmes auf den M. extensor carpi radialis vernäht.

Poliomyelitis

Synonyme: Poliomyelitis anterior acuta, Heine-Medin-Krankheit, Kinderlähmung.

Bei der Poliomyelitis handelt es sich um eine Virusinfektion. Die Viren besitzen eine strenge Affinität zu den Vorderhornzellen des Rückenmarks und verursachen rein motorische Lähmungen ohne Störungen der Sensibilität und der vegetativen Funktion.
Bis zur Einführung der Schluckimpfung nach Sabin (1960) waren auch in Deutschland Polioepidemien größeren Ausmaßes bekannt. Heute beschäftigen wir uns fast ausschließlich mit Lähmungsspätzuständen. In den Entwicklungsländern kommen jedoch noch zahlreiche Erkrankungen vor.

Ätiopathogenese

Es sind drei Erregerstämme bekannt, die sich durch außerordentliche Widerstandskraft auszeichnen. Als Infektionsweg kommt sowohl der Magen-Darm-Trakt als auch der Nasen-Rachen-Raum in Frage. Die Verseuchung geschieht in der Regel durch Abwässer. Eine Übertragung von Mensch zu Mensch ist möglich.
Die entzündlichen Veränderungen der Vorderhornzellen führen zur Degeneration der peripheren Nerven mit nachfolgender Atropie der abhängigen Muskelareale. Die Zahl der geschädigten Ganglienzellen im jeweiligen Rückenmarkbereich und der Rückgang des entzündlichen Ödems bestimmen das Lähmungsbild, das sehr unterschiedlich sein kann. Bei Totallähmung eines Gliedabschnitts kommt es u. a. zu sekundären Wachstumsstörungen, deren Ausdehnung vom Infektionsalter abhängt. Die Krankheit befällt hauptsächlich Kinder im 2. bis 10. Lebensjahr, seltener Erwachsene.

Klinik

Die Frühsymptome entsprechen einer Virämie (Fieber, Kopfschmerzen, Gliederschmerzen, Schläfrigkeit). Das erste Stadium kann uncharakteristisch, neuritisch, meningitisch oder enzephalitisch verlaufen und ohne Residuen ausheilen (Poliomyelitis ohne Lähmungen). Bei den schweren Fällen kommt es innerhalb der ersten Wochen zu Lähmungen mit gleichzeitigen Gelenkschmerzen.

Im Reparationsstadium wird häufig ein Rückgang der Lähmungserscheinungen beobachtet, während das Endstadium durch die Restlähmung bestimmt ist. Es kann bis maximal 1½ Jahre nach Erkrankungsbeginn mit einer Regeneration gelähmter Muskeln gerechnet werden.

Therapie

In der akuten Phase ist strengste Bettruhe erforderlich, auch längerdauernde Transporte sollen vermieden werden.

Eine sorgfältige Lagerung unter Beachtung der verschiedenen Lähmungsbilder dient als Kontrakturprophylaxe. Feuchte, warme Kompressen und Paraffinpackungen werden empfohlen.

Nach Abklingen der Schmerzen wird zuerst mit passiver und später, nach Rückkehr der Muskelfunktionen, mit aktiver Übungsbehandlung begonnen. Jede Überdehnung der Muskulatur muß peinlichst vermieden werden, um bereits einsetzende Regenerationsprozesse nicht zu gefährden.

Bei einem entstandenen Muskelungleichgewicht muß man durch Lagerung, Schienen, Korsetts und Apparate den Antagonisten entgegenwirken, um keine dauernden Gelenkfehlstellungen und Wirbelsäulenverbiegungen in Kauf nehmen zu müssen. Erst nach Abschluß des Reparationsprozesses sind stabilisierende Apparate und Korsetts zur Unterstützung der Steh- und Gehfähigkeit erforderlich. Auch an den Armen sind je nach Lähmungsbild Schienen und Geräte zum Selbsthilfetraining notwendig, um die Gebrauchsfähigkeit zu unterstützen.

Operative Maßnahmen kommen nicht vor Abschluß des ersten Erkrankungsjahres in Frage.

Sehnenplastische Maßnahmen bedürfen einer sorgfältigen Abwägung. Es gilt paretische Muskelgruppen zu stärken, um so die deformierende Wirkung der nicht gelähmten Anteile auszuschalten. Eine verpflanzte Sehne kann niemals einen vollständigen Ersatz für die ausgefallene Kraft und Funktion darstellen, führt jedoch bei kritischer Indikationsstellung zur ausreichenden Teilfunktion. Progrediente Lähmungsskoliosen machen versteifende Operationen (Spondylodesen) erforderlich, besonders im Hinblick auf die gefährdete Herz-Kreislauf-Funktion. Nach Abschluß des Wachstums werden schwere Gelenkfehlstellungen durch versteifende Operationen (Arthrodesen) in Funktionsstellung gebracht.

Bei stark asymmetrischer oder einseitiger Lähmung der Beine kommt es zu oft erheblichen Beinlängendifferenzen aufgrund geminderten Knochenwachstums. Hier gilt es auch im Hinblick auf die Gesamtstatik für den Längenausgleich zu sorgen. Im Wachstumsalter kann man die Wachstumsfugen des längeren Beines mit Knochenspänen (Phemister) oder mit Epiphysenklammern (Blount) blockieren und so das Längenwachstum verlangsamen oder aufheben (Abb. 12.**4**). Verlängerungsoperationen des gelähmten Beines und Verkürzungsoperationen des gesunden Beines stellen in der letzten Wachstumsphase exakt dosierbare Möglichkeiten dar.

Dysraphien

Spina bifida cystica

Synonym: Myelomeningozele.

Die Spina bifida cystica ist eine Fehlbildung des Rückenmarks, das zystisch aufgetrieben mit seinen umgebenden Hüllen durch einen Wirbelbogendefekt nach außen tritt. Als Folge der Fehlbildung entstehen – je nach Lokalisation und abhängig vom Zeitpunkt der Einwirkung der teratologischen Noxe – motorische und sensible Lähmungen, kombiniert mit Blasen- und Mastdarmstörungen. Man unterscheidet thorakale, lumbale und sakrale Fehlbildungen. Vom pathologisch-anatomischen Standpunkt aus werden zusätzlich drei Formen unterschieden:

– Meningozele (Abb. 12.**5**). Hier sind lediglich die Rückenmarkhäute sackartig ausgestülpt, während dem Spinalmark eine volle Ausdifferenzierung gelang. Gelegentlich beobachtet man Adhärenzen von Kaudafasern mit dem Zelensack. Druck- und Zugwirkungen können bei diesen Formen zu Funktionsstörungen führen.
– Geschlossene Myelomeningozele (Abb. 12.**6**). Die Umwandlung der Neuralplatte zum Neuralrohr hat zwar stattgefunden, jedoch ist durch die hydromyelitische Auftreibung das betroffene Rückenmarkareal nicht voll ausdifferenziert.
– Offene Myelomeningozele (Abb. 12.**7**). Der primäre Verschluß der Neuralplatte zum Neuralrohr hat nicht stattgefunden, und die rudimentäre Rückenmarkanlage liegt frei in der Spaltbildung. Diese Gruppe umfaßt über zwei Drittel der Fälle. Da die Umwandlung der Neuralplatte zum

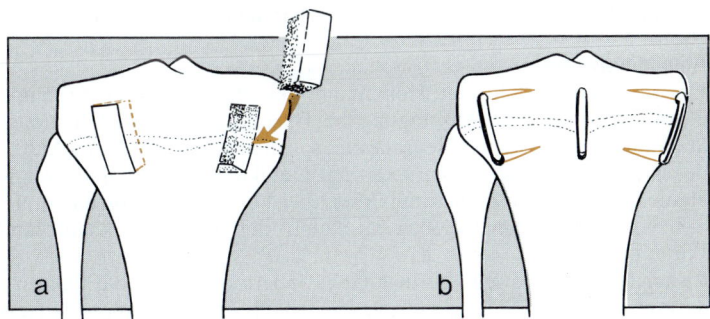

Abb. 12.**4**   Epiphyseodese, **a** nach Phemister, **b** nach Blount.

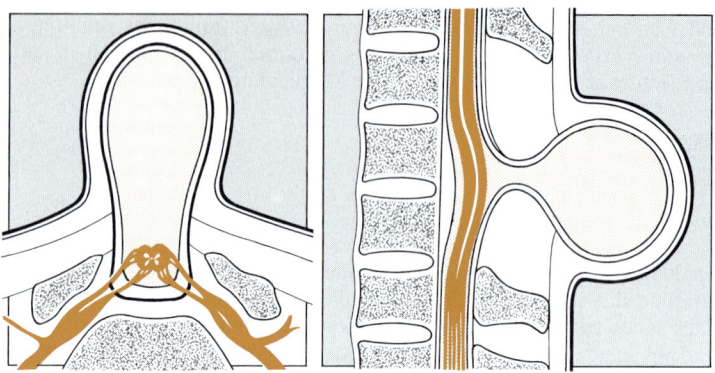

Abb. 12.**5**   Meningozele in Quer- und Längsschnitt.

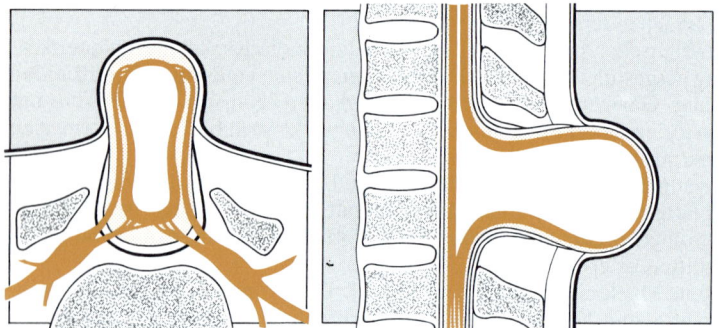

Abb. 12.**6**   Myelozystozele in Quer- und Längsschnitt.

Neuralrohr in der 4. Embryonalwoche vollzogen wird, muß die Störung in der 3. bis 4. Embryonalwoche stattgefunden haben.

Ätiopathogenese

Die Spina bifida stellt eine Hemmungsmißbildung dar. Der Zeitpunkt der Störung bestimmt die Ausprägung der Dysraphie. Trifft die Hemmung ein Stadium bei noch offener Neuralrinne, so entsteht ein Defekt des Marks und der Rückenmarkhäute, kombiniert mit Defekten der Wirbelbögen und der Haut. Tritt die Hemmungsmißbildung bei bereits verschlossenem Neuralrohr ein, so resultiert lediglich ein Defekt der Rückenmarkhäute und der Wirbelbögen.

Bisher fehlt der Beweis, ob bevorzugt äußere oder vererbte Faktoren die dysraphische Fehlbildung induzieren. Sicher ist, daß äußere Noxen nur innerhalb der ersen Fetalwochen Einfluß auf die Differenzierung des Neuralrohrs nehmen können. Danach sind exogene Faktoren nicht mehr zu diskutieren. Zur Zeit werden genetische Faktoren bei der Entstehung der Mißbildung hervorgehoben, doch sind fetaler Sauerstoffmangel, mechanische Schädigung (z. B. bei versuchter Schwangerschaftsunterbrechung), Strahlen, chemische Gifte, Rh-Inkompatibilität, Hormone und Virusinfektionen weiterhin im Gespräch. Zusätzlich werden klimatische, geographische, rassische und soziale Einflüsse diskutiert.

Klinik

Das Lähmungsbild wird durch die Lokalisation der Myelomeningozele bestimmt. Man unterscheidet die thorakale, lumbale und sakrale Lähmung, obwohl nahezu regelmäßig inkomplette, oft auch seitendifferente und nicht sicher abgrenzbare Lähmungsniveaus vorliegen.

Thorakale Lähmung. Es handelt sich um eine in der Regel schlaffe Lähmung, die eine lockere Gelenksituation sowohl im Hüft- als auch im Knie- und im Fußbereich aufweist und somit problemlos apparativ zu versorgen ist. Bei noch vorhandenen Reflexbögen kann es jedoch zu einer spinalen Spastik kommen, die auch bei diesem Lähmungsbild zu Kontrakturen der unteren Extremität führt. Im Bereich der unteren Extremität bilden sich eine Froschdeformität (Abduktions-Außenrotations-Beugekontraktur der Hüfte), eine Beugekontraktur und die verschiedenen Fußfehlformen.

Lumbale Lähmung. Die partielle Lähmung der Beine bedeutet Muskelungleichgewichte sowohl im Hüft- als auch im Knie- und Fußbereich. Die unzureichende Beckenaufrichtung als Folge einer nicht vorhandenen oder zu schwachen Glutäalmuskulatur führt einerseits zu einer verstärkten LWS-Lordose, andererseits vor allem zu Lähmungsluxation der Hüftgelenke. Bei der am häufigsten auftretenden Lähmung unterhalb von L3/4 sind Hüftbeuger, Adduktoren und Kniestrecker innerviert, nicht aber die Hüftstrecker, Abduktoren und Kniebeuger. Zwangsläufig kommt es zu einer Ventralabkippung des Beckens, zu einer Hyperlordosierung der LWS und zu einer

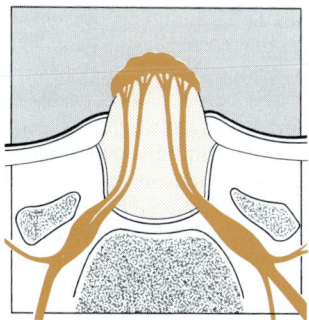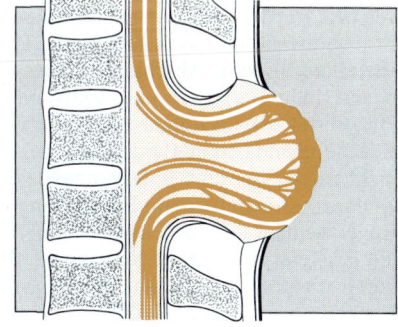

Abb. 12.**7** Offene Myelomeningozele in Quer- und Längsschnitt.

entsprechenden Kniebeugefehlstellung. Eine Teilinnervation der Füße beinhaltet ebenfalls die Gefahr der Muskelimbalance, wobei wiederum sämtliche Fußfehlformen möglich sind.

Sakrale Lähmung. Infolge der teilgelähmten Fußmuskulatur kommt es zu Lähmungsklumpfüßen, Lähmungshackenfüßen und Lähmungsknickfüßen. Nahezu regelmäßig liegt jedoch auch bei einer sakralen Myelomeningozele eine muskuläre Schwäche der Hüft- und Kniestrecker vor, die zu Stabilisierungsproblemen im Bereich der Hüft- und Kniegelenke führen kann.

Vor allem der thorakalen und lumbalen Lähmung ist gemeinsam eine Inaktivitätsatrophie der unteren Extremitätenknochen, die nicht selten zu Schaftfrakturen im Ober- und Unterschenkelbereich, aber auch zu Epiphysenfrakturen führt.

Röntgen

Die röntgenologische Untersuchung objektiviert im Bereich der Wirbelsäule den fehlenden Bogenschluß häufig kombiniert mit einer erheblichen Kyphose.

Therapie

Die orthopädische Behandlung stellt nur einen Teil der Gesamtrehabilitation dar. Neben einer neurochirurgischen Behandlung, die überhaupt erst das Überleben der Kinder ermöglicht, ist eine intensive pädiatrisch-urologische Überwachung erforderlich. Das Blasentraining sowie eine Behandlung der meist vorhandenen Blaseninfektion durch gezielte Antibiotikagaben stehen im Vordergrund. Allerdings sollten urologische Eingriffe, wie beispielsweise eine Ileumblase, vor den orthopädischen Eingriffen abgeschlossen sein, um kein unnötiges Infektionsrisiko bei Eingriffen an Knochen und Gelenken in Kauf nehmen zu müssen. Die orthopädische Behandlung richtet sich nach dem Lähmungstyp und muß von Beginn an der Neigung zu Kontrakturen und Gelenkfehlstellungen entgegenwirken. Das Ziel der Behandlung richtet sich weniger nach üblichen physiologischen Gegebenheiten als vielmehr nach funktionellen Kriterien. Der Spina-bifida-Patient sollte so versorgt werden, daß er eine möglichst große Selbständigkeit erreicht. Dazu ist es notwendig, daß in sämtlichen Phasen der körperlichen Entwicklung, vor allem bis zum Abschluß des Längenwachstums, die Fähigkeit erreicht oder erhalten werden muß, aktiv oder gegebenenfalls auch passiv durch Hilfsmittel die maximale Körperaufrichtung zu gewährleisten. Geeignete Krankengymnastikmethoden, entsprechende Hilfsmittelversorgungen und nicht zuletzt operativ unterstützende Maßnahmen müssen dabei auf einen Nenner gebracht werden. Fehlhaltungen oder gar Fehlformen weisen in der Regel weniger auf das entsprechende Lähmungsniveau hin als vielmehr auf die Existenz einer Muskelimbalance, die vor allem im frühkindlichen Alter durch entsprechende Krankengymnastik optimiert werden kann. Die Vojta-Behandlung muß dabei im Kleinkindesalter favorisiert werden. Sie führt bei sämtlichen Lähmungsformen durch das folgerichtige Ansprechen sämtlicher innervierten Muskeln und Muskelgruppen zu einem maximalen Aufrichtungseffekt und reduziert darüber hinaus Kontrakturen der unteren Extremitäten auf ein Minimum.

Sowohl für die thorakale als auch für die lumbale Lähmung bedeuten die aktive Stabilisierung des Rumpfes, des Schultergürtels und der entsprechende Einsatz der oberen Extremität die größtmögliche Selbständigkeit. Bei der *thorakalen* Lähmung müssen die untere Extremität und der Beckengürtel durch entsprechende Gehapparate ergänzend stabilisiert werden. Bei der *lumbalen* Lähmung wird dieses Hilfsmittel lediglich vorübergehend und auch nur teilweise anzuwenden sein. Das bedeutet, daß nach Abschluß des Längenwachstums auf eine passive Beckenstabilisierung oder gar auf eine Kniegelenkstabilisierung verzichtet werden kann.

Ausgedehnte Lumbalkyphosen, vor allem bei thorakalen Lähmungen, führen häufig zu Druckstellen und machen das Liegen auf dem Rücken, aber auch das Sitzen unmöglich. Kann die passive Abstützung durch eine Versorgung mit halbelastischem Mieder zu keiner Lösung führen, dann muß eine operative Versorgung in Form einer Kolumnotomie erfolgen. Durch Resektion der im Gibbusbereich gelegenen Wirbel kann eine entsprechende Begradigung erfolgen (Abb. 12.**8**). Die anschließende Stabilisierung erfolgt über eine Plattenosteosynthese und weitere äußere Stabilisierung.

Die operative Versorgung der unteren Extremitäten geschieht ebenfalls nach funktionellen Kriterien. Hüftgelenkluxationen bei L3/4-Lähmungen können akzeptiert werden, wenn die maximale Beckenaufrichtung möglich ist, was in der Regel bei beiderseits instabilen Hüftgelenken der Fall ist. Einseitige Hüftgelenkluxationen sind demgegenüber insofern problematischer, als sie

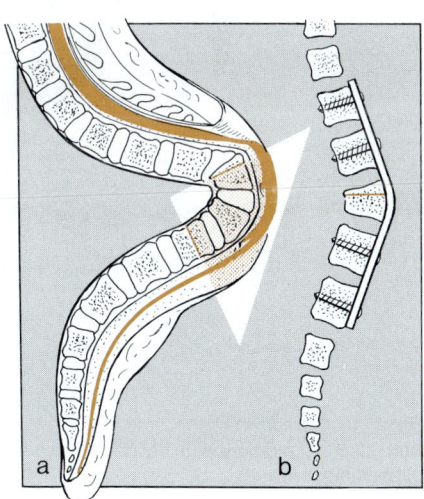

Abb. 12.**8 a**   Kolumnotomie,
b nachfolgend Plattenosteosynthese. Das weiße Dreieck zeigt den resezierten Wirbelsäulenabschnitt.

zwangsläufig zu einer Beckenverdrehung führen und ein Fehlwachstum der Wirbelsäule zur Folge haben. In erster Linie dienen mehr oder weniger ausgedehnte Weichteiloperationen in Form von Spinamuskelablösungen oder Adduktorentenotomien zur Beseitigung von Hüftbeuge-, Adduktions- oder Außenrotations-Abduktions-Kontrakturen.

In geeigneten Fällen mit guter aktiver Mitarbeit der Kinder und der Eltern und entsprechenden klinischen Voraussetzungen können Hüftgelenk-Lähmungsluxationen operativ angegangen werden. Dabei handelt es sich um einen Knochen- und Weichteileingriff mit der Reposition des Hüftkopfes, in der Regel mit einer Derotations-Varisierungs-Osteotomie, verbunden mit einem pfannenverbessernden Eingriff in Form einer Pfannendachplastik, Salter- oder Chiari-Osteotomie, mit einer Transposition des M. ilipsoas mit peripherer Ablösung und Refixation an der Dorsalseite des Trochanter major. Diese Muskeltransposition macht den Hüftbeuger zum Hüftstrecker (Abb. 12.**9**). Dieser ausgedehnte Eingriff muß durch eine adäquate krankengymnastische Vorbehandlung und mit gezieltem Muskeltraining vorbereitet werden und bedarf einer ebenso konsequenten wie langwierigen krankengymnastischen Nachbehandlung. Auch nach einer solchen Operation ist die passive Abstützung durch einen Gehapparat mit Beckenteil, der jedoch mit dem weiteren Längenwachstum abgebaut werden kann, notwendig.

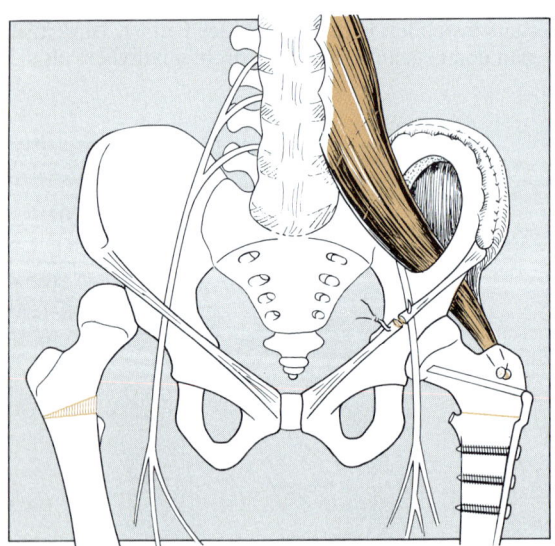

Abb. 12.**9** Operationssitus bei der Psoasplastik und intertrochantärer Varisierungs-osteotomie.

Das Problem der Behandlung der *Fußfehlstellungen* und *Fußfehlformen* liegt vor allem in der in der Regel fehlender oder stark abgeschwächten Oberflächensensibilität begründet. Ziel der konservativen krankengymnastischen oder auch operativen Behandlung muß dabei die plantigrade Einstellung der Füße sein, um eine flächige Lastverteilung und eine gute Schuhversorgung zu ermöglichen. Punktförmige Belastungen führen mit zunehmendem Körpergewicht zu hartnäckigen Druckstellen im Fersen-, Vorfuß- oder Fußaußenrandbereich. Im Kleinkindesalter werden Weichteileingriffe bevorzugt, die je nach Kontraktheit in der Fehlstellung durch entsprechende knöcherne Eingriffe ergänzt werden müssen.

Lähmungsklumpfüße bedürfen der Achillotenotomie, hinteren Kapseldiszision, medialen Fußrandentflechtung und bei einer ausreichenden Innervation des M. tibialis anterior einer Verlagerung dieses Muskels auf den Fußaußenrand. Lähmungsknickfüße werden durch eine extraartikuläre Arthrodese nach Grice in die regelrechte Position gebracht (Abb. 12.**10**). Die intraartikuläre Arthrose des unteren Sprunggelenks wird erst durchgeführt, wenn das Fußskelett ausgereift ist.

Der Lähmungshackenfuß wird durch die Operation nach v. Bayer behandelt, indem die Sehne des M. peronaeus longus durch eine Rille des Fersenbeines nach hinten verlagert und gleichzeitig die Achillessehne gerafft wird. Eine weitere operative Versorgungsmöglichkeit besteht in der Transposition des M. tibialis anterior auf die Achillessehne mit dem Ziel der aktiven Plantarflexion des Fußes.

Querschnittlähmung

Paraplegie ist eine Lähmung unterhalb des Halsmarks, alle motorischen und sensiblen Funktionen der oberen Extremitäten sind erhalten.

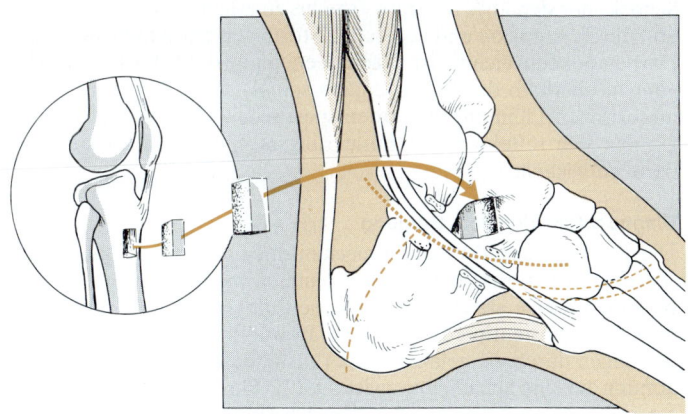

Abb. 12.**10**   Extraartikuläre Arthrodese nach Grice.

Tetraplegie ist eine Lähmung im Halsmarkbereich, auch an den oberen Extremitäten bestehen Ausfälle. 70% sind traumatische Schädigungen – in erster Linie Verkehrsunfälle, seltener Entzündungen, Tumoren, Gefäßerkrankungen.

Klinik

Man unterscheidet komplette und inkomplette Lähmungsformen. Bei der kompletten Lähmung bleibt unterhalb des betroffenen neurologischen Segments keinerlei Sensibilität oder motorische Willkürfunktion erhalten, während bei den inkompletten Formen, je nach Ausmaß der Schädigung, unterschiedliche Restfunktionen bestehen können.

Das Lähmungsausmaß wird nach Frankel in die Grade A−E eingeteilt:

A = vollständige Lähmung,
B = motorisch komplett, sensibel inkomplett,
C = motorisch inkomplett ohne Funktionswert,
D = motorisch inkomplett mit Funktionswert,
E = funktionell keine wesentliche Störung,

Als Lähmungshöhe bezeichnet man das von kranial letzte Rückenmarksegment, in dem weder sensibel noch motorisch Ausfälle bestehen. Die Beschreibung „komplette Querschnittlähmung unterhalb C6" bedeutet also intakte Sensibilität von kranial bis zum Dermatom C6 (Daumen) sowie erhaltene Willkürfunktion der Handgelenkextension; dagegen Asensibilität vom Dermatom C7 (Mittelfinger) nach kaudal und erloschene Willkürfunktion der motorischen Segmente C7 (Trizeps) nach distal, Blasen- und Mastdarmlähmung, zusätzlich vegetative Lähmung ab zervikodorsalem Übergang (vegetative Dysregulation). Die Veränderungen im Röntgenbild müssen nicht immer mit der Rückenmarkverletzung identisch sein. Durch eine schnell eingetretene medulläre Schädigung (Unfall) kommt es zum spinalen Schock, der sich über mehrere Tage bis zu etlichen Wochen erstrecken kann und durch Areflexie und vegetative Störungen mit Atonie der Blase und des Darmes gekennzeichnet ist. Nach Beendigung des Schocks treten bei Schädigungen oberhalb der Cauda equina spinale Reflexbögen in Funktion. Die motorischen Lähmungen werden spastisch, die Reflexe gesteigert. Häufig können sich reflektorische Entleerungsmechanismen für Blase und Mastdarm entwickeln.

Diagnostik am Unfallort, Bergung

Die Kenntnis des Verletzungsmechanismen, Schmerzangaben des bewußtseinsklaren Verletzten und Lageanomalien wie Formabweichungen der Wirbelsäule geben erste Hinweise. Die neurologische Untersuchung am Unfallort kann nur orientierend sein. Beim Bewußtlosen weisen paradoxe Atembewegungen durch die gelähmte Interkostalmuskulatur und reine Zwerchfellatmung auf eine Schädigung zwischen C5 (Phrenikuskerne C3−C5) und dem zervikodorsalen Übergang hin. Eine höher gelegene Tetraplegie geht mit initialer neurogener, respiratorischer Insuffizienz einher, eine tiefer gelegene Paraplegie beim Bewußtlosen bleibt zunächst unentdeckt.

Ist eine Exploration des Verletzten möglich, gibt eine summarische Prüfung der Spontanmotorik weitere Aufschlüsse.

Die Prüfung der Hüftbeugung sollte am Unfallort unterbleiben. Für die ergänzende Prüfung der Sensibilität bei Verdacht auf Tetraplegie empfiehlt sich die Beachtung des sog. neurologischen Kontrolldreiecks (Abb. 12.**11**).

Die Verdachtsdiagnose einer Wirbelsäulenverletzung und besonders einer inkompletten Querschnittlähmung am Unfallort hat wichtige Konsequenzen, z. B.

– schonende Bergung, gegebenenfalls Anlegen einer Zervikalstütze;
– Intubation ohne HWS-Reklination;
– Transport in Vakuummatratze, evtl. Hubschrauber;
– Anmeldung in der aufnehmenden Klinik.

Klinische Diagnostik und Therapie

Nach Stabilisierung der vitalen Funktionen folgt eingehende klinische Diagnostik mit Erheben des exakten Neurostatus und Röntgendiagnostik einschließlich Computertomographie.

Alle Wirbelsäulenabschnitte müssen zuverlässig dargestellt werden, im zervikodorsalen Übergang sind dazu häufig Schichtaufnahmen oder Aufnahmen in der sog. Schwimmposition notwendig. Die am Unfallort einsetzende Behandlung bei frischer Querschnittlähmung wird als „umfassende medizinische Rehabilitation" oder „comprehensive care" bezeichnet. Sie umfaßt die Versorgung von Begleitverletzungen ebenso wie die durch verbesserte Techniken zunehmend häufiger durchgeführten offenen Repositionen und Stabilisierungen der verletzten Wirbelsäule.

Darüber hinaus und gleich-, wenn nicht höherwertig, gehört auch die Be-

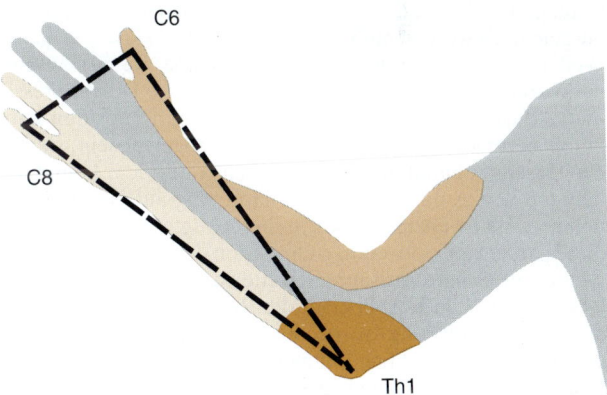

Abb. 12.**11**   Neurologisches Kontrolldreieck nach Zäch zur orientierenden Etagenlokalisation bei Verdacht auf Tetraplegie.

handlung des spinalen Schocks, des gelähmten Darmes und der gelähmten Blase (steriler Einmalkatheterismus oder in der Initialphase suprapubische Blasenableitung – Dauerkatheter sind obsolet), die konsequente Vermeidung von Druckgeschwüren durch Umlagerung ebenso wie die Thromboseprophylaxe und die spezifische krankengymnastische Behandlung und Ergotherapie schon auf der Intensivstation zum Therapieplan der umfassenden medizinischen Rehabilitation.

Diese umfassende Behandlung läßt sich in Krankenhäusern der Regelversorgung nicht lückenlos durchführen; deshalb wurden bislang 17 Spezialzentren zur Erstbehandlung und Rehabilitation von Querschnittlähmungen eingerichtet, die in einer Arbeitsgemeinschaft mit gemeinsamer Anlaufstelle zur Bettenvermittlung am BG-Unfallkrankenhaus Hamburg zusammengeschlossen sind. Die frühestmögliche Zuweisung des Patienten in einer derartige Spezialklinik oder zumindest die sofortige Kontaktaufnahme mit einem solchen Zentrum ist angezeigt.

Prognose

Aus der substantiellen Läsion des Rückenmarks resultiert ein auf Dauer, also auf Lebenszeit bleibendes Schädigungs- und Behinderungsbild, das bis heute nicht therapeutisch im Sinne einer neurologischen Besserung beeinflußt werden kann. In der Frühphase einer Querschnittlähmung können Funktionsverluste durch bleibende substantielle Schädigungen nicht von Funktionsstörungen unterschieden werden, die auf einer „sleeping function" ohne substantielle Schädigung beruhen. Bei einer inkompletten Querschnittlähmung, insbesondere mit erhaltener Funktion der sakralen Segmente (randständige Rückenmarkbahnen) ist die Wahrscheinlichkeit für eine teilweise Wiederkehr der Funktion naturgemäß vielfach höher als bei einer vom Unfallmoment an kompletten Querschnittlähmung, bei der von einer vollständigen Schädigung des Rückenmarkquerschnitts im Verletzungsniveau ausgegangen werden muß.

Weil jedoch das im Einzelfall vorhandene Remissionspotential nicht zu definieren ist, kann die erforderliche sofortige Dekompression des Rückenmarks durch geschlossene oder auch offene Reposition mit anschließender Stabilisierung nicht auf eine „Heilung" angelegt sein, sie bleibt Bestandteil der Gesamtbehandlung. Wie es falsch wäre, dem komplett Querschnittgelähmten von Anfang an jegliche Hoffnung auf eine Lähmungserholung zu nehmen, ist es ebenso falsch, unberechtigte Hoffnungen zu erwecken und diese gar an eine notwendige Operation der Wirbelsäule zu knüpfen.

„Als einzig sichere Aussage gilt weiterhin, daß die Prognose der Querschnittlähmung auch im Hinblick auf die Reparationsvorgänge des ZNS entscheidend davon abhängig ist, ob der Patient zum frühestmöglichen Zeitpunkt eine spezifische, fachlich kompetente Behandlung erfährt. Nur durch diese Behandlung ist die Chance gegeben, daß der Patient ohne Komplikationen eine optimale Ausnützung der ihm nach der Rückenmarksschädigung verbleibenden motorischen, sensiblen und vegetativen Funktionen erreicht und damit das Ausmaß der bleibenden Behinderung auf ein Mindestmaß reduziert bleibt" (Grüninger).

Tabes dorsalis

Synonyme: Arthropathia tabica, Charcot-Gelenk.

Ätiopathogenese

Metalues. 10−20 Jahre nach einer möglicherweise unbemerkt verlaufenden syphilitischen Erstinfektion kommt es aufgrund unbekannter Reaktionen des Nervensystems auf die latente syphilitische Infektion zur langsam aszendierenden Degeneration der Hinterstränge. Die gleichen Vorgänge können in der Folge einer Lues connata ablaufen.

Klinik

Erste Symptome treten vorwiegend an den großen Gelenken der unteren Extremität (Arthropathia tabica) auf. Ursachen sind trophische Störungen, Störungen der Schmerzempfindung und Tiefensensibilität. Gelenke werden unkoordiniert und überschießend belastet, wozu gleichzeitig die Hypotonie der Muskulatur mit unzureichender muskulärer und ligamentärer Führung der Gelenke beiträgt. Es entstehen höchstgradige Athrosen mit grotesken Gelenkverformungen, Fehlstellungen und Schlottergelenke. Trophische Ulzera (mal perforant) sowie lanzinierende Schmerzen an den unteren Extremiäten, im Rücken und Abdomen. Patellarsehnenreflex (PSR) und Achillessehnenreflex (ASR) fehlen, u. U. auch nur Fehlen des PSR bei erhaltenem ASR (Westphal-Zeichen). Symptome der Ataxie (Vorbeizeigen, stampfendes Gangbild) können frühzeitig eintreten. Später ist das Romberg-Zeichen positiv. Propulsion wird beobachtet. Neben den spinalsensiblen Krankheitszeichen finden sich okulopupilläre wie reflektorische Pupillenstarre und Anisokorie.
Tabische Krisen der inneren Organe beachten.
Labor. Blut unauffällig.
Im Liquor mäßige Lymphozytose, Globulinvermehrung, positive Luesreaktionen (negativer Liquorbefund schließt Tabes dorsalis nicht aus).

Röntgen

Hochgradige Gelenkdeformierungen, insbesondere im Bereich der unteren Extremität. Osteophytäre Anbauten sind ebenso wie rasche Osteolysen erkennbar. Spontanfrakturen sind möglich.

Therapie

Konservativ. Antiluestherapie (hohe Penicillindosen).
Operativ. Arthrodesen, Arthroplastiken (Gefahr der verzögerten knöchernen Konsolidierung).

Syringomyelie

Ätiopathogenese

Entwicklungsstörung bei der Bildung der Schließungslinie des Neuralrohrs, Zerfall oder tumorartige Wucherung gliösen Gewebes, überwiegend im Bereich des Halsmarks.

Klinik

Im 20.–40. Lebensjahr kommt es nach Störungen der Schweißsekretion und Hautdurchblutung zur dissoziierten Empfindungsstörung (Erlöschen des Schmerz- und Temperaturgefühls bei erhaltener Berührungsempfindung), insbesondere an Händen und Füßen. Parallel entwickeln sich spinal segmentale Muskelatrophien, überwiegend an der oberen Extremität mit Entartungsreaktionen und Fibrillieren. Trophische Störungen können ausgeprägt sein. Durch Fehlen des Schmerz- und Temperaturgefühls kommt es leicht zu Verletzungen (Verbrennungen) mit schlechter Heilungstendenz infolge trophischer Störungen. Häufig bestehen Status dysraphicus, primäre und sekundäre Kyphoskoliosen, ausgeprägte seröse Gelenkergüsse mit hochgradigen Gelenkdestruktionen und -deformierungen. Bei starker Gelenkschädigung fehlen Spontan- und Druckschmerz. Lokalisation: Fingergelenke, Ellenbogen, Schulter und Handgelenke.

Röntgen

Osteolytische Gelenkdestruktionen, hochgradige Deformierungen, Luxationen, Subluxationen und u. U. freie Gelenkkörper sind typisch.

Differentialdiagnose

Hämatomyelie, Stiftgliom, Lepra.

Therapie

Eine kausale Therapie ist nicht möglich.
Konservativ. Apparate, Einlagen, Nachtschienen, krankengymnastische Übungen, konservative Skoliosetherapie.
Operativ (cave großzügige Indikation). Eventuell Synovektomie, Arthrodese, operative Skoliosebehandlung (Gefahr der verzögerten knöchernen Heilung), neurochirurgische Drainage der intramedullären Zystenbildung.

Progressive Muskeldystrophie

Diese Gruppe der Myopathien umfaßt Erkrankungen, bei denen der Muskelschwund durch eine Schädigung des Muskels selbst bedingt ist. Nach der Lokalisation wird eine Schultergürtelform und eine Beckengürtelform unterschieden und zusätzlich eine Unterteilung in infantile und juvenile Formen vorgenommen.

Vorwiegende Beteiligung der Schultergürtelmuskulatur:
- Typ Erb: juvenile, skapulohumorale Form,
- Typ Landouzy-Déjérine: infantile, fasziokapulohumerale Form.

Vorwiegende Beteiligung der Beckengürtelmuskulatur:
- Typ Duchenne-Griesinger: pseudohypertrophische Form,
- Typ Leyden-Moebius: atrophische Form.

Ätiopathogenese

Die Schultergürtelform wird dominant vererbt und manifestiert sich zwischen dem 7. und 30. Lebensjahr. Der Vererbungsmodus bei den Beckengürtelformen ist rezessiv; es gibt gutartige und bösartige Verlaufsformen.

Über eine schleichende Atrophie kommt es zur Fragmentierung der Muskelfibrillen. Im Endstadium finden sich Areale mit leeren Sarkolemmschläuchen. Die intramuskulären Gefäße unterliegen endarteriitische Veränderungen. Diskutiert wird ein Ausfall der parasympathischen Innervation sowie eine Insuffizienz des Kohlenhydratstoffwechsels. Die häufig beobachtete Dysproteinämie (Zunahme der Globuline, besonders der Fraktion Alpha 1, und entsprechende Verminderung der Albumine) wird auf immunbiologische Einflüsse zurückgeführt.

Klinik

Der Muskelschwund trifft vor allem die stammnahen Muskeln der Extremitäten.

Bei den Schultergürtelformen fällt primär eine Schwäche beim Heben der Arme auf. Das Symptom der „losen Schultern" beschreibt die passive Verschieblichkeit der Schultern bis in Ohrhöhe. Die Lähmung von M. latissimus dorsi, M. pectoralis und M. trapezius geht der Lähmung des Deltamuskels voraus, was den Eindruck der Pseudohypertrophie erwecken kann. Im späteren Stadium atrophiert die Oberarmmuskulatur etwa gleichmäßig, während am Unterarm die Strecker überwiegen.

Die Gesichtsmuskeln sind ebenfalls befallen. Eine Lähmung des M. orbicularis oris macht das Mundspitzen und Pfeifen unmöglich. Die Schwellung und rüsselartige Volumenzunahme der Oberlippe wird als „Tapirschnauze" beschrieben.

Beim Beckengürteltyp betrifft die Lähmung vor allem den M. iliopsoas, die Mm. glutaeus und quadriceps. M. obliquus und M. rectus abdominis verschmälern sich, was zur Ausbildung der sog. Wespentaille und zur vermehrten Lordose führt. Typisch sind die Schwierigkeiten der Patienten beim Aufstehen (sie klettern mit den Händen an den Beinen hoch). Nichtbefallene Muskeln erscheinen pseudohypertrophiert (Gnomenwaden).

Therapie

Die therapeutischen Möglichkeiten sind bei diesen langsam fortschreitenden Erkrankungen gering. Regelmäßige krankengymnastische Behandlung, Schienenlagerung als Kontrakturprophylaxe, Apparat- und Korsettversorgung und evtl. operative Maßnahmen zur Kontrakturbeseitigung sollten möglichst lange Unabhängigkeit von fremder Hilfe gewährleisten. Adäquate Schulausbildung und sozialmedizinische Betreuung sind erforderlich.

Sudeck-Syndrom

Ätiopathogenese

Die Ätiologie ist trotz zahlreicher experimenteller Untersuchungen, die im Anschluß an die erste Beschreibung von Sudeck 1902 durchgeführt wurden, noch weitgehend unbekannt. Generell wird eine krankhaft veränderte gestörte Funktionsleistung des vegetativen Systems angenommen. Zusätzlich wird von einem Versagen oder Entgleiten der hormonellen Adaptationsmechanismen gesprochen. Ein psychosomatischer Zusammenhang scheint wahrscheinlich. Primär ängstliche und übervorsichtige Patienten neigen dazu, ihre Extremitäten in einer monotonen Zwangshaltung zu fixieren. Ein hierdurch vermehrter Muskeltonus in Verbindung mit unphysiologischer Gewebeazidose, kann den Prozeß einleiten. Bei Kindern und Jugendlichen tritt das Sudeck-Syndrom nicht bzw. sehr selten auf. Das Krankheitsbild wird als eine neurogene, durch Inaktivität potenzierte entzündliche Durchblutungsstörung der Bewegungsorgane zusammengefaßt.

Als auslösende Faktoren kommen vor allem knöcherne Verletzungen der Extremitäten in Frage, z. B. die Radiusbasisfraktur. Andere exogene Faktoren wie Erfrierungen, Verbrennungen, Operationen, Strahlenschäden und Entzündungen treten in den Hintergrund, können aber als Ursache mit in Betracht kommen.

Klinik

Die Einteilung des Krankheitsablaufs in drei Stadien hat sich bis heute bewährt.

1. Stadium (Zustand der akuten Entzündung). Die Stoffwechselfunktion ist im Sinne eines akuten Entzündungsvorgangs mit Rötung, Schwellung und Überwärmung gesteigert. Hyperhidrose und Hypertrichose sowie reparable Gelenkeinsteifungen kennzeichnen das Stadium.

Röntgen. Keine Knochenveränderungen.

2. Stadium (Zustand der chronischen Entzündung mit Dystrophie). Stoffwechsel und Durchblutung sind herabgesetzt. Trophische Störungen mit Glanzhaut und Nagelveränderungen treten auf. Oft bestehen bereits bleibende Gelenkversteifungen.

Röntgen. Fleckige Entkalkung mit gleichzeitiger Verstärkung der Umrandungszeichen der Kortikalis (die Kortikalis erscheint wie mit einem Bleistiftstrich nachgezogen).

3. Stadium (Zustand der Atrophie). Die Stoffwechselleistung ist stark herabgesetzt. Die Haut ist blaß und zyanotisch, während das Wachstum der Haare und Nägel sowie die Schweißabsonderung nicht mehr krankhaft verändert sind. Die Gelenke sind infolge Kapselschrumpfung und Knorpelatrophie in ihrer Bewegung stark eingeschränkt, und die Muskulatur ist ebenfalls deutlich atrophisch.

Röntgen. Es findet sich eine grobmaschige Struktur der Spongiosa mit verschmälertem Kompaktasaum (Abb. 12.**12**).

Therapie

Bei der Behandlung muß man zwischen prophylaktischen und eigentlichen therapeutischen Maßnahmen unterscheiden.

Die beste Prophylaxe besteht in einer schonenden Primärversorgung. Bei der Frakturbehandlung soll eine exakte Ruhigstellung im Gipsverband in Mittelstellung mit Schmerzfreiheit gewährleistet sein. Der Gips darf an keiner Stelle strangulieren. Sollte es zu Schwellungszuständen im Bereich der Extremität kommen, ist ein Aufschneiden des Gipses bis auf Haut hin erforderlich. Normalerweise sollte das bereits nach Anlegen des Gipses geschehen, um jeder Komplikation vorzubeugen. Alle anderen irritierenden Faktoren sind bei sorgfältiger Überwachung sofort zu beseitigen. Häufige Nachrepositionen sollen vermieden werden. Bei Operationen ist auf eine

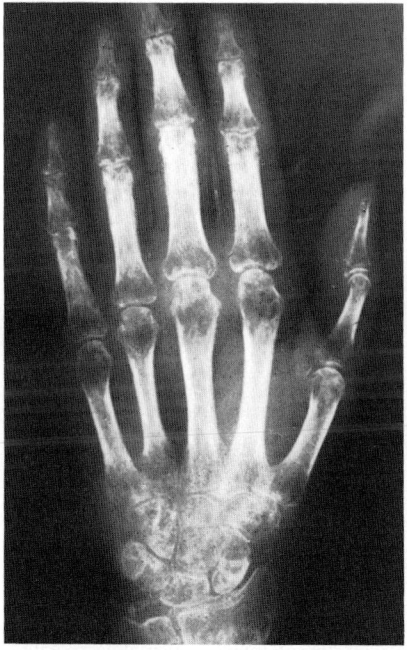

Abb. 12.**12**   Sudeck-Syndrom,
Stadium III.

weitgehend gewebeschonende Technik zu achten. Die nicht ruhiggestellten Gelenke – auch die der kontralateralen Seite – sollten zur Erzeugung einer Hyperämie frühzeitig bewegt werden. Die weitere Behandlung orientiert sich an den drei Stadien. Im *1. Stadium* erfolgt die Ruhigstellung der betroffenen Gliedmaße auf einer gut gepolsterten Gipsliegeschale und die Durchführung von Stellatumblockaden, soweit die oberen Extremitäten betroffen sind. Zusätzlich werden nichtsteroidale Antiphlogistika gegeben, die sowohl analgetisch wie peripher entzündungshemmend wirken. Gegebenenfalls werden zur Beeinflussung des vegetativen Systems Psychopharmaka (Diazepam o. ä.) verabreicht. Zur Verminderung des Knochenabbaus wird meist Calcitonin empfohlen. Gefäßtonisierend wirken Roßkastanienextrakte und Hydergin. Lokale Eisapplikationen in Verbindung mit aktiver krankengymnastischer Behandlung kann zur Beseitigung des Bewegungsschmerzes und zur Verminderung der Ödemneigung beitragen.

Im *2. Stadium* ist eine konsequente Ruhigstellung nur bei Schmerzen oder wieder zunehmender Ödemneigung erforderlich. Aktive krankengymnastische Übungsbehandlung und Beschäftigungstherapie sind nur bis zur Schmerzgrenze angebracht. Bewegungsbäder sollen nur handwarm durchgeführt werden, da übermäßige Wärmeanwendung, wie auch z. B. in Form von Kurz- oder Mikrowellen, ein Rezidiv des Entzündungsstadiums provozieren kann.

Im *3. Stadium* soll das Schwergewicht auf der funktionellen Behandlung liegen. Fehlstellungen können jetzt erstmals passiv bewegt werden. Schienen und Quengelverbände (vorsichtig) sind indiziert, wenn sie eine Funktionsverbesserung garantieren. Operative Maßnahmen (Arthrolysen, Stellungskorrekturen, Arthrodesen) sollten auf eine schmerzfreie Belastungsstabilität abzielen.

Schädigung peripherer Nerven

Ätiopathogenese

Der Nerv kann direkt geschädigt werden durch Quetschung, Zerrung und Zerreißung. Der indirekte Schädigungsmodus umfaßt Entzündungen, Durchblutungsstörungen oder stenosierende Veränderungen in Narben- oder Kallusauftreibungen und Tumoren. Schädigungen durch elektrischen Strom, Verbrennungen und Kälteeinwirkung sind bekannt.

Klinik

Die Nervenläsion wird durch die Lähmung und den Sensibilitätsverlust der versorgten Muskelgruppe bzw. des Hautareals bestimmt. Komplette Reizleitungsausfälle machen in der Regel keine diagnostischen Schwierigkeiten. Partielle Schädigungen und kombinierte Nervenverletzungen sind nur mittels Elektrodiagnostik (Kap. 2) bezüglich ihres Schadensausmaßes zu erfassen. Störungen der Schweißsekretion werden durch den Ninhydrintest deutlich.

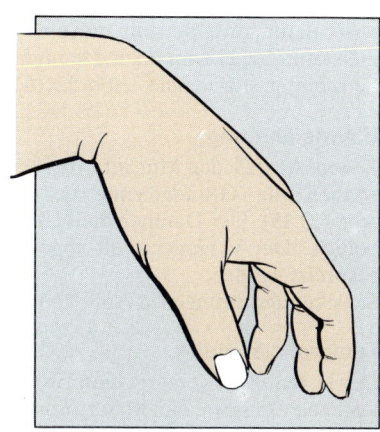

Abb. 12.**13**   Radialislähmung (Fallhand).

Radialislähmung

Die Extensoren des Handgelenks und sämtlicher Finger sowie der M. abductor pollicis longus fallen aus (Fallhand; Abb. 12.**13**).
Sensibilitätsstörungen s. Abb. 12.**16**.

Medianuslähmung

Durch Ausfall der Pronatoren des Unterarmes, des M. flexor digitorum profundus der Finger II und III und des Daumens entstehen typische Lähmungsbilder. Zeigefinger und Mittelhand können nicht aktiv gebeugt werden (Schwurhand; Abb. 12.**14**). Durch die Lähmung der Daumenballen-

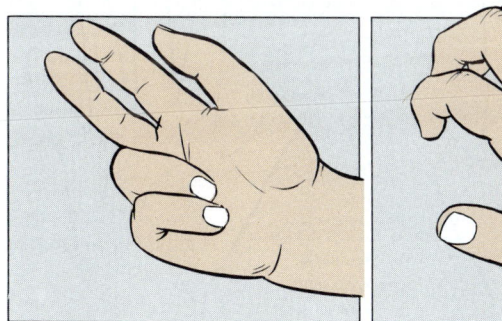

Abb. 12.**14**   Medianuslähmung (Schwurhand).

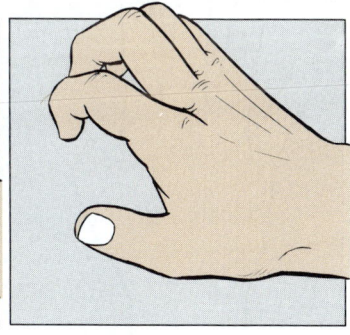

Abb. 12.**15**   Ulnarislähmung (Krallenhand).

muskulatur sowie der Mm. flexores pollicis longus und brevis liegt der Daumen dem Zeigefinger an und kann nicht opponiert werden (Affenhand). Sensibilitätsstörungen s. Abb. 12.**16**.

Ulnarislähmung
Durch Ausfall der Mm. interossei und der beiden ulnaren M. lumbricales werden die Grundgelenke der Langfinger überstreckt (Krallenhand; Abb. 12.**15**). Der Daumen bleibt abduziert durch Lähmung des M. adductor pollicis. Der V. Finger steht abgespreizt, die übrigen Finger können nicht gespreizt werden.
Sensibilitätsstörungen s. Abb. 12.**16**.

Femoralislähmung
Der N. femoralis versorgt motorisch den M. iliopsoas und die Extensoren des Kniegelenks sowie den M. sartorius.
Der Ausfall beeinträchtigt die Hüftbeugung, die Kniestreckung sowie die Außenrotation des Beines, besonders bei Kniebeugung. Der Sensibilitätsausfall entsteht an der Ventralfläche des Oberschenkels sowie an der Innenseite des Unterschenkels und der Fußwurzel. Der Patellarreflex ist abgeschwächt oder aufgehoben.

Ischiadikuslähmung
Die Lähmung betrifft die ischiokrurale Muskulatur sowie sämtliche Muskeln des Unterschenkels und des Fußes. Als Kniebeuger bleiben lediglich M. gracilis und M. sartorius.

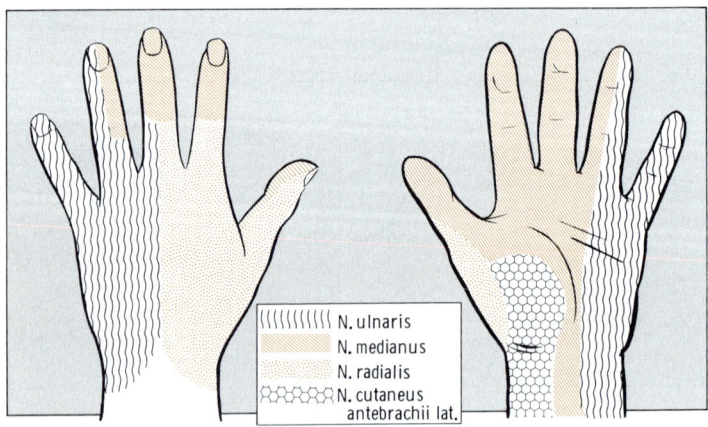

Abb. 12.16   Schädigungen peripherer Nerven.

Der Sensibilitätsausfall erstreckt sich über die laterale und dorsale Fläche des Unterschenkels. Am Fuß wird lediglich ein Bezirk um den Innenknöchel ausgespart.

Tibialislähmung

Der Ausfall führt zur Lähmung der Fuß- und Zehenbeuger. Durch Überwiegen der Peronäusgruppe kommt es zum Hacken- und Knickfuß. Das sensible Innervationsgebiet erstreckt sich über die dorsale Fläche des Unterschenkels zur Ferse und Fußsohle. Trophische Geschwüre und Dekubitusbildungen sind häufig.

Peronäuslähmung

Die Ausfälle der oberflächlichen und tiefen Wadennerven müssen unterschieden werden.

Der *N. peronaeus superficialis* versorgt die Peronäusgruppe, die eine Plantarflexion im oberen Sprunggelenk und die Pronation des Fußes bewirkt. Ein Ausfall führt zu einem Überwiegen der Supinatoren und bedingt eine Varusstellung des Fußes.

Der *N. peronaeus profundus* inniviert die Fußheber. Der M. tibialis anterior besitzt zusätzlich eine starke Supinationswirkung.

Liegt ein kombinierter Ausfall der Nn. peronaeus superficialis und profundus vor, so entsteht ein Spitzfuß.

Der Sensibilitätsdefekt erstreckt sich über die Außenseite des Unterschenkels zum Fußrücken.

Armplexuslähmung

Der Plexus brachialis wird von den Wurzeln C5−Th1 gebildet. Nach ihrer Vereinigung zu drei Faszikeln differenzieren sich die peripheren motorischen und sensiblen Nerven für den Arm. Nach der Höhe der Schädigung unterscheidet man eine totale, eine obere (Erb) und eine untere (Klumpke) Plexuslähmung.

Ätiopathogenese

Der Plexus kann durch Zug und Druck geschädigt werden. Bekannt sind die Plexusschädigungen oder -ausrisse bei Motorradunfällen oder bei der Geburt durch Zug am Arm. Auch Schuß- und Stichverletzungen sind beschrieben ebenso wie Druckschädigung durch Tumoren oder Kallusbildung nach Frakturen, z. B. der Klavikula.

Klinik

Totale Plexuslähmung. Der vollständige Ausfall des Plexus brachialis führt zu einer kompletten Lähmung der Arm- und Handmuskeln. Von den Schultermuskeln bleibt nur der von N. accessorius versorgte M. trapezius funktionstüchtig. Die Sensibilitätsstörung ist wechselnd. Häufig werden trophische Störungen und Veränderungen der Schweißsekretion beobachtet. In einem Teil der Fälle findet man einen Horner-Symptomenkomplex (Ptosis, Miosis, Enophthalmus).

Therapie. Entspannte Lagerung des Plexusgebiets auf Abduktionsschiene. Die Nervennaht hat nur Aussicht auf Erfolg bei peripheren Läsionen. Rükkenmarknahe Zerreißungen oder Ausrisse der Wurzeln aus dem Halsmark können chirurgisch nicht versorgt werden. Bei einem Teil der Fälle kann mit einer teilweisen Rückbildung der Lähmungen gerechnet werden. Nach Ablauf eines Jahres werden Regenerationsprozesse meist nicht mehr beobachtet. Versuch der orthetischen Versorgung: bei Scheitern evtl. Amputation.

Obere Plexuslähmung, Erb-Lähmung. Durch die Schädigung der 5. und 6. Spinalwurzel ist der Oberarm betroffen. Die Lähmung von M. deltoideus, M. supraspinatus, M. coracobrachialis, M. biceps, M. brachialis und M. brachioradialis bedingt eine Innenrotations-Adduktions-Stellung des schlaff herabhängenden Armes mit leichter Beugung im Ellenbogengelenk und Pronationsstellung des Unterarmes. Hand und Finger sind beweglich; die Sensibilitätsstörungen sind gering.

Therapie. Bei geburtstraumatischen Lähmungen wird der Arm in 90 Grad Abduktion und Außenrotation des Schultergelenks bei rechtwinklig gebeugtem Ellenbogengelenk (Fechterstellung) fixiert gelagert (Abb. 12.**17**). Sofortiger Beginn mit Elektrotherapie und Übungsbehandlung. Die Rückbildungstendenz ist im allgemeinen gut, da mit einer kompletten Zerreißung nur selten zu rechnen ist. Eine operative Revision der kompletten Ruptur verspricht kaum Erfolg. Intensive Kontrakturprophylaxe ist erforderlich für spätere muskelplastische Operationen. Nach Abschluß des Wachstums kann durch eine Schultergelenkathrodese die Gebrauchsfähigkeit des Armes wesentlich verbessert werden.

Untere Plexuslähmung, Klumpke-Lähmung. Man findet eine schlaffe Lähmung der Hand- und Fingerbeuger mit Ausfall der kleinen Handmuskeln aufgrund einer Schädigung der Wurzeln C7—Th1. Bei unsachgemäßer Behandlung kommt es zur Klauenhandstellung.

Therapie. Fixierte Lagerung zur Entspannung der geschädigten Muskeln. Mit Übungsbehandlung und Elektrotherapie wird versucht, die Funktion zu

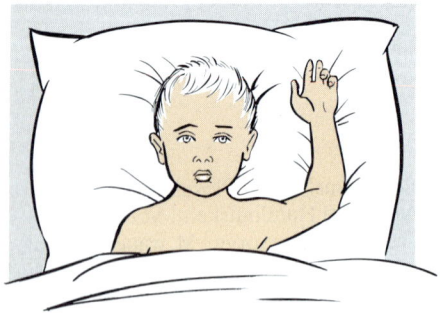

Abb. 12.**17** Armlagerung in Fechterstellung bei geburtstraumatischer Plexuslähmung.

verbessern. Eine Nervennaht hat wenig Aussicht auf Erfolg. Die Prognose ist schlechter als bei der Erb-Lähmung.

Therapie peripherer Nervenschädigungen

Bei *geschlossenen Verletzungen*, bei denen kein zwingender Verdacht auf eine komplette Nervenzerreißung besteht, sollte von einer sofortigen Revision Abstand genommen werden. Bei reiner Druckschädigung ist eine spontane Restitution durch Auswachsen der Axone noch nach Wochen und Monaten möglich (1 mm/Tag). Erst wenn trotz entspannender Lagerung der Extremität nach 3–4 Monaten keine Besserung eingetreten ist, wird die betroffene Stelle revidiert. Die Indikationsstellung orientiert sich streng an der Elektrodiagnostik, insbesondere an der zunehmenden Entartungsreaktion.

Bei *offenen Verletzungen* muß immer nach einer Nervenläsion gefahndet werden, und die Nervennaht sollte primär durchgeführt werden. Lediglich bei verschmutzten Wunden und ausgedehnten Weichteilverletzungen ist die Sekundärnaht angezeigt, um Verklebungen zu verhindern. Die Nervenenden werden bei der primären Wundversorgung mit feinen Drahtnähten markiert, um ein späteres Auffinden zu erleichtern. Vor der Nervennaht, die unter größtmöglichster Schonung des Gewebes durch End-zu-End-Naht des Perineuriums erfolgt, werden die Nervenenden aufgefrischt. Die Naht wird meistens unter dem Operationsmikroskop durchgeführt und hat immer spannungsfrei zu erfolgen, was durch Mobilisation des Gleitgewebes und entsprechende Beugestellung der Gelenke aufgrund der Elastizität des Nervengewebes gelingt. Bei größeren Defektverletzungen sind Nerventransplantationen möglich.

Gelingt keine Wiederherstellung der Reizleitung, so ist eine sorgfältige Kontrakturprophylaxe erforderlich, um den Weg für spätere Ersatzoperationen offenzuhalten. Für alle Lähmungsformen sind zahlreiche funktionsverbessernde Operationen angegeben. Gelingt eine Funktionsverbesserung durch Muskel- oder Sehnentransplantation nicht, so ist die operative Versteifung der betroffenen Gelenke in Gebrauchsstellung anzustreben.

Spezielle Orthopädie

13 Wirbelsäule

Entwicklungsgeschichte

Der Abschnitt über die Entwicklungsgeschichte der Wirbelsäule wurde bewußt den Ausführungen vorangestellt, um das Verständnis für die schwierigen morphologischen Kriterien der angeborenen Fehlformen der Wirbelsäule zu erleichtern.

Primitiventwicklung der Wirbelsäule

Bereits beim 3 Wochen alten Keimling findet man im Dach des Urdarmrohres Zellen, die sich als Anlage der Chorda dorsalis identifizieren lassen. Weiterhin liegt in diesem Stadium zu beiden Seiten der Neuralrinne das in Ursegmente gegliederte Mesoderm. Von den Ursegmenten werden etwa 40 Paare angelegt.

Im Querschnitt erscheinen die Ursegmente dreieckig mit einer lateralen (Dermatom), einer medialen (Myotom) und einer ventralen Lamelle. Der Übergang von der medialen zur ventralen Lamelle ist das sog. Sklerotomdivertikel.

Im weiteren Entwicklungsverlauf löst sich die Chorda dorsalis aus dem Verband des Damrohrepithels und liegt beim Keimling von 2,5 mm als drehrunder Stab mit dünner Scheide und radiär gestellten Zellen unmittelbar unter der Bodenplatte des Rückenmarks. Die Ursegmente sind in partieller Auflösung begriffen, indem die Zellen des Sklerotomdivertikels nach ventromedial zur Chorda hin auswandern, während die anderen Ursegmentzellen noch liegen bleiben.

Auf dem Querschnitt durch einen Embryo von 3,5 mm erkennt man, daß die ausgewanderten Zellen die Chorda dorsalis als sog. Perichordalröhre umscheiden und den ganzen Bereich ventral vom Neuralrohr und medial von den Ursegmentstielen ausfüllen. Diese segmentalen Zellverbände werden als Sklerotome bezeichnet. Ein Sklerotom entsteht also aus dem entsprechenden Sklerotomdivertikelpaar. Intersegmentalarterien trennen die einzelnen Sklerotome voneinander.

Der nächste Entwicklungsschritt ist die Zerlegung der Sklerotome durch Sklerotomfissuren (Intervertebralspalte) in einen kranialen und einen kaudalen Anteil. Die beiden Teile bezeichnet man als Skleromiten. Die Skleromiten differenzieren sich weiter in locker- und dichtgebaute Partien, und zwar derart, daß die lockergebauten Zonen zweier benachbarter Skleromiten zum Intersegmentalgefäß hin zu liegen kommen, während die zelldichteren Zonen an die Sklerotomfissur grenzen. Die Sklerotomfissuren verschwinden, und die Anlage der primitiven Bandscheiben (zelldichte Zonen) und Wirbelkörper (lockere Zonen) wird sichtbar.

Eine Umwandlung des Mesenchyms in Knorpelgewebe beobachtet man bei Keimlingen von 12 mm; bei 15 mm erfaßt diese Umwandlung bereits Wirbelbogen und Wirbelkörper. Die Bandscheiben bestehen noch aus mesenchymalen Zellen.

Die Chorda dorsalis durchsetzt als gerader Strang in etwas ventraler Lage die gesamte Wirbelsäule. Ihr weiteres Schicksal gestaltet sich so, daß ihre Zellen innerhalb der Wirbelkörper durch den Wachstumsdruck der Knorpelzellen in den Bandscheibenraum gedrängt werden. In den Wirbelkörpern sind sie noch einige Zeit als Chordascheidenstrang nachweisbar.

Verknöcherung der Wirbel

Der Verknöcherungsprozeß der Wirbelsäule beginnt bei Embryonen von etwa 60 mm. Er geht aus von den zentralen unpaaren Knochenkernen der Wirbelkörper – zunächst in der unteren Brustwirbelsäule, dann nach kranial und kaudal fortschreitend – und den exzentrisch gelegenen Knorpelherden in den Bögen, am Abgang der Processi transversi – zunächst in der Halswirbelsäule, dann kaudal fortschreitend. Ausschlaggebend für die Einleitung der Ossifikation und für die erste Formgebung der entstehenden Knochenkerne sind die einsprossenden Blutgefäße.

Bis zur Geburt vergrößern sich die Knochenkerne in den Wirbelkörpern durch appositionelles Wachstum nach allen Richtungen und erreichen die dorsale und ventrale Oberfläche, auf denen perichondraler Knochen in dünner Schicht aufgelagert wird. Als Überreste der knorpeligen Anlage bleiben kranial und kaudal je eine Knorpelplatte, die als konkave Scheiben den Knochenkernen aufsitzt, und die Wirbelkörperbogenfugen übrig. Die Wirbelbögen sind fast vollkommen verknöchert. Die kranialen bzw. kaudalen Knorpelplatten garantieren die Integrität der Bandscheiben (solange sie intakt sind, sprossen keine Blutgefäße aus den Wirbelkörpern in die Bandscheiben vor), bleiben über das Wachstumsalter hinaus erhalten und spielen als Auffänger der Druckkräfte, die vom Nucleus ausgehen, eine grundlegende Rolle. Unregelmäßigkeiten in den Knorpelplatten beschrieben bereits Mau (1925) und Schmorl (1928). Von letzterem stammt die Bezeichnung „Ossifikationslücken". Nach Töndury treten diese Ossifikationslücken im Alter von 5 bis 25 Jahren auf. In diese Zeit fällt auch die Verknöcherung der Knorpelplatten und die Verschmelzung mit den Wirbelkörperknochen.

Entwicklung der Zwischenwirbelscheiben

Bei einem Embryo von 12 mm sind die Zwischenwirbelscheiben als planparallele Scheiben von halber Wirbelkörperdicke zu erkennen. Sie werden von sehr dicht gelagerten Mesenchymzellen gebildet.

In der weiteren Entwicklung bewirkt der Wachstumsdruck der zentralen Knorpelkerne der Wirbelkörper, daß die Bandscheiben die Form bikonkaver Scheiben annehmen. Die Zellen der Chorda dorsalis werden aus den Wirbelkörpern in die Bandscheibenanlagen gepreßt und kommen dahin zu liegen, wo später die Gallertkerne zu finden sind. Tondury bezeichnet die Chordasegmente im Bereich der Bandscheibenanlagen als die „Platzhalter der Gallertkerne".

Die Gallertkerne selbst entstehen aus der Bandscheibenanlage, die sich in eine äußere fibrilläre Zone und eine innere knorpelige Zone differenziert. Die innere knorpelige Zone wird verflüssigt, und unter dem Druck des so entstandenen Gallertkerns vollzieht sich die Differenzierung des fibrösen Bandscheibengewebes.

Untersuchung

Bei der Beurteilung eines Wirbelsäulenschadens muß der ganze Mensch in den Untersuchungsgang einbezogen werden. Es genügt nicht, sich nur über die eigentlichen Wirbelsäulenleistungen, die in dem Problem der Haltung und Bewegungsmechanik liegen, zu informieren, vielmehr muß der Wirbelsäule als zentralem Achsenorgan Rechnung getragen werden, mit allen peripherneurologischen, vegetativen und auch psychischen Einflußnahmen. Bevor man mit der Untersuchung eines Wirbelsäulenerkrankten beginnt, sollte man klare Vorstellungen über die Aussagemöglichkeit des jeweiligen Untersuchungsverfahrens haben. Nur unter kritischer Anwendung dieses Leitsatzes gelingt eine vielschichtige Erfassung von Normabweichungen, wobei die Wertigkeit der Einzelmethode vom Können und Erfahrungsstand des Untersuchers ebenso abhängt wie die Deutung der Befundeinzelheiten. In der Regel stehen neben der Anamnese zwei Methoden zur Verfügung: die *manuelle* und die *röntgenologische* Untersuchung, wobei die letztere – vom Ausrüstungsstand der jeweiligen Klinik oder Praxis abhängig – durch Funktions- und Schichtaufnahmen oder Röntgenkinematographie erweitert werden kann. Grundsätzlich ist bei jeder Untersuchung die Anwendung beider Methoden zu fordern. Es kann nicht ausdrücklich genug darauf hingewiesen werden, daß die Untersuchung „von Hand" allgemein zu oberflächlich durchgeführt wird, während andererseits oft belanglose röntgenologische Bildeinzelheiten überbewertet werden.

Anamnese

Die Befragung des Patienten sollte so aufgebaut werden, daß am Ende eine erste Verdachtsdiagnose vorliegt, die den weiteren Gang der Untersuchung bestimmt. Im Mittelpunkt der Klagen stehen in der Regel der Schmerz und die Bewegungseinschränkung. Der angegebene Schmerzeintritt muß nicht mit dem Beginn der Störung zusammenfallen. Die Erkrankungen der degenerativen

Reihe entstehen durch minimale Verschiebungen in einem Fließgleichgewicht und werden dem Patienten oft erst nach Jahrzehnten aufgrund von Schmerzen bewußt. So können die meisten statischen Störungen lange Zeit durch aktive Muskelleistungen kompensiert werden, bis sie schließlich durch die eigentliche Haltungsinsuffizienz evident werden. Bei der Bewertung der Klagen müssen somit Lebensalter, Konstitution sowie berufsgebundene Lebensumstände mitberücksichtigt werden, um eine Abgrenzung zum Normalkollektiv durchführen zu können.

Ergibt die Befragung Hinweise auf ein Unfallgeschehen, so ist eine detaillierte Rekonstruktion unbedingt erforderlich. Viele Traumatisierungen der Wirbelsäule sind nach ihrem Verletzungsmechanismus typisiert, und somit gibt die Unfallrekonstruktion bereits den ersten Hinweis auf die Schadenslokalisation. Die Befragung sollte so genau vorgenommen werden, daß am Ende die für jede Begutachtung wichtige Kernfrage „war das Unfallereignis geeignet, die zur Debatte stehenden Verletzungen hervorzurufen oder nicht" beantwortet werden kann. Dazu sind in jedem Fall ausreichende Aufzeichnungen anzufertigen, um dem Nachuntersucher eine lückenlose Beweiskette anbieten zu können.

Das Phänomen Schmerzausstrahlung ist bei vertebragenen Störungen komplex. Oft werden periphere Erscheinungen zwar vom Patienten beschrieben, aber von ihm nicht mit der Wirbelsäulenstörung in Beziehung gesetzt. Vom behandelnden Arzt muß deshalb von vornherein die Kenntnis über den segmentalen Aufbau der Wirbelsäule vorausgesetzt werden, um das Beschwerdebild segmentbezogen einordnen zu können. Nur so gelingt z. B. eine sichere Abgrenzung zu den peripheren Durchblutungsstörungen.

Schwierig ist die Deutung der komplexen Veränderungen in der Beziehungskette zwischen Wirbelsäulenmorphologie und vegetativem Nervensystem. Der Orthopäde kann nur versuchen, Bausteine für die Erklärungsmöglichkeiten sog. vertebragen bedingter viszeraler Erkrankungen beizusteuern. Dezente vegetative Veränderungen werden in den meisten Fällen nicht erkannt, da das Wissen um die Leistungen des viszeralen Nervensystems mit allen vegetativen, trophischen, vasomotorischen und intramuralen Innervationsverhältnissen in der Regel nicht parat ist. Fest steht, daß im spinalen Nerv sympathische Faserelemente verlaufen, so daß von einer Arbeits- und Leistungsgemeinschaft beider Nervensysteme mit Recht gesprochen werden kann. Klagen der Patienten über viszerale Störungen bedürfen deshalb einer sorgfältigen interdisziplinären Abklärung.

Oft ist der Wirbelsäulenkranke auch psychisch auffällig. An Erklärungsmöglichkeiten für diesen Tatbestand mangelt es nicht. Der Patient hat häufig einen langen Leidensweg hinter sich und seine Erkrankung ist entweder ungenügend abgeklärt oder ihm in ihren Auswirkungen nicht genügend erklärt worden, woraus ein Angstgefühl resultiert. Die Anamneseerhebung hat deshalb immer besonders gewissenhaft und sorgfältig, aber gleichzeitig auch belehrend zu erfolgen, um den Patienten für die nachfolgende Untersuchung in eine ausgewogene Stimmungslage zu versetzen.

Inspektion und aktive Bewegungsprüfung

Die inspektorische Untersuchung fußt auf einer Beschreibung von seitenglei-
chen oder seitenungleichen Verhältnissen des Rückens; d. h., für die Befunderhebung wird die Symmetrie als Gradmesser benutzt, was an der Wirbelsäule als unpaarem Organ schwerer ist als an den Extremitäten, wo sich ein
objektiv faßbarer Vergleich geradezu aufdrängt (Abb. 2.2).
Die Betrachtung erfolgt prinzipiell am ausgezogenen Patienten. Das Aus-
und Anziehen sollte beobachtet werden, da sich bereits hieraus Rückschlüsse
auf Funktionseinschränkungen gewinnen lassen.
Zuerst wird der stehende Patient in der Blickrichtung von hinten inspiziert.
Man achtet auf die Stellung des Schultergürtels zum Rumpf und auf die
Beckenstellung. In Verbindung mit einer Beurteilung der Seitenverhältnisse
der Taillendreiecke (Abb. 2.3) erhält man somit einen Eindruck, ob die
Wirbelsäule im Lot steht, das man sich als Verbindungslinie vom Okziput zur
Rima ani vorstellt.
Liegt kein lotgerechter Stand der Wirbelsäule vor, so markiert man die
Dornfortsätze und beschreibt die Abweichungsrichtung aus der Sagittalebene im konvexen oder konkaven Sinne. Der Umschlagspunkt der meist S-
förmigen Verbiegung wird schriftlich fixiert. Die Verbiegungen werden bezüglich ihres Verlaufs charakterisiert, wie großbogig, kurzbogig, knickför-
mig usw. Der Gesamtüberhang der Wirbelsäule wird durch Fällen des Lots
auf dem Kreuzbeinplateau bestimmt (Abb. 13.18).
In der Regel kommt eine Rippenbuckelbildung (Abb. 13.18) erst bei Vorbeugung gut zur Darstellung. In Vorbeugehaltung wird außerdem geprüft,
ob sich die Wirbelsäule ausgradet oder ob die irgendwie geartete Fehlhaltung
fixiert ist.
Beinlängendifferenzen (Abb. 13.21) werden durch Unterlage von Brettchen
unter die Ferse ausgeglichen und die Änderung der so erzielten Wirbelsäuleneinstellung notiert. Die Brettchen dürfen nicht unter die Gesamtauftritts-
fläche des Fußes gelegt werden, da bereits eine kompensatorische Spitzfußbildung vorliegen kann, die das Meßergebnis verfälscht.
Danach erfolgt die Betrachtung des Patienten von der Seite unter Beschreibung der Rückenreliefs. Die Beurteilung der Normschwingung von Halslordose, Brustkyphose und Lendenlordose bedarf der Übung. Niemals darf die
Inspektion des Patienten von vorn ausgelassen werden, da die Wirbelsäulentorsion zu einer Verwindung des Thorax führt, die auch im Brustbereich
asymmetrische Verhältnisse schafft. Außerdem darf das Vorliegen einer
Trichter-, Hühner- oder Kielbrust nur im Zusammenhang mit der Wirbelsäu-
lenleistung gesehen werden. Aufschlußreich ist auch das Vorliegen einer
horizontalen Bauchfalte; häufig ein erster Hinweis auf eine Bechterew-
Erkrankung.
Im Anschluß an die Inspektion erfolgt die *aktive Bewegungsprüfung*.
Diese Untersuchungstechnik stellt kein objektives Prüfverfahren dar, da der
Patient – ob gewollt oder ungewollt – nicht seine mögliche Bewegungslei-

stung vorführen mag. Die Untersuchung gewinnt ihren Wert erst durch den Vergleich mit den passiv erzielten Bewegungsausschlägen. Immerhin ergibt die Prüfung einen ersten Eindruck, ob überhaupt eine Bewegungseinschränkung vorliegt, ob eine grobe Seitendifferenz vorhanden ist oder dysharmonische, schmerzbedingt ruckartige Bewegungen vorherrschen.

In diesem Sinne ist auch das sog. Schober-Zeichen oder sinngemäße Variationen im Bereich der oberen Wirbelsäulenabschnitte (Güntz-Zeichen) aufzufassen. Der Wert liegt allein darin, daß Bewegungsausschläge in vorher markierten Bewegungsstrecken durchgeführt werden können.

Schober-Zeichen. Zwei Hautmarken im Abstand von 10 cm in Höhe des Dornfortsatzes S1 nach oben werden auf den Rücken aufgetragen. Beim Vorbeugen vergrößert sich die Strecke im Normalfall auf 15 cm (normales Schober-Zeichen 10/15 cm). Bei einer irgendwie gearteten Bewegungsbehinderung Verkleinerung der Differenz.

Palpation

Das exakte Ertasten eines Befunds bedarf großer Übung. Durch die Palpation soll die genaue Schadenslokalisation erfolgen, d. h., die folgenden diagnostischen Schritte werden durch die manuelle Untersuchung eingeleitet.

Man beginnt mit der Prüfung des *Stauchungsschmerzes.* Ein Stauchungsdruck auf den Kopf überprüft die Verhältnisse an der Halswirbelsäule; ein kräftiger Druck auf beide Schultern staucht Brust- und Lendenwirbelsäule. Man kann den Patienten auch auffordern, sich aus dem Zehenstand auf beide Fersen fallenzulassen, und schafft so eine auf alltägliche Verhältnisse transponierbare Situation.

Läßt sich bei mehrmaliger Prüfung ein Schmerz lokalisieren, so besteht der Verdacht auf eine Affektion in der Wirbelkörperreihe oder im Pufferorgan Bandscheibe (Spondylitis, Fraktur, Tumor, Bandscheibenprolaps). Eine weitere Differenzierung erhält man sodann durch den Druck oder kurzen Schlag auf die Dornfortsätze. Bei allen Schmerzen in der Medianlinie der Wirbelsäule ist in jedem Fall eine eingehende röntgenologische Untersuchung anzuschließen. Entzündliche Veränderungen sind mit den üblichen Laboruntersuchungen zu klären.

Häufig findet man einen *Druckschmerz* zwischen den Dornfortsätzen im Bereich der Ligg. interspinalia. Die Ursache liegt einmal in Überdehnungen im Kyphosescheitel, zum anderen in Reizerscheinungen im Sinne des Baastrup-Phänomens. Hierbei kommt es aufgrund der Hyperlordosierung zu einem Aufeinanderrücken der Dornfortsätze mit nearthrotischen Umbildungen.

Weitere Schmerzpunkte liegen paramedian, etwa 1–2 cm neben der Dornfortsatzreihe. Diese Druckdolenzen sind in der Regel Veränderungen in den Wirbelbogengelenken zuzuordnen. Ähnliche Schmerzen lassen sich bei seitlichen Verschiebebewegungen des Dornfortsatzes als Hebelarm als Ausdruck einer gestörten Gelenkmechanik provozieren. Liegt der Druckschmerz noch weiter lateral, also im Bereich der Rückenmuskulatur, so hat eine exakte Abgrenzung zu erfolgen, ob es sich lediglich um einen momentanen Hypertonus oder um krankhafte Veränderungen wie Muskelhartspann oder -gelose handelt.

Als *Hartspann* bezeichnet man strangartige, reversible Tonussteigerungen eines Muskels oder von Muskelgruppen aufgrund eines irgendwie gestörten Reflexbogens.

Myogelosen sind gut abgrenzbare, meist kugelige, verschiebliche Knötchen im Verband der Muskulatur. Häufigste Lokalisation sind Schulter-Nacken-Partie und lumbosakraler Übergangsbereich. Sie entstehen unter dem Einfluß einer übermäßigen Stoffwechselschlackenanreicherung, durch Zustandsänderung des Eiweißes vom Sol- in den Gelzustand. Hält die Durchblutungsstörung an, so folgt eine hyaline Entartung der Muskelfasern mit Vermehrung von Bindegewebe. Aus diesen pathomorphologischen Zustandsänderungen läßt sich ableiten, daß sich voll ausgebildete Gelosen bei aktiver Entspannung, entsprechender Lagerung und sogar in Narkose nicht zurückbilden, im Gegensatz zu dem reversiblen Muskelhartspann.

Passive Bewegungsprüfung

Die Wirbelsäule des Menschen ist einer Feder vergleichbar, deren Elastizität einerseits durch die Zwischenwirbelscheiben, andererseits durch sagittale Krümmungen gewährleistet ist.

Die Gliederkette Wirbelsäule hat einerseits die Aufgabe, die Haltung des Menschen zu stabilisieren, andererseits aber die nötigen Bewegungen zuzulassen. Dieser Aufgabe wird sie gerecht durch eine sinnvolle Koordination von passiven und aktiven Haltevorrichtungen.

Die passiven anatomischen Fixpunkte sind Knochenvorsprünge, Gelenkfacetten, Bänder und der Tonus der Muskulatur. Die aktiven Vorrichtungen sind allein durch die arbeitenden Muskeln gegeben.

Bewegungen werden durch die paarigen Wirbelbogengelenke ermöglicht, aber nur im Zusammenspiel mit der Bandscheibe als Pufferzone. Junghanns hat für die segmentalen Bewegungsräume zwischen den Wirbelkörpern 1950 die Bezeichnung „Bewegungssegment" eingeführt (Abb. 13.**1**). Diese Bewegungseinheit besteht aus dem Halbgelenk Bandscheibe, dem vorderen und hinteren Längsband, den paarigen Wirbelbogengelenken und den gelben Bändern. Außerdem gehören dazu die in gleicher Höhe liegenden Teile des Wirbelkanals, die Räume zwischen den benachbarten Dornfortsätzen und Querfortsätzen sowie zahlreiche Bänder und die entsprechenden Muskelanteile.

Nur ein ideales Zusammenspiel all dieser Raumeinheiten gewährleistet harmonische Bewegungsausschläge. Beschädigungen oder Verschleiß eines Teils kann zum Verlust der Gesamtfunktion führen.

Die gelenkmechanischen Verhältnisse sind in den einzelnen Wirbelsäulenabschnitten verschieden, vor allem aufgrund der andersartigen Anordnung der

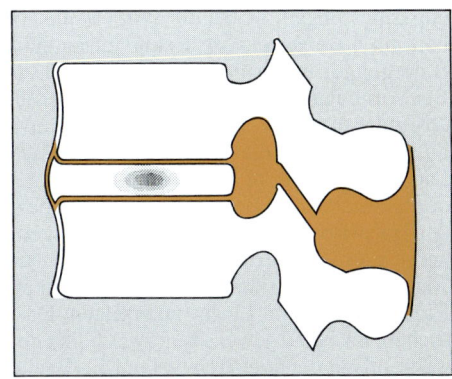

Abb. 13.1 Bewegungsseg-
ment nach Junghanns.

Wirbelbogengelenke. Der Kopf-Hals-Übergangsbereich ebenso wie der Lumbosakralbereich besitzen eigene bewegungsmechanische bzw. statische Besonderheiten. Die Brustwirbelsäule ist wiederum durch die Halterung des knöchernen Thorax in ihrer Beweglichkeit mehr fixiert als die freitragenden Wirbelsäulenstrecken, weshalb sich empfiehlt, die Bewegungsprüfung der einzelnen Wirbelsäulenabschnitte getrennt abzuhandeln.

Halswirbelsäule. Gerade die passive Bewegungsprüfung der Halswirbelsäule ist in der Mehrzahl der Fälle unzureichend. Häufig können pauschal fixierte Ergebnisse nicht als verläßliche Grundlage für eine Nachuntersuchung herangezogen werden, wenn es z. B. darum geht, einen Besserungsnachweis zu erbringen. Denn was soll man sich unter der häufig verwandten Beschreibung „endgradig eingeschränkt" vorstellen? Bezüglich der Rotation kann es beim Jugendlichen bedeuten, daß er den Kopf noch um 80 Grad wenden kann, während die Einschränkung beim Greis vielleicht bei 50 Grad liegt.

Es ist deshalb unbedingt notwendig, eine Methode zu wählen, die es gestattet, klare Meßwerte zu notieren und auf diese Weise Zahlen anzugeben, die auch für Verlaufskontrollen geeignet sind.

Die gesunde Halswirbelsäule läßt bezüglich der Vor- und Rückbeugung Bewegungsausschläge aus der Neutralstellung des Kopfes von jeweils 45 Grad zu. Bei der Vorneigung gelingt es, das Kinn bis an die Brust zu führen, während die Rückneigung bis zu einer Horizontalstellung der Stirn möglich ist. Die Seitneigung nach rechts und links ist jeweils um etwa 40 Grad möglich. Rotationen gelingen aus Mittelstellung des Kopfes jeweils um 90 Grad nach rechts und links, während die Kopfwendung aus Vorbeugung heraus jeweils nur um 45 Grad und aus Rückbeugung jeweils nur um 60 Grad möglich ist.

Brustwirbelsäule. Die Beweglichkeit der Brustwirbelsäule wird durch die Verankerung mit dem Thorax eingeschränkt. An Leichen ausgeführte Bewegungsmessungen, wobei die Wirbelsäule von den Rippen befreit war, ergaben um 50% gesteigerte Exkursionsmöglichkeiten. Im allgemeinen ist die Bewegungsprüfung am Lebenden schlecht objektivierbar.

Bei Vorbeugung kommt es zu einer Vergrößerung der Distanz zwischen dem Dornfortsatz C7 (Vertebra prominens) und Th12 von 4−6 cm. Bei Streckung hingegen soll sich die Kyphose voll ausgleichen.

Die Bewegungen im Einzelsegment erfolgen durch Rotation und Gleiten in der Sagittalebene. Bei den Seitneigungsbewegungen handelt es sich, wie an der Halswirbelsäule, um Mischbewegungen, wobei die rotatorische Komponente allerdings geringer ist als an der Halswirbelsäule.

Nach der Prüfung der Gesamtbeweglichkeit im Stehen hat die Prüfung der Einzelsegmente im Liegen zu erfolgen. Dazu werden zwei Finger der untersuchenden Hand jeweils auf zwei benachbarten Dornfortsätzen aufgelegt, während mit der noch freien Hand das Becken und danach der Schultergürtel angehoben, geneigt und verwunden wird. Mit der nötigen Übung läßt sich so die Bewegung des jeweiligen Dornfortsatzes ertasten, d. h. sein freies Spiel erfassen. Etwaige Fixierungen von Segmentstrecken können so lokalisiert werden.

Lendenwirbelsäule. Bewegungen der Lendenwirbelsäule sind in der Regel mit Hüftgelenkbewegungen verknüpft, was bei der Beurteilung berücksichtigt werden muß.

Bei Vorbeugung soll die physiologische Lordose ausgeglichen werden; bei Rückbeugung muß sich die Lordose verstärken. Der sog. Fingerspitzen-Fußboden-Abstand (FFA) ist nur unter Berücksichtigung der Funktionseinheit Hüfte – Wirbelsäule zu bewerten. Bei Trainierten gelingt eine Fußbodenberührung auch bei fixierter Lendenwirbelsäule nur durch die Bewegungsmöglichkeiten in den Hüftgelenken (Schober-Zeichen, S. 283 f.).

Das Dornfortsatzspiel, d. h. die Bewertung der Einzelsegmentbewegung, erfolgt wie an der Brustwirbelsäule.

Neurologische Untersuchungen

Die neurologische Untersuchung erfolgt an ihren segmental zugeordneten Erfolgsorganen, d. h. in der Regel an den Extremitäten.

Sensibilitätsprüfung. Immer soll die Berührungsempfindlichkeit, die Schmerzempfindlichkeit und die Temperaturempfindlichkeit geprüft werden.

Die segmentale Zuordnung erfolgt anhand der radikulären Dermatome (Abb. 13.**2**). Charakteristisch und für die diagnostische Abklärung wichtig sind Schmerzen, die bei Nervendehnung auftreten:

Lasègue-Zeichen (Abb. 13.**3**). Hüftbeugung bei gestrecktem Knie bewirkt Schmerzen im Verlauf des N. ischiadicus. Vermerkt wird der Elevationsgrad des Beines, bei dem der Schmerz auftritt.

Bragard-Zeichen (Abb. 13.**4**). Die Schmerzen bei Prüfung des Lasegue-Zeichens verstärken sich bei Dorsalflexion des Fußes.

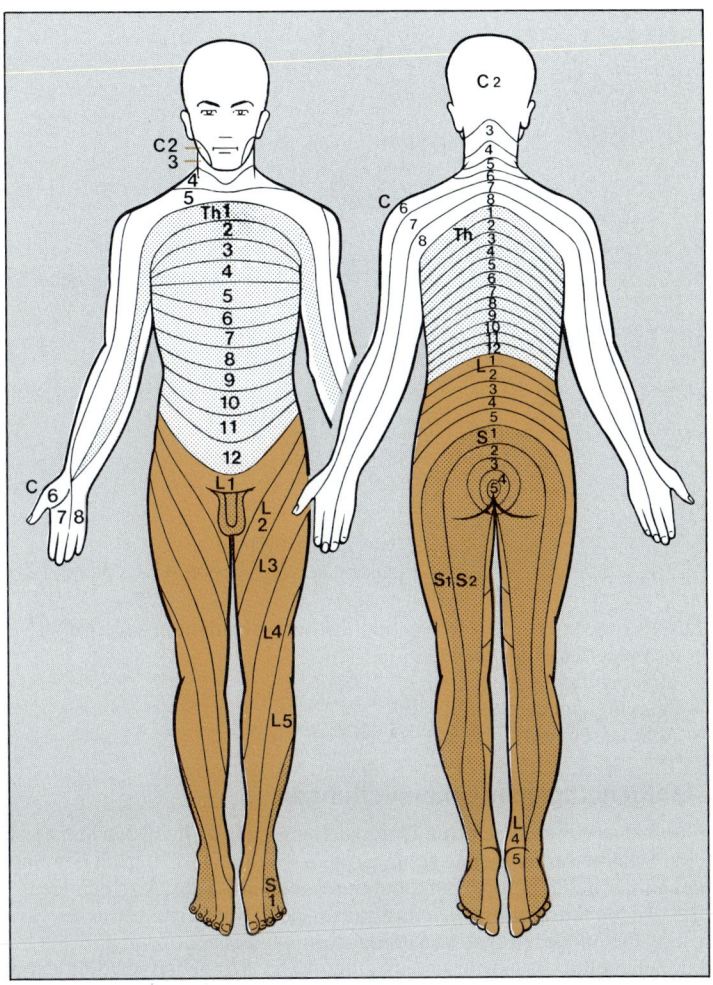

Abb. 13.**2**   Segmentale Dermatome.

Motorische Prüfung. Die Beurteilung der Willkürinnervation erfolgt nach Abb. 13.**5**).

Reflexprüfung. Die Reflexprüfung ist ein weiterer Schritt zur Schadenslokalisation. Die Abschwächung oder das Fehlen eines Reflexes ist Ausdruck eines gestörten Reflexbogens. Man orientiert sich an den Seitendifferenzen.

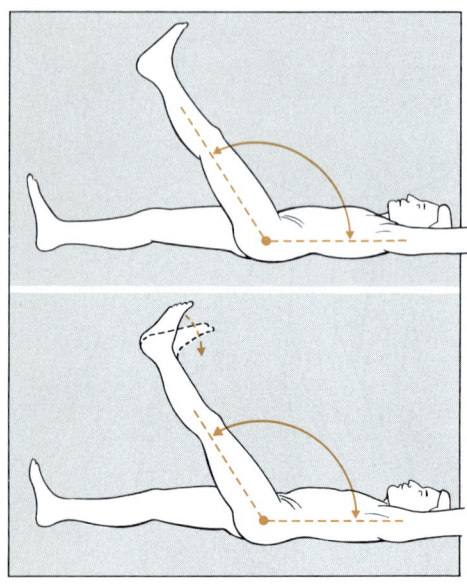

Abb. 13.**3**   Lasègue-Zeichen.

Abb. 13.**4**   Bragard-Zeichen.

Die wichtigsten Eigenreflexe sind folgenden Segmenten zugeordnet:
- Bizepsreflex: C5−C6,
- Trizepsreflex: C6−C7,
- Patellarsehnenreflex: L2−L4,
- Achillessehnenreflex: L5−S2.

Röntgenologische Untersuchungen

Durch den bisher skizzierten Untersuchungsgang sollte in den meisten Fällen
eine Schadenseingrenzung gelungen sein. Erst jetzt, d. h. nach der eingehen-
den klinischen Untersuchung, hat die Röntgendiagnostik zu erfolgen.
Bei den *Standardaufnahmen* im anterior-posterioren und seitlichen Strahlengang, die in der Regel von einer Röntgenassistentin angefertigt werden
können, sollte die gewünschte Segmenthöhe angegeben werden, damit eine
gute Einstellung des Zentralstrahls vorgenommen werden kann. Spezielle
Röntgentechniken sollten prinzipiell im Beisein eines Arztes durchgeführt
werden. In vielen Fällen reichen die Standardaufnahmen in zwei Ebenen
nicht aus. Der Arzt muß sich deshalb in den angebotenen Spezialtechniken
auskennen, um den weiteren Untersuchungsgang in die richtigen Bahnen zu
leiten.
Achsenfehlstellungen der Wirbelsäule verlangen *Wirbelsäulenganzaufnah-
men* im Stehen um die Verbiegungen im Rahmen der Gesamtstatik beurteilen zu können. Nur mit Hilfe der sagittalen Standaufnahme gelingt eine

Segmentale und periphere Innervation der Muskeln von C2 - Th 1

Muskel	HWK Segm.	2. C2	3. C3	4. C4	5. C5	6. C6	7. C7	C8	Th1	Nerv
M. trapezius		▄	▄							N. occipitalis minor et N. accessorius
M. sternocleidomastoideus		▄	▄							N. accessorius
Diaphragma			▄	▄						N. phrenicus
M. levator scapulae			▄	▄						N. dorsalis scapulae
Mm. rhomboides				▄	▄					N. dorsalis scapulae
M. supraspinatus				▄	▄					N. suprascapularis
M. infraspinatus				▄	▄					N. suprascapularis (manchmal auch N. axillaris)
M. teres minor					▄	▄				N. axillaris
M. deltoideus					▄	▄				N. axillaris
M. biceps brachii					▄	▄				N. musculocutaneus (manchmal auch N. medianus)
M. brachioradialis					▄	▄				N. radialis
M. supinator					▄	▄				N. radialis
M. serratus anterior					▄	▄	▄			N. thoracicus longus
M. extensor carpi radialis						▄	▄			N. radialis
M. pectoralis major						▄	▄	▄	▄	Nn. thoracici ventrales (manchmal auch N. axillaris)
M. teres major						▄	▄			N. musculocutaneus
M. pronator teres						▄	▄			N. medianus
M. pectoralis minor						▄	▄			Nn. thoracici ventrales
M. latissimus dorsi						▄	▄			N. thoracodorsalis
M. extensor digitorum communis							▄	▄		N. radialis
M. triceps brachii							▄	▄		N. radialis
M. flexor carpi radialis							▄	▄		N. medianus
M. abductor pollicis longus							▄	▄		N. radialis
M. extensor pollicis brevis							▄	▄		N. radialis
M. opponens pollicis							▄	▄		N. medianus
M. flexor pollicis brevis							▄	▄		N. medianus et N. ulnaris
M. extensor carpi ulnaris							▄	▄		N. radialis
M. extensor pollicis longus							▄	▄		N. radialis

Abb. 13.5   Innervation der Muskeln.

Fortsetzung: Segmentale und periphere Innervation der Muskeln von C2–Th1

Muskel	Nerv
M. extensor indicis proprius	N. radialis
M. abductor pollicis brevis	N. medianus
M. flexor carpi ulnaris	N. ulnaris
M. flexor digitorum superficialis	N. medianus
M. pronator quadratus	N. medianus
M. palmaris longus	N. medianus
M. flexor digitorum profundus	N. medianus et N. ulnaris
M. flexor pollicis longus	N. medianus
M. adductor pollicis	N. ulnaris
Mm. interossei dorsales	N. ulnaris
Mm. interossei ventrales	N. ulnaris
Mm. lumbricales I/II	N. medianus
Mm. lumbricales III/IV	N. ulnaris

Segmentale und periphere Innervation der Muskeln von Th1 - S5

Muskel	BWK Segm.	Nerv
	1. 2. 3. 4. 5. 6. 7. 8. 9. 10. 11. Th1 2 3 4 5 6 7 8 9 10 11 12 L1 L2 L3	
Mm. intercostales externi et interni		Rr. ventrales nn. thoracicorum et nn. intercostales
M. obliquus externus abdominis		Rr. ventrales nn. thoracicorum
M. rectus abdominis		Rr. ventrales nn. thoracicorum
M. transversus abdominis		Rr. ventrales nn. thoracicorum (N. iliohypogastricus et N. ilioinguinalis)
M. obliquus internus abdominis		Rr. ventrales nn. thoracicorum
M. quadratus lumborum		N. intercost. XII et plex lumbalis

Muskel	BWK, LWK Segm.	10. Th12	11. L1	12. L2	L3	1. LWK L4	L5	2. LWK S1	S2	S3	S4	S5	Nerv
M. iliopsoas			█	█									N. femoralis
M. sartorius			█	█									N. femoralis
M. gracilis			█	█									N. obturatorius
Mm. adductores				█	█								N. obturatorius et N. femoralis
M. quadriceps femoris				█	█								N. femoralis
M. tibialis anterior						█							N. peronaeus profundus
M. tensor fasciae latae						█							N. glutaeus superior
M. tibialis posterior						█	█						N. tibialis
Mm. rot. ext. cox.						█	█	█					N. plexus sacralis et N. obtur. ext.
M. glutaeus medius et min.						█	█	█					N. glutaeus superior
M. semitendinosus							█	█					N. tibialis
M. semimembranosus							█	█					N. tibialis
M. extensor hallucis longus							█						N. peronaeus profundus
M. extensor digitorum longus							█						N. peronaeus profundus
M. peronaeus brevis							█						N. peronaeus superficialis
M. peronaeus longus							█						N. peronaeus superficialis
M. glutaeus maximus								█					N. glutaeus inferior
M. biceps femoris								█	█				N. ischiadicus
M. triceps surae								█					N. tibialis
M. flexor digitorum l. et b.								█	█				N. tibialis/N. plantaris, med.
M. flexor hallucis l. et b.								█	█				N. tibialis/N. plantaris
Mm. lumbricales									█				N. plantaris medialis
Mm. interossei									█				N. plantaris lateralis
Erectio										█	█		N. pudendalis
Ejaculatio										█	█		N. pudendalis
M. sphincter vesicae										█	█		N. pudendalis
M. sphincter ani											█	█	Nn. rectales inferiores

exakte Beinlängenmessung durch die Orientierung an der Stellung der Hüft-pfannenebenen. Wird ein Verkürzungsausgleich röntgenologisch kontrolliert, so kann man beurteilen, ob durch diese Maßnahme eine bessere Wirbelsäuleneinstellung gelingt oder nicht. Alle konservativen und operativen Maßnahmen bei Skoliosen sind nur mit Hilfe der Ganzaufnahme im Stand kontrollierbar.

Funktionsaufnahmen oder besser *gehaltene Aufnahmen* erlauben einen Einblick in eventuelle Bewegungsstörungen, d. h., sie ergänzen das manuelle Untersuchungsergebnis. Es soll beim Normalbefund in den entgegengesetzten Bewegungsphasen (z. B. Vor- und Rückbeugung) zu harmonischen Schwingungsverläufen kommen. Einer Fehlhaltung in einer Bewegungsebene ist nur dann eine Bedeutung beizumessen, wenn sie in der Gegenphase nicht voll ausgleichbar ist.

Neben der Fahndung nach Segmentfixierungen ist das Erkennen hypermobiler Segmente erforderlich, wobei man sich der großen individuellen Schwankungsbreite und der Altersabhängigkeit bewußt sein muß. Die Sagittalverschiebung und Verkippung eines oder mehrerer Wirbelkörper an der Halswirbelsäule in der Vorbeugephase ist nur dann als krankhaft zu bewerten, wenn diese in der Gegenbewegung nicht ausgleichbar ist. Bei der Halswirbelsäule liegt nämlich der Drehpunkt des Bewegungssegments nicht in Höhe der Bandscheibe, sondern etwa in der Mitte des nächst tiefer gelegenen Wirbelkörpers (Abb. 13.**6**).

Die sog. *Aufklappbarkeit* eines Bewegungssegments ist eindeutig vom pathomorphologischen Substrat der Verletzung geprägt. Gelingt es, durch gehaltene Aufnahmen ein weiteres Auseinanderspreizen zweier benachbarter Dornfortsätze hervorzurufen (durch Aufklappbarkeit) (Abb. 13.**7b**) und deckt sich die Segmenthöhe mit dem durch Palpation ermittelten Schmerzmaximum, so kann dies als Beweis einer Zerreißung der Dornfortsatzbandverbindungen gewertet werden.

Gelingt bei Rückbeugung eine ventrale Aufklappbarkeit (Abb. 13.**7b**) eines Bewegungssegments, so muß man eine Zerreißung des vorderen Längsbandes oder zumindest eine erhebliche Teilzerreißung in Höhe des betroffenen Segments voraussetzen. Eine Ruptur in Bandscheibenmitte und Ablösung der Zwischenwirbelscheiben aus den Grund- und Deckplattenverankerungen auch im Rahmen degenerativer Veränderungen allein können nicht Gegenstand eines röntgenologischen Beweises sein.

An der Hals- und Lendenwirbelsäule sind neben den Standardaufnahmen oft zusätzlich *Schrägaufnahmen* erforderlich. Im Zervikalbereich dienen sie zur Beurteilung der Zwischenwirbellöcher (Abb. 13.**35**), indem sie helfen, raumeinengende knöcherne Prozesse aufzudecken. An der Lendenwirbelsäule gelingt oft erst durch Schrägaufnahmen der Nachweis von Verknöcherungsstörungen in der Interartikularportion (z. B. bei der Spondylolyse).

Aufgrund vielfältiger Überlagerungsmöglichkeiten gerade im Bereich der Wirbelsäule hat das *Röntgenschichtverfahren* immer größere Bedeutung erlangt. Unfallfolgezustände an den Wirbelbogengelenken, die Beurteilung

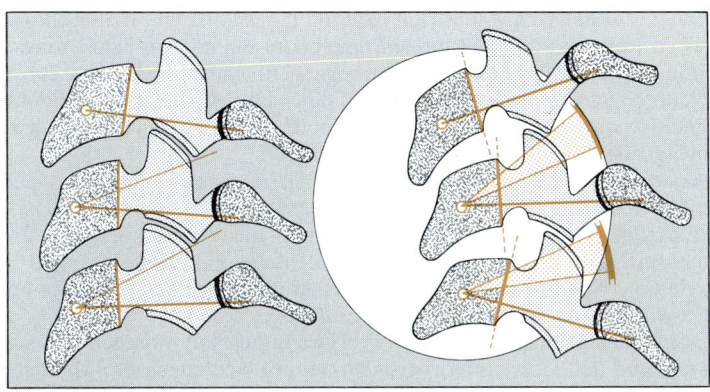

Abb. 13.**6**   Darstellung des Drehpunkts der Wirbelbogengelenke am Beispiel der Halswirbelsäule (nach Erdmann).

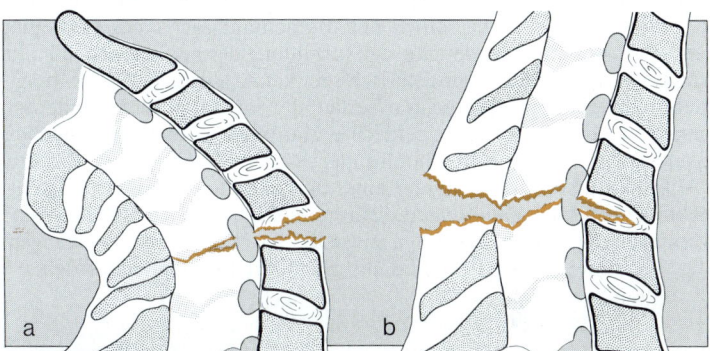

Abb. 13.**7**   Halswirbelsäule nach Ruptur des diskoligamentären Systems. **a** Ventrale Aufklappbarkeit. **b** Dorsale Aufklappbarkeit.

von Heilungsvorgängen nach Densfrakturen oder die genaue Lokalisation und Ausbreitung entzündlicher oder tumoröser Herde gelingt nur durch Schichtaufnahmen. Aber gerade hier gilt auch der Grundsatz, daß röntgenologische Bildeinzelheiten vom weniger erfahrenen Untersucher häufiger überbewertet oder falsch gedeutet werden.

Haltung des Menschen

Die aufrechte Haltung des Menschen ist der entscheidende Schritt in der phylogenetischen Entwicklung des Homo sapiens. Erst durch den aufrechten

Gang, der nur beim Menschen dauernd möglich ist und in der ontogeneti-
schen Entwicklung einer großen Spielbreite unterliegen kann, wurden die
Hände frei zu differenzierten Bewegungen. Die optische und akustische
Neuorientierung im Raum führte zu einer Differenzierung des Großhirns,
und der verbesserte Augen-Hand-Kontakt befähigte den Menschen zu immer größeren Leistungen.
Aus diesen Gründen spiegelt sich in der Haltungsbeurteilung des Menschen
mehr wider als eine reine Beurteilung der statischen und dynamischen Leistungsfähigkeit. Die menschliche Haltung ist ein überaus komplexes Zusammenspiel körperlicher und sicher auch seelischer Faktoren.
„Haltung ist der Ausdruck der seelisch-körperlichen Ganzheit, der Persönlichkeit, und ist ein Maßstab ihrer Kraft" (Schede).
Durch die Haltung wird ein Gleichgewichtszustand zwischen der Schwerkraft und den aktiven und passiven Haltevorrichtungen des Menschen erreicht.
Die Statistiken über Häufigkeit von Haltungsschäden und Haltungsanomalien sind unterschiedlich, da eine verbindliche Übereinkunft über die Kriterien der Haltungsbewertung nicht vorliegt. Alle Haltungsformen, außer der
Ruhehaltung, stellen eigentlich nur Momentanbilder eines Bewegungsab-
laufs dar, weshalb eine detaillierte Aufzählung der verschiedenen Haltungs-
varianten immer nur fragmentarisch sein kann. Unter „guter Haltung" versteht man den normengerechten Verlauf der sagittalen Wirbelsäulenschwin-
gungen (Abb. 13.**8a**). Die „schlechte Haltung" wird durch Angaben wie
Rundrücken (Abb. 13.**8b**), hohlrunder Rücken (Abb. 13.**8c**), Flachrücken
(Abb. 13.**8d**) spezifiziert. Unter einer „krankhaften Haltung" versteht man
Schmerz- und Schonhaltungen, während die „fixierten Fehlhaltungen" wie
vermehrte Kyphosen, Lordosen sowie die Gruppe der Skoliosen eigenstän-
dige Krankheitsbilder darstellen, die gesondert abgehandelt werden.

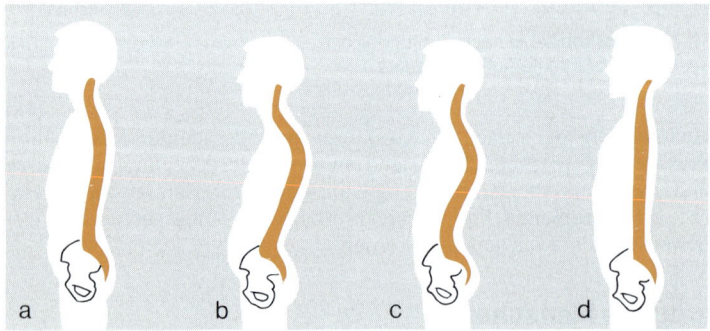

Abb. 13.**8**   Haltungsformen nach Staffel. **a** Normale Haltung, **b** Rundrücken, **c** hohlrunder Rücken, **d** flacher Rücken.

Angeborene Fehlbildungen und Variationen

Die Wirbelsäule ist mit einer gewissen Entwicklungslabilität besonders im Bereich der Übergangsgebiete behaftet, die sich in einer größeren Anzahl von Varianten, Anomalien und Mißbildungen äußert. Es handelt sich um
– Störungen der Segmentation,
– Aplasien,
– Teilaplasien,
– Hypoplasien,
– dysrhaphische Erscheinungen.
Die vergleichende Anatomie unterscheidet zwischen Progression und Regression. Wird beim Menschen z. B. die oberste zervikale Wirbelanlage, d. h. der Atlas, in das Spondylokranium einbezogen, so erhält man eine Assimilation, die als progressiver Typ oder kraniale Variante angesprochen wird. Eine gegenteilige Entwicklung liegt bei der Kaudalvariante mit Manifestation des Okzipitalwirbels vor.
Die Zahl der angeborenen Veränderungen an der Wirbelsäule ist verwirrend und ihre Differenzierung nur aus der Kenntnis der Ontogenese möglich.
Drei Differenzierungsebenen in der Gesamtentwicklung bestimmen die Normalentwicklung, und aus Abweichungen in den verschiedenen Stadien ergibt sich der Mißbildungscharakter.
– Das Wirbelsäulenblastem teilt sich in 24 einzelne Wirbelanlagen. Unterbleibt diese horizontale Teilung des Wirbelsäulenblastems an einer oder mehreren Stellen, so spricht man von einer Nonsegmentation. Auf diese Weise entstehen Blockwirbel und die diversen Kranial- und Kaudalvarianten an den Übergangsstellen von einem zum anderen Wirbelsäulenabschnitt.
– Die primär getrennten Bauelemente auf gleicher Ebene vereinigen sich zu einer Wirbelanlage. Schließen sich die auf der jeweiligen Horizontalebene gelegenen Wirbelbauelemente nicht ringförmig um das Rückenmark zusammen, so entsteht eine Nonfusion. Dieser Mißbildungstyp umfaßt alle Spaltbildungen sowohl im Wirbelkörperbereich wie auch den Bogenanteilen eines Einzelwirbels.
– Im Normalfall entwickelt sich die rechte und die linke Seite des Wirbelkörpers gleichsinnig und gleichzeitig. Kommt es in diesem Entwicklungsstadium zur Störung, so spricht man von einer hemimetameren Segmentverschiebung (Abb. 13.**16**). In der Regel kommt nur dieser Entwicklungsstörung eine echte krankmachende Bedeutung zu, da eine asymmetrische Entwicklung in der Sagittalebene zu seitlichen Wirbelsäulenverbiegungen führt, z. B. zur sog. angeborenen Skoliose, mit allen nachteiligen Auswirkungen auf die Gesamtstatik.
Die drei Entstehungsmechanismen können auch kombiniert auftreten und führen dann zu Mißbildungssyndromen, bei denen Segmentationsstörungen, Fusionsstörungen und Segmentverschiebungen gleichzeitig vorhanden sind.

Angeborene Blockwirbelbildung

Ein Beispiel der Nonsegmentation sind die Blockwirbel. Es gibt angeborene Blockwirbelbildungen, die allein die Wirbelkörper betreffen, meist sind jedoch auch die dazugehörigen Wirbelbogenanteile mitverschmolzen (Abb. 13.**9**). Erworbene Blockwirbelbildungen werden besser als Synostosen bezeichnet.

Atlasassimilation

Die Atlasassimilation ist Beispiel einer Kranialvariante. Diese Mißbildung kommt in etwa 0,1% der Mißbildungsfälle vor und kann mit einer erheblichen Bewegungseinschränkung einhergehen.

Offener hinterer Bogenanteil

Beispiel einer Nonfusion ist der offene hintere Bogenanteil bei der Spina bifida (S. 257 ff.) (Abb. 13.**10**).

Spondylolyse, Spondylolisthese

Synonyme: Spaltbildung, Wirbelgleiten.

Durch eine angeborene Spaltbildung im Bereich beider Bogenwurzeln kommt es zum Gleiten des Wirbelkörpers nach ventral. Es gleiten nur der Wirbelkörper mit Bogenwurzeln sowie die oberen Gelenkfortsätze mit der gesamten darüber liegenden Wirbelsäule nach vorn. Die unteren Gelenkfortsätze und der Dornfortsatz verbleiben in der dorsalen Fluchtlinie des Achsenskeletts.

Ätiopathogenese

In der europäischen Literatur wird im Mittel von 2−4% Spondylolysen gesprochen. Die Tatsache, daß sich das Wirbelgleiten in der überwiegenden Mehrzahl am lumbosakralen Übergang abspielt, und die häufige Kombination mit einer Spina bifida occulta an eben denselben Segmenten wird als Beweis für eine angeborene Dysplasie dieser Region angesehen. Neue Untersuchungen an Leistungssportlern (Speerwerfer, Turner) sützen die Theorie einer traumatischen Entstehungsweise.

Ob sich aus einer Spondylolyse ein Wirbelgleiten entwickelt, hängt vom Zustand der umgebenden Weichteile sowie der benachbarten Bandscheibe ab. Der Gleitvorgang tritt gehäuft zwischen dem 12. Lebensjahr und dem Abschluß der Wachstumsperiode auf. In 80% der Fälle gleitet der 5. Lendenwirbel über dem Kreuzbein und in knapp 20% der 4. Lendenwirbel über dem 5. Lendenwirbel.

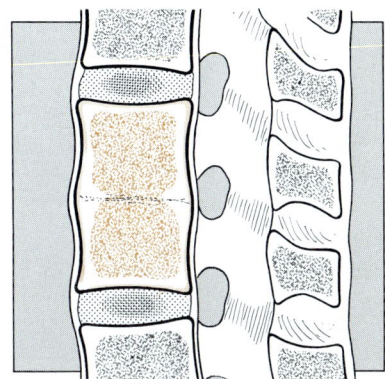

Abb. 13.**9**   Angeborene Blockwirbelbildung im BWS-Bereich.

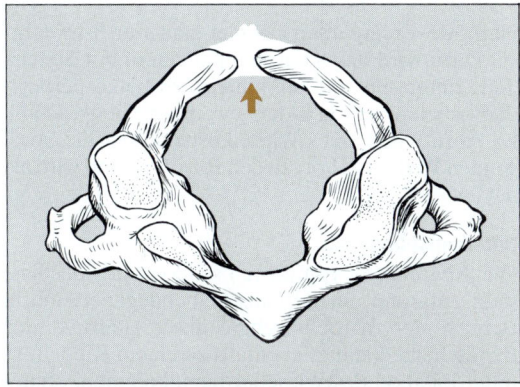

Abb. 13.**10**   Offener hinterer Atlasbogen (↑).

Klinik

In der Regel wird über Kreuzschmerzen mit Ausstrahlung in das Gesäß und
in die Beine geklagt. Neurologische Ausfälle finden sich erst in fortgeschrittenen Stadien. Bei der Palpation ergibt sich gelegentlich ein etwas vorsprin-
gender druckempfindlicher Dornfortsatz und darüber eine mäßige Einsen-
kung, was als „Sprungschanzenphänomen" bezeichnet wird.

Röntgen

Im anterior-posterioren Strahlengang findet man den sog. umgekehrten
Napoleonshut (Abb. 13.**11**) durch Projektion des 5. Lendenwirbelkörpers
auf das Os sacrum. Das Seitenbild unterrichtet über den bereits stattgehab-
ten Gleitvorgang. Schrägaufnahmen werden zur Beurteilung der Spaltbildung in der Interartikularportion benötigt (Abb. 13.**12**).

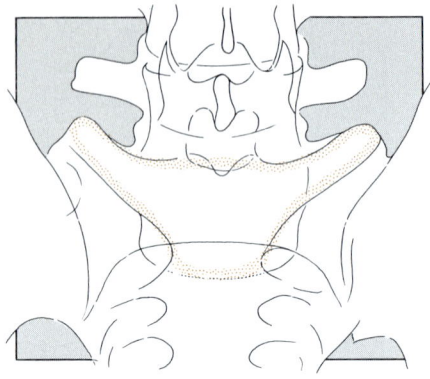

Abb. 13.**11**   Umgekehrter Napoleonshut bei Spondylolisthese L5/S1.

Nach Meyerding unterscheidet man vier Schweregrade der Spondylolisthese. Dazu wird das Kreuzbeinplateau in der Seitenaufnahme in vier gleiche Teile unterteilt, und die hintere Wirbelkörperbegrenzungslinie des 5. Lendenwirbelkörpers läßt den jeweiligen Gleitgrad ablesen (Abb. 13.**13**). Totales Abrutschen eines Wirbelkörpers über die Vorderkante des darunterliegenden Wirbels gehört zu den Raritäten und wird als Spondyloptose bezeichnet (Abb. 13.**14**).

Differentialdiagnose
Die Abgrenzung von einer Pseudospondylolisthese ist wichtig. Diese entsteht aufgrund einer Bandscheibendegeneration mit Verschleißzeichen im Bereich der Wirbelbogengelenke. Aufgrund der Höhenminderung der Bandscheibe kann es ebenfalls zu einem Kippen, verbunden mit einer Ventraldislokation des Wirbelkörpers, kommen, ohne daß eine Unterbrechung der Interartikularportion vorhanden ist.

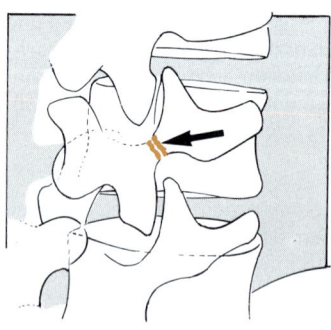

Abb. 13.**12**   Der schräge Strahlengang zeigt die Spaltbildung in der Interartikularportion (Pfeil).

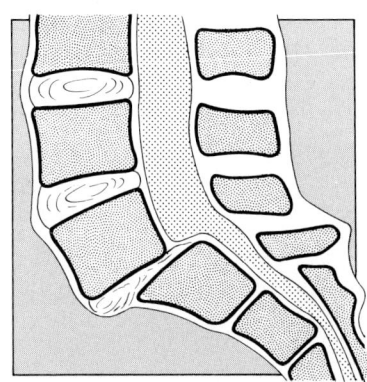

Abb. 13.**13**   Spondylolisthese L5/S1.

Therapie
Das therapeutische Vorgehen hat sich immer nach den Beschwerden bzw. den neurologischen Symptomen zu richten und niemals nach dem Ausmaß der röntgenologischen Veränderungen. Im Vordergrund der Behandlung steht eine Kräftigung der Rückenmuskulatur durch krankengymnastische Maßnahmen und die Beseitigung der Muskelverspannungen durch Massagen. Gelingt es, durch Funktionsaufnahmen eine Instabilität zu verifizieren, so ist die Verordnung eines Hohmann-Überbrückungsmieders oder einer Leibbinde-Kreuzbandage (S. 50) in Erwägung zu ziehen. Ein operatives Vorgehen sollte nur bei progredienter peripherer Nervenirritation oder bei konservativ nicht zu beeinflussenden Schmerzen in Erwägung gezogen werden.

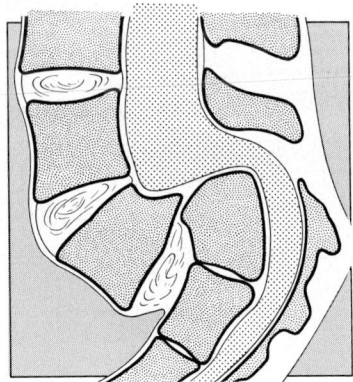

Abb. 13.**14**   Totales Abrutschen des Wirbelkörpers über die Vorderkante des darunterliegenden Wirbels bei Spondyloptose.

Operationstechnisch stehen mehrere Möglichkeiten zur Verfügung: Die *dorsale Fusion* mit einem Tibiaeigenspan oder Beckenspänen unter gleichzeitiger Verödung oder Verschraubung der Wirbelbogengelenke bietet den Vorteil, daß gleichzeitig eine Revision der betroffenen Nervenwurzeln durchge-

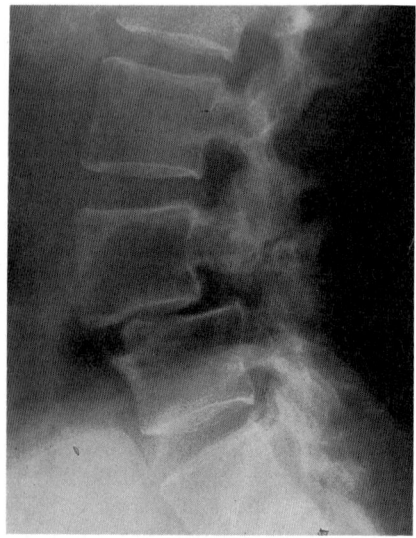

a

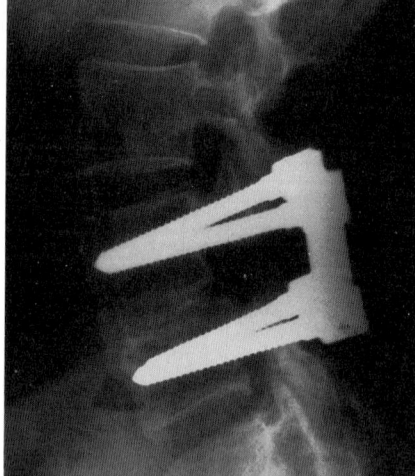

b

Abb. 13.**15 a**   Spondylolisthese L4/L5 Grad Meyerding 2, LWS präoperativ seitlich; **b** postoperativ seitlich; **c** postoperativ a.-p.; **d** LWS seitlich, knöcherne Überbrückung 9 Monate postoperativ.

führt werden kann (Abb. 13.**15**). Die *ventrale Verblockung* der Wirbelkörper über den Retroperitonealraum ist mit mehr Komplikationen verbunden. Beide Methoden werden auch kombiniert angewendet und erlauben eine gute Stellungskorrektur. In jedem Fall ist eine 8- bis 12wöchige Ruhigstel-

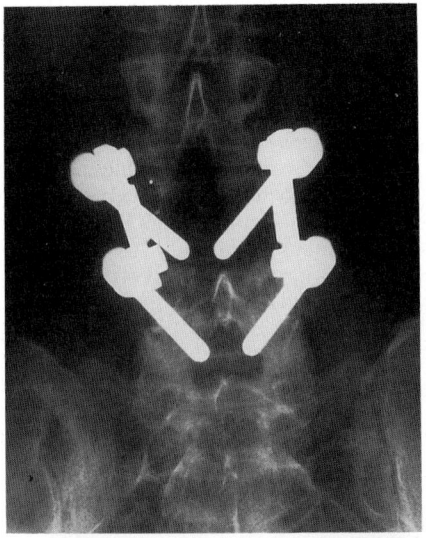

c

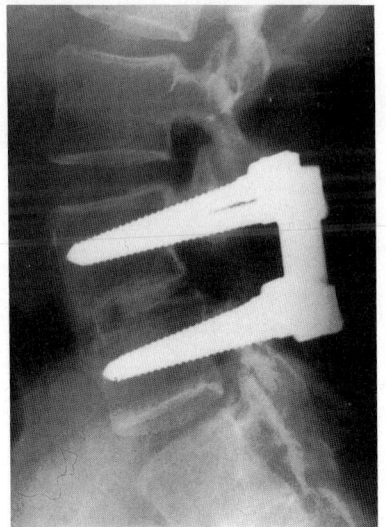

d

lung in einem starren Rumpfkorsett erforderlich, weshalb ältere Patienten von Fusionsoperationen auszuschließen sind.

Kombiniertes Mißbildungssyndrom

In ihm sind alle Varianten von der Segmentation über die Fusionsstörung bis zur hemimetameren Segmentverschiebung vorhanden (Abb. 13.**16**).

Klippel-Feil-Syndrom

Ätiopathogenese. Es handelt sich um eine angeborene Mißbildung der Halswirbelsäule vom Typ des kombinierten Mißbildungssyndroms. Neben Synostosen, vornehmlich der oberen Halswirbelkörper, treten hemimetamere Segmentverschiebungen mit Halbwirbelbildungen und offenen Wirbelbögen meist kombiniert auf.

Klinik. Aufgrund der Wirbelasymmetrie imponiert klinisch ein Schiefhals bei auffallend kurzer Halspartie und tiefem Haaransatz. Die Beweglichkeit der Halswirbelsäule ist mehr oder weniger eingeschränkt. Gelegentlich bestehen Entwicklungsstörungen des Nervensystems mit Lähmungen und Deformitäten. Ein Teil der Fälle ist kombiniert mit einem einseitigen Schulterblatthochstand (Sprengel-Deformität).

Röntgen. Die röntgenologischen Veränderungen sind vielfältig aufgrund der hemimetameren Segmentverschiebungen. Die Wirbelsynostosen betreffen

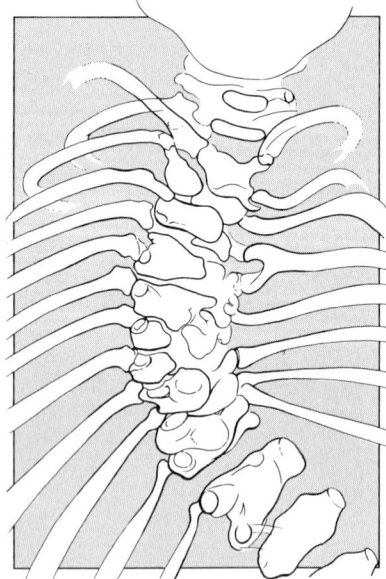

Abb. 13.**16** Kombiniertes Mißbildungssyndrom mit hemimetamerer Segmentverschiebung.

definitionsgemäß die oberen Halswirbelsäulensegmente. Asymmetrische Atlasaplasien wurden beschrieben.
Therapie. Eine kausale Therapie ist nicht möglich.

Schiefhals

Synonyme: Caput obstipum, Tortikollis.

Ätiopathogenese

Als Ursache kommen eine Reihe angeborener und erworbener Störungen in Frage. Asymmetrische knöcherne Wirbelsäulenveränderungen im Sinne echter Mißbildungen aus der Reihe der metameren Segmentverschiebungen sind Grund des angeborenen *Torticollis osseus.* Asymmetrische Atlasassimilationen und zervikale Halbwirbelbildungen sowie das Klippel-Feil-Syndrom mit unvollständiger oder vollständiger Verschmelzung mehrerer Wirbelkörper bedingen eine knöchern fixierte Fehlform der Halswirbelsäule mit sekundären Auswirkungen auf die Gesamtstatik. Durch die frühzeitige dauernde Seitenabweichung kommt es auch zu asymmetrischen Gesichtsveränderungen im Sinne einer Gesichtskoliose.
Auf der anderen Seite stehen die *erworbenen* Formen, deren Ätiologie nicht immer zu klären ist. Es handelt sich um muskuläre Schiefhalsformen aufgrund einer einseitigen Verkürzung des M. sternocleidomastoideus, wahrscheinlich aufgrund einer Mangeldurchblutung. Das häufige Vorkommen bei Steißgeburten wird durch geburtstraumatische Veränderungen am Muskel (Kopfnickerhämatom) erklärt. Wegen familiärer Häufung werden genetische Ursachen diskutiert. Asymmetrische Muskelkontrakturen bei einer infantilen Zerebralparese führen zum *Torticollis spasticus.*
Außerdem können übergeordnete Störungen zu einem Schiefhals führen (otologe und okuläre Form). Tumoren, Entzündungen und Veränderungen im Rahmen des rheumatischen Formenkreises können ebenfalls einen Torticollis bewirken. Beim *akuten reflektorischen Schiefhals* – oft nach Falsch- oder Extrembewegungen – sollen Veränderungen der Wirbelbogengelenke die Wirbelsäulenabweichung bewirken.

Klinik

Das klinische Bild ist eindeutig (Abb. 13.**17**). Der einseitig verkürzte, als strangartige Verhärtung tastbare Muskel bedingt eine Kopfneigung zur kontrakten Seite und eine Drehung zur Gegenseite. Knöcherne Mißbildungen werden durch eine eingehende röntgenologische Untersuchung erkannt, wobei die physiologischen Normabweichungen beim kindlichen Skelett berücksichtigt werden müssen. Eine ohren- und augenfachärztliche Untersuchung ist in jedem Fall als ergänzende Untersuchung anzuordnen, um veränderte Kopfstellungen aufgrund eines Sehfehlers (Torticollis oculi) differentialdiagnostisch auszuschließen. Auch otogene Schiefhalsformen sind differentialdiagnostisch abzugrenzen.

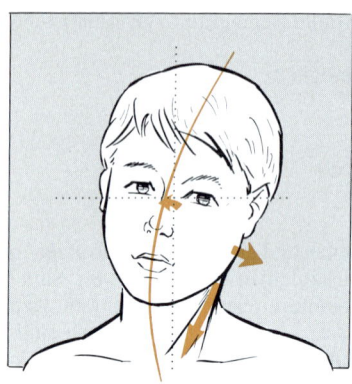

Abb. 13.**17**   Schiefhals mit Gesichtsskoliose.

Therapie
Bei den ossären Formen ist eine kausale Therapie in der Regel nicht möglich. Durch Lagerung in korrigierenden Gipsschalen wird versucht, eine Wuchslenkung zu bewirken.
Der muskuläre Schiefhals wird operativ behandelt, in den meisten Fällen erst nach Beendigung des 1. Lebensjahres. Man durchtrennt den kontrakten Muskel je nach Ausprägung des Befunds am Ansatz und am Ursprung und fixiert im überkorrigierten Brust-Hals-Kopf-Gips über ca. 6 Wochen. Danach ist zur Vermeidung eines Rezidivs eine krankengymnastische Behandlung anzuschließen. Die Therapie der übrigen Formen richtet sich nach dem Grundleiden.

Halsrippe

Ätiopathogenese. Zusätzlich angelegte Rippe des 7. Halswirbels, die ein- und beidseitig vorkommen kann. Die Anlage ist unterschiedlich nach Form und Größe. Kurze Rippenstummel synostosieren meist mit dem Querfortsatz, während die voll ausgebildeten Formen ein Kostotransversalgelenk besitzen und mit der 1. Rippe oder dem Manubrium sterni verbunden sind.
Klinik. Nicht jede Halsrippe verursacht ein Halsrippensyndrom. Voll ausgebildete Halsrippen sind gelegentlich tastbar. Durch Druck auf die A. subclavia kann es zu Kompressionserscheinungen kommen mit Pulsabschwächung, Zyanose, gelegentlich trophischen Störungen. Häufig läßt sich eine Pulsabschwächung durch Drehen des Kopfes provozieren. Auch neurogene Störungen werden beschrieben und betreffen sowohl den Plexus brachialis als auch cervicalis. Echte Lähmungen sind selten. Symptome treten meist erst im 2. Lebensjahrzehnt auf.
Röntgen. Die Diagnose wird durch das Röntgenbild gesichert. Wegen der geringen Kalksalzdichte werden rudimentäre Rippenanlagen häufig übersehen.

Differentialdiagnose. Skalenussyndrom.
Therapie. Die meisten Halsrippenanlagen sind symptomlos und bedürfen keiner Therapie. Beim echten Kompressionssyndrom kommt nur die operative Entfernung der Rippe in Frage.

Angeborener Schulterblatthochstand

Synonym: Sprengel-Deformität.

Ätiopathogenese. Eine erbbedingte Störung wird diskutiert. Häufige Kombinationen mit Wirbelsäulenfehlbildungen und Rippenanomalien sind beschrieben. Wahrscheinlich bestehen Beziehungen zum Mißbildungsmodus beim Klippel-Feil-Syndrom.
Klinik. Meist steht nur ein Schulterblatt höher unter Verschiebung der gesamten Schulterkulisse. Der mediokraniale Angulus ist vergrößert und läuft hakenförmig nach ventral aus. Zwischen dem so entstehenden Höcker bestehen häufig Verwachsungen mit Rippen und Wirbelsäule, was zu Bewegungseinschränkungen führt. Sekundär treten Skoliosen auf.
Röntgen. Die klinischen Veränderungen werden mittels Standardaufnahmen verifiziert. Eine eingehende Röntgenuntersuchung der Hals- und Brustwirbelsäule sichert die Abgrenzung zum Klippel-Feil-Syndrom.
Differentialdiagnose. Klippel-Feil-Syndrom.
Therapie. Aus kosmetischen Gründen und zur Vermeidung von Sekundärfolgen (Skoliose) ist eine Operation zwischen dem 3. und 4. Lebensjahr angezeigt. Der Höcker wird abgetragen und die Verwachsungen zum Thorax hin gelöst. Die nach unten verschobene Skapula wird an den Rippen fixiert und zusätzlich durch einen Muskelzügel aus dem M. latissimus dorsi aktiv gefesselt.

Skoliosen

Skoliosen sind fixierte Wirbelsäulenseitenverbiegungen. Nichtfixierte Verbiegungen in der Sagittalebene werden als skoliotische Fehlhaltungen bezeichnet. Neben dem Ausbrechen aus der Lotlinie wird fast immer eine rotatorische Komponente beobachtet, die durch Drehung mehrerer Wirbel zueinander und durch asymmetrische Wuchsform des Einzelwirbels (Torsion) erklärt wird. Durch die Torsion und Rotation kommt es zur Verdrehung des Thorax; dabei liegt der hintere Rippenbuckel immer auf der Konvexseite der Skoliose, während die vordere Thoraxausziehung konkavseitig besteht (Abb. 13.**18**). Der hintere Rippenbuckel täuscht eine Kyphosierung des Rückens lediglich vor. De facto gehen die Skoliosen jedoch eher mit einer Steilstellung oder sogar Lordosierung einher. Echte Kyphoskoliosen, meist auf der Basis eines rachitischen Geschehens, sind selten.
Es wird zwischen den selteneren Totalskoliosen und den partiellen Skoliosen unterschieden. Bei der Totalskoliose besteht eine C-förmige Gesamtabwei-

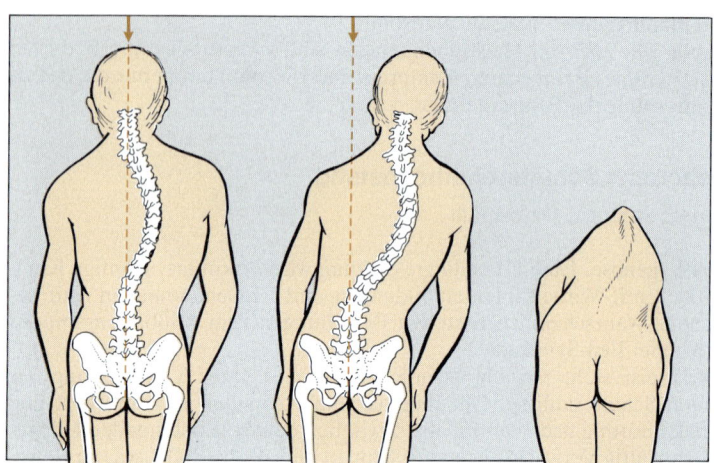

Abb. 13.18 Wirbelsäulenüberhang bei Skoliose und Rippenbuckelbildung bei Vorbeugung.

chung der Wirbelsäule. Den partiellen Skoliosen liegt primär nur die Verbiegung eines Wirbelsäulenabschnitts zugrunde, um den sich zur Wahrung der aufrechten Haltung kompensatorische Gegenkrümmungen anordnen, meist als S- oder Doppel-S-Abweichung (Tripleskoliose, Abb. 13.**19**).

Ätiopathogenese

Die Skoliose beruht auf einer primären oder sekundären asymmetrischen Formveränderung der die Wirbelsäule komponierenden Teile, d. h. entweder der Knochen, der Zwischenwirbelscheiben oder der Gelenke. 90% der Skoliosen werden als idiopathisch bezeichnet, das bedeutet für die Mehrzahl der seitlichen Rückgratverkrümmungen, daß die Ursachen ihrer Entstehung noch nicht bekannt sind.

Die Muskulatur, der Bandapparat und die knorpeligen Teile halten die Wirbelsäule im Wachstumsalter in einer starken elastischen Spannung. Entsteht nun zuungunsten einer Seite ein längere Zeit anhaltendes Mißverhältnis dieser Spannung, so wird das Gleichgewicht der Kräfte gestört und die Abweichung der Wirbelsäule aus der Lotlinie induziert. Andere Autoren fordern eine Wirbelsäulendeformität aufgrund einer primären Bandveränderung und zudem einen äußeren Anlaß als auslösendes Moment. Eine wichtige Rolle soll dabei die veränderte Innervation der Muskulatur spielen, durch eine Verschiebung des Gleichgewichtszustands im dynamischen Sinne.

Von den unterschiedlichen Wachstumsverhältnissen der Wirbelkörperreihe und der Wirbelbogenreihe geht Heuer in seiner Erörterung über die Skolioseentstehung aus. Dadurch, daß Körper- und Bogenreihe fest miteinander verbunden sind, die Körperreihe aber der Bogenreihe im Wachstum vorauseilt, sei die Voraussetzung für eine genuine Skoliose gegeben. Die längere Reihe einer Doppelsäule mit verschiedener Wachstumsgeschwindigkeit bringt diese Säule in eine konkave Einstellung, d.h. im Falle der Wirbelsäule in eine Totallordose. Da dies von statischen Gesichtspunkten her nicht möglich ist, flüchtet sich die schneller wachsende Wirbelkörperreihe in eine Art Faltung.

Die Mehrzahl der Skoliosen wird erst um das 10.−12. Lebensjahr diagnostiziert. Die Entwicklung der Skoliose ist bestimmbar nach dem Alter bei Beginn der Verkrümmungen, dem Umfang und Verlauf der Seitenabweichungen, den Veränderungen an den Wirbeln und nach der Schnelligkeit der Zunahme der Primärkrümmung. Bekannt sind Verschlimmerungen von Skoliosen in den Phasen gesteigerten Wachstums. Weiterhin sind Gravidität, Laktationsperiode und Klimakterium Phasen der Progredienz.

Verschlechterungen sind auch beim alten Menschen bekannt infolge einer Osteoporose oder einer fortschreitenden osteochondrotischen Veränderung im Bereich der Schrägwirbel.

Inwieweit Stoffwechselstörungen für die Entstehung der Skoliose von Bedeutung sind, wird unterschiedlich beurteilt. Risser stellte bei Skoliosepatienten eine Grundumsatzerniedrigung und im Blut eine erhöhte Cholesterinkonzentration fest. Andere Autoren fanden bei Kindern mit idiopathischer Skoliose eine deutliche Proteinabbaustörung und eine erhöhte renale Stickstoffausscheidung.

Ätiologie und Pathogenese der Skoliose sind vielseitig. Erbbedingte Faktoren können vorliegen, die Verbiegung kann jedoch auch auf eine nichterbli-

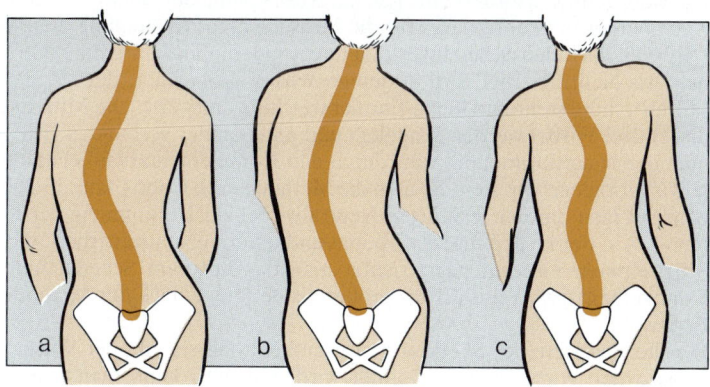

Abb. 13.**19**   Skolioseformen. **a** S-förmig, **b** C-förmig, **c** Tripleskoliose.

che Mißbildung zurückgeführt werden. Mechanik allein macht die Skoliose nicht, vielmehr sind die prädisponierenden und auslösenden Momente zu suchen und in ihrer Gesamtbedeutung für die Entstehung der Deformität zu diskutieren.

Die Skoliosehäufigkeit wird im Mittel mit 1% angegeben. ♀ : ♂ = 3 : 1 (bei idiopathischen Skoliosen). Die rechtskonvexen Krümmungen finden sich im Thorakalbereich viermal so häufig wie die linkskonvexen.

Klinik

Das klinische Erscheinungsbild der Skoliosen wird von der Seitenabweichung und der damit verbundenen Torsion sowie dem Überhang der Wirbelsäule aus der Lotlinie charakterisiert.

Die Schwere einer Skoliose wird in Winkelgraden ausgedrückt und nach Jentschura in Schweregrade eingeteilt:

Grad 1. Geringgradige, aber fixierte Verbiegung mit leichter Torsion. Aktive Korrektur noch andeutungsweise möglich. Auch mit passiven Mitteln ist kein voller Ausgleich zu erzielen.

Grad 2. Ausgeprägte Skoliose im S- oder C-Sinn. Die Krümmungen sind leicht bis mittelschwer entwickelt und in sich ausgeglichen. Es finden sich deutlich erkennbare Anzeichen der Torsion im Stehen. Kein Überhang.

Grad 3. Schwere Krümmung der gesamten Wirbelsäule, wobei ein starker Rippenbuckel und Lendenwulst auffallen. Der Thorax hängt nach einer Seite über und ist stark verformt. Es handelt sich bei diesem Schweregrad zweifellos um eine progrediente Form der Skoliose.

Grad 4. Schwerste Skoliose mit auffallender Verkleinerung und erheblicher Verunstaltung des Rumpfes. Der Thorax sitzt dem Becken auf, bzw. die Rippen ragen in das große Becken hinein. Bei völliger Starre der Wirbelsäule praktisch das Entstadium der Verformung. Alteration der inneren Organe.

Die Winkel der Abweichungen werden röntgenologisch bestimmt. Die richtige Beurteilung erfordert eine genaue Ausmessung der Bilder.

Nach Ferguson benötigt man für die Messung einer Krümmung drei Wirbel (Abb. 13.**20a**), den Scheitelwirbel und den oberen und unteren Neutralwirbel. Als Neutralwirbel wird derjenige Wirbel bezeichnet, der als erster in Mittelstellung steht und keine Formabweichung aufweist. Die Mittelpunkte dieser drei Wirbel werden festgelegt und miteinander verbunden. Das Ausmaß der Hauptkrümmung wird durch den Komplementärwinkel am Scheitelwirbel angegeben. Benutzt man die Methode nach Cobb (Abb. 13.**20b**), so benötigt man nur den jeweiligen Neutralwirbel zur Bestimmung der Krümmung. Auf der Deckplatte des oberen und unteren Neutralwirbels, die vom Scheitelpunkt entfernt liegt, richtet man das Lot zum Scheitel hin. Der Komplementärwinkel ist etwas größer als derjenige nach der Methode von Ferguson.

Für die *Prognose* der Skoliose ist wesentlich, daß sie von der Wachstumsenergie der Wirbelsäule beeinflußt wird. Generell kann man sagen, daß frühzeitig diagnostizierte Skoliosen im Sinne einer anatomisch-physiologi-

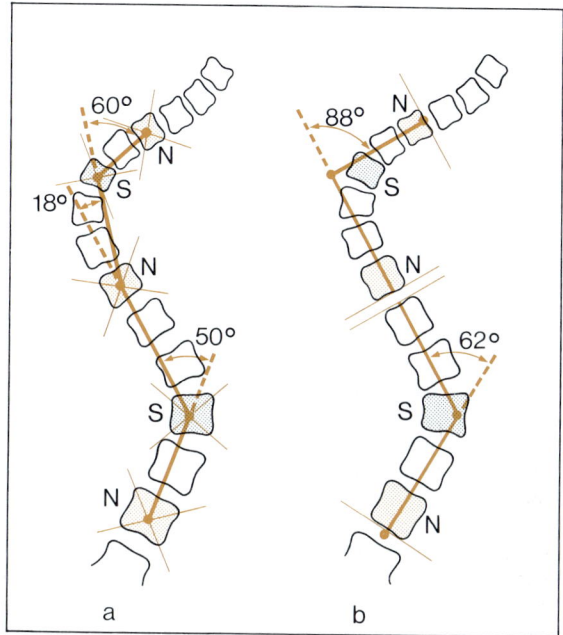

Abb. 13.**20** Meßmethoden zur Bestimmung des Skoliosewinkels (nach Debrunner). **a** Methode nach Ferguson, **b** nach Cobb.

schen Heilung bessere Erfolge zeigen. Bei späterer Diagnose wird die Prognose ungünstiger. Zwei Gefahrenzonen, nämlich die Zeit des Gestaltwandels zwischen dem 5. und 8. Lebensjahr und die erste Phase der Pubertät, lassen die Prognose ungünstiger werden.

Spezielle Pathogenese der Skoliosen

Kongenitale Skoliose. Treten in den einzelnen Elementen des Achsenorgans asymmetrische Fehlformen auf, so können daraus skoliotische Verbiegungen resultieren. In Frage kommen Halb-, Spalt- oder Schmetterlingswirbel, Klippel-Feil-Syndrom, Synostosen der Rippen, die eine seitliche Verbiegung der Wirbelsäule in verschiedensten Schweregraden verursachen. Ausgedehnte Deformitäten können zu schweren Beeinträchtigungen der Gesamtstatik führen, die Neigung zur Progredienz ist jedoch im allgemeinen gering.

Säuglingsskoliose. Skoliosen, die durch Lage in utero entstanden und ohne Veränderungen des Skeletts sind, werden als Säuglingsskoliose bezeichnet und haben eine gute Prognose. Die fixierte und torquierte Seitenverkrümmung bei Säuglingen ist der klinische Ausdruck für eine Kontraktur. Eine

andere Erklärung für das Auftreten einer Lateralflexion und Torsion als
durch eine echte Kontraktur der autochthonen Stammuskulatur einschließlich der dazu gehörigen Mm. rotatores im Dorsalabschnitt ist nach Meinung
von Lindemann nicht möglich. Der Grund für die Kontraktur in der Mitte
des skoliotischen Abschnitts ist wahrscheinlich nicht in einer ständig asymmetrischen Lage des Säuglings zu suchen (Schräglagedeformität), sondern
auch in krankhaften Prozessen in den Zwischenwirbelscheiben bzw. an den
enchondralen Wachstumsfugen.

Die Säuglingsskoliose ist in der Regel C-förmig, da durch den Mangel der
Aufrichtung beim Säugling noch keine kompensatorische Sekundärkrüm-
mungen auftreten. Die Primärkrümmung ist meist thorakal. Häufig ist die
Säuglingsskoliose linkskonvex. Jungen sind häufiger betroffen als Mädchen.

Idiopathische Skoliose. Ein pathologisch wichtiges Zeichen dieser Skolioseform ist die asymmetrische Sklettentwicklung in Zeiten gesteigerten Längenwachstums. Die Verkrümmung beginnt meist einige Jahre, manchmal erst
knapp vor der Pubertät. Als auslösender Faktor wird eine Disharmonie des
innersekretorischen Systems diskutiert, obwohl ein bestimmter Konstitutionstyp nicht bevorzugt befallen ist. 90% aller behandlungsbedürftigen
Skoliosen gehören in diese Gruppe, bei der das Wissen über Ursache und
Entstehung noch unzureichend ist.

Rachitische Skoliose. Zu frühe und einseitige Belastung führt vor Beginn der
wirksamen Vitamin-D-Prophylaxe im Stadium der Minderbelastbarkeit der
Wirbelsäule zum rachitischen Sitzbuckel, der als Skoliosekeim bezeichnet
wird. Zur Zeit spielt diese Form der Wirbelsäulenverkrümmung zahlenmäßig keine Rolle mehr.

Adoleszentenskoliose. Die Verkrümmungen treten in einem verhältnismä-
ßig kurzen Zeitraum in der Adoleszenz auf infolge einer insuffizienten Wirbelsäule bei statischer Überbeanspruchung. Sie entsteht durch ein Mißverhältnis zwischen Inanspruchnahme und statischer Leistungsfähigkeit der
Wirbelsäule. Man findet enge Beziehungen dieser Skolioseform zu den
fixierten juvenilen Kyphosen. Heute kann man sagen, daß die Ursache der
Adoleszentenkyphose in einer angeborenen Störung der postnatalen Entwicklung des Wirbelskeletts zu suchen ist. Diese Störung liegt in den enchondralen Wachstumszonen der Wirbelkörper. In unterschiedlicher Ausdehnung treten in den letzten Phasen des Längenwachstums der Wirbelsäule
vorzeitig regressive Veränderungen an den enchondralen Wirbelplatten auf,
die zum pathologisch-anatomischen und röntgenologischen Bild der Osteochondrose führen. Damit verbindet sich eine ungleichmäßige Intensität der
Wachstumsimpulse, die das klinische Ausmaß der Rückgratverkrümmung in
ihrer Form bestimmt.

Paralytische Skoliose. Die Wirbelsäulenstatik unterliegt bei Lähmungen der
Rumpf- und Beckenmuskulatur unterschiedlichen Anpassungsvorgängen.
Häufigste Ursache ist die Poliomyelitis und spastische Hemiparese. Insbe-
sondere die poliomyelitische Skoliose zeichnet sich durch eine erhebliche
Progredienz mit Beeinträchtigung lebenswichtiger Funktionen aus.

Reflektorische Skoliose. Reflektorische Kontrakturen der Stammuskulatur aufgrund schmerzhafter Zustände an Rumpf und Achsenskelett rufen eine seitliche Fehlhaltung der Wirbelsäule hervor, die als reflektorische Skoliose bezeichnet wird. Das Ischiassyndrom mit oder ohne Bandscheibenvorfall, aber auch chronische Nierenbeschwerden und paranephritische Abszeßbildungen können Ursache dieser oft ausgleichbaren Fehlhaltung sein. In der Regel ist nur eine geringe rotatorische Komponente vorhanden.

Statische Skoliose. Infolge eines länger bestehenden Beckenschiefstandes bei ungleicher Beinlänge kommt es zu Verbiegungen der Wirbelsäule im Rahmen einer veränderten Gesamtstatik (Abb. 13.**21**). Auch funktionelle Beinverkürzungen im Sinne einer Adduktions- oder Abduktionskontraktur führen zu kompensatorischen Wirbelsäulenverbiegungen. Statische Skoliosen sind vor allem nach Amputationen sowohl im Bereich der unteren Extremitäten wie auch bei einseitigen Oberarmamputationen bekannt aufgrund ungleicher Belastung der Wirbelsäule.

Posttraumatische oder Destruktionsskoliose. Frakturen und Luxationen der Wirbelsäule können mit Achsenverbiegungen ausheilen, da die Herstellung

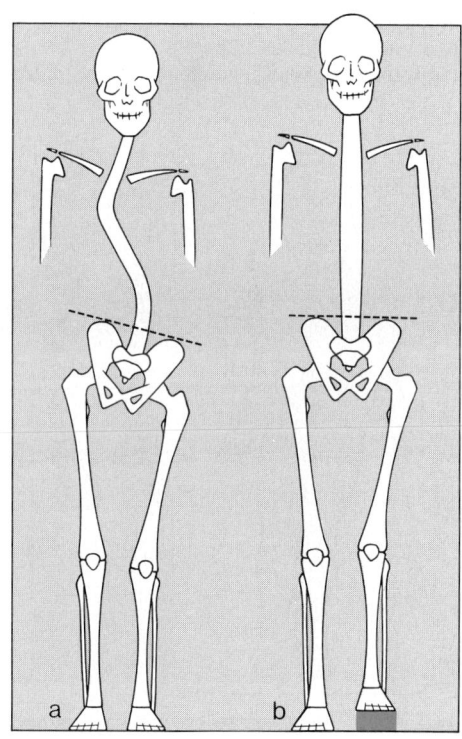

Abb. 13.**21 a** Statische Skoliose durch Beckenschiefstand bei Beinlängendifferenz. **b** Ausgleich durch Sohlenbrettchen.

a   b

einer Wirbelkörpersymmetrie nicht in allen Fällen gelingt. Neben den Seitenabweichungen kommt es in der Regel auch zu knickförmigen Sagittalverbiegungen als Gibbus.

Auch Destruktionen im Wirbelkörperbereich aufgrund von infektiösen, meist tuberkulösen Veränderungen oder durch Tumoren können zu erheblichen Wirbelsäulenseitverbiegungen führen; jedoch ist auch hier mehr die Ausbildung eines Gibbus in der Beurteilung der Gesamtstatik zu beachten.

Narbenskoliosen. Skoliose ex cicatrice (Cicatrix = Narbe) kann durch einseitigen Narbenzug nach Verätzungen oder Verbrennungen entstehen. Der gleiche Mechanismus kommt zum Tragen bei Pleuraverschwartungen und thorakoplastischen Operationen, die mit einer Asymmetrie des Brustkorbes infolge der Entfernung mehrerer Rippensegmente einhergehen.

Therapie

Die Behandlung richtet sich nach ätiologischen Gesichtspunkten und vor allem nach dem Alter der Patienten. Ziel der *konservativen* Behandlung ist es, die Wachstumsfugen der Wirbelkörper möglichst vor weiteren Druckschädigungen zu schützen. Beim Säugling mit einer fixierten Skoliose sollte möglichst darauf geachtet werden, daß die Kinder spät zum Sitzen kommen und viel Bauchlage einhalten. Passive Korrekturen erreicht man mit einer Umkrümmungsgipsliegeschale (Abb. 13.**22**). Passive Maßnahmen allein

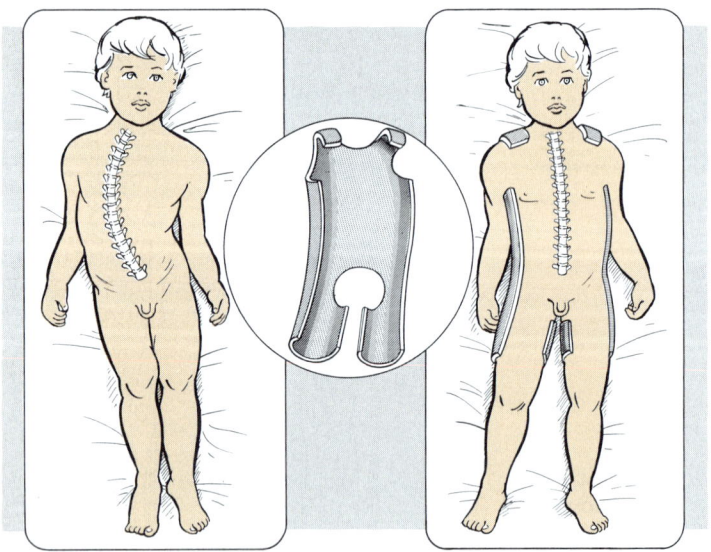

Abb. 13.**22**   Säuglingsskoliose mit Umkrümmungsgipsliegeschale.

sind jedoch nicht erfolgversprechend, sondern müssen durch eine geeignete Säuglingsgymnastik mit Aufrichteübungen aus der Bauchlage und Kriechübungen ergänzt werden. Ein Bauchliegebrett und bei älteren Kindern das Schede-Rollbrett dient dazu, die Rückenstreckmuskulatur zu kräftigen.
Beim Klein- und Schulkind ist regelmäßige Wirbelsäulengymnastik und Schwimmen erforderlich. Läßt sich hiermit die Progredienz nicht aufhalten, so muß bereits im Schulkindalter ein aktives Stützmieder, Chêneau- oder Boston-Brace-Korsett (Abb. 13.**23**) gegeben werden.
Sollte es trotz aller konservativen Bemühungen im Alter von 10–12 Jahren zum Fortschreiten der Verbiegung gekommen sein, so kann eine *operative Versteifung* der verkrümmten Wirbelsäulenabschnitte erforderlich werden. Um ein gutes operatives Korrekturergebnis zu erzielen, muß die Kontraktur der Skoliose vorher gelockert werden. Dazu bietet sich neben einer intensiven Gymnastik eine temporäre Extension, z. B. in einem Ducroquet-Korsett (Abb. 13.**24**), an. Dieses Korsett ermöglicht durch eine Abstützung vom Becken her und Aufhängung des Kopfes in einer Glisson-Schlinge über Rollenzüge eine aktive Aufrichtung durch den Patienten selbst. In schweren

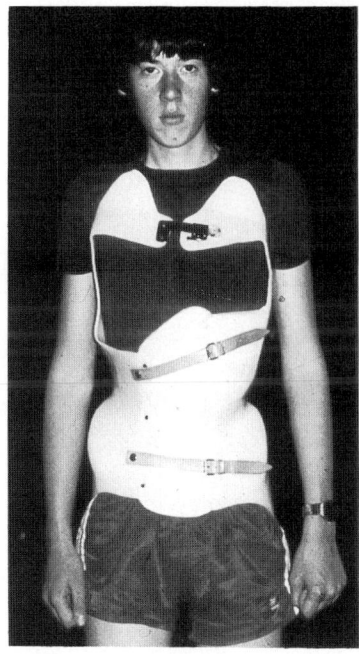
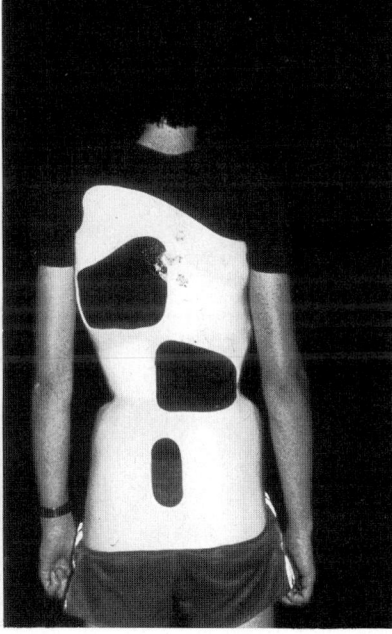

Abb. 13.**23**   Chêneau-Korsett.

Fällen ist eine Aufdehnung z. B. über eine Halotraktion (Abb. 13.**24**) erforderlich. Nach einer Lockerung muß die Wirbelsäule in möglichst korrigierter Stellung durch Gips oder Miederanordnung fixiert werden, um danach gute operative Korrekturergebnisse zu erzielen.

Als relative Operationsindikation gilt ein Krümmungswinkel von über 50 Grad (gemessen nach Ferguson). Das bevorzugte Operationsalter liegt zwischen 12 und 15 Jahren. Ein früherer Operationstermin sollte nur in Ausnahmefällen gewählt werden, da die Wirbelsäule nach der operativen Versteifung im Wachstum zurückbleiben kann.

Durchgeführt wird dabei eine Versteifungsoperation (Spondylodese; Abb. 13.**25**) nach prä- und intraoperativ bestmöglicher Korrektur der Deformität. Dabei werden die Wirbelbogengelenke reseziert, die Dorn- bzw. Querfortsätze deperiostet und Spongiosa angelagert. Zusätzlich erfolgt eine interne Fixation der erreichten Korrektur mit entsprechendem Osteosynthesematerial. So kann meist auf eine äußere Fixation in Form eines Gipsverbandes verzichtet werden.

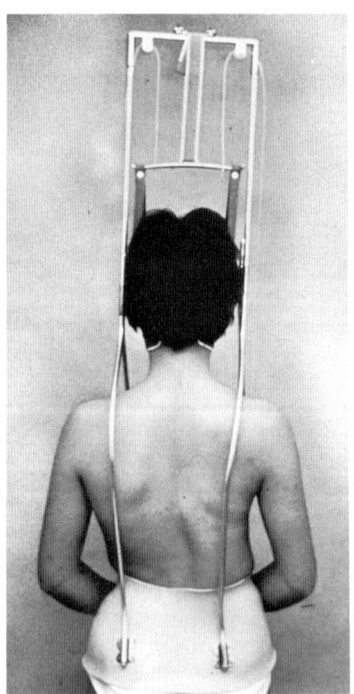 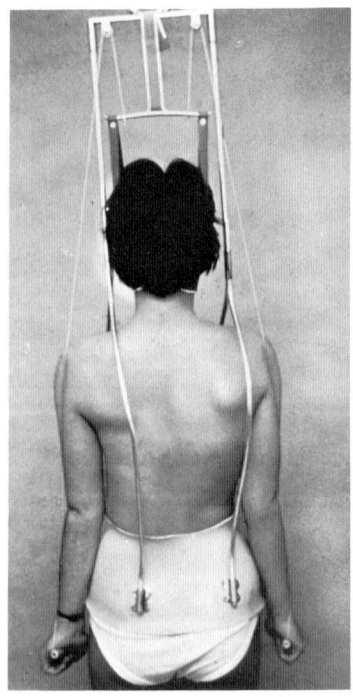

a   b

Abb. 13.**24**   Ducroquet-Korsett. **a** Ruhesituation (deutliche Skoliose), **b** durch eigentätige Extension der Wirbelsäule über Rollenzug deutliche Ausgradung der Skoliose.

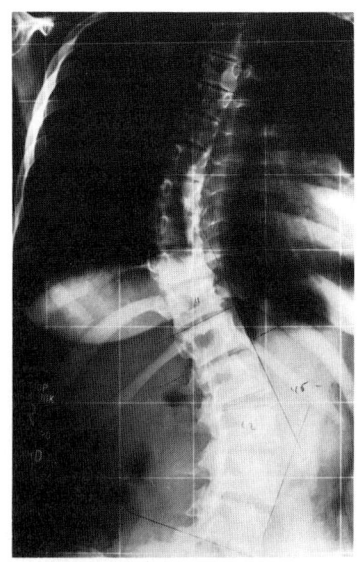
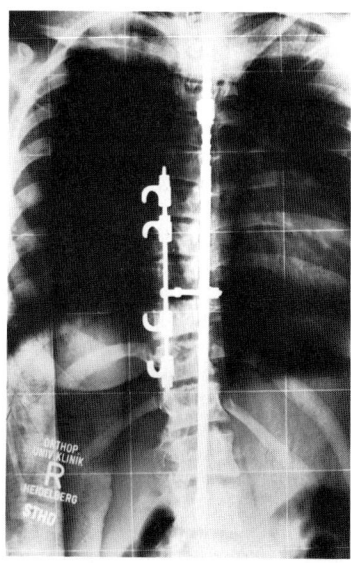

a   b

Abb. 13.**25**   Spondylodese nach Harrington. **a** Präoperativ, **b** postoperativ.

Morbus Scheuermann

Synonyme: Adoleszentenkyphose, Kyphosis dorsalis juvenilis, Knorpel-knötchenkrankheit, Osteochondritis vertebralis.

1920 beschrieb Scheuermann als erster das Leiden als einheitliches Krankheitsbild.

Der Morbus Scheuermann wird als die häufigste Affektion (20–30%) der jugendlichen Wirbelsäule bezeichnet. Nur ein Bruchteil weist eine klinische Symptomatik auf.

Ätiopathogenese

Die Vielzahl der Erklärungsversuche zur Pathogenese des Morbus Scheuermann steht im umgekehrten Verhältnis zu ihrer Beweiskraft (Brocher). Einerseits hielt man die Krankheit für eine primäre Muskelinsuffizienz, andererseits bezeichnet Schmorl die nach ihm benannten Knorpelknötchen als primäre Krankheitsursachen. Scheuermann selbst zählt die von ihm beschriebene Erkrankung zu den aseptischen Knochennekrosen (S. 106). Andere Autoren sahen die von Schmorl beschriebenen Bandscheibenveränderungen als Vorbedingung für das Entstehen eines Morbus Scheuermann an. Sie seien der erste Grad einer pathologisch-physiologischen Reaktion der

Wirbelsäule auf mechanische Überbeanspruchungen. Der zweite Grad sei die Störung der enchondralen Ossifikation durch den zunehmenden Druck auf die ventralen Abschnitte der Wirbelkörper. Schließlich werden Zirkulationsstörungen in der knöchernen Epiphyse durch partielle oder totale Abdrosselung der ernährenden Gefäße diskutiert.

Manche Autoren stellen die familiäre Häufigkeit heraus. Der Vererbungsmechanismus wurde als unregelmäßig dominant eingeschätzt. Die Schule von Lindemann sieht in der Krankheit eine auf das Achsenskelett begrenzte Beeinträchtigung des enchondralen Wachstums, deren Grundlage pränatal-konstitutionell und somit in besonderem Maße erblich determiniert sei. Exogene Faktoren können sich aufgrund statisch-dynamischer Besonderheiten und hormoneller Dysregulation zusätzlich verschlimmernd auswirken.

Zusammenfassend läßt sich über die Pathogenese des Morbus Scheuermann sagen, daß eine Betrachtung als eindeutig lokalisiertes Leiden unmöglich ist. Hingegen ist der Krankheitskomplex als weitverbreitete Bandscheibenschädigung, für die prädisponierende konstitutionelle Anlagen als wahrscheinlich angenommen werden müssen, zu sehen.

Klinik

Drei Lokalisationstypen können beim Morbus Scheuermann unterschieden werden: die klassische Dorsallokalisation sowie die lumbodorsale bzw. lumbale Lokalisation. Entsprechend dem Sitz ist die Symptomatik der Krankheit verschieden.

Drei Stadien kennzeichnen den Verlauf. Schon vor dem 10. Lebensjahr zeigen sich funktionelle Störungen in Form einer schlechten Haltung bei vermehrter Dorsalkyphose, aber intakter Wirbelsäulenbeweglichkeit und Schmerzfreiheit. Dieses erste Stadium wird nur selten erkannt.

Zwischen dem 12. und 18. Lebensjahr versteift das befallene Wirbelsäulengebiet. Auch in diesem Stadium sind nicht die Schmerzen das Symptom, das den Jugendlichen zum Arzt führt. Schmerzangaben machen lediglich 15–20% der Erkrankten. Das wichtigste Diagnostikzeichen im zweiten Stadium ist vielmehr die Versteifung der Brustwirbelsäule. Ursache dieser Versteifung ist nach Scheuermann die fibröse Umwandlung der Bandscheiben, was auch dem Spätbefund entspricht.

Die durch die Scheuermann-Krankheit ausgelöste Wirbelsäulenverkrümmung ist eine regelmäßige und großbogige Verbiegung, der sog. Rundrücken (Abb. 13.26). Zu einer Gibbusbildung kommt es nicht, da meistens mehrere Wirbelkörper zu Keilwirbeln umgewandelt werden. Der Rundrücken ist zwischen D4 und D11 lokalisiert, der Scheitel liegt in der Regel zwischen D8 und D11.

Normalerweise erlischt das floride Stadium der Krankheit nach dem 18. Lebensjahr. Danach auftretende Schmerzen werden nicht zwangsläufig in das verkrümmte Gebiet lokalisiert, sondern oft oberhalb oder unterhalb der Kyphose angegeben. Eine radikuläre Schmerzsymptomatik fehlt in der Regel. Schmerzhafte Indurationen im Bereich der Rumpfmuskulatur sind beim

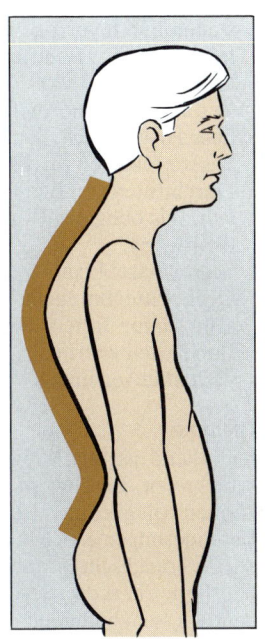

Abb. 13.**26**   Jugendlicher Rundrücken bei Morbus
Scheuermann.

Erwachsenen nicht selten. Manchmal werden im 3. Stadium des Morbus
Scheuermann streng lokalisierte Schmerzen in einem Processus spinosus
zwischen D4 und D8 angegeben. Die späte Schmerzsymptomatik der Krankheit spart häufig das versteifte Gebiet aus und äußert sich mit Brachialgien,
Lumbago und Ischias in Form von sekundären Affektionen.

Röntgen

Das *1. Stadium* weist röntgenologisch kaum diagnostische Kriterien auf. Es
finden sich lediglich eine leichte Kyphose und evtl. eine geringe keilförmige
Umwandlung einiger Wirbelkörper im mittleren Brustwirbelsäulenbereich.
Das *2. Stadium* zeigt die klassischen Röntgensymptome: Rathke faßt sie in
einer Symptomentrias zusammen.
– Verlagerung des normalen dorsalen Krümmungsscheitels nach kaudal
  (pathologische Kyphose).
– Formveränderungen in der Wirbelkörperreihe. Die Wirbelkörper zeigen
  mannigfaltige Umformungen wie ventrale oder dorsale Schrägwirbel
  (Keilwirbel), vasenförmige, kastenförmige oder tonnenförmige Wirbel-
  körperveränderungen sowie Flachwirbel.
  Die Zwischenwirbelräume zeigen Irregularitäten in der Verknöcherung
  der knorpeligen Randleisten. Unregelmäßigkeiten der Deckplatten ent-

stehen durch verzögertes Knochenwachstum. Hauptkennzeichen sind intraspongiöse Bandscheibenhernien, sog. Schmorl-Knorpelknötchen (Abb. 13.**27**, 13.**28**). Als Durchtrittsstellen werden Areale des früheren Verlaufs der Chorda dorsalis bzw. obliterierte nutritive Gefäße angesehen. Histologische Untersuchungen von Tondury machen das Fehlen von Faserstrukturen in bestimmten Arealen der Abschlußplatten für das Durchtreten von Bandscheibengewebe zum Wirbelkörper hin verantwortlich. Als obligates Röntgensymptom gilt zusätzlich eine Bandscheibenerniedrigung.
– Segmentäre Fixation der Verbiegung. In diesem Stadium können die Deckplattenunregelmäßigkeiten und die Schmorl-Knötchen undeutlicher sein, dafür treten aber degenerative Bandscheibenveränderungen wie Bandscheibenerniedrigungen, Osteophytenbildungen und Bandscheibenverkalkungen in den Vordergrund.

Therapie

Auffallend ist das Mißverhältnis zwischen morphologischem Befund und subjektiven Beschwerdeäußerungen. Schwerste, hochgradige Kyphosen können völlig schmerzfrei sein, während Fälle mit geringen morphologischen Veränderungen große therapeutische Probleme aufgeben.
An orthopädischen Maßnahmen im Sinne der Wuchslenkung kommen ein Gipsbett, ein redressierendes Gipsmieder oder Reklinationskorsett nur bei deutlich zunehmenden Deformierungen im Wachstumsalter in Frage. In keinem Fall sollte jedoch auf eine aktive Korrektur durch intensive Muskelkräftigung verzichtet werden. Kurzbogige Kyphosen mit negativer Auswirkung auf die Gesamtstatik bedürfen der operativen Korrektur.

Entzündliche Veränderungen

Bekannt sind neben der tuberkulösen Spondylitis die luetische und die typhöse Ostitis der Wirbelsäule. Beide Erkrankungen spielen in unseren Regionen keine Rolle und sollen deshalb nur namentlich erwähnt werden.

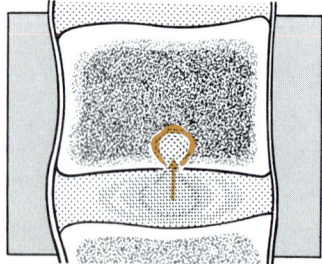

Abb. 13.**27** Schmorl-Knötchen bei Morbus Scheuermann.

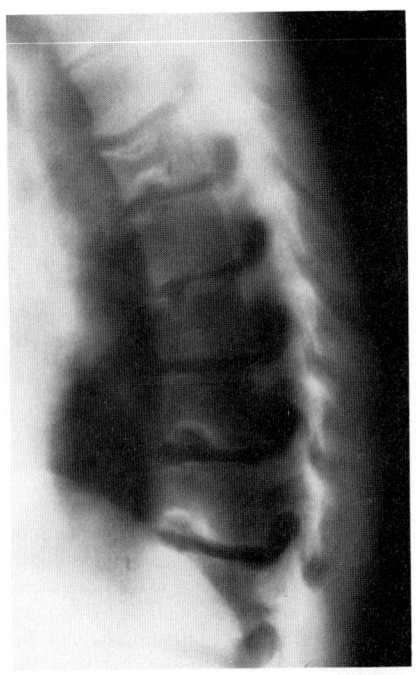

Abb. 13.**28**   Tomogramm mittlere
BWS bei Morbus Scheuermann.

Im Gegensatz zur Spondylitis tuberculosa ist meist nur ein Wirbelkörper
befallen. Diagnostische Klärung durch zusätzliche serologische Untersuchungen (WAR, Agglutinationstest).

Spondylitis tuberculosa

Trotz der modernen Errungenschaften auf dem Gebiet der Hygiene ist es
bisher nicht gelungen, die Ausbreitung der Tuberkulose vollständig zu verhindern. Durch die verbesserten therapeutischen Möglichkeiten sind Krankheitsbilder, wie sie unter der Pott-Trias (Abszeß, Gibbus, Lähmung) zusammengefaßt wurden, allerdings selten geworden.

Ätiopathogenese

Die Erreger (Typus bovinus und Typus humanus) gelangen auf hämatoge-
nem Weg in den Wirbelkörper, während die Querfortsätze und die Wirbelbögen nur selten befallen sind. Die Ausstreuung der Erreger erfolgt im
Stadium des pulmonalen oder intestinalen Primäreffekts und meist nur in
den Fällen, bei denen die örtliche und allgemeine Abwehrlage des Patienten
herabgesetzt ist. Eine oft lange Latenzzeit von mehreren Jahren macht die

Zuordnung zum Primäraffekt schwierig. Über die Hälfte der Erkrankungen treten im Kindes- und Jugendalter auf.

Klinik

Die klinische Früherfassung des Krankheitsbildes ist schwierig, da die Symptome auffallend harmlos und uncharakteristisch sein können. Differentialdiagnostische Hinweise gegenüber unspezifischen Wirbelsäulenerkrankungen geben die Erhöhung der Blutsenkungsgeschwindigkeit und allgemeine Symptome wie Appetitlosigkeit, Müdigkeit und Nachtschweiß. Eine normale BSG wird in einem Drittel der Fälle angetroffen, schließt jedoch ein spezifisch-entzündliches Geschehen keineswegs aus. Eine Lymphozytose und subfebrile Temperaturen geben wichtige Hinweise, da auch die Tuberkulinproben nur bei sicher negativen Fällen verläßlich sind. Absolut gesichert wird die Diagnose nur durch den Nachweis säurefester Stäbchen im Punktat des Senkungsabzesses oder durch Biopsie. Ein Tierversuch am Meerschweinchen sollte regelmäßig durchgeführt werden.

Röntgen

Im Frühstadium sind keine sicheren Röntgenkriterien vorhanden. Verschmälerung des Zwischenwirbelsäulenraums und die Ausbildung eines paravertebralen Schattens geben erste Hinweise, da sich der Entzündungsprozeß in die umgebenden Weichteile des Wirbelkörpers ausbreitet. Bei einer Abszedierung im Bereich der Brust- und Lendenwirbelsäule kommt es zu einem Senkungsabszeß entlang der Psoassehne, der als Verschattung im Röntgenbild erkennbar ist.

Im fortgeschrittenen Stadium finden sich eine Destruktion der Wirbelkörper mit lytischen Herden und Bezirken vermehrter Sklerosierung. Je nach Ausmaß der Zerstörung und auch abhängig vom Behandlungsbeginn bildet sich ein Gibbus. Die Destruktionsosteomyelitis führt zu Defekten an den Wirbelkörpern, die sich zu Keilwirbeln umformen. Da in der Regel nur ein oder zwei Wirbelkörper in das Defektgeschehen einbezogen sind, entstehen spitze, kurzbogige Dorsalverbiegungen im Gegensatz zu den großbogigen Kyphosen, bei denen eine ganze Kette von Wirbelkörpern in das Geschehen der Achsenabweichung einbezogen ist. In der Ausheilungsphase wird dann der formveränderte Wirbelkörper wieder kompakter und tragfähiger. Die reparativen Vorgänge können, je nach Ausmaß des Befalls, zur Überbrückung eines oder mehrerer Bewegungssegmente mit Blockwirbelbildung führen.

Differentialdiagnose

Wichtig ist die Tatsache, daß bei der Spondylitis tuberculosa im Gegensatz zur unspezifischen Entzündung der Wirbelsäule meist mehrere Wirbelkörper betroffen sind. Eine Sonderform stellt die Spondylitis anterior dar, bei der nur die Wirbelkörpervorderkanten betroffen sind. In diesen Fällen ist die differentialdiagnostische Abgrenzung zu apophysären Verknöcherungsstörungen besonders schwierig.

Therapie

Die therapeutischen Bemühungen haben zwei Grundsätzen Rechnung zu tragen: Beherrschung der Infektion mit ihren Allgemeinerscheinungen und Verhütung bleibender Deformierungen der Wirbelsäule zur Erhaltung der Belastungsfähigkeit.

Tuberkulostatische Therapie s. Coxitis tuberculosa (S. 143).

Deformierungen lassen sich nur durch konsequente Lagerung im Gipsbett verhindern. Die Dauer der Ruhigstellung richtet sich nach den Konsolidierungsvorgängen am Wirbelkörper. Nach Möglichkeit frühe funktionelle Behandlung. Hierzu wird nach etwa 6wöchiger Ruhigstellung im Gipsbett nach Abklingen der Beschwerden ein Gipskorsett angelegt. Die Patienten werden sodann unter regelmäßiger BSG-Kontrolle belastet. Kommt es zu keinem neuerlichen Anstieg der Blutsenkungsgeschwindigkeit, so ermöglicht diese Behandlungsdauer neben der rascheren Mobilisierung zusätzlich eine schnellere Konsolidierung der Umbauvorgänge.

Operative Maßnahmen zur Herdausräumung gestatten zusätzlich die Möglichkeit, Tuberkulostatika lokal anzuwenden. Fisteln heilen in der Regel erst aus, wenn der Primärherd im Wirbelkörper inaktiv geworden ist. Durch die Drainage im Abszeßbereich verliert der Patient Eiweiß; der Verlust muß durch entsprechende Ernährung und Infusionstherapie ausgeglichen werden.

Osteomyelitis

Ätiopathogenese. Die Wirbelsäulenosteomyelitis ist selten. In der Regel handelt es sich um eine Staphylokokkeninfektion nach hämatogener Ausbreitung. In letzter Zeit wurden gehäuft Fälle beschrieben, bei denen es nach paravertebralen Injektionen zu osteomyelitischen Herden in der Wirbelsäule kam. Entzündungen nach septischen Aborten wurden beschrieben.

Klinik. Die Allgemeinerscheinungen sind gravierender als bei der tuberkulösen Form. Hohes Fieber, extreme BSG-Beschleunigung, deutliche Leukozytose. Meist ist nur ein Wirbelkörper befallen. Obwohl die Konsolidierungsvorgänge meist schneller verlaufen als bei der Spondylitis tuberculosa, kommt es häufiger zu erheblichen Formveränderungen der Wirbelkörper mit irreparabler Schädigung und Einschränkung der Belastungsfähigkeit.

Therapie. Hohe Antibiotikagaben und Immobilisation in Gipsliegeschale bis zum Abklingen der subjektiven Beschwerden. Bei Rückläufigkeit der BSG, Fieberfreiheit und Normalisierung des Blutbildes Versuch mit Gipskorsett. Die Ausheilungszeit ist in der Regel kürzer als bei den spezifischen Formen.

Degenerative Wirbelsäulenveränderungen

Altersbedingte Verschleißprozesse an der Wirbelsäule bedingen eine allgemeine Qualitätsminderung des Achsenskeletts. Die degenerativen Veränderungen sind meist auf einen Segmentabschnitt beschränkt und befallen mit großer Regelmäßigkeit sowohl die Weichgewebeanteile wie den Knochen mit seinen gelenkigen Verbindungen. Trotz dieser Erkenntnisse um die komplexen Veränderungen, die in verschiedenen Gewebequalitäten gleichsinnig ablaufen, hat es sich eingebürgert, den Gesamtschaden je nach Lokalisation der vornehmlichen Veränderungen aufzuschlüsseln; d. h., die Veränderungen im Bereich der Bandscheibe, des Wirbelkörpers und der Wirbelbogengelenke getrennt abzuhandeln.

Bandscheibenschaden

Chondrose, Osteochondrose, Spondylose

Das Wort Bandscheibenschaden charakterisiert eine Qualitätsminderung des Achsenskeletts, ohne eine spezifizierte Aussage darüber zu treffen, welche klinische Bedeutung der Veränderung zugrunde liegt. Wie alle Organe ist auch die Wirbelsäule in den Kreis altersbedingter Verschleißprozesse einbezogen, und nur eine eingehende klinische und röntgenologische Untersuchung kann Aufschluß über den eingetretenen Schaden geben. Andererseits wird aber nur die Klärung der Schadensverursachung die Frage nach der Progredienz der Veränderungen beantworten können.

Ätiopathogenese

Der Alterungsprozeß der Bandscheibe beginnt mit dem Wasserverlust des Gallertkerns. Folgen sind Elastizitätsverlust und Gewebeverschleiß bei beginnendem Höhenverlust des Bandscheibenraumes, was als *Chondrosis intervertebralis* bezeichnet wird.

Die Qualitätsminderung des Bandscheibengewebes, die allgemein unter dem Begriff „Bandscheibenschaden" zusammengefaßt wird, ist außerdem eng verknüpft mit dem Problem der Haltung des Menschen. In Bemühen um die Haltungsbewahrung sind die Bandscheiben als Pufferorgane einbezogen. Sie werden in ihrer Aufgabe, die Gliederkette Wirbelsäule einerseits zu stabilisieren, andererseits aber auch die nötigen Bewegungen zuzulassen, mechanisch belastet, d. h., die Ursachen für den mechanisch bedingten Verschleißprozeß sind durch die Belastungen gegeben, nämlich ob zu frühe, zu lange oder unangemessene Leistungen von der Wirbelsäule gefordert wurden.

Andererseits kann man die Bandscheibenveränderungen auch allein vom Standpunkt der Regression aus sehen. Dabei muß man die Wirbelsäule aber als komplexes Organ mit allen aktiven und passiven Haltevorrichtungen analysieren.

Die passiven anatomischen Fixpunkte sind Knochenvorsprünge, Gelenkfacetten, Bänder und der Tonus der ruhenden Muskulatur. Die aktiven Vorrichtungen sind allein durch die arbeitenden Muskeln gegeben. der Haltungsabfall im Alter ergibt sich durch Veränderungen im passiven wie im aktiven Funktionskreis, und es ist müßig, darüber zu streiten, wo beginnt der

Prozeß, in der Muskulatur oder im passiven Bewegungsapparat. Beide Mechanismen sind eng miteinander verzahnt.

Infolge der Erschlaffung der Bänder und der Rückenmuskulatur kommt es im Alter bei gleichzeitigem Zug durch den Thoraxinhalt nach ventral zu einem zunehmenden Druck im Bereich der vorderen Bandscheibenanteile. Hier wird zwischen den sehr widerstandsfähigen vorderen Kanten der Wirbelkörper, den sog. Randleisten, der vordere Teil des Anulus fibrosus zusammengepreßt, weshalb diese Teile einem vermehrten Verschleiß unterliegen. Zunächst ergeben sich Einrisse im Bandscheibengewebe, die konzentrisch am hinteren Rand der Wirbelkörperrandleisten verlaufen. Diese Risse können sich später mit Bindegewebe, Blutgefäßen und zuletzt mit Knochen ausfüllen. Nach und nach wird so der vordere Abschnitt der Zwischenwirbelscheibe spongiosiert, wodurch die beiden benachbarten Wirbelkörper vorn eine ineinanderlaufende knöcherne Verbindung erhalten, in der im Endzustand keine Reste von Bandscheibengewebe mehr nachweisbar sind. Dieser Vorgang verläuft langsam und geht mit keiner Instabilität der Bewegungssegmente einher.

Oft ruft der geschilderte Druck auf die vorderen Anteile des Anulus fibrosus nicht nur konzentrische Risse hervor, sondern führt zur Zermürbung und Nekrose größerer Bandscheibenteile. Diese Bandscheibennekrosen bedingen eine abnorme Beweglichkeit und infolge mangelnder Federung eine Reibung der anliegenden Wirbelkörperrandleisten aufeinander, was eine Sklerosierung der Spongiosa in den sich berührenden Abschnitten der Grund- und Deckplatten zur Folge hat (Abb. 13.29). Der unphysiologische Zug- und Dehnungsreiz am Periost der Wirbelkörper führt zur Proliferation von neuem Knochengewebe, die man als spondylotische Randzacken im Röntgenbild nachweisen kann (Abb. 13.30). Durch die Verankerung der Bandscheibe in den benachbarten Grund- und Deckplatten kommt es bei Bandscheibenzermürbungen, die immer auch mit einer Erniedrigung einher-

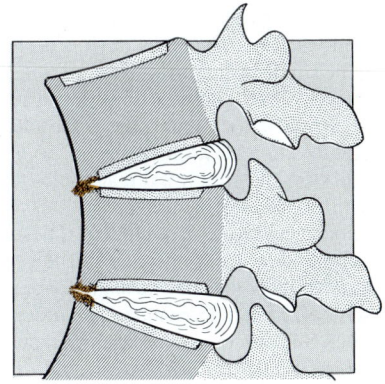

Abb. 13.**29** Bandscheibendegeneration mit ventraler Reizsklerose (nach Junghanns).

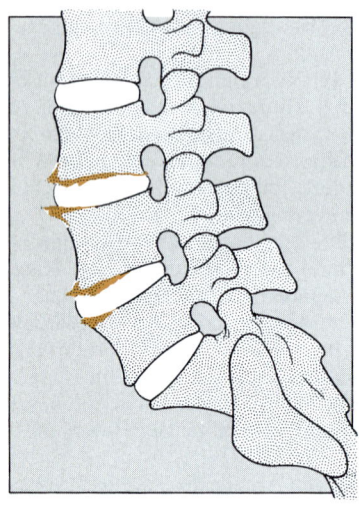

Abb. 13.**30**   Spondylosis deformans ver-
schiedenartiger Ausprägung an der LWS.

gehen, zu Reizsklerosen der benachbarten Rahmenstrukturen der Wirbelkörper, was man als *Osteochondrose* bezeichnet (Abb. 13.**31**).

Klinik
Für die Beurteilung degenerativer Bandscheibenveränderungen, die in der
Regel durch die röntgenologische Untersuchung verifiziert werden, ist wich-
tig zu wissen, ob es dem Organismus gelungen ist, eine Stabilisierung des
Bewegungssegments zu erreichen oder nicht. Hat eine starke spondylotische
Umklammerung des Bandscheibenraumes stattgefunden, so darf dies als
positiver Ausheilungsprozeß bezeichnet werden, der zwar eine Bewegungs-
einbuße bedingt, andererseits aber Schmerzfreiheit bei bleibender Belastungsfähigkeit garantiert. Die röntgenologischen Veränderungen beim
Bandcheibenverschleiß dürfen deshalb in keiner Weise überbewertet werden, sondern haben nur dann eine krankmachende Bedeutung, wenn sich
daraus entscheidende Funktionsminderungen ergeben. Gelingt es dem Organismus jedoch nicht, die Bandscheibenerniedrigung durch spondylotische
Randzacken zu kompensieren, so greift der Prozeß durch eine Verkippung
der Wirbelkörper auf die Wirbelbogengelenke über, die im weiteren Verlauf
arthrotisch verformt werden, bis der Zustand der *Osteochondrose* oder
Spondylarthrose erreicht ist. Dieser Zustand führt zur Insuffizienz. Die
Schmerzen, meist von den Wirbelbogengelenken ausgehend, bewirken Veränderungen in der Tonuslage der benachbarten Muskulatur und führen so zu
schmerzhaften Hartspannzuständen. Die Patienten klagen deshalb meist
über Nacken- oder Kreuzschmerzen, wobei diese Wirbelsäulenabschnitte oft
schmerzreflektorisch fixiert sind. Treten diese Beschwerden akut auf, so

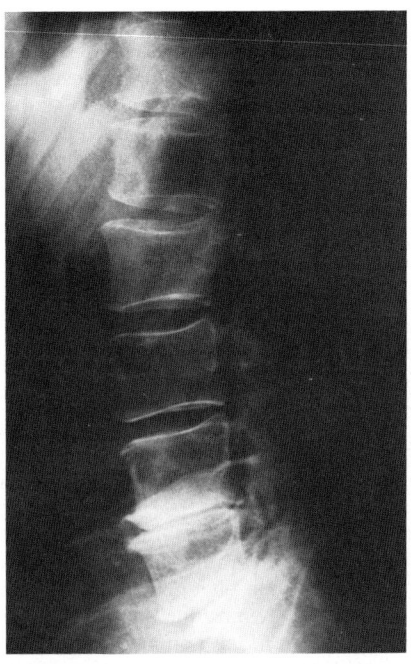

Abb. 13.**31**   Osteochondrose L4/5
und L5/S1.

spricht man von einer akuten Lumbalgie oder im Bereich der Halswirbelsäule von einem akuten Schiefhals.

Therapie
Ganz sicher gilt bei den degenerativen Veränderungen im Bereich der Bandscheiben der Satz, daß die beste Therapie in einer geeigneten Prophylaxe zu suchen ist. Dabei ist die Tatsache wichtig, daß es für die regressiven Veränderungen im Bandscheibengewebe keine Kausaltherapie gibt. Das therapeutische Bemühen ist dadurch charakterisiert, die subjektiven Beschwerden zu bessern, gestörte Funktionen wieder herzustellen und im gewissen Rahmen ein Fortschreiten zu verhindern. Der therapeutische Angriffspunkt ist die Muskulatur, wo sich bis ins hohe Alter aufgrund der guten Blutversorgung immer noch Möglichkeiten einer gezielten Kausaltherapie ergeben. Ist es zu Verspannungen im Bereich der Muskulatur oder zur Ausbildung von Myogelosen gekommen, so können Massagen diese im Anfangsstadium beseitigen. Dabei sollte der fachgerechten Knetmassage von Hand immer der Vorrang gegeben werden, da alle anderen physikalischen Maßnahmen wie Unterwassermassage, Kurzwelle usw. in ihrer Wirkung weniger effektvoll sein können.

Mit *prophylaktischen* Maßnahmen sollte bereis im Kindes- und Jugendalter begonnen werden, da die jugendliche Muskulatur besser trainierbar ist. An Trainingsmethoden stehen sich die isometrischen und isotonischen Übungen gegenüber, und keine dieser Methoden sollte isoliert übertrieben werden. So kommt es bei isometrischen Übungen zwar zu einem größeren Kraftzuwachs, d. h. einer Muskelquerschnittvergrößerung, auf der anderen Seite führt die maximale Anspannung jedoch zu einer Durchblutungsstörung und dadurch zu einer größeren Anreicherung von Stoffwechselschlacken. Die isotonische Methode hingegen führt zu einer Mehrdurchblutung aufgrund des Pumpmechanismus durch die wechselnden Kontraktionen; ein schneller Kraftzuwachs ist jedoch bei dieser Übung nicht zu erreichen. Gerade der ältere Mensch sollte durch sinnvolle Abstimmung dieser beiden Methoden behandelt werden. Daneben können die in einer Vielzahl im Handel befindlichen Antiphlogistika gegeben werden. Auch Novocaininjektionen in die verhärteten Muskelanteile können rasch zu einer Schmerzlinderung führen. *Chirotherapeutische* Maßnahmen sind nur bei eindeutigen Segmentblockierungen indiziert und nur in der Hand des Geübten von Nutzen. Gerade beim Haltungsschaden des älteren Menschen ist eine Manipulation dieser Art sehr kritisch anzuwenden. Die Wirbelsäule des alten Menschen hat die Tendenz, bis zu einem gewissen Grade einzusteifen. Dieser natürliche Vorgang sollte durch über das Normalmaß hinausgehende Bewegungen nicht unterbrochen werden, da sonst eher mit einer Schädigung der sich konsolidierenden Bewegungssegmente mit zunehmenden Schmerzen zu rechnen ist.

Eine *Ruhigstellung* von außen durch Bandagen und Korsetts sollte nicht generell angestrebt werden. Eine Minderversorgung kommt vor allem bei älteren Patienten in Frage, wo eine ausreichende muskuläre Stabilisierung nicht mehr gewährleistet ist.

Operativ stabilisierende Maßnahmen an der Wirbelsäule bedürfen einer sorgfältigen Analyse der klinischen und röntgenologischen Zeichen; sie kommen nur bei konservativ nicht zu beherrschenden Instabilitätszeichen in Betracht. Zusammengefaßt ergibt sich somit folgender Sachverhalt. Die regressiven Veränderungen im Bandscheibengewebe sind kaudal nicht zu beeinflussen. Durch die Besserung des Muskelstoffwechsels und durch die Hebung der Kraftleistung der Muskulatur hat man jedoch ein wirksames Mittel in der Hand, den Verschleißvorgang weitgehend zu verlangsamen oder zumindest die Schmerzen, die meist in einer muskulären Insuffizienz begründet sind, zu bessern.

Wirbelgelenkarthrose und -spondylose

Das arthrotische Geschehen läuft an den Wirbelbogengelenken in gleicher Weise ab wie an den anderen Körpergelenken.

Ätiopathogenese

Besondere Prädilektionsstellen sind die untere Halswirbelsäule und der lumbosakrale Übergangsbereich. Während in fast allen Segmenten der Wirbelsäule eine arthrotische Umformung der Gelenke parallel zu den degenerativen Veränderungen des Gesamtbewegungssegments verläuft, ist dies an der oberen Halswirbelsäule nicht zwangsläufig der Fall. Der Gelenkverschleiß ist hier nicht als Sekundärfolge der Bandscheibenverschmälerung und damit bedingter Kongruenzstörung der Gelenkfacetten zu erklären.

Klinik

Mit zunehmender Zerstörung des Knorpels bildet sich nach und nach eine Sklerosierung des subchondralen Bereichs aus. An den Stellen besonderer Kapselbeanspruchung kommt es zur Verdickung und später zu Randwulstbildungen, die eine röntgenologische Objektivierung des Geschehens erst möglich machen. An der Halswirbelsäule läuft parallel zum Arthrosegeschehen der Wirbelbogengelenke eine Umformung im Bereich der Processus uncinati ab (Abb. 13.**32**, 13.**33**). Diese an der seitlichen Begrenzung der Wirbelkörper gelegenen Knochenlamellen werden spitzzipflig ausgezogen und lateralisiert, so daß im frontalen Röntgenbild teller- oder kochtopfartige Schichtungen der Wirbelkörper entstehen (Abb. 13.**34**). Diese seitlichen Ausladungen führen in Verbindung mit den arthrotischen Verformungen an den Wirbelbogengelenken zu Einengungen der Zwischenwirbellöcher, was am besten auf den Schrägaufnahmen der Halswirbelsäule erkennbar ist. In diesen Fällen wird häufig von einer Unkovertebralarthrose gesprochen. Dieser Ausdruck entspricht nicht den anatomischen Gegebenheiten, da kein eigentliches Gelenkgeschehen vorliegt. Nur die Bezeichnung Spondylosis intervertebralis oder Spondylosis uncovertebralis oder laterale Spondylose der Wirbelkörper treffen die Veränderungen vom anatomischen Gesichtspunkt her richtig.

Die Einengungen im Bereich der Zwischenwirbellöcher (Abb. 13.**35**) können zu Gefäß- und Nervenkompressionen sowie zu Verlaufsveränderungen des Gefäß-Nerven-Bündels führen. Da dieser Prozeß jedoch in der Regel sehr langsam verläuft, gelingt dem Körper eine Adaptation an diese Vorgänge, so daß auch hochgradige Umformungen ohne Beschwerden bestehen können. Klinische Symptome treten erst bei zusätzlichen Faktoren, z.B. nach Verletzungen oder andersartig bedingten Reizzuständen, in diesen Regionen auf und verlaufen unter dem Bild eines Zervikalsyndroms.

Therapie

Die therapeutischen Maßnahmen entsprechen dem Vorgehen beim Bandscheibenschaden. Nur in Ausnahmefällen ist die operative Erweiterung der Zwischenwirbellöcher durch Abmeißelung der arthrotischen Randwulstbildungen erforderlich.

Bei chronisch rezidivierenden schmerzhaften Reizzuständen im unteren HWS- oder im Lumbosakralbereich ist eine operative Versteifung (Fusion) indiziert.

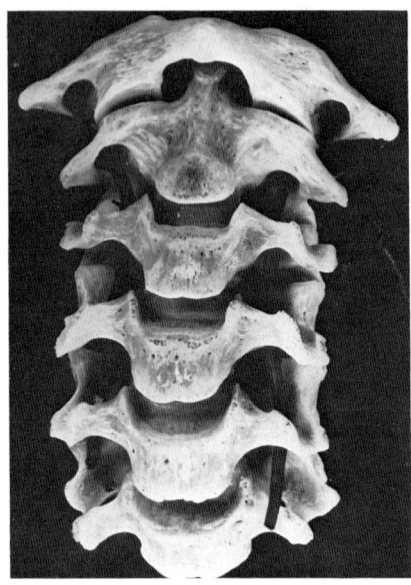

Abb. 13.**32**   Normale Halswirbelsäule im Mazerationspräparat mit Darstellung der A. vertebralis.

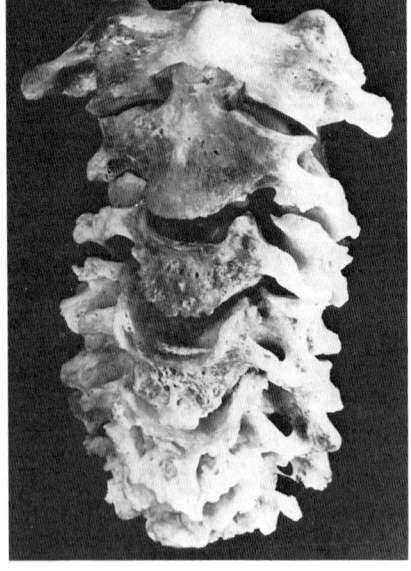

Abb. 13.**33**   Ausgedehnte Spondylose der Halswirbelsäule am mazerierten Präparat.

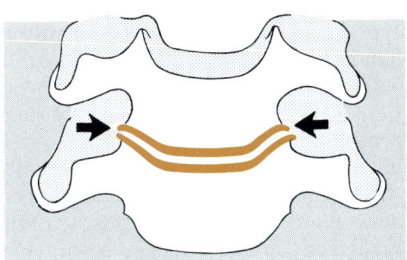

Abb. 13.**34** Tellerartige Umgestaltung des Bandscheibenraumes durch Lateralisierung und Ausziehung der Processus uncinati (Pfeile).

Zervikalsyndrom

Der Ausdruck Zervikalsyndrom ist ein Sammelbegriff, der verschiedenstartige Funktionsstörungen des Halses zusammenfaßt. Im Vordergrund stehen Schmerz und Bewegungseinschränkung, oft in Kombination mit nervalen Ausfallerscheinungen.

Ätiopathogenese

Am Hals, der engen Verbindungsstraße zwischen Kopf und Rumpf, sind Störungen arthrogener, myogener, vasaler, neurogener und vegetativer Art möglich.

Arthrogene Störungen sind vornehmlich im mittleren und unteren Halswirbelsäulenbereich lokalisiert. Die ausgiebige Beweglichkeit der Segmente C4–C7 führt zu rascheren Aufbraucherscheinungen. Parallel zu den spondylotischen Veränderungen der Wirbelkörper und dem Arthrosegeschehen der

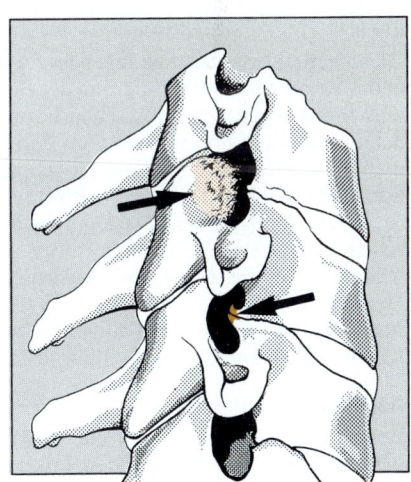

Abb. 13.**35** Einengung des Zwischenwirbellochs durch arthrotische Ausziehung einer Wirbelbogengelenksfacette und Lateralisierung des Processus uncinatus.

Wirbelbogengelenke läuft eine Umformung im Bereich der Processus uncinati (Abb. 13.**34**) ab. Diese an der seitlichen Begrenzung der Wirbelkörper gelegenen Knochenlamellen werden spitzzipflig ausgezogen und lateralisiert. In Verbindung mit den arthrotischen Veränderungen und Wirbelbogengelenke führen diese seitlichen Ausladungen zu Einengungen der Foramina intervertebralia (Abb. 13.**35**) und können Kompressionen der Nervenwurzeln hervorrufen. Raumeinengungen der Foramina intervertebralia können außerdem bei osteoporotischen Wirbelkörperverformungen, nach traumatischen Gefügestörungen sowie bei tumorösen Destruktionen und entzündlichen Veränderungen auftreten.

Die *myogene* Ursachenkette ist mannigfaltig. Muskuläre Überlastungserscheinungen im „oberen Kreuz" des Menschen sind häufig nach einseitiger Belastung sowie bei statischen Insuffizienzerscheinungen durch Skoliosen und Kyphosen zu beobachten.

Vaskuläre Störungen sind aufgrund der engen Beziehungen der A. vertebralis (Abb. 13.**32**) zur Wirbelsäule möglich. Die degenerativen Formveränderungen der Wirbelbogengelenkfacetten und Ausladungen der Processus uncinati führen zu Reizerscheinungen der Gefäßwände und später zu partiellen Einengungen des Gefäßlumens.

Neurogene Veränderungen auf entzündlicher Basis sind relativ selten. Meist handelt es sich um Kompressionserscheinungen der Spinalwurzeln bei knöchernen Umbauprozessen. Echte zervikale Bandscheibenprotrusionen oder -prolapse sind seltener als die lumbalen.

Häufig sind Patienten mit Zervikalsyndrom *vegetativ* stigmatisiert. Im Spinalnerv und seinen Ganglien verlaufen sympathische Faserelemente in enger Verflechtung, so daß von einer Arbeits- und Leidensgemeinschaft beider Nervensysteme gesprochen werden kann.

Klinik

Die degenerativen Schädigungen im zervikalen Wirbelsäulenabschnitt gehen in der Regel mit einer Minderung der Beweglichkeit einher. Die Bewegungseinschränkungen der chronischen Formen bestehen häufig bereits vor dem Schmerzstadium und werden vom Patienten anfangs oft nicht wahrgenommen. Die meist akuten Formen schmerzhafter Bewegungseinschränkung können bis zum akuten Schiefhals führen und schließen fast immer muskuläre Verspannungen der Nackenmuskulatur ein. Häufig bestehen Kopfschmerzen, gelegentlich Schwindel und Sehstörungen. Ausstrahlende Schmerzen in die Arme sind Ausdruck von Wurzelreizungen. Hypo- oder Hyperästhesien sowie im weiteren Verlauf Muskelatrophien sind objektive Merkmale der nervalen Schädigung. Die Segmenthöhe läßt sich anhand der Kennmuskeln und der Sensibilitätsausfallareale (Abb. 13.**2**) bestimmen.

Röntgen

Beim Zervikalsyndrom muß nicht immer ein krankhafter Röntgenbefund bestehen. Bei den chronischen Formen findet man jedoch degenerative

Veränderungen sowohl an den Wirbelkörpern wie auch im Bereich der Wirbelbogengelenke. Eine Einengung der Zwischenwirbellöcher kommt deutlich auf Schrägaufnahmen zur Darstellung. Reflektorische Schiefhaltungen gehen ohne Torsion der Wirbelkörper einher und sind so von echten Skoliosen abzugrenzen.

Therapie
Die Behandlung richtet sich nach der Ätiologie. Im akuten Fall empfiehlt sich die Ruhigstellung in der Lohmann-Halskrawatte oder dem Schanz-Verband. Analgetika, Antirheumatika sowie neurotrope Vitamine sind entsprechend dem jeweiligen Einzelbefund indiziert. Milde Extensionsbehandlung und in Ausnahmefällen Chiropraktik führen zur Dekompression der Nervenwurzeln. Nach Abklingen des akuten Schmerzbildes und bei den chronischen Formen sind physikalische Behandlungen wie Elektrotherapie und Muskelmasse sowie gelegentlich Bindegewebsmassage zu empfehlen. Nur beim echten Nukleusprolaps mit unbeeinflußbaren Beschwerden und bei monosegmentaler Instabilität eines Bewegungssegments sind operative Maßnahmen angezeigt, die einmal in der Entfernung des Prolapses und zum anderen in einer intrakorporalen Verblockung der Nachbarwirbel nach der Methode Cloward bestehen.

Thorakalsyndrom

Die Brustwirbelsäule unterliegt ähnlichen regressiven Veränderungen wie die übrigen Wirbelsäulenabschnitte. Durch die Verbindung mit dem Thorax, der ausgiebige Bewegungen nicht zuläßt, sind es vor allem die Schmerzen und fixierten Fehlhaltungen, die das klinische Bild prägen.
Ätiopathogenese. Es kommen die gleichen Entstehungsmöglichkeiten wie an der Halswirbelsäule in Betracht. Zusätzlich sind Veränderungen an den Kostotransversalgelenken zu diskutieren, an denen oft erhebliche arthrotische Verformungen auftreten.
Klinik. Ausstrahlende Schmerzen im Rippenverlauf im Sinne von Interkostalneuralgien sind differentialdiagnostisch von pektanginösen Beschwerden sowie Lungenaffektionen und gelegentlich Leber-Gallen-Erkrankungen abzugrenzen. Häufig finden sich Wirbelgelenkblockierungen nach Falschbewegungen, die eine fixierte Fehlhaltung bedingen.
Röntgen. Der Befund zeigt meist degenerative Umbauprozesse im Sinne einer vorderen Spondylose. Kriterien des Morbus Scheuermann sowie Skoliosen und Kyphosen sind abzugrenzen.
Therapie. Neben den Maßnahmen, wie sie beim Zervikalsyndrom erörtert wurden, haben sich lokale Novocaininfiltrationen der schmerzhaften Muskelareale bewährt. Chiropraktische Manipulation dürfen nur nach eingehender Röntgenuntersuchung vorgenommen werden. Niemals dürfen jedoch differentialdiagnostische Erwägungen außer acht gelassen werden, da de-

struktive Prozesse (Tumoren, Entzündungen, Osteopathien) ein gleiches
Symptomenbild verursachen können.

Lumbago, Ischialgie, lumbaler Bandscheibenprolaps

Der Kreuzschmerz ist eines der vieldeutigen Symptome im Bereich der
gesamten Medizin. Er kann als Leitsymptom bei inneren (Darm und Leber),
urologischen (Nieren- und Blasenaffektionen), besonders bei gynäkologi-
schen (Entzündungen und Lageanomalien des Uterus, gut- und bösartige
Tumoren des Uterus und der Adnexe) und orthopädischen Erkrankungen
auftreten. Bei der Mannigfaltigkeit der differentialdiagnostischen Möglichkeiten des Kreuzschmerzes wird die Klärung des ursächlichen Zusammen-
hangs im Einzelfall oft nur durch die enge Zusammenarbeit der verschiedenen Fachdisziplinen zu erreichen sein.

Ätiopathogenese

Auch auf dem Gebiet der Orthopädie läßt sich eine Vielzahl von Ursachen
für den Kreuzschmerz finden. Die Differentialdiagnose umfaßt statische
Störungen und organische Veränderungen des Stütz- und Bewegungsapparats. Beide stehen untereinander in vielfältiger Wechselbeziehung. Organ-
schäden verändern die Statik, während die gestörte Statik ihrerseits substantielle Schäden als verstärkten Verschleiß herbeiführen.
Unter der Bezeichnung *Lumbalgie* laufen als Sammelbegriff Beschwerden,
die Lendenwirbelsäule und Becken betreffen, ohne daß Nervenirritationen
mit Ausstrahlungen in die untere Extremität vorliegen.
Die *Ischialgie* wird gekennzeichnet durch ausstrahlende einseitige Schmerzen in die Beine. Bei beidseitigen neuralen Ausfallerscheinungen sind Destruktionen größeren Ausmaßes (Tumoren, entzündliche Destruktionen wie
Spondylitis infectiosa und tuberculosa) zu vermuten. Hauptsache ist die
lumbale Wurzelkompression. Voraussetzungen für die Verlagerung von
Bandscheibengewebe in den Wirbelkanal oder in das Intervertebralloch sind
Einrisse und Spaltbildungen im hinteren Teil des Faserrings. Durch den
Druck des Gallertkerns können die schwachen Stellen des Faserringes all-
mählich ausgeweitet werden, und schließlich kommt es zur Vorwölbung von
Bandscheibengewebe in den Wirbelkanal. Sind nur die inneren Schichten
des Faserrings durchrissen bis in die Nähe des hinteren Längsbandes, so
spricht man von einer *Protrusion* der Bandscheibe. Ist der Faserring bis zum
Längsband vollständig durchrissen und bildet so einen Durchschlupf für
Bandscheibengewebe, so liegt das Bild eines echten *Diskusprolapses* vor.
Hat der nach außen getretene Prolaps noch stielartige Verbindung zum
Bandscheibeninneren und kann er unter bestimmten Bedingungen zurück-
verlagert werden, so handelt es sich um einen *pendelnden Prolaps*. Ist die
Kontinuität zwischen Prolaps und Bandscheibe völlig durchtrennt, so liegt
ein *sequestrierter Prolaps* vor.
Je nach der Durchtrittstelle (Abb. 13.**36**) unterscheidet man laterale und
mediale Diskushernien. Die lateralen Prolapse sind weitaus häufiger und

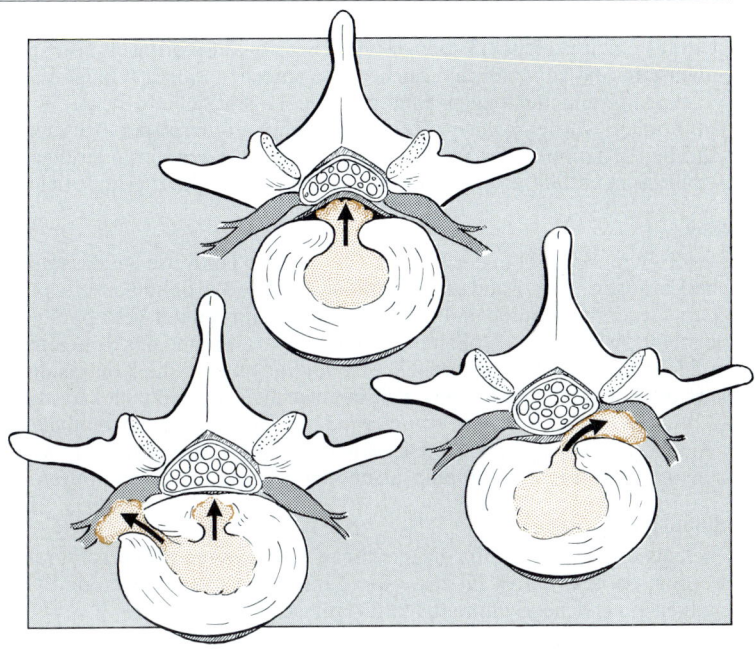

Abb. 13.**36** Schematische Darstellung verschiedener Ausprägung und Lokalisation des Bandscheibenvorfalls.

gehen fast immer in Richtung des Zwischenwirbelkanals. Mediale Diskushernien sind nur ausnahmsweise anzutreffen, da das dorsale Längsband in der Mitte des Anulus fibrosus die Bandscheibe unterstützt und so den Durchtritt verhindert.
Am häufigsten betroffen ist das Segment L5/S1, gefolgt von den Segmenten L4/L5 und L3/L4.

Klinik
Starke Schmerzen und erhebliche Bewegungseinschränkung mit fixierter Fehlhaltung (Ischiasskoliose) bestimmen das klinische Bild. Husten- und Niesschmerz im Kreuz, Klopf- und Druckschmerz in Höhe des Segments. Ausstrahlende Schmerzen in die Beine. Ischiasdruckpunkte, Sensibilitätsstörungen, Reflexabweichungen und motorische Ausfälle an den Extremitäten machen eine Segmentlokalisation möglich. Das Lasègue-Zeichen ist positiv. Bei weiter medial gelegenen Prolapsen besteht ein positives Lasègue-Zeichen an beiden Beinen.
Sensibilitätsstörungen an der Außenseite des Oberschenkels, die über die Unterschenkelstreckseite zum Fußrücken ziehen (Generalstreifen), spre-

chen für einen Prolaps L5. Beugeseitige Sensibilitätsstörungen bis zur Fuß-
außenseite und zur Fußsohle reichend entsprechen einem Prolaps L5 oder
S1, da aufgrund der engen anatomischen Lagebeziehung beide Wurzeln
komprimiert werden können. Der Patellarsehnenreflex ist herabgesetzt oder
fehlt bei Irritationen der Wurzel L2−L4, während den Veränderungen des
Achillessehnenreflexes ein Druck auf die Wurzel L5−S2 zugrunde liegt.

Röntgen

Das Röntgenbild gibt in der Regel keine sicheren Hinweise auf das tatsächliche Vorliegen eines Bandscheibenprolapses. Die Wirbelsäulenseitenabwei-
chung ist oft harmonisch und geht nur selten zu Lasten der Verkippung eines
Segments, weshalb die Höhenlokalisation allein aufgrund des Röntgenbildes
in der Regel nicht möglich ist. Die *Myelographie*, d. h. die Kontrastdarstellung des Subarachnoidalraums, läßt in etwa 80% eine Höhenlokalisation zu
(Abb. 13.**37**). Die lumbale *Venographie* mit Darstellung der lumbalen Venengeflechte ist in ihrer Treffsicherheit ebenfalls eingeschränkt. Mit der
neueren Computertomographie lassen sich sicherere Aussagen treffen.

Differentialdiagnose

Niemals dürfen differentialdiagnostische Erwägungen außer acht gelassen
werden, da destruktive Prozesse wie Tumoren, Entzündungen und Osteopathien ein gleiches Symptomenbild verursachen können.

Therapie

Zunächst sollte bei erstmaligem Auftreten des Beschwerdekomplexes immer
ein *konservativer* Behandlungsversuch unternommen werden. Geboten ist

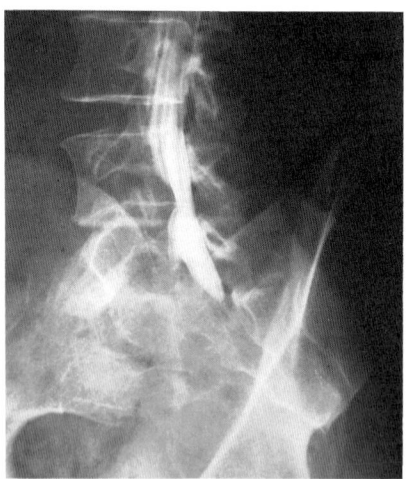

Abb. 13.**37**   Myelogramm. Der Kon-
trastmittelschatten des Duralraums
ist deutlich eingedellt, die Verdrängung der Wurzeltasche ist erheblich.
Diagnose: Bandscheibenvorfall Höhe L5/S1.

Bettruhe und Lagerung im Stufenbett (Beugung der Beine im Hüft- und Kniegelenk um jeweils 90 Grad durch Unterlage mehrerer Matratzen) zur Entlastung der dorsalen Bandscheibenanteile unter Aufhebung der Lendenlordose. Gelegentlich kommt es bei Stufenbettlagerung zur Schmerzverstärkung, so daß eher eine lordosierende Lagerung eingehalten werden muß. Ausreichende Gaben von Analgetika, Antirheumatika und Sedativa. Nervenwurzelblockaden mit einem geeigneten Anästhetikum können erfolgversprechend sein. Nach Abklingen des akuten Schmerzbildes physikalische Behandlung (Hochfrequenztherapie, Massagen, Bäder, evtl. Chirotherapie).

Führen die konservativen Behandlungsversuche nicht zum Erfolg und nehmen die nervalen Ausfallerscheinungen (Lähmungen und Sensibilitätsstörungen) zu, so ist eine *operative* Entfernung des prolabierten Bandscheibengewebes (Nukleotomie) erforderlich. Nach der Operation besteht oft sofortige Beschwerdefreiheit. Krankengymnastische Nachbehandlungen zur Hebung der Muskelleistung und Beweglichkeit sind unbedingt notwendig.

Eine absolute Operationsindikation stellt die *Kaudalähmung* dar. Es handelt sich hierbei um eine Sonderform des lumbalen Diskusprolapses, meist in Form eines medialen Massenprolapses. Die Blasen- und Mastdarminsuffizienz sowie die beidseitige Reithosenanästhesie gewährleisten eine schnelle Diagnose.

Kokzygodynie

Ätiopathogenese. Die Beurteilung des Beschwerdebildes ist nicht einheitlich. Häufig muß eine psychogene Komponente angenommen werden. In der Regel fehlt ein objektiver Befund, außer nach Beckenverletzungen (Steißbein- oder Kreuzbeinfraktur). Ausstrahlende Schmerzen aus dem Lumbalbereich und gynäkologische Prozesse müssen ausgeschlossen werden.
Klinik. Die im Vordergrund stehende Druckdolenz des Steißbeins findet sich häufig auch bei rektaler Untersuchung. Mastdarmstörungen werden beobachtet.
Röntgen. Außer nach Traumen und bei Stellungsanomalien des Steißbeins gelingt keine Befundobjektivierung.
Therapie. Die *konservative* Behandlung umfaßt Sitzbäder, Akupunktur, perineurale Novocainblockaden. Das Steißbein kann auf einem speziellen Sitzkissen frei gelagert werden, um eine direkte Druckeinwirkung auszuschließen. Die *operative* Behandlung (Resektion des Steißbeins und Durchschneidung der Wurzeln S5) ist oft nicht erfolgreich.

Traumatische Veränderungen

Beim Unfall wird kinetische Energie in Verformungsarbeit am menschlichen Körper umgewandelt. Übersteigt der Impuls die Belastungsgrenze des jeweiligen Organs, so resultiert eine Verletzung.

0,5–1% aller Frakturen betreffen die Wirbelsäule; dabei handelt es sich meist um fortgeleitete indirekte Verletzungen, während Traumatisierungen durch direkte Gewalt zurücktreten.

Gerade im Bereich der Wirbelsäule sind in dem besonders störanfälligen Gliederkettenmechanismus bezüglich Lokalisation und Schwere die verschiedensten Traumatisierungen möglich. Während an den anderen Skelettteilen die den Knochenbruch begleitende Weichteilverletzung in der überwiegenden Mehrzahl der Fälle untergeordnete Bedeutung besitzt, kann an der Wirbelsäule gerade die Weichteilbeschädigung vorrangige Bedeutung erlangen.

Eine Einteilung der Wirbelsäulenverletzungen wurde unter verschiedenen Gesichtspunkten vorgenommen. Für die praktische Arbeit am geeignetsten erscheint die Einteilung nach Lob, da sie sich an pathologisch-anatomischen Zustandsbildern orientiert, deren Einordnung nach dem Röntgenbild vorgenommen werden kann. Diese Einteilung erlaubt diagnostische Aussagen und leitet bei Kenntnis der Ausheilungsvorgänge der verschiedenen Verletzungsarten folgerichtig zur Therapie hin:

– Kontusion und Distorsion ohne röntgenologisch faßbare Folgen am Wirbelsäulenskelett;
– isolierte Bandscheibenverletzung (Abb. 13.**38a**);
– isolierter Wirbelkörperbruch;
– Wirbelkörperbruch mit Bandscheibenverletzung (Abb. 13.**38b, c**);
– voll ausgebildete Wirbelsäulenverletzung (Wirbelbruch mit Bandscheiben-, Bogen- und Fortsatzverletzungen sowie Zerreißungen im Bandapparat, Luxationsfrakturen);
– echte Wirbelverrenkung;
– isolierter Bogen- und Fortsatzbruch.

Klinik
Die Diagnostik der Wirbelsäulenverletzung unterliegt strengen Grundregeln. Sie beginnt mit der Unfallanamnese, deren Ziel es ist, möglichst exakte

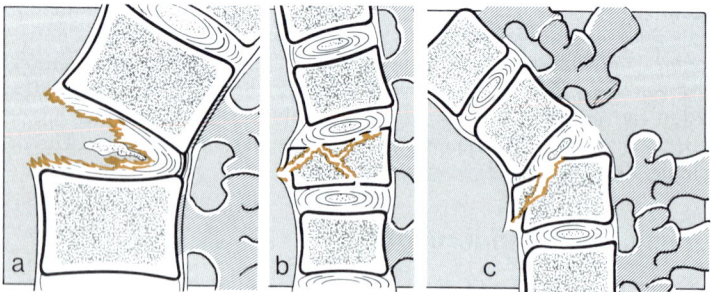

Abb. 13.**38   a** Isolierte Bandscheibenzerreißung, b, c voll ausgebildete Wirbelsäulenverletzung.

Angaben über den Unfallmechanismus und die Stärke der Gewalteinwirkung zu erhalten. Da das oft sehr schnell ablaufende Unfallgeschehen häufig nicht rekonstruierbar ist, oft eine Commotio cerebri mit retrograder Amnesie vorliegt und der Verletzte zum Untersuchungszeitpunkt bewußtlos ist, können in vielen Fällen nur ungenaue Angaben erwartet werden.

Bei der klinischen Untersuchung weisen Schürfungen, Prellungen, Platzwunden, Hämatome, Gibbusbildungen und die Seitenverschiebung in der Dornfortsatzreihe auf den Angriffspunkt der Gewalteinwirkung oder den Ort der Verletzung hin. Einen besonderen Hinweis erhält der Untersucher durch die Schmerzangaben des Verletzten, wobei betont werden muß, daß der Schmerz häufig unterhalb der eigentlichen Verletzung angegeben wird.

Die Palpation läßt Verspannungen der Muskulatur ebenso leicht erkennen wie die Dehiszenz zweier Dornfortsätze, die auf eine Zerreißung des hinteren Bandapparats und damit auf eine instabile Wirbelsäulenverletzung deuten.

Auf eine Bewegungsprüfung sollte verzichtet werden, solange die Verletzung noch nicht im vollen Ausmaß erkannt ist und der Untersucher nicht wieder gutzumachende Schäden am Rückenmark und an Nervenwurzeln setzen kann.

Im weiteren Untersuchungsverlauf ist eine neurologische Untersuchung unbedingt erforderlich. Sie schließt die Kontrolle der Oberflächensensibilität, der Reflexe und der aktiven Bewegungsmöglichkeit der Extremitäten ein.

Röntgen

Während die Unfallanamnese und die nachfolgende klinische Untersuchung nur einen Hinweis auf eine mögliche Wirbelsäulenverletzung geben können, erlaubt die röntgenologische Untersuchung in der Mehrzahl der Fälle die exakte Diagnose einer Wirbelsäulenverletzung. Das Röntgenbild gibt direkte Hinweise auf knöcherne Verletzungen und zeigt durch Lageänderung der Wirbel zueinander die Verletzungen der Zwischenwirbelsäule und des Bandapparats an. Darüber hinaus können Verletzungen, die auf den Erstaufnahmen nicht erkennbar waren, bei Verlaufskontrollen an ihren Ausheilungszuständen nachträglich diagnostiziert werden. Bei allen Patienten, die nach einem wenn auch nur leichten Trauma über Rückenschmerzen klagen, sollten immer Röntgenbilder der Wirbelsäule angefertigt werden, da ein gering ausgebildeter klinischer Befund über das tatsächliche Maß der Wirbelsäulenverletzung hinwegtäuschen kann. Außerdem kann der Röntgenbefund des Unfalltags für eine spätere Begutachtung von entscheidender Bedeutung sein.

Die Röntgenbilder im anterior-posterioren und seitlichen Strahlengang reichen in den meisten Fällen aus, sie sollten jedoch bei unklarem Befund durch Schrägaufnahmen ergänzt werden. In manchen Fällen kann die eindeutige Abklärung eines fraglichen Befunds nur durch Schichtaufnahmen erfolgen.

Differentialdiagnose

Sie ist bei Wirbelkörperverletzungen außerordentlich vielgestaltig. Immer muß an Fehlbildungen wie Keilwirbel, Halbwirbel, Wirbelspalten, Blockwirbel usw. an Primärtumoren, Metastasen sowie degenerative und entzündliche Vorgänge gedacht werden.

Therapie

Ziel jeder Behandlung muß es sein, einen stabilen, schmerzfreien, muskelkräftigen Rücken, der statisch kompensiert ist, wiederherzustellen. Nachdem sich über lange Zeit in den therapeutischen Empfehlungen die Anhänger der funktionellen Behandlung nach Magnus und die der Wirbelbruchaufrichtung nach Böhler kompromißlos gegenüberstanden, hat sich inzwischen die Ansicht durchgesetzt, daß nach vorliegendem klinischen und röntgenologischen Befund in jedem Fall eine individuelle Therapie festgelegt werden muß.

Die *funktionelle Therapie* nach Magnus verzichtet bewußt auf eine Aufrichtung des frakturierten Wirbels und stellt die Übungsbehandlung der Rückenmuskulatur ganz in den Vordergrund.

Der Patient wird im Bett auf flacher, harter Unterlage ruhiggestellt, und mit krankengymnastischen Übungen wird früh, in manchen Fällen schon am ersten Tag, begonnen. Die Dauer der Ruhigstellung hängt vom Verletzungsgrad ab. Bei isolierten Wirbelkörperbrüchen mit nur geringer Deformierung ist der Richtwert eine Zeit von 12 Wochen. Liegt jedoch eine voll ausgebildete Wirbelkörperverletzung vor, so muß die Ruhigstellung weiter ausgedehnt werden (20−26 Wochen).

Die *Wirbelkörperaufrichtung* nach Böhler kann im ventralen oder dorsalen Durchgang erfolgen, wobei Böhler den dorsalen wegen der besseren Ergebnisse bevorzugt. Eine Kontraindikation stellt das Vorliegen eines dorsalen Fragments wegen der Gefahr der Rückenmarkverletzung dar. Nach erfolgter Aufrichtung wird im Gipsmieder ruhiggestellt „so viele Wochen, wie der Gibbus Grade beträgt", wobei als Höchstmaß 5−6 Monate genügen. Dieses Verfahren wird angewandt bei erheblichen keilförmigen Deformierungen insbesondere des 12. Brustwirbels und des 1. Lendenwirbelkörpers mit knickförmiger Kyphose. Die Grund- und Deckplatten sollten dabei erhalten sein, und es sollte sich um junge, möglichst nicht zu adipöse Verletzte handeln. Nach der Ruhigstellung muß eine Übungsbehandlung der benachbarten Gelenke erfolgen.

Optimale Ergebnisse bringt die Behandlung mit dem leicht anzulegenden *Dreipunktkorsett* (Abb. 13.**39**). Es verhindert durch die Dreipunktfixierung ventral und dorsal die Vorbeugebewegung der Wirbelsäule, damit die Gefahr einer weiteren keilförmigen Deformierung des Wirbels verringert wird. Das Korsett ist indiziert, wenn die hintere Wirbelkörperhöhe unbeschädigt ist und keine Bandscheibenzerreißung vorliegt, um keine Instabilität des Bewegungssegments in Kauf nehmen zu müssen.

Besondere Verhaltensmaßregeln bestehen im Bereich der Halswirbelsäule,

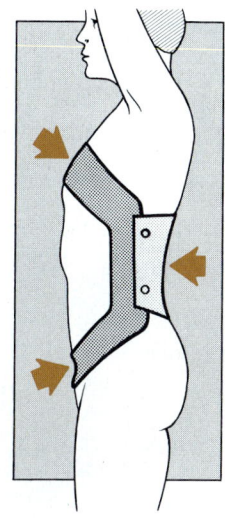

Abb. 13.**39**   Dreipunktkorsett.

insbesondere bei Rupturen im Bereich der vorderen und hinteren Bandverbindungen. In diesen Fällen ist eine konsequente Ruhigstellung im Kopf-
Brust-Gips für 3−4 Monate erforderlich. Man richtet sich, was die Länge der
Ruhigstellung anbetrifft, am besten nach den röntgenologischen Spangenbil-
dungen und nach dem Verhalten der Halswirbelsäule bei Funktionsaufnahmen.
Besteht eine Luxation oder Luxationsfraktur ohne Lähmungserscheinungen, so sollte die Einrichtung möglichst rasch vorgenommen werden
(Abb. 13.**40**). Dazu sind die verschiedensten Methoden in liegender Stellung
oder im Sitzen unter Zug mittels Glisson-Schlinge und Crutchfield-Klammer
angegeben. Es kommt darauf an, unter entsprechend hohem Längszug bis zu
50 kg und entsprechender Kopfdrehung die Verhakungen zu lösen. Durch
Dauerzug gelingt es in der Regel, sog. reitende Verrenkungen einzurichten,
nicht jedoch verhakte Luxationen und Luxationsfrakturen. Anschließend
erfolgt ebenfalls eine Ruhigstellung im Kopf-Brust-Gips, je nach Schwere
der Verletzung für 3−6 Monate.
Luxationen des Dens axis werden nach Einrenkung ebenfalls im Kopf-Brust-
Gips ruhiggestellt. Nur durch konsequente Ruhigstellung über 3−4 Monate
je nach Konsolidierung kann eine Denspseudarthrose verhindert werden.
Die *operative* Therapie kann in Frühoperationen und Spätoperationen unterschieden werden. Die offene Reposition wird bei Luxationen und Luxationsfrakturen vorgenommen, bei denen sich die verhakten Gelenkfortsätze nicht
mit konservativen Mitteln lösen lassen. Bei unvollständigen oder zunehmenden Lähmungen sollte die Reposition möglichst schnell vorgenommen werden. Beim Vorliegen einer kompletten Querschnittlähmung sind die Mei-

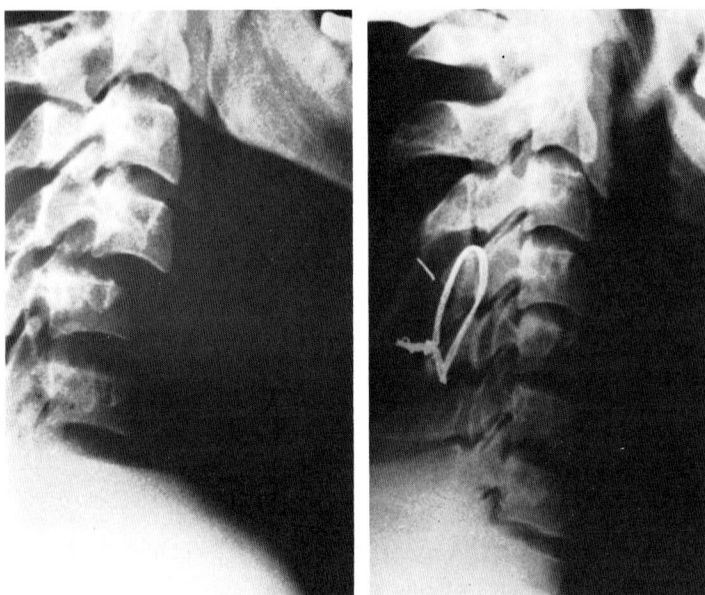

Abb. 13.**40**   Luxation HWS vor und nach operativer Reposition.

nungen zur Zeit geteilt. Auch hier kann eine Frühoperation nach Cloward
mit voller Stabilisierung durchgeführt werden. Andererseits sind mit konservativen Verfahren sehr gute Ergebnisse zu erzielen; sie sollten im Vordergrund therapeutischer Erwägungen stehen.
Die frühe Laminektomie wird heute im allgemeinen abgelehnt, da sie nicht
zu den gewünschten Ergebnissen führte. Die Spätlaminektomie ist angezeigt, wenn sich nach anfänglicher Besserung eines neurologischen Befunds
wieder eine Verschlechterung einstellt, die durch konservative Therapie
nicht beeinflußt ist oder wenn sich neurologische Spätkomplikationen ergeben. Spätoperationen betreffen sekundäre Wirbelsäulenversteifungen bei
bleibender schmerzhafter Instabilität des geschädigten Wirbelsäulenabschnitts; dabei kann dieser Zustand mit einer Reluxationsneigung, dem
drohenden oder zunehmenden Haltungsverfall oder der posttraumatischen
Arthrose der kleinen Wirbelgelenke einhergehen.

14 Brustkorb

Trichterbrust

Synonym: Pectus infundibiliforme, Pectus excavatum.

Ätiopathogense

Die Brustkorbdeformität ist angeboren (endogene Hemmungsmißbildung). Raumbeengungen in utero und Rachitis scheint keine wesentliche Bedeutung zuzukommen. Darüber hinaus ist die Entstehung einer Trichterbrust durch Druckeinwirkung von außen wohl nur bei gleichzeitig bestehender pathologischer Weichheit der vorderen knorpeligen und knöchernen Brustkorbanteile möglich (Schusterbrust).

Klinik

Die vordere Brustkorbwand ist trichterförmig eingezogen (Abb. 14.**1**). Der tiefste Punkt des Trichters liegt im Bereich des mittleren oder/und kaudalen Sternums. Nach kranial und lateral wird der Trichter durch Sternum und Rippen, nach kaudal durch die Bauchdecke begrenzt. Der Trichter kann symmetrisch oder asymmetrisch, flach, breit, eng und tief sein. Tiefe und

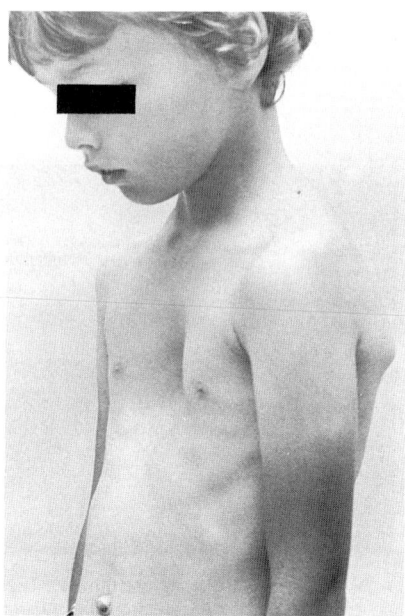

Abb. 14.**1** Trichterbrust.

Durchmesser des Trichters unterliegen dabei erheblichen Schwankungen. Die Deformität wird meist erst in den ersten Lebensjahren auffällig. Dem Ausprägungsgrad entsprechend können Lungen- und Herz-Kreislauf-Funktion beeinträchtigt sein. Die Patienten zeigen schlaffe Körperhaltung mit nach vorn hängenden Schultern und vorgewölbtem Abdomen. Zunehmende Kyphosierung der Brustwirbelsäule und Skoliose werden oft beobachtet.

Röntgen

Im a.-p. Strahlengang u. U. Skoliose, Herzverlagerung und Formänderung des Herzschattens. Im seitlichen Strahlengang wird die Ausprägung des Trichters deutlich, der Raum zwischen dorsaler Sternumbegrenzung und Wirbelsäule kann stärker eingeengt sein.

Röntgenbilder seitlich bei maximaler Inspiration und Exspiration unter gleichzeitiger Markierung der äußeren Sternumkontur durch Bleistreifen oder Konstrastmittel zeigen, wie weit noch eine Atemverschieblichkeit bzw. Entfaltung des Trichters möglich ist (Abb. 14.2).

Therapie

Konstante, konsequente *Atemgymnastik*, im Kleinkindesalter beginnend, kombiniert mit Schwimmen und Laufübungen, Heftpflaster-Zugverbände sowie Saugglocken sind weniger aussichtsreich.

Als operative Maßnahmen im 1. und 2. Lebensjahr wird die Durchtrennung eines bei der Trichterbrust vom Processus xiphoideus zum Centrum tendineum des Zwerchfells laufenden bindegewebigen Strangs empfohlen. Im späten Kindesalter und bei Jugendlichen kann durch konservative Maßnah-

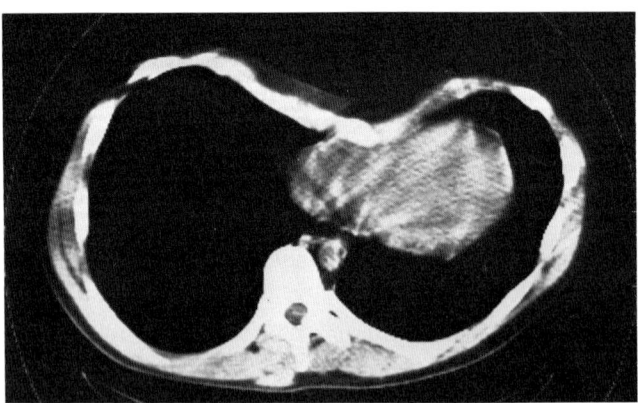

Abb. 14.**2** Computertomogramm bei Trichterbrust. Verkürzung der Distanz zwischen Sternum und Wirbelsäule mit ausgeprägter Asymmetrie des gesamten Thorax.

men eine wesentliche Befundbesserung nicht mehr erreicht werden, da eine wesentliche Wuchslenkung nicht mehr möglich ist. Für operative Maßnahmen sprechen schwerwiegende und zunehmende Beeinträchtigungen in der Lungen- und Herz-Kreislauf-Funktion sowie Verlagerungen der Herzachse. Da die Patienten oft psychisch unter der Brustkorbdeformierung erheblich leiden, spielen bei der Indikationsstellung entsprechende Überlegungen eine wesentliche Rolle.

Die *operative* Therapie besteht in einer Längs- und evtl. Querspaltung des Sternums und zusätzlicher Keilosteotomie bzw. Chondrotomie der Rippen am Trichterrand, nachfolgend Anhebung des gesamten Trichters auf ein normales Niveau und abschließender interner oder externer Fixation des Korrekturergebnisses über mehrere Wochen. Postoperativ beginnt sofort eine gezielte Atemgymnastik. Das Tragen eines Mieders über viele Monate ist zu empfehlen, um eine thorakale Atmung zu erzwingen. Das günstigste Operationsalter liegt zwischen dem 4. und 14. Lebensjahr.

Kielbrust

Synonyme: Hühnerbrust, Pectus carinatum.

Ätiopathogenese. Angeboren durch Raumbeengung in utero, Rachitis.
Klinik. Durch kielartiges Vorspringen des Brustbeins ist der sagittale Thoraxdurchmesser vergrößert. Einziehungen der unteren ventrolateralen Rippenanteile bei gleichzeitigem Vorwölben des freien Rippenrandes im Sinne einer Harrison-Furche wird ebenso wie eine Skoliose oft beobachtet. Wie bei der Trichterbrust besteht häufig eine betont schlaffe Körperhaltung mit vorgewölbtem Abdomen und nach vorn hängenden Schultern. Beeinträchtigungen von Atem- und Herz-Kreislauf-Funktion sind meist nicht ausgeprägt.
Röntgen. Entspricht dem klinischen Befund.
Therapie. Atemgymnastik. Bei noch gut formbarem Thorax im Kleinkindalter konservative Behandlung durch Pelottendruck auf das vorspringende Sternum, Lagerung im Gipsbett. Beim Vorliegen einer Rachitis zusätzlich antirachitische Therapie.

344

15 Obere Extremitäten

Topographische Besonderheiten

Der Arm ist rein muskulär am Körperstamm verankert. Dies bedeutet den größtmöglichen Bewegungsumfang und ist von großer Bedeutung für den Arm als Greiforgan.

Das Schultergelnk ist das beweglichste Gelenk des menschlichen Organismus, die Stabilität wird allein durch die intakte Muskelsehnenmanschette und den Bandapparat gewährleistet. Dem ausgedehnten Bewegungsumfang des Schultergelenks entsprechend wird das Glenohumeralgelenk von einer weiten, eher schlaffen Gelenkkapsel umgeben, die ihrerseits eine Stabilität, wie z. B. am Hüftgelenk, nicht gewährleistet.

Der Oberarm ist als Durchgangsregion für die Gefäß-Nerven-Stränge zu sehen. Das Ellenbogengelenk als Mittler einerseits zwischen Schultergelenk und Oberarm, andererseits zwischen Unterarm und Hand ermöglicht einerseits durch die Scharnierbewegung mit Streckung und Beugung, andererseits durch die Unterarmdrehbewegung eine wesentliche Erweiterung des Aktionsradius der Hand.

Am Unterarm haben viele für die Handfunktion wesentliche Muskeln ihren Ursprung, auch werden im Unterarmbereich die verschiedenen Gefäß-Nerven-Stränge ihrer peripheren Bestimmung entsprechend zugeordnet.

Das Handgelenk sowie die Fingergelenke ermöglichen durch ihr Zusammenspiel die vielfältigsten, speziell menschlichen Ausdrucks- und Funktionsbewegungen der Hand.

Schultergürtel

Skalenussyndrom

Ätiopathogenese. Eine Einengung der Skalenuslücke führt zur Kompression des Plexus brachialis und der ventral davon liegenden A. subclavia mit neurovaskulären Störungen im Armbereich. Umstritten ist die Theorie der aktiven Kompression durch Spannungsänderung des M. scalenus anterior oder medius. Die passive Kompression durch Lageveränderung der Muskeln oder Formveränderungen des Muskellumens im Sinne einer „strikturierenden Myositis" sind durch Operationsbefunde objektiviert.

Klinik. Die Druckschädigung des Plexus brachialis führt zur unteren Armplexuslähmung, meist mit sensiblen und motorischen Ausfällen im Ulnarisbereich. Zusätzliche Zirkulationsstörungen der A. subclavia bedingen intermittierende ischämische Krämpfe mit Schmerzen in den Fingern und Zyanose bis hin zu trophischen Störungen.

Differentialdiagnose. Halsrippe, Periarthritis humeroscapularis, Karpaltunnelsyndrom.

Therapie. Nur gelegentlich auftretende Schmerzen werden durch Novocainblockaden und kurzfristige Ruhigstellung im Desault-Verband beherrscht. Bei chronischen Fällen wird der M.scalenus anterior an seinem Ansatz durchtrennt.

Habituelle Schulterluxation

Ätiopathogenese

Angeborene Dysplasie der Gelenkpfanne, Humerus valgus oder Muskelbzw. Kapsel-Band-Schwäche. Primär traumatische Schultergelenkluxation, die nach Abriß des Labrum glenoidale inferius und infolge unzureichender Ruhigstellung des reponierten Gelenks zur habituellen bzw. rezidivierenden (da primär traumatisch entstanden) Luxation führen kann.

Klinik

Dem anatomischen Aufbau des Schultergelenks entsprechend kann es zu einer Luxatio inferior, posterior und anterior kommen (Abb. 15.1). Letztere Form, die auch als Luxatio subcoracoidea bezeichnet wird, ist mit Abstand die häufigste. Der Oberarmkopf steht ventral unter dem Processus coracoideus.

Die habituelle Luxation kann bereits bei normaler Belastung erfolgen („apprehensionstest"), z.B. bei Abduktions- und Außenrotationsbewegungen. Der Oberarmkopf gleitet nach vorn oder unten aus der Pfanne heraus. Ebenso leicht wie die Luxation eintritt, gelingt oftmals ohne ärztliche Hilfe die selbsttätige Reposition. Der eigentliche Luxationszustand wird so vom Arzt selten gesehen (s. traumatishe Luxation).

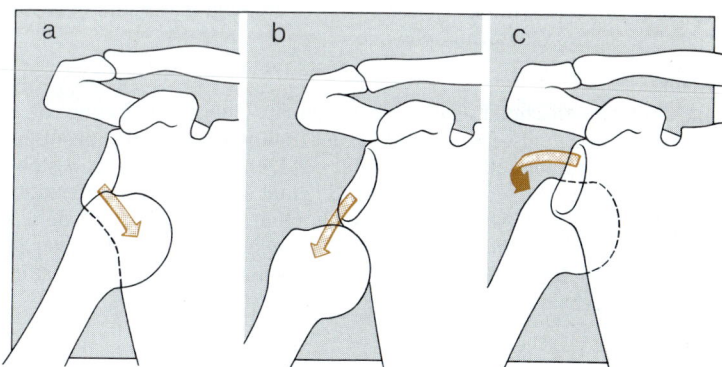

Abb. 15.1   Schulterluxation. **a** Luxatio anterior, **b** Luxatio inferior, **c** Luxatio posterior.

Röntgen

Im luxierten Zustand liegt der Oberarmkopf außerhalb der Schulterpfanne (bei habitueller Luxation selten). Die Schultergelenkpfanne ist häufig abgeflacht oder zu klein. Es besteht ein Mißverhältnis zwischen Kopf- und Pfannengröße. Bei primär traumatischer Luxation können Zustände nach knöchernen Begleitverletzungen (Impression des Oberarmkopfes (Hill-Sachs-Defekt), Abriß des Tuberculum majus, Abstauchung des Schulterpfannenrandes (Bankart-Läsion)) vorliegen.

Therapie

Konservativ, s. traumatische Schultergelenkluxation.

Operativ. Bei der habituellen Luxation erfolgt die Operation, um die Leistungsfähigkeit des Armes wieder zu verbessern und die Gefahr der durch wiederholte Luxation frühzeitig entstehenden Arthrose zu vermindern. Eine Vielzahl operativer Behandlungsverfahren wurde angegeben, um erneute Luxationen zu verhindern. Durch Sehnen- und Faszienplastiken sowie die Verlagerung der Ansatzzone des M. subscapularis auf die Schultergelenkkapsel wird dem luxationsgefährdeten Gelenk eine straffere Weichteilführung gegeben. Mit dem gleichen Ziel wird die vordere Gelenkkapsel gerafft. Durch Einbolzen eines Knochenspans am unteren Schulterpfannenrand wird dieser abgeflachte Bezirk angehoben, wodurch dem Oberarmkopf ein besseres Gegenlager geschaffen und der Luxationsweg verlegt wird (Operation nach Eden-Hybinette in der Modifikation nach Max Lange). Durch eine Rotationsosteotomie (Weber) unterhalb des Oberarmkopfes wird die luxationsauslösende Außenrotation eingeschränkt.

Traumatische Schultergelenkluxation

Ätiopathogenese

Ein adäquates Trauma führt zur Schulterluxation, oftmals unter Abriß des Labrum glenoidale inferius, Abriß des Tuberculum majus und/oder Impressionsfraktur des Oberarmkopfes.

Klinik

Bei der traumatischen Luxation liegt adäquate Gewalteinwirkung vor. Spontan- und Bewegungsschmerz sind bei der traumatischen Luxation ausgeprägter als bei der habituellen. Die Kontur des Deltamuskels ist bei bestehender Luxation abgeflacht, das Akromion zeichnet sich verstärkt unter der Haut ab. Der in leichter Abduktion stehende Oberarm ist federnd fixiert. Es ist dem Patienten nicht möglich, die Hand der luxierten Seite auf die gegenseitige Schulter zu legen. Der Oberarmkopf ist außerhalb der Pfanne tastbar, die Pfanne unterhalb des Akromions ist leer.

Röntgen

Der Oberarmkopf steht außerhalb der Schulterpfanne, Begleitverletzungen (s. oben) sind möglich.

Therapie

Konservativ. Die Reposition wird schnellstmöglich vorgenommen, um Überdehnungen von Kapsel und Sehnen sowie Druckschädigung von Nerven und Gefäßen zu verhindern; sie erfolgt unter analgetisch-myotonolytischer Medikation, gegebenenfalls in Kurznarkose:
Folgende Repositionsverfahren werden angewandt:

- *Selbsteinrichtung nach Iselin.* Bei der Luxatio anterior ergreift der Verletzte mit der Hand des luxierten Armes einen fixierten Gegenstand, wobei das Ellenbogengelenk rechtwinklig gebeugt ist. Mit der gesunden Hand wird der luxierte Oberarm adduziert, dabei dreht sich der Körper zur gesunden Seite hin.
- *Einrichtung nach Hippokrates.* Lokal- oder Allgemeinanästhesie, Rückenlage. Die Axilla wird durch Polster geschützt. Während der Fuß des Arztes sich in die Axilla einstemmt, wird am luxierten Arm ein kontinuierlicher kräftiger Zug in Körperachse ausgeführt.
- *Einrichtung nach Kocher.* Wie die Selbsteinrichtung nach Iselin ist auch dieses Verfahren nur für die Luxatio anterior geeignet. Bei Rechtwinkelstellung des Ellenbogengelenks wird der Arm erst adduziert, dann außenrotiert. In dieser Stellung weitestmögliches Vorheben des Armes und abschließend Innenrotation.
- *Einrichtung nach Arlt.* Der Patient sitzt seitlich auf einem Stuhl, der betroffene Arm hängt über die Stuhllehne, deren abgepolsterte obere Kante in der Axilla liegt. Ein zunehmend stärkerer Längszug wird am Arm ausgeführt, bis die Reposition erfolgt.

Nach der Reposition einer traumatischen Schulterluxation erfolgt bei Patienten bis zum 40. Lebensjahr die Immobilisierung im Desault-Verband für ca. 3 Wochen. Liegt gleichzeitig ein Abriß des Tuberculum majus und eine Verletzung der Sehne des M. supraspinatus vor, so kann bei mittlerer Rotationsstellung und Abduktion ruhiggestellt werden; alternativ kann die Osteosynthese des Tuberculum majus durchgeführt werden. Bei älteren Patienten ist die Immobilisierungszeit wegen der Gefahr der Schultersteife verkürzt.

Operativ. Gelingt die Reposition der Schulterluxation nicht konservativ, so muß operativ vorgegangen werden.

Arthrosis deformans der Schulter

Synonym: Omarthrose.

Ätiopathogenese. Siehe Arthrose, S. 238.

Klinik. Schmerzen werden bei der Bewegung des Schultergelenks, insbesondere bei Außenrotation, angegeben. Feines Knorpelreiben bis grobes Knakken sind häufig vorhanden. Liegen auf der Schulter führt zur Schmerzverstärkung. Bewegungseinschränkungen werden primär durch Veränderungen im periartikulären Weichteilmantel verursacht. Schmerzbedingte Kontrakturen können wie bei der Schultersteife entstehen.

Röntgen. Verwaschene Zeichnung der Gelenkflächen, Höhenminderung des Gelenkspalts, Usurierungen und Zystenbildungen neben Sklerosierungen an den Gelenkflächen von Oberarmkopf und Schulterpfanne. Als Zeichen einer zusätzlichen Periarthropathie können Kalkeinlagerungen der Weichgewebe feststellbar sein.

Differentialdiagnose. Periarthropathia humeroscapularis, Entzündungen, Tumoren.

Therapie. Siehe Arthrosetherapie (S. 241), physikalische Therapie (S. 40). Muskelhärten werden durch Massagen und Wärme behandelt, druckschmerzhafte Areale können mit einem Lokalanästhetikum, eventuell unter Zugabe eines Cortisonpräparats, örtlich behandelt werden. Röntgenentzündungsbestrahlung kann zur Schmerzbefreiung und Auflösung periartikulärer Verkalkungen beitragen. In ausgeprägten therapieresistenten Fällen kann die Schulterarthrodese oder, in seltenen Fällen, der Gelenkersatz notwendig werden.

Periarthropathia humeroscapularis (PHS)

Der 1872 von Duplay geprägte Begriff stellt einen Sammelbegriff bei unterschiedlichen Schmerzzuständen im Schulterbereich dar. Der Begriff Periarthritis ist im Alltag dennoch gerechtfertigt, da die Veränderungen meist unter dem Bild einer Entzündung ablaufen.

Ätiopathogenese

Das Humeroskapulargelenk ist das beweglichste, allerdings auch instabilste Gelenk des Körpers. Eine Muskel-Sehnen-Manschette (Rotatorenmanschette) übernimmt die Bewegungsführung, während die weite und dünne Gelenkkapsel nur durch schwache Bänder verstärkt wird.

Als Besonderheit wird die Gelenkhöhle von der langen Bizepssehne durchzogen, die oberhalb der Gelenkpfanne entspringt, horizontal durch das Gelenk verläuft, um dann im rechten Winkel in den Sulcus intertubercularis des Humeruskopfes einzutauchen.

Obwohl die Sehne im Sulkus von einer Ausstülpung der Gelenkkapsel begleitet wird und sehnige Fasern zum Schutze den Sulkus überbrücken und die lange Bizepssehne halten, ist sie an dieser Stelle einer hohen Belastung ausgesetzt und degeneriert oft frühzeitig. Ähnlich wird die Sehne des M. supraspinatus kontinuierlich durch Druck geschädigt. Sie verläuft durch den subakromialen Raum und wird bei Abduktionsbewegungen zwischen dem Tuberculum majus und dem Lig. coracoacromiale gepreßt. Die ca. ab dem 30. Lebensjahr auftretenden degenerativen Veränderungen im Bereich dieser Sehnen können alle Stadien von fibrinoiden Verquellungen bis zur vollständigen Nekrose durchlaufen. Die Sehnen können partiell oder total einreißen. Echte traumatische Rupturen, z. B. des M. biceps, finden sich nahe am Sehnen-Muskel-Übergang oder am Sehnen-Knochen-Übergang, häufig mit Ausriß einer Knochenlamelle.

Die beschriebenen degenerativen Schäden können lange Zeit stumm bleiben. Zahlreiche endogene und exogene Faktoren sind jedoch in der Lage, akut exudative oder chronisch proliferative Entzündungen im angrenzenden Gewebe auszulösen. Sie spielen sich ab an der Bursa subacromialis, an der Vagina synovialis der langen Bizepssehne, im Bereich der Faszien und dem dazwischen liegenden lockeren Bindegewebe der Rotatorenmanschette sowie der Gelenkkapsel. In den Gleitschichten des periartikulären Gewebes kommt es zu Verklebungen und Schrumpfungen unter dem Bild einer schmerzhaften Schultersteife.

Die Pathogenese der Schultersteife als Folge einer schon kurzfristigen Ruhigstellung (z. B. Trauma) oder durch spondylitische Veränderungen der Halswirbelsäule liegt in Zirkulationsstörungen und dadurch bedingten Stoffwechselstörungen des periartikulären Bindegewebes. Zervikalbedingte Beschwerden ergeben zusätzlich segmentgebundene Veränderungen.

Klinik

In Anlehnung an Seze bewährt sich eine Unterteilung in vier Stadien:
Die *PHS simplex tendinotica* äußert sich subjektiv in Bewegungsschmerzen bei Rotation und Abduktion, Nächtlicher Spontanschmerz beim Liegen auf der erkrankten Seite. Steigerung des Ausstrahlungsschmerzes in den Oberarm bei mechanischer Mehrbelastung. Funktionsstörungen überwiegen, während eine passive Bewegungseinschränkung primär nicht besteht. Man unterscheidet ein Supraspinatus- und ein Bizepssyndrom.

Beim Supraspinatussyndrom wird das Schmerzmaximum am Schulterdach an der Insertionsstelle der Sehne lokalisiert. Charakteristischerweise treten die Schmerzen bei Seitenhebung des Armes bei 60−80 Grad auf und verstärken sich bei Innenrotation sowie beim Heben gegen Widerstand.

Beim Biceps-longus-Syndrom Schmerzlokalisation in der vorderen Schulterpartie. Bizepsanspannschmerz bei kombinierter Abduktion, Streckung und Innenrotation (Schraubenzieherbewegung). Druckschmerz im Sulcus intertubercularis häufig mit Krepitation.

Die *PHS acuta* (Tendinosis calcarea), Bursitis subacromialis, geht mit plötzlich auftretenden, heftigen Schmerzen, die bis in die Fingerspitzen ausstrahlen, einher. Der gesamte Schulterbereich ist druckschmerzhaft, oft gerötet und überwärmt.

Die Schmerzen verbieten einen Funktionstest. Probeexzisionen ergaben akute Entzündungserscheinungen in der Umbegung von Sehnenverkalkungen und Bursitiden.

Die *PHS pseudoparalytica* tritt meist spontan aufgrund eines Defekts der Rotatorenmanschette auf. Neurologische Ausfälle fehlen. Die passiven Bewegungen sind frei. Charakteristischerweise kann der passiv abduzierte Arm nicht aktiv gehalten werden.

Pathologisch-anatomisch handelt es sich meist um eine Ruptur der Supraspinatussehne als Teil der Rotatorenmanschette.

Die *Schultersteife (frozen shoulder)* ist im Anfangsstadiun uncharakteristisch. Durch die fibröse Verlötung der periartikulären Gewebeschichten besteht eine aktive und passive Bewegungseinschränkung. Als Ursache kommt häufig eine zu lange Ruhigstellung in ungünstiger Stellung oder Schonung des Armes in Betracht; auch eine langdauernde Schonung des Armes bei radikulären Störungen kann sekundär eine Schultersteife bewirken.

Röntgen

Häufig zeigen sich Verkalkungen (Abb. 15.**2**) im Bereich der Supraspinatussehne, denen hinsichtlich der Bewegungseinschränkung keine allzu große Bedeutung beizumessen ist. An der nichterkrankten Schulter können z. B. ausgedehntere Verkalkungen als an der erkrankten bewegungseingeschränkten vorhanden sein. Daraus geht hervor, daß die Diagnose PHS nicht allein aufgrund röntgenologischer Kriterien gestellt werden darf. Röntgenuntersuchungen der Halswirbelsäule und der betroffenen Schulter sind aus differentialdiagnostischen Erwägungen dringend zu empfehlen, Ursächlich für die Symptome können gut- oder bösartige Knochentumoren sowie Metastasen oder unspezifische und spezifische Entzündungen im Halswirbelsäulen- und Schulterbereich in Frage kommen.

Ergänzend kommt die sonographische Untersuchung der periartikulären Muskel-Sehnen-Anteile in Betracht, wobei sich Veränderungen der die Schulter umgebenden Weichteile (Rotatorenmanschette, Bizepssehne, Bursa subacromialis) nachweisen und bildlich darstellen lassen.

Therapie

Die Therapie hat dem jeweiligen Stadium Rechnung zu tragen. Bei der PHS acuta ist Ruhigstellung auf einer Abduktionsschiene oder dem sog. Briefträ-

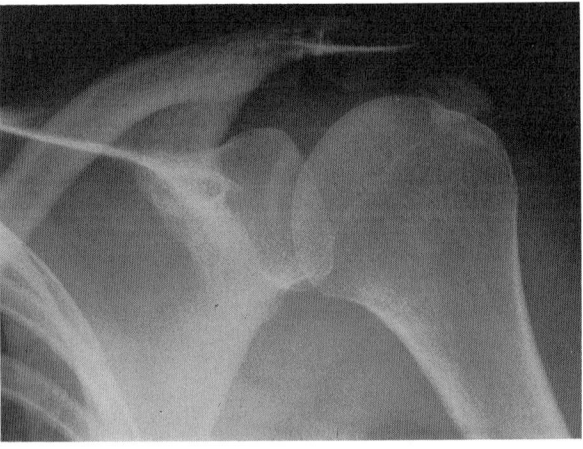

Abb. 15.**2**   Periarthritis humeroscapularis. Periartikuläre Verkalkungen.

gerkissen angezeigt. Je nach Bedarf werden Analgetika und Antiphlogistika per os gegeben. Daneben erfolgt die Infiltration des subakromialen Gleitlagers mit Lokalanästhetika, gegebenenfalls auch mit Corticoidzusatz.

In der subakuten Phase haben sich diadynamische Strom-, Ultraschall- und Eisbehandlung bewährt. Medikamentös kommen weiterhin Analgetika und Antiphlogistika lokal und per os in Frage.

Krankengymnastische Übungsbehandlungen, insbesondere die Friktionsbehandlung nach Cyriax, unterstützt durch lockernde Massagen der Nacken- und Schultermuskulatur, hilft die Funktion zu verbessern. In hartnäckigen Fällen kann eine Röntgenbestrahlung der Entzündung versucht werden. Die chirurgische Entfernung des Kalkdepots ist selten notwendig.

Mobilisierende Maßnahmen in Narkose bedürfen bei der Schultersteife einer intensiven krankengymnastischen Nachbehandlung. Ausgedehnte Rupturen der Rotatorenmanschette mit schwerer Funktionsbehinderung der Schulterfunktion müssen operativ mit Naht oder plastischer Deckung der Sehnenplatte versorgt werden.

Oberarm und Ellenbogen

Proximale Bizepssehnenruptur

Die lange Bizepssehne, die durch das Schultergelenk verläuft (S. 348), ist gelegentlich durch degenerative Veränderungen im Bereich des Sulcus bicipitalis vorgeschädigt, so daß sie bei Bagatelltraumen rupturiert. Klinisch ist die Ruptur erkennbar am weit nach distal gerutschten Muskelbauch, proximal ist typischerweise eine Delle tastbar. Der Funktionsausfall ist gering, lediglich bei jungen Menschen empfiehlt sich die operative Revision mit Reinsertion der Sehne am Processus coracoideus.

Distale Bizepssehnenruptur

Die gemeinsame distale Bizepssehne setzt an der Tuberositas radii an. Sie rupturiert ungleich seltener als proximal, meist aufgrund einer plötzlichen, unerwarteten Lastaufnahme auf dem gebeugten Unterarm.

Klinik. Die typischerweise bei gebeugtem Ellenbogen gut tastbare Bizepssehne ist nicht mehr sicht- oder tastbar, allenfalls der Lacertus fibrosus als Ausstrahlung der Bizepssehne in die Unterarmfaszie bleibt tastbar.

Therapie. Im Gegensatz zur proximalen Bizepssehnenruptur ist hier die operative Revision mit Reinseration der Sehne am proximalen Radius immer angezeigt.

Tendopathien im Ellenbogenbereich

Unter Tendopathie werden Sehnenschäden auf dem Boden abakterieller Entzündung der Sehnenansätze, aus klinischer Sicht auch des Paratenons und der Sehnenscheiden verstanden.

Ätiopathogenese

Zum besseren Verständnis der Morphopathologie dieses Krankheitsbildes werden Einzelheiten des Insertionsmodus vorangestellt. Das Sehnenkollagen geht über eine knorpelige Zwischenzone in den Knochen über (Abb. 15.**3**). Als Grundlage jeder Tendopathie gelten rezidivierende Mikrotraumen an den Sehnen und ihren Insertionsstellen. Tendopathien können durch Kombination unterschiedlicher Mechanismen entstehen. Die Basis bilden wohl altersabhängige biomechanische, mechanische und morphologische Veränderungen. Um den stummen Vorgang der Sehnendegeneration in Erscheinung treten zu lassen, bedarf es äußerer Noxen, meist in Form einer Überbeanspruchung in Beruf und Sport. Die Bezeichnung „Tennisellenbogen" für die Epicondylitis humeri radialis bringt dies beispielhaft zum Ausdruck. Neben den mechanischen Ursachen werden zusätzlich zervikale Wurzelirritationen, ein vermehrter Sympathikotonus sowie Zeichen einer Schilddrüsenüberfunktion diskutiert. Differentialdiagnostisch davon abzugrenzen ist das Supinatorlogensyndrom, die Kompression des motorischen Radialisastes im Bereich seines Durchtritts durch den M. supinator.

Epicondylitis humeri radialis oder ulnaris

Synonyme: Tennisellenbogen, Werferellenbogen, Golferellenbogen.

Hierbei handelt es sich um eine Insertionstendopathie der Sehnen an den Epikondylen des Humerus. Die radiale Form (Tennisellenbogen), die den

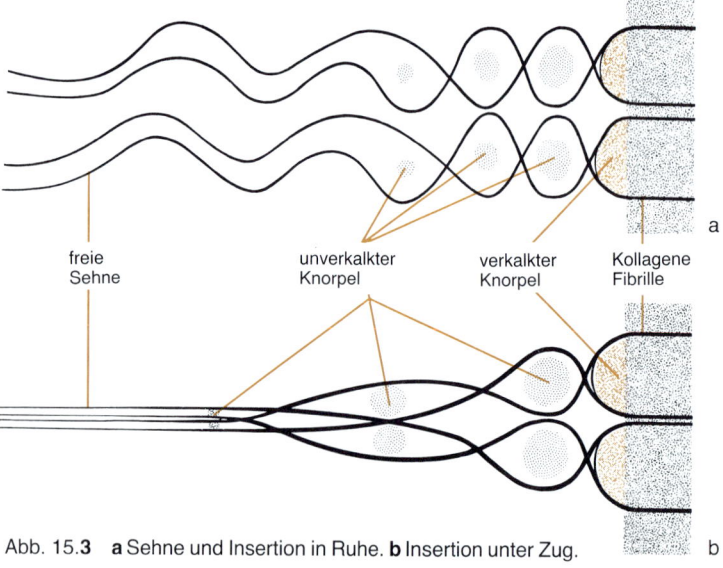

freie Sehne   unverkalkter Knorpel   verkalkter Knorpel   Kollagene Fibrille

a

b

Abb. 15.**3** **a** Sehne und Insertion in Ruhe. **b** Insertion unter Zug.

Ursprung der Streckmuskeln betrifft, kommt häufiger vor als die ulnare Form (Werfer-/Golferellenbogen).

Ätiopathogenese. Siehe oben.

Klinik. Die Patienten klagen meist im Anschluß an wiederholte Überanstrengungen über Schmerzen an den Ursprungsstellen der Sehnen an den Epikondylen des Humerus. Neben einer umschriebenen Druckschmerzhaftigkeit des Epikondylus und der dort ansetzenden Muskulatur werden Schmerzen bei Dorsalextension im Handgelenk gegen Widerstand und passiver Dehnung der betroffenen Sehnen angegeben. In chronischen Fällen können knöcherne Reaktionen auftreten, die bei der Epicondylitis ulnaris unter Umständen zu einer Irritation des N. ulnaris führen können.

Therapie. Im akuten Stadium ist gelegentlich eine exakte Ruhigstellung (evtl. sogar Gipsverband) notwendig. Vereinzelte Injektionen von Corticosteroiden in die Stellen der maximalen Schmerzempfindlichkeit können im akuten und chronischen Fall zum Erfolg führen. Bei Therapieresistenz können reflextherapeutische Maßnahmen (z. B. Akupunktur) versucht werden. Sind sämtliche konservative Maßnahmen einschließlich Eisapplikation und Krankengymnastik ausgeschöpft, ohne zu einer Besserung des Beschwerdebildes zu führen, ist die Sehneneinkerbung nach Hohmann oder die Denervierung nach Wilhelm angezeigt. Es wird nicht nur der Sehnenspiegel eingekerbt, sondern der Schnitt zirkulär um den Epikondylus bis auf den Knochen geführt. Die Muskulatur wird zurückgeschoben und der schmerzhafte Epikondylus auf diese Weise denerviert.

Unterarm

Supinatorlogensyndrom

Kompression des N. radialis im Bereich des M. supinator. Der N. radialis verläuft schraubenförmig um die Streckseite des Humerus, dann durch das Septum intermusculare laterale nach vorn in die laterale Ellenbeuge, um zwischen den Muskelbäuchen der Mm. brachialis und brachioradialis nach seiner Aufteilung den tiefen, rein motorischen Ast durch einen Schlitz im M. supinator wieder nach der Unterarmstreckseite abzugeben.

Ätiopathogenese. Durch Hypertrophie einer bindegewebigen Arkade am M. supinator kann der Nerv komprimiert werden, als weitere Ursachen werden Kompression durch Tumoren (Lipome, Fibrome, Ganglien) und indirekte Traumen angegeben.

Klinik. Da meist allein der motorische Anteil betroffen ist, fehlen typische Sensibilitätsstörungen. Wegweisend ist ein streng lokalisierter Schmerz etwa in Höhe des Radiusköpfchens, verstärkt durch Supination sowie Streckung von Hand und Fingern gegen Widerstand. In fortgeschrittenen Fällen zeigen sich elektromyo- und neurographische Veränderungen.

Therapie. Operative Revision mit Spaltung der fibrösen Arkade oder Exstirpation des komprimierenden Tumors.

Pronator-teres-Syndrom

Kompression des N. medianus im Bereich des M. pronator teres. Der N. medianus verläuft zwischen Caput ulnare und humerale des M. pronator teres, dann zwischen M. flexor digitorum superficialis und profundus hindurch. Ursächlich werden indirekte Traumen, Tumordruck und fibröse Arkaden gesehen.

Klinik. Als Vollbild werden Sensibilitätsstörungen der 3½ radialen Finger beugeseitig und der Hohlhand beobachtet, daneben Atrophie der Daumenballenmuskulatur sowie Schwäche der radialen Fingerbeuger und der Daumenopposition.

Therapie. Meist operativ mit Dekompression des Nervs.

Radioulnare Synostose

Die radioulnare Synostose ist als kongenitale Störung aufzufassen; hier ist das proximale Radioulnargelenk nicht ausgebildet, somit sind Radius und Ulna in unterschiedlicher Ausprägung miteinander verschmolzen. Die Pro- und Supination fehlt, die Beugung im Ellenbogengelenk ist frei durchführbar.

Operative Maßnahmen zur Verbesserung der Unterarmdrehfähigkeit sind zumeist erfolglos, lediglich Rotationsosteotomien des Unterarmes, die Hand in Mittelstellung einzustellen, verbessern die Gebrauchsfähigkeit der Hand.

Handgelenk

Madelung-Deformität und Lunatummalazie sind auf S. 91 und S. 130 beschrieben.

Skaphoidpseudarthrose

Der Kahnbeinbruch der Hand ist die mit am häufigsten übersehene Fraktur; oft ist auf den unmittelbar nach dem Unfallereignis angefertigten Röntgenaufnahmen eine Fraktur gar nicht zu erkennen. Bei Persistenz der Beschwerden sollte nach etwa 14 Tagen erneut geröntgt werden. Hier zeigt sich dann die Fraktur aufgrund der beginnenden Reparationsvorgänge oft deutlicher. Die Ursache der Pseudarthrose des Skaphoids liegt in der von Natur aus prekären Blutversorgung der Fragmente mit der Gefahr der Knochennekrose, den oft ungünstig verlaufenden Frakturlinien (Schräg- und Längsfraktur) sowie der primär schon langen Heilungsdauer der Fraktur (12−16 Wochen) mit entsprechend langer Ruhigstellung im Gips.

Klinik. Schmerzen, oft auch in Ruhe, Druckschmerz über der Tabatière, Schmerz bei Pronation und Ulnarabduktion im radialen Anteil der Handwurzel.

Röntgen. Abgedeckelte, sklerotische Fragmente des Skaphoids, oft mit Diastase und Stufenbildungen. Bei langdauernder Pseudarthrose auch arthrotische Veränderungen der radialen Gelenkfläche, oft umschriebene Knochenverdichtungen des proximalen Fragments als Zeichen der Knochennekrose.

Therapie. Ausräumung der Pseudarthrose und Auffüllung mit Spongiosa und einem kortikospongiösen Span vom palmaren Zugang aus (Operation nach Matti-Russe). Anschließend Gipsruhigstellung für etwa 3 Monate.

Karpaltunnelsyndrom

Synonym: Brachialgia paraesthetica nocturna, Kompression des N. medianus im Karpaltunnel.

Ätiopathogenese

Unter dem Retinaculum flexorum liegt der ovale Canalis carpi, durch den die Sehne der Mm. flexores digitorum superficialis et profundus, die Sehne des M. flexor pollicis longus und der N. medianus ziehen.
Die Endäste des N. medianus liegen im Karpaltunnel noch als gemeinsamer Strang vor. Das motorische Faserbündel liegt dorsal und versorgt die Daumenballenmuskulatur sowie die Mm. lumbricales I und II. Die sensiblen Äste versorgen die drei radialen Finger. Für die Entstehung des Kompressionssyndroms kommen mehrere Ursachen in Frage. Die überwiegend idiopathische Form findet man häufiger bei Frauen.
Die selteneren posttraumatischen Formen werden unterteilt in die eher chronische Form, wobei ständige Mikrotraumen, z. B. beim Hütten- und Metallarbeiter sowie bei Bergleuten, als Ursache anzusehen sind. Andererseits können durch Radiusfrakturen, Mondbeinverrenkungen und perilunäre Luxationen Irritationen entstehen, die manchmal erst nach Jahren ein Karpaltunnelsyndrom nach sich ziehen. Eine weitere Ursache ergibt sich durch eine Raumeinengung bei Vergrößerung der Gebilde, die durch den Kanal ziehen. Die Tendosynovitis bei chronischer Polyarthritis oder Schwellungen des perineuralen Gewebes während der Gravidität durch die erhöhte Ödembereitschaft stehen hier im Vordergrund.

Klinik

Das Anfangstadium wird bestimmt durch die Schmerzen im Kompressionsbereich mit Ausstrahlung in das Innervationsgebiet des N. medianus. Hyp- und Parästhesien der Finger I–III treten hinzu. Häufig sind nächtliche Schmerzattacken (Brachialgia paraesthetica nocturna) und morgendliche Greifschwierigkeiten vorhanden. In fortgeschrittenen Stadien findet man Daumenballenatrophie mit Funktionsausfällen sowie die entsprechenden EMG-Veränderungen, daneben eine Herabsetzung der Schweißsekretion und trophische Störungen im Innervationsgebiet. Die Diagnosesicherung erfolgt über elektromyo- und elektroneurographische Untersuchungen.

Röntgen

Die Tunnelaufnahme gestattet es, neben der Aufnahme des Handgelenks in zwei Ebenen, Deformierungen der knöchernen Anteile im Kanal darzustellen.

Differentialdiagnose

Proximales Kompressionssyndrom (Pronator-teres-Syndrom, Zervikalsyndrome).

Therapie

Eine *konservative* Behandlung wird nur im Anfangsstadium erfolgreich sein. Ruhigstellung mit einer Unterarmgipsschale in Verbindung mit Antiphlogistika kann Besserung bringen. Injektionen von Lokalanästhetika und Corticosteroiden sollen nicht zu häufig durchgeführt werden.

Bringt die konservative Behandlung nicht in kurzer Zeit einen Erfolg, soll die *operative* Dekompression durch Spaltung des Lig. carpi transversum nicht zu lange hinausgeschoben werden. Der gesamte Karpalkanal muß sorgfältig revidiert werden. Beim Vorliegen einer Synovitis der Fingerbeuger wird eine Synovektomie angeschlossen. Besteht gleichzeitig ein Kompressionssyndrom des N. ulnaris, so wird die Spaltung des Daches der Guyon-Loge vorgenommen und gegebenenfalls eine Neurolyse des Nervs angeschlossen. Postoperativ erfolgt Ruhigstellung auf Unterarm-Finger-Schiene. Mit aktiven Übungen wird bereits am 3. postoperativen Tag begonnen.

Die Ergebnisse sind gut, wenn nicht bereits irreversible Nervenschädigungen bestanden haben.

Hand

Tendovaginitis stenosans de Quervain

Die Erkrankung betrifft das erste Strecksehnenfach, durch das die Sehnen der Mm. abductor pollucis longus und extensor pollicis brevis gemeinsam ziehen.

Ätiopathogenese. Chronische Reiz- und Entzündungszustände, möglicherweise im Rahmen rheumatischer Erkrankungen.

Klinik. Die Patienten klagen über langsam zunehmende Beschwerden bzw. Druckschmerz über dem Processus styloideus radii mit Ausstrahlung in den Daumen. Gelegentlich besteht ein Sehnenschnellen. Abspreizen und Strecken des Daumens gegen Widerstand werden als schmerzhaft angegeben, ebenso die passive Ulnarabduktion im Handgelenk (Finkelstein-Test).

Differentialdiagnose. Arthrosen des Handgelenks, Skaphoidpseudarthrose, Ganglien, Tumoren der Sehnen und die Sehnenscheidentuberkulose.

Therapie. Ruhigstellung (Tape- oder Gipsverband). Lokale Cortisoninjektionen und in therapieresistenten Fällen operative Eröffnung der Sehnenscheide zur Druckentlastung. Probeexzision bei differentialdiagnostischer Unklarheit.

Schnellender Finger

Hierbei handelt es sich um stenosierende Veränderungen der Sehnenscheiden der Fingerbeuger, meist in Höhe der Grundgelenke. Sekundär ist die
Sehne selbst spindelförmig aufgetrieben.

Klinik
Beim Überwinden der Enge (Ringband) kann es zum Phänomen des schnel-
lenden Fingers kommen, hierunter ist ein ruckartiges Schnappphänomen
aufgrund der Behinderung der Sehnenpassage zu verstehen.
Die Verdickung ist palpabel und druckempfindlich. In fortgeschrittenen
Fällen kann der Finger wegen der Schmerzen nicht mehr aus der Beugestel-
lung in die Streckstellung oder umgekehrt geführt werden.
Eine Sonderform stellt die Tendovaginitis des Daumens beim Säugling oder
Kleinkind dar (Pollex flexus), wo aufgrund einer Verengung des Ringbandes
mit sekundärer spindliger Auftreibung der Beugesehne der Daumen meist in
Beugestellung fixiert gehalten wird. In chronischen Fällen kann es zur Beu-
gekontraktur (Pollex rigidus) kommen.
Therapie. Im Anfangsstadium lokal antiphlogistische Maßnahmen, sonst
operativ durch Spaltung der Sehnenscheide bzw. des Ringbandes.

Dupuytren-Kontraktur

Das 1831 von Dupuytren beschriebene Krankheitsbild stellt eine Erkrankung des straffen Bindegewebes der Hohlhand dar, wobei es sich um eine
fibröse Hypertrophie der Palmarfaszie und nicht um Gewebeneubildungen
handelt.

Ätiopathogenese

Die Entstehungsursachen sind bis heute nicht geklärt. Familiäres Auftreten
ist häufig. Ein Zusammenhang zwischen wiederholten Traumatisierungen
und Kontraktur konnte nicht nachgewiesen werden. Die neurogene Hypo-
these stützt sich auf die Tatsache, daß in einem Teil der Fälle Ausfallerscheinungen des N. ulnaris nachweisbar waren. Röntgenologisch faßbare Veränderungen der Halswirbelsäule sollen in über 80% der Fälle vorliegen. Ein
Diabetes mellitus und Leberzirrhosen können als Begleiterkrankungen vorkommen. Eine Induratio penis plastica ist nur in Ausnahmefällen vorhanden.

Klinik

Die Dupuytren-Kontraktur beginnt meist um das 40. Lebensjahr mit der
Bildung eines Knötchens in der Hohlhandbeugefalte über dem 4. oder
5. Strahl. Betroffen sind vor allem Männer aller Berufsklassen. Im weiteren
Verlauf bilden sich neue Knötchen, die in einem Narbenstrang zusammen-
fließen und mit der Haut verwachsen. Die Erkrankung verläuft schubweise
und gewöhnlich ohne Schmerzen. Durch zunehmende Beugekontrakturen
eines oder mehrerer Finger – selten des Daumens – kommt es zu einer

erheblichen Behinderung der funktionellen Leistungsfähigkeit der Hand (Abb. 15.**4**).
Die Erkrankung wird in vier Stadien eingeteilt:

Stadium I: Knotenbildung in der Hohlhand,
Stadium II: Kontraktur im Grundgelenk,
Stadium III: Kontraktur im Grund- und Mittelgelenk,
Stadium IV: extreme Kontraktur von Grund- und Mittelgelenken mit Überstreckung des Endgelenks.

Therapie
Bei geringgradigen Kontrakturen, besonders beim alten Patienten, wird man von therapeutischen Maßnahmen Abstand nehmen. Eine konservative Behandlung mit Cortison- oder Superoxiddismutase-Injektionen kann versucht werden. Mittelschwere Kontrakturen (Stadium II und III) eignen sich gut zur radikalen operativen Exstirpation der bindegewebigen Stränge (totale oder limitierte Fasziektomie). Im Stadium IV ist u. U. eine Fingeramputation mit operativer Verschmälerung der Hand anzuraten. Rezidive kommen auch nach radikaler Fasziektomie immer wieder vor.

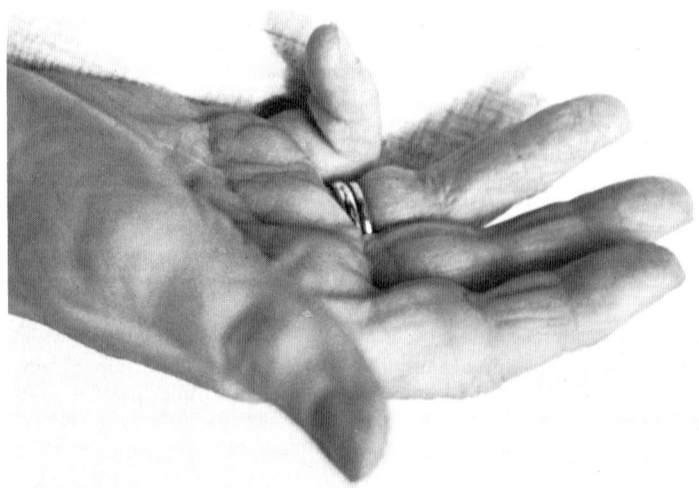

Abb. 15.**4** Dupuytren-Kontraktur.

16 Untere Extremitäten

Hüftgelenk

Sogenannte angeborene Hüftgelenkverrenkung

Synonyme: Luxatio coxae congenita, anthropologische Luxation.

Bei der sog. angeborenen Hüftgelenkverrenkung handelt es sich um die häufigste kongenitale Skelettfehlform. Der Krankheitsbegriff schließt alle Veränderungen der anlagebedingten Hüftpfannendysplasie und Steilstellung des Schenkelhalses mit vermehrter Antetorsion (Coxa valga antetorta) bis zur Subluxation und vollständigen Luxation ein. Von besonderer Bedeutung ist die präventive Früherkennung dieses Leidens (exakte Einhaltung der Richtlinien der Vorsorgeuntersuchungen), um rechtzeitig mit einer zielstrebigen Behandlung beginnen zu können. Nur auf diesem Wege können anatomische Heilungen erzielt werden.

Von der Luxatio coxae congenita zu trennen ist die *teratologische Luxation*, die auch als pränatale Luxation bezeichnet wird. Sie ist angeboren, stets mit anderen kongenitalen Mißbildungen kombiniert und prognostisch ungünstig (fast immer irreponibel). Bei der Luxatio coxae congenita beträgt die Morbidität 2–4% Dysplasien, worunter mit 2% Luxationen zu rechnen ist.

Ätiopathogenese

Bei der Entstehung und Ausprägung der sog. angeborenen Hüftgelenkverrenkung kombinieren sich endogene und exogene Faktoren. Für die überwiegende Bedeutung endogener Fakturen (unregelmäßig, dominant vererbtes Leiden mit geschlechtsverschiedener Genmanifestierung) spricht die konstante Geschlechtsproportion ($\male : \female = 1:6$), Doppelseitigkeit der Erkrankung in 40% und eine geographische Häufung (Luxationszentren: Sachsen, Oberpfalz, Hessen und Böhmen). Inwieweit exogenen intrauterinen Faktoren im Sinne von Lageanomalien und raumeinengenden Prozessen eine Bedeutung zukommt, ist nicht exakt abgeklärt. Beim Vorliegen einer Hüftpfannendysplasie kann jedoch der Einfluß exogener Faktoren wie Muskelzug und statische Belastung für den weiteren pathogenetischen Ablauf nicht geleugnet werden. Unterschiedliche Arten des Wickelns der Neugeborenen müssen hier in gleichem Sinne genannt werden.

Als Primärveränderung liegt einseitig (in 60% der Fälle) oder doppelseitig eine abgeflachte und steilgestellte Hüftpfanne – eine Hüftpfannendysplasie – vor. Der Schenkelhals zeigt fast immer Steilstellung und vermehrte Antetorsion. In der Neugeborenenperiode durch Muskelzug, mit beginnendem Stehen und Gehen des Kindes zusätzlich durch statische Belastung, stemmt sich das steilgestellte koxale Femurende, in der dysplastischen Pfanne schlecht fixiert, gegen den kranialen Pfannenlimbus und walzt ihn zunehmend flach aus, so daß ein Luxationsweg nach dorsokranial geschaffen wird. Im Endstadium kann so die Hüftpfanne eine hundeohrähnliche Form bekommen. Bei seiner Wanderung aus der Hüftpfanne beschreibt der Hüftkopf – und damit das koxale Femurende – eine Bewegung nach lateral, kranial und dorsal. Hat der Hüftkopf die Gelenkpfanne verlassen, so fehlt dem Knorpel die für die Ernährung, Ausdifferenzierung und funktionelle Anpassung erforderliche Wechseldruckbelastung. Der Gelenkknorpel atrophiert, die Gelenkpfanne wird zunehmend flacher und bleibt im Wachstum zurück. Der neuen Stellung des Hüftkopfes entsprechend entwickelt sich eine funktionell unzureichende Sekundärpfanne.

Aus der inadäquaten Belastung des Hüftkopfes resultiert einmal ein Fehlwachstum, zum anderen kann es durch unphysiologisch hohe Belastungen und dystrophische Schädigungen zu Kopfumbaustörungen (Luxationsperthes) kommen.

Mit der Kranialwanderung des Hüftkopfes wird das Lig. capitis femoris elongiert. Die in ihm enthaltenen Gefäße werden komprimiert oder vollständig abgedrückt. Die Gelenkkapsel wird schlauchförmig ausgezogen, sie kann mit dem Beckenknochen verwachsen und im Bereich der Primärpfanne schrumpfen, so daß sie als Repositionshindernis wirkt. In gleicher Weise können ein in die Pfanne eingeschlagener Limbus cartilagineus, Hypertrophien von Fett- und Bindegewebe in der Primärpfanne, ein hypertrophiertes Lig. capitis femoris und, bei älteren Kindern, ein durch Fehlwachstum entstandenes Mißverhältnis zwischen Hüftkopf und Hüftpfanne die Reposition des Hüftkopfes verhindern.

Am Hüftkopf machen sich unter zunehmender Belastung Druckschädigungen durch den Limbus in der äußeren Form bemerkbar. Darüber hinaus wird die inadäquate Belastung durch den Gegendruck der flachen Darmbeinschaufel zur Kopfdeformierung führen.

Mit der Kranialwanderung des koxalen Femurendes kommt es zur Insuffizienz der Abduktoren (Mm. glutaeus medius und glutaeus minimus) bei Verkürzung der Adduktoren. Funktionelles Überwiegen der Adduktoren begünstigt die weitere Vergrößerung des Schenkelhalsneigungswinkels (CCD-Winkel = Centrum-Collum-Diaphysen-Winkel) und Entwicklung einer pathologischen Antetorsion des koxalen Femurendes, da Innenrotatoren gegenüber Außenrotatoren funktionell überwertig werden.

Aus der *Dysplasie* mit röntgenologisch feststellbaren Zeichen der Ossifikationsstörung an Hüftpfanne und Hüftkopfkern (verspätetes Auftreten nach 4. Lebensmonat) entwickelt sich die Subluxation (Pfannendysplasie, Hüftkopf noch in Primärpfanne, aber dezentriert) und aus ihr die vollständige Luxation (Hüftkopf hat Primärpfanne verlassen). Aus allen drei Ausprägungsgraden der Erkrankung kann sich eine frühzeitige Koxarthrose entwikkeln.

Klinik

Handelt es sich bei einem Neugeborenen lediglich um eine Hüftdysplasie, ohne daß eine Subluxation oder gar Luxation vorliegt, so fehlen naturgemäß äußere Zeichen der Hüftverrenkung. Auch in diesen Fällen aber kann die klinische Untersuchung Verdachtsmomente für das Vorliegen der Erkrankung erbringen. Eindeutiger ist dies der Fall, wenn es sich bereits um eine Subluxation oder eine Luxation handelt.

Man unterscheidet unsichere von sicheren Hinweiszeichen.

Unsichere Hinweiszeichen

Anamnese. Familiäre Häufung von Hüfterkrankungen, insbesondere beim weiblichen Geschlecht, sind verdächtig.

Bewegungsbehinderung des erkrankten Hüftgelenks. Bei spontan vermehrter Außendrehstellung des Beines (DD: Lähmung) ist bei vermehrter Außenrotations- und Anspreizmöglichkeit die Innenrotation, insbesondere aber die Abspreizung, behindert (Abb. 16.**1**). Die Abspreizbehinderung kann unter den klinischen Hinweiszeichen bereits beim Neugeborenen als wichtiges Symptom gelten. Bei rechtwinkelig gebeugtem Hüftgelenk gelingt beim Neugeborenen im 1. Lebensmonat die Abspreizung bis 80 und oft 90 Grad. Physiologisch verringert sich das Bewegungsausmaß im 2.−3. Lebensmonat auf 60−65 Grad. Ist bei der Untersuchung die Abspreizung des rechtwinkelig gebeugten Hüftgelenk auf 45−60 Grad eingeschränkt, so erlaubt dieser Befund eine Verdachtsdiagnose. Liegen die Werte zwischen 0 und 45 Grad, so erweckt dies in hohem Maße den Verdacht auf das Vorliegen der Hüfterkrankung. Die Abspreizbehinderung sollte nicht im Seitenvergleich, sondern unter Beachtung des absoluten Bewegungsausmaßes beurteilt werden, da die Erkrankung doppelseitig auftreten kann.

Die Bedeutung der Abduktionsbehinderung des rechtwinkelig gebeugten Hüftgelenks wird dadurch eingeschränkt, daß dieses Symptom nicht nur bei der angeborenen Hüftgelenkluxation, sondern auch bei anderen Erkrankungen nachweisbar sein kann (infantile Zerebralparese, entzündliche Gelenk-

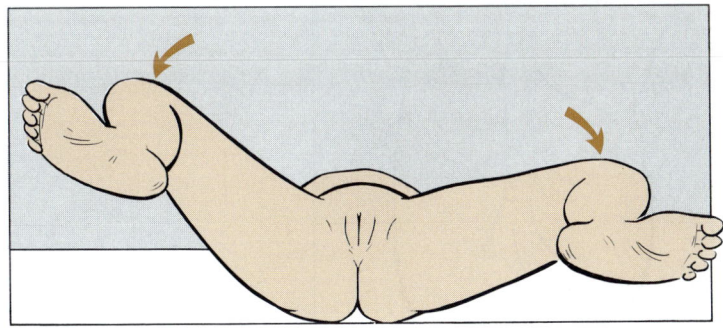

Abb. 16.**1**   Abspreizbehinderung des rechten Hüftgelenks.

erkrankungen, frühkindliche Hüftkopfnekrose, posttraumatische Zustände, Kontrakturen nach Lähmungen, Tumoren, Coxa vara congenita).
Abnorme Abspreizmöglichkeiten im 2.–3. Lebensmonat müssen den Verdacht auf eine schlaffe Lähmung oder eine Myopathie erwecken.

Bewegungsarmut. Den Müttern der Neugeborenen fällt oft auf, daß der Säugling ein Bein weniger bewegt als das andere. Diese Beobachtung kann auf eine Hüftdysplasie, Subluxation oder Luxation hinweisen, andererseits können aber auch andere Hüfterkrankungen zugrunde liegen. Die Angabe kann sich darüber hinaus nur auf eine unilaterale Erkrankung beziehen, da bei der bilateralen Hüftluxation der Seitenvergleich fehlt.

Beinlängendifferenz. Sie kann bereits bei der Hüftdysplasie durch Minderwuchs des krankseitigen Beines vorliegen, muß also nicht durch Subluxation oder Luxation bedingt sein. Bei einer Hüftluxation ist die krankseitige Beinverkürzung durch Dislokation zwischen Femur und Becken im Oberschenkelbereich erklärt. Die Überprüfung einer Beinlängendifferenz in Rücken- oder Bauchlage des Kindes und gestreckten Gelenken der unteren Extremität ist unsicher, da der Befund wesentlich durch ungleichseitige Ab- bzw. Adduktionsstellung der Hüftgelenke verfälscht werden kann. Selbst kleine Längendifferenzen sind jedoch gut erkennbar, wenn das zu untersuchende Kind auf dem Rücken auf eine feste Unterlage gelegt wird, beide Hüft- und Kniegelenke rechtwinkelig angebeugt werden und der Untersucher flach über die Kniegelenke schaut (Abb. 16.2).

Faltenasymmetrie. Kranialbewegung des Femurs gegen das Becken bei zunehmender Dislokation des Hüftgelenks kann eine Verziehung der Weich-

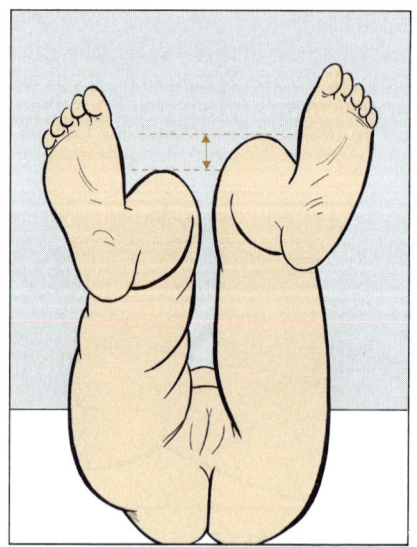

Abb. 16.2 Beinlängendifferenz bei Hüftluxation rechts. Verstärkte Hüftkontur rechts, Gesäßdelle rechts.

teile bewirken (Asymmetrie der Adduktoren-, Glutäal- und Inguinalfalten). Die Faltenasymmetrie ist in Bauchlage deutlicher als in Rückenlage zu erkennen. Der krankseitige Oberschenkel zeigt in der Regel mehr Falten als die Gegenseite. Bei deutlicher Dislokation des Hüftkopfes steht die quere Glutäalfalte höher als auf der gesunden Seite, die Rima ani verläuft schräg zur Luxationsseite; bei Mädchen zeigt auch die Vulva einen entsprechenden Verlauf. Auch die Gesäßgrübchen können auf der Luxationsseite verstrichen sein (ca. zwei Drittel der wegen Oberschenkel-Faltenasymmetrie weiter untersuchten Kinder sind hüftgesund) (Abb. 16.3).

Gesäßform. Aus der Wanderung des Hüftkopfes nach dorsokranial folgt eine Veränderung der Gesäßkontur (Abb. 16.3). Bei spitzwinkeliger Beugung der Hüftgelenke und Betrachtung der Gesäßrundung von kaudal ist eine Eindellung zwischen Tubor ossi ischii und Trochanter major erkennbar. Das Zeichen ist auch bei doppelseitiger Hüftverrenkung verwertbar. Bei der Untersuchung sehr adipöser Kinder muß häufig die Palpation zu Hilfe genommen werden, die genannte Eindellung ist dann meist deutlich feststellbar.

Roser-Ortolani-Zeichen. Es wird in der 1. Lebenswoche als deutlicher Hinweis für das Vorliegen einer angeborenen Hüftgelenkluxation gewertet. Ist das Zeichen negativ, so ist die Hüfterkrankung trotzdem nicht auszuschließen. Während im gesunden Gelenk beide Gelenkanteile fest gegeneinander fixiert sind, kann im dysplastischen Gelenk der Hüftkopf über den von Ortolani beschriebenen in der Primärpfanne befindlichen Sekundärlimbus bewegt werden, wobei ein diskretes Schnappen oder Klicken tastbar, oft auch hör- und sichtbar ist. Zur Untersuchung wird der Säugling auf einem

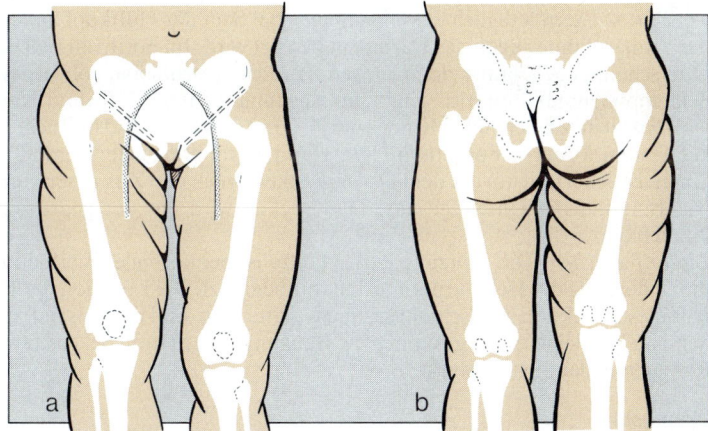

Abb. 16.3   Faltenasymmetrie bei einseitiger Hüftluxation rechts. **a** Vulva und Rima ani zur kranken Seite verzogen. Hüftkopf lateral der Kreuzungsstelle von Leistenband und A. femoralis. **b** Lateral- und Hochstand des Trochanter major.

Tisch auf den Rücken gelegt. Das im Knie- und Hüftgelenk rechtwinkelig gebeugte Bein wird von vorn umfaßt, so daß die Kuppen des 4. und 5. Fingers im Bereich des Trochanter major liegen, der Daumen an der Innenseite des Oberschenkels. Der Oberschenkel wird außenrotiert und in seiner Längsachse bei Seitenführung ein Druck nach dorsal ausgeübt. Kommt es nun bei Abduktion, Innenrotation und Ventralzug zu einem diskreten Schnappphänomen, so gilt das Zeichen als positiv.

Sichere Hinweiszeichen

Leere Hüftpfanne. Der aus der Pfanne herausgewanderte Hüftkopf wird an atypischer Stelle getastet, die Hüftpfanne ist leer. (Die oben geschilderten Befunde sind zusätzlich deutlicher ausgeprägt.)

Trochanterhochstand, Lateralstand des Trochanters. Diese mit der Dislokation des Hüftkopfes unmittelbar verbundenen Zeichen sind bei sehr adipösen Kindern oft schwer feststellbar (Abb. 16.**3**).

Adduktorendelle. Bei Inspektion des mit gestreckten Oberschenkeln auf dem Rücken liegenden Kindes kann in der Leiste eine deutliche Eindellung festgestellt werden.

Lateralisierung des Hüftkopfes. Der Hüftkopf kann nicht mehr zu zwei Dritteln unter dem Puls der A. femoralis getastet werden, sondern ist nach lateral verlagert (Abb. 16.**3**).

Hilgenreiner-Zeichen, instabile Hüfte. Ein- und Ausrenkung, d.h. Luxation und Reposition des Hüftkopfes. Im positiven Fall deutliches Schnappen mit gröberer Dislokation als bei Ortolani-Zeichen. (Untersuchungstechnik wie beim Ortolani-Zeichen).

Glissement. Steht der Hüftkopf außerhalb der Hüftpfanne und ist nicht zu reponieren, so ist weder das Ortolani- noch das Hilgenreiner-Zeichen nachweisbar, sondern lediglich ein Glissement, bei dem der Hüftkopf außerhalb der Primärpfanne gegen das Darmbein bewegt wird. Im positiven Fall ist der Oberschenkel gegenüber dem Becken deutlich verschiebbar, ohne daß ein Schnappphänomen eintritt. Zur Untersuchung werden Hüft- und Kniegelenk des zu untersuchenden Kindes um 90 Grad gebeugt. Kind in Rückenlage auf festem Untersuchungstisch. Die Hand des Untersuchers umfaßt den Unterschenkel und übt auf dem Oberschenkel Druck und Zug in senkrechter Richtung auf die Unterlage aus. Das Becken wird mit der gegenseitigen Hand fixiert.

Ludloff-Zeichen. Die Beugung in der Hüfte ist bei normalen Verhältnissen durch den Zug der Ischiokruralmuskulatur begrenzt. Bei Luxation der Hüfte fällt diese Funktion der Ischiokruralmuskulatur weg, und damit ist auf dieser Seite im Vergleich zu der gesunden die Beugung in der Hüfte bei gestrecktem Kniegelenk deutlich verstärkt.

Diagnostik

Ultraschall. Mit der Ultraschalluntersuchung der Säuglingshüfte nahm diese Untersuchungsmethode ihren festen Platz im diagnostischen Repertoire der Orthopädie ein. Konnte früher bei klinischem Verdacht nur das Röntgenbild den letzten Beweis für die Hüftluxation bzw. das Ausmaß der Dysplasie erbringen, so ist das nun mit einer weniger belasteten Methode möglich. Weitere Vorteile sowie technische Besonderheiten wurden bereits genannt (S. 21).

Die Ultraschalluntersuchung der Säuglingshüfte erfolgt in Seitenlage, wobei der Befund einer Hüfte mit je zwei Bildern dokumentiert wird. Darüber hinaus sind auch Untersuchungen bei Bewegungen, d. h. dynamische Untersuchungen, möglich.

Anhand der Beurteilung des knöchernen und knorpeligen Erkers, der knöchernen Formgebung sowie des Einzeichnens von Hilfslinien und der sich daraus ergebenden Winkeln (Abb. 16.4) erfolgt die Einstufung nach Graf in vier Typen, die gegebenenfalls noch unterteilt werden.

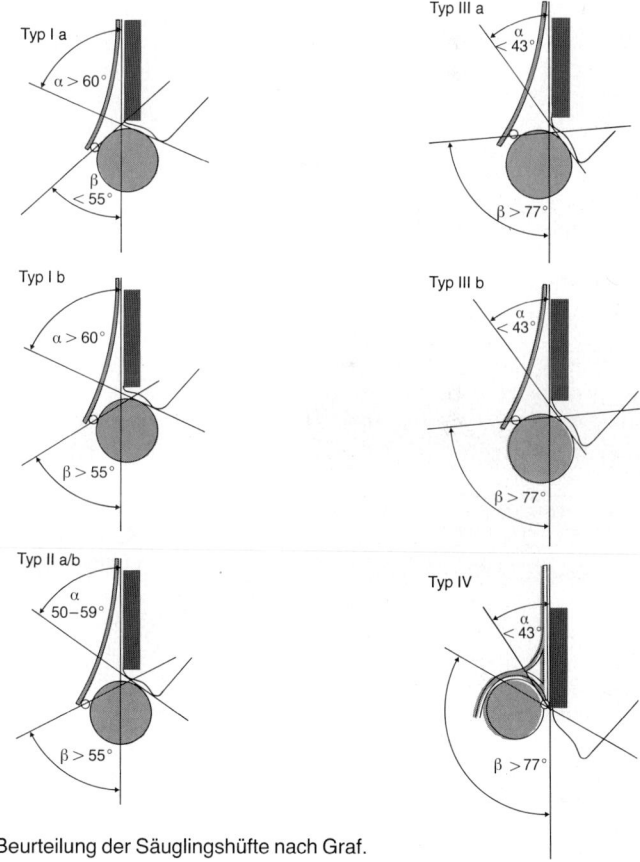

Abb. 16.4 Beurteilung der Säuglingshüfte nach Graf.

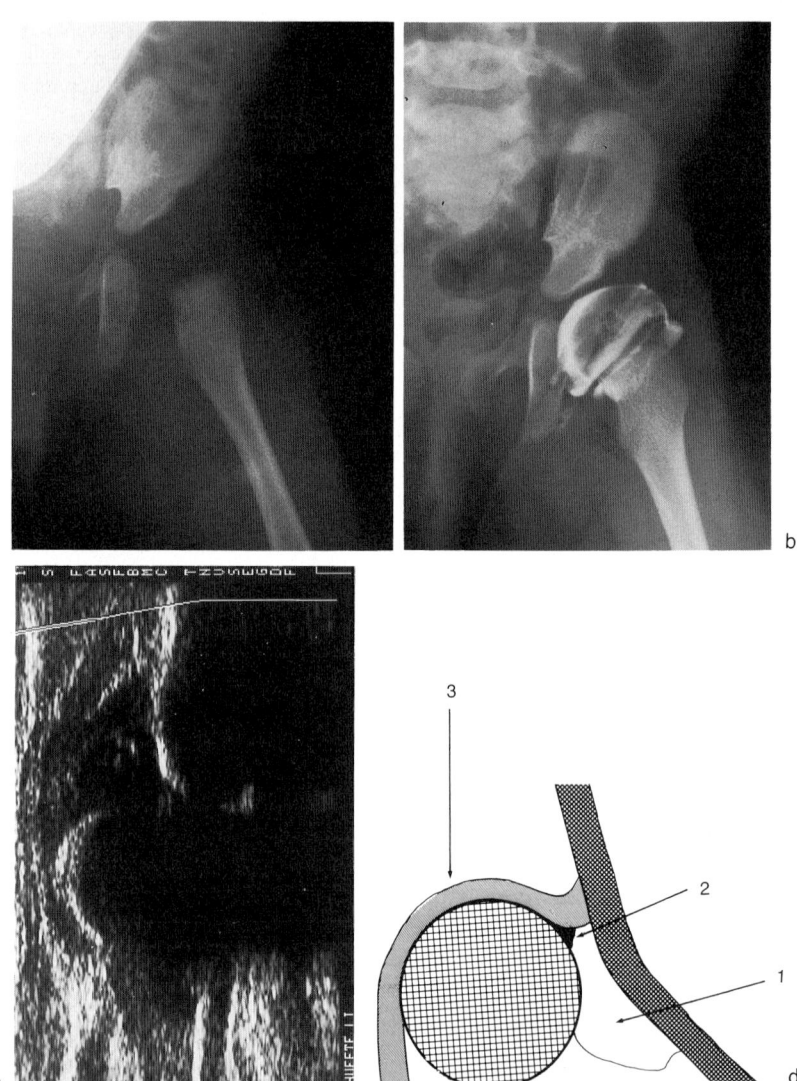

Abb. 16.5 Hüftluxation Typ IV nach Graf. **a** Röntgenbild linke Hüfte a.-p., **b** Arthrographie, **c** Sonogramm. **d** Schematische Darstellung. Der Hüftkopf hat den Pfannen-
dachknorpel zwischen sich und dem Os ilium eingequetscht und nach mediokaudal
gedrückt (1). 2 Labrum, 3 Gelenkkapsel (**d** aus Graf, R.: Sonographie der Säuglingshüfte. Enke, Stuttgart 1989).

Bei einem Winkel alpha über 60 Grad liegt ein *Typ I*, d. h. ein Normalbefund vor, je nach Größe des Betawinkels wird dabei noch in 1 a und 1 b unterteilt, was allerdings ohne prognostische und damit therapeutische Bedeutung bleibt.

Liegt der Alphawinkel zwischen 50 und 60 Grad, so handelt es sich um einen *Typ II*. Innerhalb der ersten 3 Lebensmonate kann dies durchaus normal sein, wir sprechen dann von einer IIa-Hüfte, danach von einer IIb-Hüfte.

Bei dem *Typ III* liegt der Alphawinkel unter 50 Grad. Finden sich zusätzlich bereits strukturelle Veränderungen im Bereich des knorpeligen Pfannendachs (echogener Bezirk), liegt eine IIIb-Hüfte, sonst eine IIIa-Hüfte vor.

Unterhalb eines Alphawinkels von 43 Grad sprechen wir von einem *Typ IV*.

Röntgen. Die Indikation zur Röntgenuntersuchung ist seit der Möglichkeit der Ultraschalldiagnostik nur noch selten gegeben, zumal innerhalb der ersten 3 Lebensmonate der Aussagewert der Bilder wegen der noch fehlenden knöchernen Entwicklung von Kopf und Pfanne deutlich eingeschränkt ist. Nichtsdestotrotz muß in bestimmten Situationen auf diese Untersuchung zurückgegriffen werden, vor allem bei diagnostischen Unklarheiten oder bei höherem Lebensalter. Der Nachteil der Strahlenbelastung steht in keinem Verhältnis zu dem Leidensweg, der durch Übersehen einer angeborenen Hüftluxation auf den Betroffenen zukommen kann.

Die Röntgentechnik ist für eine exakte Diagnose und für die Beurteilung eines röntgenologischen Befundverlaufs entscheidend (Abb. 16.**5a−d**).

Beurteilung der Hüftpfanne. Beide Beine liegen parallel, die Kniescheiben zeigen nach vorn. Da Beckenkippungen insbesondere den Pfannendachwinkel wesentlich verändern können, muß die Lage des Beckens zum Röntgenfilm stets gleichartig sein.

Bei Säuglingen kann eine Streckhemmung des Hüftgelenks von ca. 30−40 Grad bestehen.

Werden die Oberschenkel durch entsprechende Kissenunterlagen angebeugt, so liegt das Becken dem Untersuchungstisch flach auf und damit parallel zum Röntgenfilm (Abb. 16.**6**).

Beurteilung des koxalen Femurendes. Die Oberschenkel müssen parallel zum Röntgentisch liegen. Das Becken ist hierbei u. U. um 30−40 Grad nach ventral gekippt (Abb. 16.**7**).

Auswertung des Röntgenbildes unter Verwendung von Hilfslinien und -winkeln (Abb. 16.**8**, 16.**9**). Ein Vergleich der einen mit der anderen Seite ist nur zulässig, wenn mit Sicherheit nur ein Hüftgelenk betroffen ist. Die Verwendung von Hilfslinien erbringt objektive Werte.

Die *Hilgenreiner-Linie* (a in Abb. 16.**8**) verläuft durch beide Y-Fugen. Wird vom Pfannenerker (lateral-kraniale Pfannenbegrenzung) auf diese Linie eine Senkrechte gefällt (*Ombrédanne-Linie*; b in Abb. 16.**8**), so wird durch beide Linien das Hüftgelenk in vier Quadranten unterteilt.

Ist vor dem 4. Lebensmonat der Hüftkopfkern noch nicht vorhanden, so erfolgt die Orientierung der Hüftgelenkstellung an der medialen Schenkelhalsspitze (Diaphysenstachel). Beim gesunden Gelenk steht der Diaphysen-

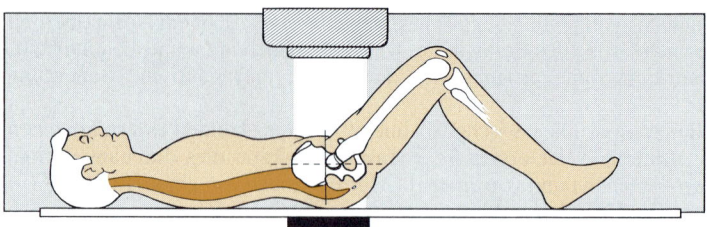

Abb. 16.**6**   Richtige Position des Beckens zur Darstellung des Azetabulumwinkels.

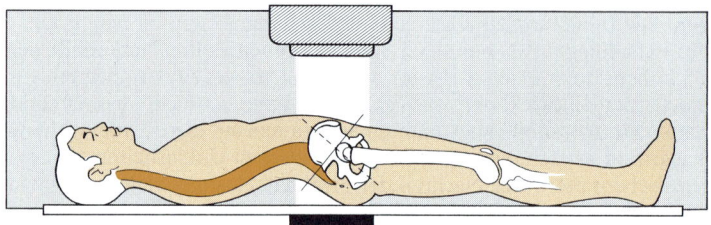

Abb. 16.**7**   Richtige Position des Femurs zur Darstellung des koxalen Femurendes.

stachel, später auch der knöcherne Hüftkopfkern, im inneren unteren Quadranten, und der Abstand zwischen Diaphysenstachel und Os ischii beträgt meist 1−2 mm, nie mehr als 5 mm (Linie c in Abb. 16.**8**). Im Verlauf der Subluxation und Luxation bewegen sich Hüftkopf und Diaphysenstachel über den äußeren unteren und den äußeren oberen Quadranten und verlassen von dort den Hüftpfannenbereich. Der Abstand zwischen Diaphysenstachel und Os ischii wird größer als 5 mm. Es erfolgt also eine Bewegung des koxalen Femurendes nach lateral-kranial.

Die *Ménard-Shenton-Linie* (d in Abb. 16.**8**) ist eine weitere Hilfslinie, die die pathologische Stellung des koxalen Femurendes gegenüber der Hüftpfanne anzeigt. Im Normfall gleichmäßiger Bogen im Verlauf der oberen Begrenzung des Foramen obturatum zum Adam-Bogen. Bei Dislokation des koxalen Femurendes ist die Linie unterbrochen.

Der *Azetabulumwinkel alpha* (Pfannendachwinkel) zeigt die Steilheit der Pfanne bzw. deren Dysplasie an. Der Winkel alpha wird gebildet von der Hilgenreiner-Linie und einer Geraden zwischen Berührungspunkt der Hilgenreiner-Linie und Os ileum in der Y-Fuge und Pfannenerker (Normalwerte: beim Säugling bis 34 Grad, beim einjährigen Kind bis 28 Grad, beim Kleinkind 20−25 Grad). Werte oberhalb der angegebenen Grenzen weisen auf eine Pfannendysplasie hin.

Weitere Zeichen der Pfannendysplasie. Pfanne kurz, in sich wenig gekrümmt, bei schlecht ausgebildetem Pfannenerker kann die Pfannenkontur in die des Os ileum kontinuierlich übergehen.

Ergänzt man die Rundung einer gesunden Hüftpfanne durch eine gleichartige spiegelbildliche Linie, so entsteht die Form einer Orange, bei der Dysplasiehüfte eher die Form einer Zitrone.

Die *Arthrographie* (Abb. 16.**5b**) zeigt ggf. Art, Lokalisation und Ausmaß von Repositionshindernissen. Eine Indikation zur Arthrographie besteht erst, wenn bei Hüftluxation durch konservative Therapie die Reposition nicht gelingt oder nach gelungener Reposition ein ausgeprägter Lateralstand des koxalen Femurendes verbleibt.

Nach dem röntgenologischen Befund wird eine *Stadieneinteilung* der angeborenen Hüftgelenkluxation vorgenommen:

– *Dysplasie* liegt vor, wenn der Hüftkopf an normaler Stelle zentriert steht, die Hüftpfanne jedoch abgeflacht und steil ist.

– *Subluxation* liegt vor, wenn sich der Hüftkopf noch in der Primärpfanne befindet, jedoch nicht mehr zentriert steht, d. h. bereits eine Dislokation nach kraniolateral im Röntgenbild erkennbar ist.

– *Luxation* liegt vor, wenn der Hüftkopf neben dem Pfannenerker oder noch weiter nach kranial oder dorsal disloziert nachgewiesen werden kann.

Differentialdiagnose

Leitsymptom Luxation: teratologische Luxation (z. B. bei Arthrogryposis multiplex congenita); Destruktionsluxation (Tuberkulose, Säuglingsosteomyelitis); Lähmungsluxation (bei schlaffer und spastischer Lähmung, z. B. Polio, Spina bifida, infantile Zerebralparese).

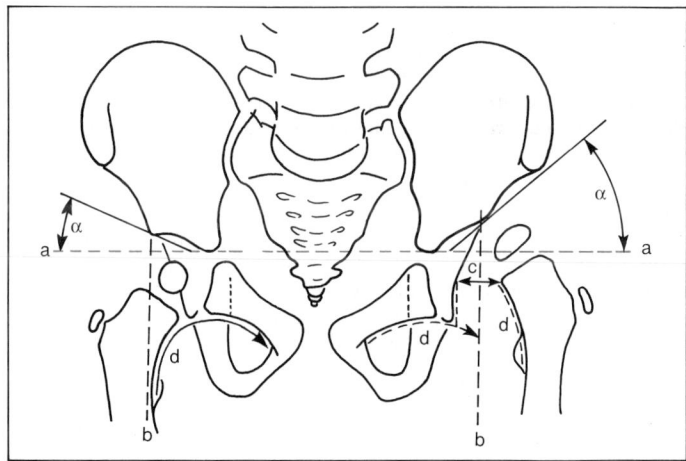

Abb. 16.**8**   Röntgenskizze des Beckens bei Hüftluxation links. a = Hilgenreiner-Linie weiter kranial (durch untere Begrenzung von Os ilium), b = Ombrédanne-Linie, c = Abstand zwischen Diaphysenstachel und Os ischii, d = Ménard-Shenton-Linie, α = Azetabulumwinkel.

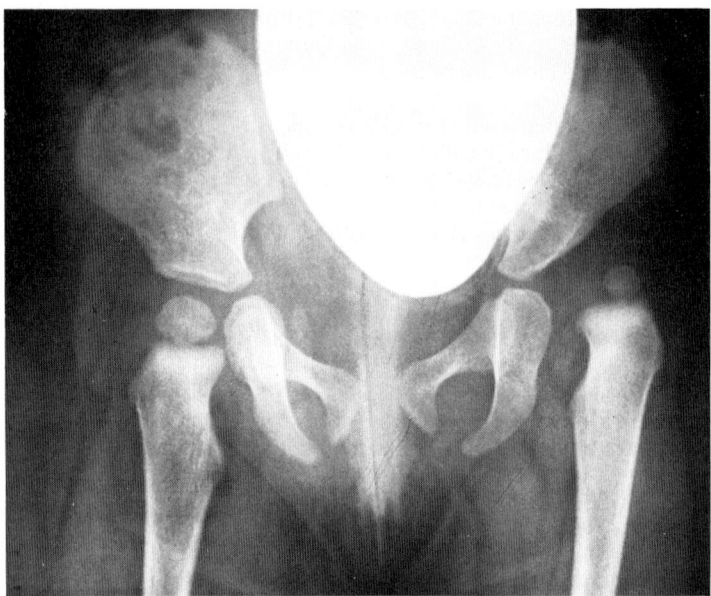

Abb. 16.9   Röntgenaufnahme Becken eines 15 Monate alten Kindes mit Hüftluxation links.

Leitsymptom Insuffizienz der Hüftabduktoren (M. glutaeus medius, M. glutaeus minimus): Coxa vara, Lähmungen, Dystrophia musculorum progressiva.

Therapie
Konservativ. Die Behandlung der Hüftdysplasie, Subluxation oder Luxation muß aus biologischen Gründen möglichst frühzeitig in der postnatalen Phase erfolgen. Ziel der Frühestbehandlung ist es, den Hüftkopf in die Pfanne zentriert einzustellen, um einen formativen Reiz im Hinblick auf die Entwicklung des Gelenks auszuüben. Der Hüftkopf soll in die dysplastische Primärpfanne eingestellt werden, um den Gelenkknorpel durch Wechseldruckbelastung zum Wachstum zu veranlassen, mit dem Ziel der Ausbildung einer regelrechten Gelenkpfanne. Gewaltsame Einrenkungsmanöver sowie längere Immobilisierungen der Gelenke sind zu vermeiden bzw. auf ein Minimum zu beschränken, um Kopfumbaustörungen zu vermeiden.
Hüftgelenkdysplasie und Subluxation
Bestehen in den ersten 2–3 Lebensmonaten klinische Hinweise auf eine Hüftgelenkdysplasie, so reicht das Breitwindeln als Therapiemaßnahme aus.

Das Breitwindeln führt zu ausreichender Abspreizung der Hüftgelenke und damit zur zentrierten Einstellung des Hüftkopfes in die Pfanne. Die Methode ist schonend, so daß Schäden (Hüftkopfumbaustörungen) nicht zu befürchten sind. Aus diesem Grunde ist die Maßnahme auch dann gerechtfertigt, wenn der Verdacht auf eine Hüftgelenkdysplasie vage ist. Das breitgewindelte Kind kann seine Hüften in der zunächst gemäßigten Abspreizstellung ausreichend bewegen.

Ist bei einem Säugling etwa zum Zeitpunkt des 3. bis 4. Lebensmonats z. B. durch die Sonographie die Diagnose einer Dysplasie oder Subluxation gestellt, so erfolgt Abspreizbehandlung durch *Spreizhose* (Abb. 16.**10**). Ausgeprägter als beim Breitwindeln wird so der Oberschenkel in Abduktion gebracht, der Hüftkopf in die dysplastische Pfanne zentriert eingestellt. Die über dem Windelpaket liegende Spreizhose wird für hygienische Verrichtungen abgenommen, ansonsten Tag und Nacht getragen.

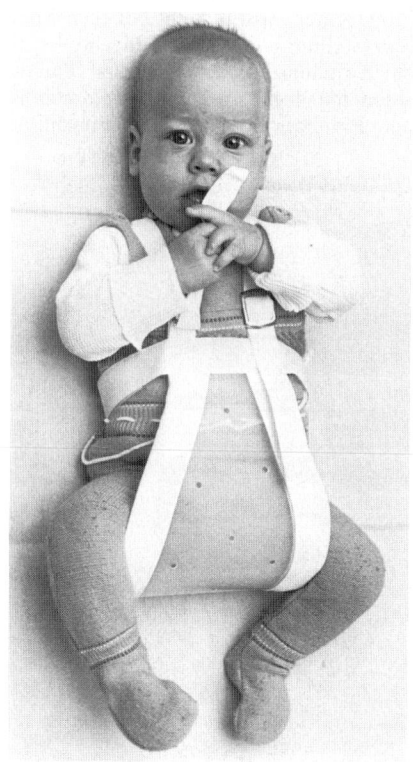

Abb. 16.**10**   Spreizhose.

Dem maximalen Femur-Kondylen-Abstand entsprechend ist die Spreizhose exakt anzumessen, dem weiteren Wachstum des Kindes muß Rechnung getragen werden, indem größere Spreizhosen gegeben werden (etwa im Abstand von 2−3 Monaten).

Ist das Ausmaß der Dyplasie, wie beispielsweise im Ultraschall zu erkennen, stärker ausgeprägt bzw. liegt eine instabile Hüfte vor, kann die Behandlung mit der Pavlik-Bandage erfolgen (Abb. 16.**11**).

Sie erlaubt weiterhin Bewegungen in der Hüfte und hat im Vergleich mit den früher benutzten Schienen (z. B. Hoffmann-Daimler) wesentlich weniger Nebenwirkungen, vor allem im Hinblick auf Hüftkopfumbaustörungen.

Hüftgelenkluxation

Liegt beim Säugling oder Kleinkind eine Luxation vor, so ist erstes Behandlungsziel die *Reposition* des Hüftkopfes in die Primärpfanne. Danach ist das Ziel die Retention des Kopfes in seiner Stellung.

Geschlossene (unblutige) Reposition. Die früher durchgeführte *manuelle Reposition* in Narkose, zumeist mit anschließender wochenlanger Retention in extremer Abspreizung bei rechtwinkeliger Beugung durchgeführt (Lorenz-Stellung), erbrachte schlechte Ergebnisse (Hüftkopfumbaustörung). In der Zwischenzeit hat sich gezeigt, daß durch die vorsichtige manuelle Reposition mit nachfolgender Gipsimmobilisierung in einer Hockstellung sehr gute Ergebnisse hinsichtlich der nachholenden Entwicklung des Hüftgelenks

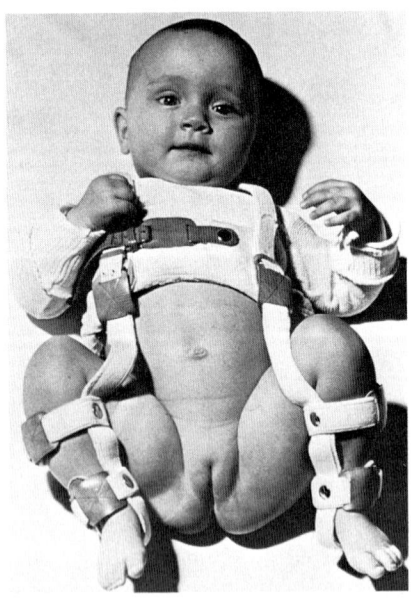

Abb. 16.**11**　Pavlik-Bandage.

erreicht werden können, wobei die Gefahr der Hüftkopfumbaustörung gering ist.

Zur *funktionellen Behandlung* haben sich Bandagenanordnungen bewährt, die die Hüfte zunehmend in eine Beugestellung bis über 90 Grad bringen. In dieser Stellung drücken die Adduktoren den luxierten Hüftkopf bis vor die Incisura acetabuli. Ist diese Stellung erreicht, so erfolg langsam zunehmende Abduktion im Hüftgelenk, wodurch die Reposition des Hüftkopfes zumeist mühelos erreicht wird. Der Repositionsvorgang benötigt mehrere Tage bis wenige Wochen, er wird durch aktive Strampelbewegungen des Kindes unterstützt.

– *Pavlik-Bandage.* Sehr leichte Riemenzügelbandage (Abb. 16.**11**), die im 1. Lebensjahr angewandt werden kann. Strenge ärztliche Kontrolle.

Extensionsbehandlung. Prinzip: Vordehnung kontrakter Weichteile durch Extension, dann Reposition durch weiteren Längszug am Bein oder Umlagerung des extendierten Beines.

– *Overheadextension.* Nicht im eigentlichen Sinne ein Extensionsverfahren, da es sich bei dem Zug lediglich um einen Richtungszug handelt: Durch starke Beugung in den Hüftgelenken bei gestrecktem Bein wandert der Hüftkopf nach kaudal, dann folgende Extension und Abduktion führt zur Weichteildehnung, weitere Abduktion zur Reposition des Kopfes über den hinteren oberen Pfannenrand.

– *Extensionsreposition.* Zunächst Extension in Längsrichtung, bis der Hüftkopf unterhalb Pfannenerker steht; dann unter Vertikalzug Hüftbeugung bis 90 Grad, wobei am proximalen Femur angebrachte, kraniokaudal gerichtete Züge ein erneutes Höhertreten des Hüftkopfes verhindern. Aus dieser Stellung unter Beibehaltung der Züge zunehmende Abduktion. Nähert sich das rechtwinkelig gebeugte, abgespreizte Bein der Unterlage, so wird die eigentliche Reposition durch ein Hypomochlion unter dem proximalen Femurende (Sandsack, Tuchpäckchen) untersützt.

Unter den geschlossenen Repositionsverfahren haben sich insbesondere die Bandagenbehandlung (Pavlik) und die Extensionsreposition durchgesetzt. Die Bandagenbehandlung zur Reposition müssen meist stationär eingeleitet werden, die Extensionsreposition und Overheadextension müssen stationär erfolgen.

Retentionsbehandlung. Nach gelungener Reposition muß die Retention erfolgen, um eine Reluxation zu verhindern (Reluxationsgefahr in den ersten 3 Monaten nach Reposition erheblich). Die früher erfolgte Retention in der sog. *Lorenz-Stellung* (90 Grad Flexion und 90 Grad Abduktion in der Hüfte) sollte wegen der damit verbundenen Gefahr der Kopfumbaustörung nicht mehr erfolgen. Bewährt hat sich diesbezüglich der *Fettweis-Gips*, wobei mehr die Flexion, weniger die Abspreizung betont wird.

Eine Behandlung mit Bandagen (z. B. nach Pavlik) erscheint nur bis zum 18. Lebensmonat, allenfalls bis Ende des 2. Lebensjahres sinnvoll, zumal danach mit einer wesentlichen Verbesserung der dysplastischen Pfanne mit diesen Maßnahmen nicht mehr zu rechnen ist.

Operativ. Gelingt die geschlossene Reposition in der oben geschilderten Weise nicht, so kann zur Abklärung von Art und Ausmaß des Repositionshindernisses eine Arthrographie durchgeführt werden.

Offene Reposition. Repositionshindernisse werden beseitigt, der Kopf zentriert in die Pfanne eingestellt. Anschließend (luxationsgefährdete Retentionsphase!) Fixation im Gipsverband für mindestens 6 Wochen, dann Nachbehandlung wie oben (stabile Retentionsphase).

Ist eine Hüftdysplasie mit Subluxation des Kopfes spät erkannt worden oder hat bei früher Diagnostik einer Dysplasie, Subluxation oder Luxation die konservative Therapie zu keinem optimalen Ergebnis geführt, so kann nach Beendigung des 2. Lebensjahres bei schlechten Pfannenverhältnissen die Coxa valga durch eine Varisierungsosteotomie, die vermehrte Antetorsion des Schenkelhalses durch eine Derotationsosteotomie korrigiert und so der Hüftkopf in die Pfanne zentriert eingestellt werden (Abb. 16.**12**).

Eine *dysplastische Pfanne,* die dem Hüftkopf nur eine mangelhafte Überdachung bietet, kann durch folgende Operationen verbessert werden:

Beckenosteotomie nach Salter. Operationszeit 18. Lebensmonat bis etwa 6 Jahre. Nach Beckenosteotomie wird das untere, hüftpfannentragende Fragment über den Hüftkopf gehebelt, die Stellung dann durch einen autoplastischen Knochenkeil fixiert. Gipsimmobilisierung 6 Wochen.

Beckenosteotomie nach Chiari. Nicht vor Beendigung des 4. Lebensjahrs. Dicht über dem oberen Pfannenrand wird das Becken durchmeißelt und die untere Beckenhälfte mit dem Hüftgelenk nach medial gegen die Darmbeinschaufel verschoben. (Eingriff kann auch bei Jugendlichen und Erwachsenen durchgeführt werden.) Gipsimmobilisierung 3 Wochen.

Perikapsuläre Beckenosteotomie nach Pemberton. Operationszeit 1,5 Jahre bis Pubertät. Das Darmbein wird bogenförmig dicht über dem Hüftkapselansatz durchtrennt und das Pfannendach heruntergehoben. Fixierung dieser Pfannendachstellung durch Einbringen eines Knochenspans.

Die verschiedenen Formen der Pfannendachplastiken, z. B. nach Lance, führten des öfteren zu Wachstumsstörungen im Sinne einer Wachstumsverzögerung am Pfannenerker und damit zur Ausbildung einer erneuten Pfannendysplasie im Lauf des weiteren Wachstums der restlichen Pfannenanteile. Aufgrund dieser Erfahrungen wurden die Eingriffe zugunsten der Salter-Beckenosteotomie verlassen.

Prognose

Sie wird entscheidend vom Zeitpunkt der Diagnosestellung und der Ausprägung des Krankheitsbildes bestimmt. *Frühestdiagnose* und *Frühestbehandlung* sind dringende Forderungen. Je früher die Behandlung einsetzt, um so besser kann bei Beachtung funktioneller Behandlungsprinzipien eine Gelenkausdifferenzierung erreicht werden. Es gilt, frühzeitig einen regelrechten formativen Reiz zu setzen und die Wachstumspotenzen des Gelenks im 1. und 2. Lebensjahr zu nutzen.

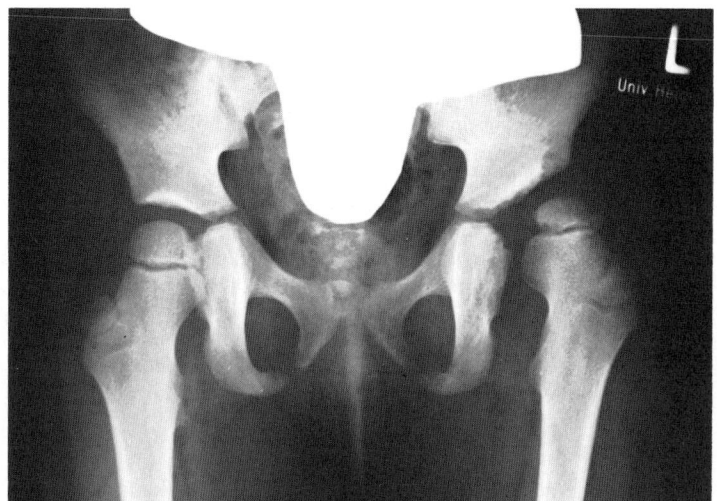

a

b

Abb. 16.**12**   **a** Hüftpfannendysplasie und Coxa valga links. **b** 5 Monate nach Varisierungsosteotomie und Pfannendachplastik links.

Erfolgt die Diagnose der angeborenen Hüftgelenkluxation nach dem 2. Lebensjahr, so ist die Prognose ungünstig.
Doppelseitige Luxation sollte nach dem 4. Lebensjahr, einseitige nach dem 6. Lebensjahr nicht mehr reponiert werden, da nur schlechte funktionelle Ergebnisse zu erwarten sind. Andererseits führen unbehandelte vollständige Luxationen unter Umständen erst im 4. Dezennium zu Beschwerden und Funktionseinschränkungen.
Wurde durch konservative und/oder operative Therapie anatomische Ausheilung nicht erreicht, so besteht die Gefahr frühzeitiger Koxarthrose. Der Patient bzw. seine Eltern sollten dies im Hinblick auf die Berufswahl wissen.
Bei frühzeitig durchgeführten Varisierungsosteotomien sollten die Patienten bis Wachstumsabschluß kontrolliert werden, da mit noch bestehendem Wachstum eine Revalgisierung, unter Umständen verbunden mit einer Verschlechterung der Pfannenform, möglich ist. Aus diesem Grunde muß die Indikation zu diesem Eingriff sehr streng gestellt werden.

Coxa valga

Vergrößerung des Schenkelhals-Schaft-Winkels (Collum-Diaphysen-Winkel = CCD-Winkel = Centrum-Collum-Diaphysen-Winkel).
Der CCD-Winkel beträgt beim Neugeborenen normalerweise ca. 150 Grad, geht bis zum Alter von 9 Jahren auf ca. 138 Grad, mit Wachstumsabschluß auf 128 Grad zurück. Beim alten Menschen kann es zur Reduktion bis 120 Grad kommen.

Ätiopathogenese
Die Coxa valga kann konstitutionell bedingt oder erworben sein.
– Wachstumsstörungen durch Muskelungleichgewicht (schlaffe und spastische Lähmung, Muskelerkrankungen) oder Hüftgelenkentlastung als Entlastungs-Coxa-valga bei Beinverkürzung, Beinschonung bei schmerzhaften Erkrankungen und statische Störungen, einseitige Prothese.
– Wachstumsstörung durch direkte Beeinflussung der Wachstumsfuge (Entzündung, Tumor, Verletzung).
– In Fehlstellung verheilte Schenkelhalsfraktur.
Zahlenmäßig am häufigsten tritt die Coxa valga, kombiniert mit vermehrter Antetorsion, bei der sog. angeborenen Hüftgelenkluxation auf (S. 359).
Die Bedeutung der Coxa valga liegt darin, daß sie zu überhöhten Druckbelastungen im Hüftgelenk führen kann und so, insbesondere bei mangelhafter Überdachung des Hüftkopfes durch die Hüftpfanne, als präarthrotische Deformität angesehen werden muß, die zu früher Koxarthrose führen kann.

Klinik
Zunächst keine subjektiven Beschwerden. Im weiteren Verlauf kann es zu schnellem Ermüden, Hinken, Belastungsschmerz und beim Vorliegen einer Koxarthrose zu typischen Arthrosebeschwerden kommen.
Bei der klinischen Untersuchung können die Verschmälerung der Hüftpartie

und ein Tiefstand des Trochanter major auffallen. Ist die Coxa valga mit einer vermehrten Antetorsion kombiniert (Coxa valga antetorta), so fällt beim Gangbild die Innendrehstellung der Beine und bei der Bewegungsprüfung des Hüftgelenks eine vermehrte Innendrehfähigkeit auf.

Röntgen

Die Röntgenuntersuchung ist entscheidend für die Diagnose. Im a.-p. Strahlengang wird der Oberschenkel so innenrotiert, daß der Trochanter major möglichst weit nach lateral kommt. So wird der CCD-Winkel richtig auf die Röntgenplatte projiziert. Wird dagegen in Mittelstellung des Oberschenkels geröntgt, so kann durch die Antetorsion des Schenkelhalses eine wesentlich stärkere Vergrößerung des CCD-Winkels vorgetäuscht werden.

Das Röntgenbild zeigt neben Steilstellung des Schenkelhalses eine unterschiedlich ausgeprägte Horizontalstellung der Femurkopfepiphysenfuge (Abb. 16.**13**). Frühzeitig kann es im Bereich des Pfannendachs durch übermäßige Druckbelastung zur Sklerosierung des subchondralen Knochens und zur Abflachung der Pfannenkrümmung kommen. Diese Befunde sind als erstes Zeichen einer überhöhten Gelenkbelastung zu bewerten und können auf eine beginnende Koxarthrose hinweisen.

Bestimmung des AT-Winkels (Antetorsion des Schenkelhalses gegen Querachse der Femurkondylen) durch Röntgenbild der Hüfte bei rechtwinkeliger Beugung und Abspreizung um 20 Grad (Normalwerte bis ca. 30 Grad beim Neugeborenen, bis ca. 20 Grad beim Zehnjährigen und bis ca. 12 Grad beim Erwachsenen; Abb. 16.**14**).

Bei Coxa valga antetorta pathologische Werte des AT-Winkels bis 90 Grad.

Therapie

Die Fehlform des koxalen Femurendes und die daraus resultierende Fehlstellung des Hüftgelenks sind *konservativ* nicht zu beeinflussen. Bei Insuffizienzerscheinungen der Muskulatur sind muskelkräftigende Übungen indi-

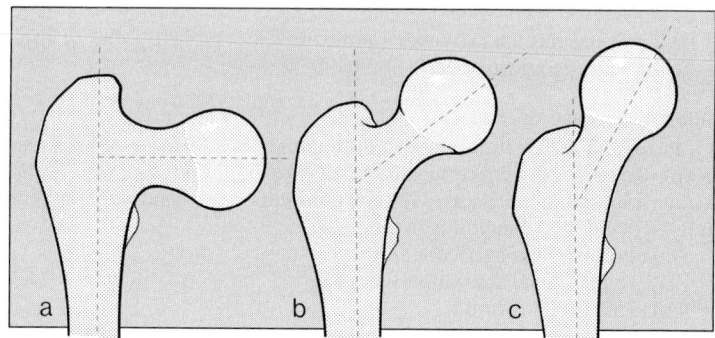

Abb. 16.**13**   **a** Coxa vara, **b** Coxa normalis, **c** Coxa valga.

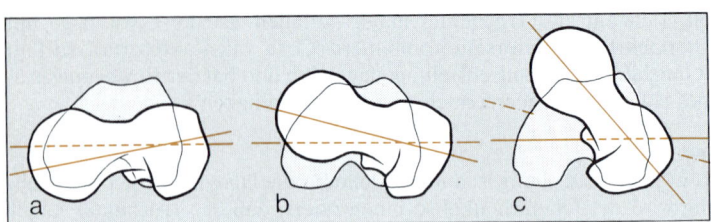

Abb. 16.14   **a** Retrotorsion, **b** normale Antetorsion des Schenkelhalses, **c** vermehrte Antetorsion.

ziert. Darüber hinaus richtet sich die Therapie gegen eine mögliche Grunderkrankung (s. oben).

Operativ. Coxa valga kann durch varisierende intertrochantäre Korrekturosteotomie normalisiert werden. Trotz Beschwerdefreiheit bei Kindern kann diese Operation indiziert sein, wenn eine unvollständige Hüftkopfüberdachung bei Pfannendysplasie vorliegt. Durch Fehlbelastung können vorzeitige Verschleißerscheinungen des Gelenkknorpels und im weiteren Verlauf eine ausgeprägte Dysplasiekoxarthrose entstehen.

Liegt neben der Coxa valga eine vermehrte Antetorsion des Schenkelhalses vor (Coxa valga antetorta), so ist die Operation im Sinne einer Derotations- und Varisierungsosteotomie durchzuführen (pathologische Antetorsion wird korrigiert).

Liegen bereits Zeichen einer Koxarthrose vor und klagt der Patient über entsprechende Beschwerden, so ist auch im Erwachsenenalter eine Varisierungsosteotomie, bei gleichzeitigem Vorliegen einer Hüftdysplasie in Kombination mit der Chiari-Beckenosteotomie vorzunehmen.

Coxa vara

Verkleinerung des CCD-Winkels unter das altersübliche Maß in Richtung auf die 90 Grad und weniger.

Ätiopathogenese

Unterteilt nach Lokalisation der Verbiegung (Coxa vara capitalis, Coxa vara epiphysarea, Coxa vara cervicalis, Coxa vara diaphysarea).

Unter ätiopathogenetischen Gesichtspunkten ergibt sich folgende Unterteilung, wobei Überschneidungen möglich sind:
– Angeboren (Coxa vara congenita).
– Erworben (Coxa vara symptomatica):
   als Belastungsdeformität bei
   • Rachitis,
   • Achondroplasie,

- Epiphyseolysis capitis femoris,
- Osteomalazie,
- seniler Osteoporose,
- Stabilitätsminderungen des Knochens durch Entzündung oder Tumor; Fehlwachstum durch Schädigung der Wachstumsfuge bei
- Morbus Perthes,
- Entzündungen,
- Tumor,
- Trauma; in Fehlstellung verheilte Frakturen.

Klinik

Coxa vara congenita. Die Verkleinerung des CCD-Winkels führt zum Trochanterhochstand, zur Beinverkürzung mit Insuffizienz der abduktorischen Hüftmuskulatur (Trendelenburg-Zeichen positiv).

Während beim Säugling krankhafte Veränderungen noch nicht auffallen, kommt es mit Beginn des Laufalters zu einem hinkenden und bei beiderseitigem Befall zu einem watschelnden Gangbild.

Da der Hüftkopf in der Pfanne wie bei Abduktion steht, ist die Abduktionsfähigkeit des Beines eingeschränkt. Weil in vielen Fällen die Antetorsion des Schenkelhalses und Hüftkopfes aufgehoben ist – Retrotorsion möglich – ist die Innenrotation behindert. Beugung und Streckung im Hüftgelenk sind meist frei.

Bei Doppelseitigkeit kann eine verstärkte Beckenneigung nach vorn und dadurch eine verstärkte Lendenwirbelsäulenlordose entstehen. Bauch und Gesäß sind stark vorgewölbt. Später Kreuzschmerzen! Die von der Norm abweichende Stellung des Hüftkopfes zur Hüftpfanne ist als präarthrotische Deformität aufzufassen (Gefahr frühzeitiger Koxarthrose!).

Coxa vara symptomatica. CCD-Winkel-Fehlstellung nicht so stark wie bei der Coxa vara congenita. Klinische Befunde können entsprechend geringer ausgeprägt sein. Zusätzlich sind Symptome der Grunderkrankung (z. B. Rachitis, Achondroplasie, Epiphyseolysis capitis femoris usw.) vorhanden.

Röntgen

Coxa vara congenita. Ein- oder doppelseitig bereits beim Säugling und Kleinkind zum Teil ausgeprägte Fehlstellung. Schon vor Auftreten des Hüftkopfkerns ist eine vergrößerte Distanz zwischen koxalem Femurende und Hüftpfanne feststellbar. Ist der Hüftkopfkern sichtbar, so zeigt sich eine größere Distanz zwischen Kopfkern und Schenkelhals. Von der Mitte der Hüftkopfwachstumsfuge nach kaudal-lateral verlaufend ist oft ein Aufhellungsstreifen erkennbar, der mit der Wachstumsfuge ein auf dem Kopf stehendes Y bildet (Gabelung der Epiphysenlinie).

Im weiteren Verlauf kann infolge gestörter Ossifikation eine Pseudarthrose zwischen Hüftkopf und Schenkelhals entstehen. Erhebliche Deformierungen des koxalen Femurendes und sekundär der Hüftpfanne können auftreten. Spontane Aufrichtung des Schenkelhalses und Hüftkopfes ist selten. Der Endzustand kann einem „Hirtenstab" ähneln.

Coxa vara symptomatica. Neben unterschiedlich ausgeprägter Verkleinerung des CCD-Winkels oder Varusdeformierung der Diaphyse (Coxa vara diaphysarea) gibt das Röntgenbild u. U. Hinweise auf die Grunderkrankung (z. B. Rachitis, Epiphyseolysis capitis femoris usw.).

Therapie

Coxa vara congenita. *Konservativ:* Durch Extension des Beines und Entlastung des Hüftgelenks durch Thomas-Schiene kann der Krankheitsverlauf nicht entscheidend beeinflußt werden.

Operativ. Frühzeitig muß eine intertrochantäre Korrekturosteotomie im Sinne der Valgisierung (Aufrichtung!) durchgeführt werden. Da mit diesem Eingriff sowohl die Stellung des Hüftkopfes zur Hüftpfanne als auch die der proximalen Wachstumsfuge des Schenkelhalses zur Kraftresultierenden des Hüftgelenks korrigiert werden, werden dislozierende Scherkräfte auf die Wachstumsfuge ausgeschaltet und die Voraussetzung für weiteres regelrechtes Wachstum des koxalen Femurendes gegeben. Darüber hinaus wird durch die Operation die präarthrotische Deformität beseitigt oder verringert.

Coxa vara symptomatica. *Konservative und operative Therapie* richten sich nach der Grunderkrankung und Ausprägung der Deformität. Bei der rachitischen Form z. B. kann es spontan oder durch konsequente Entlastung des Hüftgelenks, evtl. durch Extensionsbehandlung, und antirachitische Therapie zur Korrektur kommen.

In Spätfällen, insbesondere auch bei der posttraumatischen Form, müssen korrigierende Osteotomien durchgeführt werden, um so die auf Hüft- und Kniegelenk einwirkenden Fehlbelastungen zu normalisieren.

Beinlängendifferenz und Hinken

Ätiopathogenese

Sind die Symmetrie und der Rhythmus des Gangbildes gestört, so spricht man vom Hinken. Bei Veränderungen der anatomischen Beinlänge kommt es zum Verkürzungshinken. Das verkürzte Bein muß nach der Schwungphase aus größerem Bodenstand aufgesetzt werden, was nur durch eine Beckenkippung zur verkürzten Seite hin möglich ist. Geringe Beinlängendifferenzen können ohne Hinken durch Beugung im Hüft- und Kniegelenk des gesunden Beines ausgeglichen werden.

Klinik

Die Verifizierung einer Beinverkürzung ist besonders bei adipösen Patienten nicht ohne Täuschungsmöglichkeit. Die Untersuchung stützt sich auf Prüfung des Beckenstands. Durch beiderseitige Ertastung der Beckenkämme beim stehenden Patienten in der Sicht von hinten lassen sich gröbere Differenzen leicht erfassen. Der Verlauf der Wirbelsäule und die Beurteilung der

Taillendreiecke (Abb. 2.**3**) ergeben Hinweise auf eine statische Skoliose (S. 311). Durch das Unterlegen von Sohlenbrettchen unter die Ferse des verkürzten Beines (Abb. 13.**21**) gelingt eine metrische Erfassung der Differenz. Das Meßergebnis vergleicht man mit der gemessenen anatomischen Beinlängendifferenz (gemessen wird die Strecke Spina iliaca anterior superior – Malleolus lateralis, da der Trochanter nicht immer exakt tastbar ist) und kommt so zu ausreichend präzisen Ergebnissen. Das Verkürzungshinken kann jedoch auch andere Ursachen als eine reale Beinlängendifferenz haben. Man spricht dann von relativen Beinlängenveränderungen, vor allem bei Hüft- und Kniegelenkskontrakturen.

So bewirkt die *Abduktionskontraktur* des einen Hüftgelenks eine scheinbare Verkürzung der Gegenseite, weil das Becken auf der gesunden Seite angehoben werden muß, wenn der Fuß der kranken Seite auf den Boden gestellt wird.

Bei der *Adduktionskontraktur* einer Hüfte sind die Verhältnisse umgekehrt. Um das Bein achsengerecht aufsetzen zu können, muß das Becken auf der erkrankten Seite angehoben werden; damit erscheint das gesunde Bein relativ zu lang.

Röntgen

Besonders bei gering ausgeprägten Längendifferenzen ist ein Röntgenbild unerläßlich. Zur pauschalen Erfassung genügt eine Beckenstandaufnahme mit Raster, wie sie auch bei der Skoliose üblich ist. Die vergleichende Achsenaufnahme beider Beine erlaubt eine exakte metrische Erfassung mit Bestimmung der jeweiligen Gelenkachsen.

Therapie

Beinlängendifferenzen bis zu 4 cm können mittels Schuherhöhung ausgeglichen werden. Bei größeren Unterschieden kommt eine Verlängerungsosteotomie des verkürzten oder eine Verkürzungsosteotomie des gesunden Beines in Frage.

Die Behebung der kontrakturbedingten scheinbaren Verkürzung hat sich nach der jeweiligen Grunderkrankung zu richten.

Physiologische Pfannenprominenz, primäre und sekundäre Protrusio acetabuli

Ätiopathogenese

Physiologische Pfannenprominenz. Normale Phase der Beckenentwicklung im 6. bis 7. Lebensjahr.

Primäre Protrusio acetabuli. Störungen der Skelettentwicklung im Sinne von Wachstums- und Verknöcherungsstörungen, hormonelle Regulationsstörungen mit verzögerter Geschlechtsreife durch Störung der inneren Sekretion.

Sekundäre Protrusio acetabuli. Durch verminderte mechanische Belastbarkeit des Pfannenbodens kommt es zu dessen Vorwölbung in das kleine Becken durch Druck des Hüftkopfes. Zur Erweichung des Pfannenbodens kommt es bei
– Involutionsosteoporose;
– entzündlichen Hüftgelenkerkrankungen wie Tuberkulose, Infektarthritis, chronischer Polyarthritis, Spondylarthritis ankylopoetica, Osteomyelitis;
– neuropathischen Arthropathien;
  Tumoren und Skelettsystemerkrankungen (z.B. Morbus Paget);
– Traumata (zentrale Hüftluxation).

Klinik

Der normalen *physiologischen Pfannenprominenz* kommt kein Krankheitswert zu, klinische Symptome bestehen nicht.
Primäre Protrusio acetabuli, meist beidseitig. ♀ : ♂ = 5 : 1. Es wird angenommen, daß die Hüftpfannenfehlform während der Pubertät entsteht. Zunächst liegen Beschwerden oder Funktionsstörungen nicht vor. Erst in späteren Jahren (mittleres Erwachsenenalter) treten Bewegungseinschränkungen auf, wobei zunächst die Abduktionsbehinderung auffällt. Die Beugung ist auch im Spätstadium meist frei, die Rotation behindert. Neigung zu Hüftbeugekontraktur führt zur kompensatorischen Verstärkung der Lendenlordose. Die primäre Protrusio acetabuli führt zur Koxarthrose mit entsprechenden Beschwerden.
Sekundäre Protrusio acetabuli tritt ein- und doppelseitig auf. Die Symptomatik gleicht einerseits der bei der primären Protrusio acetabuli, sie ist andererseits von der die sekundäre Protrusio acetabuli bedingenden Vorerkrankung abhängig. So verursachen entzündliche Gelenkerkrankungen Gelenkschmerzen, evtl. ausstrahlend in das Knie, bevor röntgenologische Zeichen der Protrusio acetabuli vorliegen. Auch serologische Untersuchungen können in Abhängigkeit von der Grunderkrankung Hinweise geben.

Röntgen

Bei der *physikalischen Pfannenprominenz* wird zu einem Zeitpunkt, zu dem die Y-Fuge noch nicht geschlossen ist, eine Vorwölbung des Pfannenbodens in das kleine Becken beobachtet. Eine Vertiefung der Hüftpfanne selbst liegt dabei nicht vor. Mit Schluß der Wachstumsfrage bildet sich die Vorwölbung zurück.
Bei der *primären Protrusio acetabuli* besteht bereits beim Jugendlichen eine zum Teil ausgeprägte Vorwölbung des Pfannenbodens in das kleine Becken. Der von der Pfanne weiter als normal umfaßte Hüftkopf steht somit tief in die Pfanne zentriert. Eine Verkleinerung des Schenkelhals-Schaft-Winkels (Coxa vara) liegt meist vor. Das Ausmaß der Protrusion kann zunehmen.
Bereits im frühen Erwachsenenalter können arthrotische Veränderungen auftreten. Bei der Protrusio acetabuli sind kranzförmige Osteophyten an der Begrenzung der Hüftkopfgelenkfläche typisch.

Bei der *sekundären Protrusio acetabuli* ist röntgenologisch oft eine schnelle Zunahme der Pfannenprotrusion feststellbar. Der Protrusion gehen bei entzündlichen Gelenkerkrankungen eine Verschmälerung des Gelenkspalts, oft auch Sklerosierungen und Aufhellungen des Hüftkopfes und der Hüftpfanne voraus.
Bei Tumoren oder Knochensystemerkrankungen sind für sie typische Röntgenbefunde feststellbar. Ist eine sekundäre Protrusio acetabuli durch entzündliche Gelenkerkrankungen verursacht, so kommt es oft zu hochgradiger Deformierung und Defektbildung des Hüftkopfes. In extremen Fällen ist nur noch der Schenkelhals tief in die in das Becken vorgewölbte Hüftpfanne eingestellt (Abb. 16.**15**).

Therapie
Die *physiologische Pfannenprominenz* bedarf keiner Therapie.
Bei der *primären Protrusio acetabuli* wird valgisierende Korrekturosteotomie empfohlen, um den Druck des Hüftkopfes auf den Pfannenboden zu verringern. Mit dieser Operation wird die Abspreizfähigkeit vermehrt, die Anspreizfähigkeit vermindert. Liegt eine hochgradige Koxarthrose vor, so kann eine entsprechende konservative und operative Behandlung durchgeführt werden.

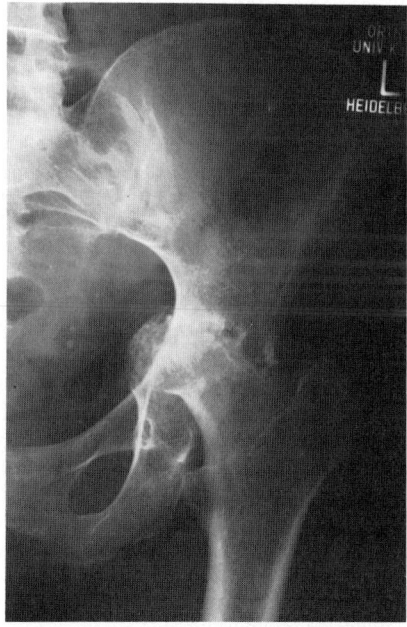

Abb. 16.**15**   Sekundäre Protrusio acetabuli bei chronischer Polyarthritis. Der stark verdünnte Pfannenboden wölbt sich in das kleine Becken vor.

Bei der Indikation zum totalen Gelenkersatz ist zu beachten, daß es nach Implantation zur weiteren Protrusion und damit zur Auslockerung des Kunstgelenks kommen kann. Bei der *sekundären Protrusio acetabuli* werden bestehende Grunderkrankungen behandelt. Haben Tuberkulose, Osteomyelitis oder Infektarthritis zur Protrusion geführt, so sollte wegen der Gefahr der Aktivierung der entzündlichen Prozesse ein Gelenkersatz nicht vorgenommen werden. Wird der Entschluß zur Arthrodese gefaßt, so ist der extraartikulären Arthrose der Vorzug zu geben. Darüber hinaus entspricht die Behandlung der bei der primären Protrusio acetabuli.

Coxa saltans

Synonyme: schnellende oder schnappende Hüfte.

Ätiopathogenese. Anlagebedingte ungleichmäßige Spannung der Fascia lata, Elastizitätsminderung und abnorme Verschieblichkeit des Tractus iliotibialis (Bindegewebsschwäche). Traumatische oder entzündliche Veränderungen des Traktus und seiner Umgebung, angeborene oder erworbene Formänderungen des Trochanter major (Tumoren, unter Dislokation verheilte Frakturen).

Klinik. Beim Gehen gleiten die Fascia lata und der Tractus iliotibialis nicht kontinuierlich über den Trochanter major, sondern der Tractus iliotibialis zeigt über dem Trochanter major eine den Betroffenen störende schnappende, ruckartige Bewegung. Das beim Beugen und Strecken auftretende Schnappphänomen kann ein- und doppelseitig auftreten. Bei passiver Bewegungsprüfung ist es oft nicht auslösbar. Es ist deutlicher am gehenden Patienten feststellbar, wenn die Hände des Untersuchers flach der Trochanterregion aufliegen. Durch die erhöhte mechanische Belastung kann es zur schmerzhaft entzündlichen Veränderung der Bursa trochanterica kommen. Ruheschmerz, Funktionsschmerz und lokaler Druckschmerz können vorliegen.

Röntgen. Unauffällig.

Differentialdiagnose. Intraartikuläres Schnappen bei in Fehlstellung verheilter Fraktur von Hüftkopf oder Hüftpfanne, Subluxation oder freiem Gelenkkörper.

Therapie. *Konservativ.* Solange keine Schmerzen vorhanden sind, gezielte Übung zur Kräftigung der Hüftmuskulatur. Schmerzen im Bereich der entzündeten Bursa können durch lokale Cortisoninjektionen mit Novocainzusatz meist nur temporär beeinflußt werden.

Operativ. Wenn durch konservative Behandlung keine Besserung erreicht wird, so erfolgt die Exstirpation der entzündlich veränderten Bursa zwischen Fascia lata und Trochanter major. Zusätzlich wird der Tractus iliotibialis längsgespalten und seitlich durch Bohrkanäle gedoppelt am Femur fixiert. Sind Formänderungen des Trochanter major krankheitsauslösend, so müssen diese korrigiert werden.

Idiopathische Hüftkopfnekrose des Erwachsenen

Ätiopathogenese

Aseptische (wahrscheinlich ischämische) Nekrose. Ungeklärt ist, ob primär eine Störung im arteriellen oder venösen Schenkel vorliegt und welchen Noxen eine wesentliche Bedeutung zukommt. Neuerdings wird das Leiden als lokale Manifestation einer Allgemeinerkrankung aufgefaßt (coronary disease of the hip), wofür ein auffallendes Zusammentreffen mit Herz-Kreislauf-Erkrankungen, Stoffwechselstörungen (Hyperlipoproteinämie, Hyperurikämie, Diabetes) und typische Komplikationen der operativen Behandlung sprechen. Hüftkopfnekrose ist auch bei der Caissonkrankheit möglich.

Der Hüftkopf erkrankt in unterschiedlicher Ausdehnung, als typisch gilt ein keilförmiger Nekrosesektor mit Basis in der kranialen Hüftkopfgelenkfläche. Der Gelenkknorpel ist zunächst nicht betroffen, durch Einbrechen des Knochens kann er sekundär zerstört werden, es resultiert eine Koxarthrose.

Klinik

Die Erkrankung tritt in etwa 50% doppelseitig auf. Das Erkrankungsalter liegt zwischen 20 und 50 Jahren; Männer sind im Verhältnis 4:1 häufiger betroffen. Zunächst werden uncharakteristische Belastungsschmerzen, dann auch Ruheschmerzen geklagt, die in Oberschenkel und Knie projiziert sein können. Bei bilateralem Befall kann die Erkrankung der zweiten Seite bereits nach einem Jahr folgen.

Es kommt zur zunehmenden Bewegungseinschränkung; auch bei aufgehobener Überstreckung, Abduktion, Adduktion und Rotation ist die Beugung oft noch gut erhalten.

Röntgen

Oft keilförmiger Verdichtungsbezirk der Knochenstruktur, der sich zunehmend demarkiert und bei dessen Zusammensintern bzw. Einbruch es zur Stufenbildung der Gelenkfläche kommen kann. Der Gelenkspalt ist auch bei erheblicher Kopfdeformität oft noch erstaunlich gut erhalten (Abb. 16.**16**). Letztlich resultiert das typische Bild einer Koxarthrose.

In Frühstadien der Erkrankung können bei Verdacht auf das Vorliegen einer Hüftkopfnekrose Schichtaufnahmen bzw. szintigraphische Untersuchungen eine Klärung bringen.

Differentialdiagnose

Arthritiden.

Therapie

Konservativ. Entlastung der Hüfte durch Stock oder entlastenden Apparat.
Operativ. Korrekturosteotomien, um den erkrankten Bezirk zu entlasten. Zur Korrekturosteotomie werden oft Bohrungen bis in den nekrotischen

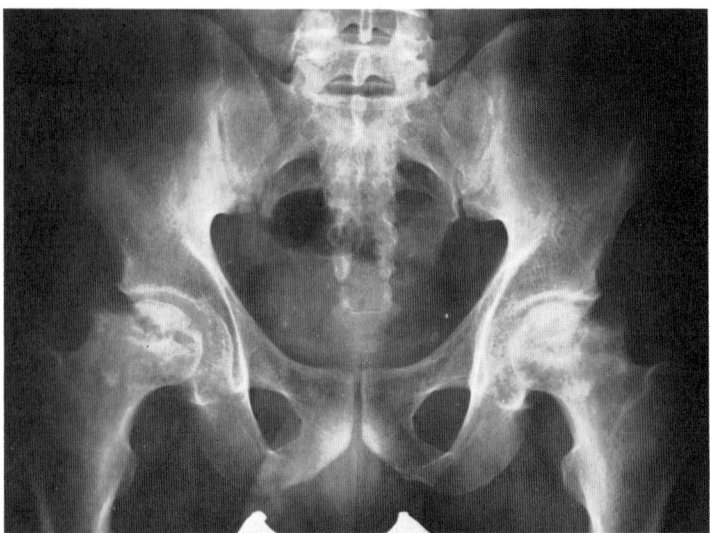

Abb. 16.**16** Doppelseitige idiopathische Hüftkopfnekrose. Bei typischer Form und Lage des nekrotischen Herdes und weitreichender Hüftkopfverformung ist der Gelenkspalt noch weitgehend erhalten.

Bezirk empfohlen. Bei Korrekturosteotomie und Arthrodese erhöhte Gefahr der verzögerten Heilung oder Pseudarthroseentstehung, bei totalem Gelenkersatz Gefahr der Auslockerung. Als letzte operative Möglichkeit verbleibt Resektion von Hüftkopf und Schenkelhals, evtl. Resektion und subtrochantäre Angulationsosteotomie.

Periarthrosis coxae

Ätiopathogenese
Sie entspricht der bei Periarthrosis humeroscapularis (S. 348). Gehäufte Mikrotraumatisierungen, abakterielle Entzündungen, Stoffwechselstörungen und Durchblutungsstörungen, möglicherweise aufgrund einer Irritation des Sympathikus. Degeneration des Bindegewebes mit Lipoidablagerungen und fibrinoiden Verquellungen des Kollagens von Sehnen, Muskeln und Bändern schaffen die Voraussetzung für Kalksalzablagerungen. Der Kalzifikation kann die Ossifikation folgen. Veränderungen können unterschiedlich lokalisiert sein. Bursitis calcarea trochanterica ist möglich.

Klinik
Bei unauffäliger Anamnese kommt es akut oder allmählich zu Schmerzen im Bereich des Hüftgelenks, die an der äußeren Hüftgelenkseite, im Bereich der

Leiste oder ausstrahlend in Oberschenkel oder Gesäß empfunden werden. Chronische, mehr diffuse dumpfe Schmerzen können akut verstärkt werden, wobei stärkere Belastungen als auslösender Faktor in Betracht kommen. Geht das Schmerzbild von der Bursa trochanterica aus, so kann die Haut überwärmt sein. Schmerzen bei forcierter Abduktion oder Prüfung des Trendelenburg-Zeichens sprechen ebenso wie der Schmerz bei passiver Adduktion für die Erkrankung der abduktorischen Hüftmuskulatur, ihrer Endsehnen oder Insertionsbereiche. Schmerzverstärkung bei Extension und Innenrotation weist auf den Befall des Bindegewebes in Gelenkkapsel und Iliopsoas hin. Schonhaltungen können zu Kontrakturen und Muskelatrophien führen.

Das ein- oder doppelseitig vorkommende Leiden kann bereits im Kindesalter auftreten, betrifft aber vorwiegend das 4.–6. Dezennium. So liegt oft gleichzeitig eine Koxarthrose vor, deren Beschwerdebild das der Periarthritis coxae überlagert.

Röntgen

Kann normal sein. Zarte bis massive Verkalkungen (Abb. 16.**17**), in Extremfällen Verknöcherungen der Bursen, Sehnen, Muskelzüge oder auch der Gelenkkapsel sind jedoch möglich.

Differentialdiagnose

Koxitiden unterschiedlicher Ätiologie, Tumoren, vertebragene Schmerzsyndrome, Abszesse, akzessorische Knochenkerne, abgebrochene Osteophyten, freie Gelenkkörper, Apophysenabrisse.

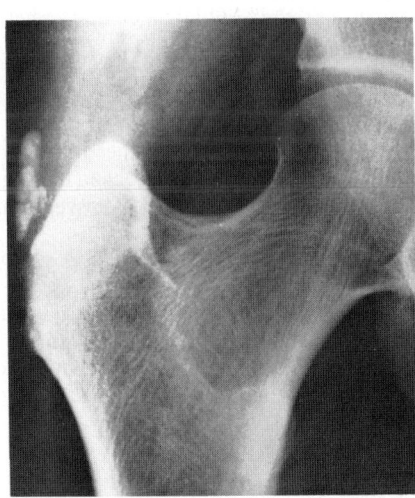

Abb. 16.**17**   Periarthrosis coxae.
Verkalkte Bursa trochanterica.

Therapie

Neben den bei der Periarthritis humeroscapularis (S. 348) genannten Maßnahmen werden Röntgenbestrahlungen (6mal 0,5 Gy) empfohlen, die oft hartnäckige, therapieresistente Schmerzen beseitigen und Kalkherde auflösen können.

Konservativ nicht beeinflußbare Kalkdepots können operativ entfernt werden, wenn ein Beschwerdebild dies rechtfertigt.

Kniegelenk und Unterschenkel

Angeborene Kniegelenkluxation

Ätiopathogenese. Entwicklungsstörung (hierfür spricht Kombination mit anderen Mißbildungen), Lageanomalien in utero.

Klinik. Es gibt alle Übergänge vom angeborenen Genu recurvatum über die Subluxation bis zur vollständigen Luxation.

Beim *angeborenen Genu recurvatum* besteht Überstreckstellung, die Beugung kann uneingeschränkt sein. Bei *Subluxation* ist die proximale Tibia in unterschiedlicher Ausprägung gegen das distale Femurende nach ventral verschoben. Die Femurkondylen sind in der Kniekehle tastbar. Bei primärer Überstreckstellung ist die Beugefähigkeit eingeschränkt oder aufgehoben.

Bei *vollständiger Luxation* kann Streckstellung bis Überstreckstellung bei insuffizienter Kapsel-Band-Fixierung der Gelenkenden, aber auch leichte Beugestellung vorliegen. Es besteht Beinverkürzung.

Ist das Krankheitsbild geringgradig ausgeprägt, so können, insbesondere bei adipösen Kindern, klinische Symptome zunächst fehlen.

Auf zusätzliche Mißbildungen im Bereich von Becken und unterer Extremität achten.

Röntgen. Verschiebung der Tibiaachse gegenüber der Femurachse nach ventral, später Abflachung der ventralen proximalen Tibiagelenkfläche und Abflachung der Femurkondylen.

Therapie. *Konservativ.* Frühestbehandlung erforderlich. Die Reposition kann in den ersten Lebenswochen meist geschlossen vorgenommen werden. Fixierungen im Oberschenkelgipsverband in größtmöglicher Beugestellung des Kniegelenks.

Bei älteren Kindern kann die Reposition meist nur in Vollnarkose geschehen.

Operativ. Indiziert, wenn geschlossene Reposition nicht gelingt. Durchtrennung von Kapsel und Bandapparat, Verlängerung der Streckmuskulatur, evtl. auch des Tractus iliotibialis und verkürzter Sehnen (z. B. M. biceps femoris). Postoperativ Fixierung in geringer Kniebeugung.

Angeborene Patellaluxation

Ätiopathogenese. Entwicklungsfehler. Störung des dynamischen Muskelgleichgewichts bei der Patellaführung, kombiniert mit Fehlbildung der Patella und der Femurkondylen.

Klinik. Das häufig doppelseitige Leiden ist bei der Geburt schon vorhanden. Die luxierte Kniescheibe ist seitlich des lateralen Femurkondylus tastbar. Eine Reposition gelingt nicht. Meist Genu valgum.

Röntgen. Formfehler der Patella (Hypoplasie) und der Femurkondylen sind ebenso erkennbar wie der Lateralstand der Patella.

Therapie. Siehe habituelle Patellaluxation.

Habituelle Patellaluxation

Ätiopathogenese

Angeboren:
- Abflachung des lateralen Femurkondylus,
- Patellahochstand,
- Formänderungen der Patella,
- vermehrte Außentorsion des Femurs,
- Genu valgum,
- konstitutionelle Bindegewebsschwäche,
- pathologische Zugrichtung des M. vastus medialis bzw. der Quadrizepssehne.

Erworben:
- gleiche Veränderungen wie oben, jedoch durch Wachstumsstörung (Osteomyelitis, Tumor, Trauma, Röntgenstrahlung, Lähmungen),
- traumatische Luxation mit konsekutiver Schädigung der muskulären und ligamentären Führung.

Die Patella ist in ihrem Gleitlager meist durch Kombination mehrerer der obengenannten Faktoren nicht mehr sicher geführt. Sie ist luxationsbereit.

Klinik

Die erste Luxation erfolgt meist durch ein geringes Trauma oder eine unphysiologische Belastung (z. B. Sport). Mädchen sind häufiger als Knaben betroffen. Das Leiden tritt häufig beim älteren Kind und Jugendlichen auf, selten früher. Die Reposition der luxierten Kniescheibe erfolgt bei Kniestreckung oft spontan oder wird vom Patienten selbst vorgenommen. Die Situation wird vom Betroffenen eindeutig geschildert.

Befund. Hochstand der Patella (Patella alta), Muskel-, Bänder- und Kapselschwäche mit vermehrter lateraler Verschieblichkeit der Patella. In ausgeprägten Fällen gleitet sie bei zunehmender Beugung über den abgeflachten lateralen Femurkondylus aus ihrem Gleitlager (Luxation). Nach Luxation Knieschmerz mit Ergußbildung. Später, bei rezidivierenden Luxationen, können diese Symptome fehlen. Bei gehäuften Luxationen treten schmerzhafte Reizzustände des Gelenks auf. Entwicklung einer Arthrose im femuro-patellaren Gleitlager.

Röntgen

Die Aufnahmetechnik nach Knutson läßt Luxation oder Subluxation der Kniescheibe erkennen. Prädisponierende Formveränderungen des Kniege-lenks wie Genu valgum, Abflachung der Femurkondylen, Formabweichun-gen und Hochstand der Patella sind nachweisbar; später arthrotische Verän-derungen (Abb. 16.**18)**.

Therapie

Konservativ. Meist erfolgt die Reposition spontan oder kann vom Verletzten oder Arzt ohne Schwierigkeiten vorgenommen werden. Nach dem ersten Luxationsereignis Ruhigstellung (3−4 Wochen) in Oberschenkelgipshülse. Danach krankengymnastische Übungen zur Kräftigung der Ober- und Un-terschenkelmuskulatur. Spätere Begleiterkrankungen wie schmerzhafte Reizzustände des Gelenks und Arthrosis deformans werden physikalisch und medikamentös behandelt.

Operativ. Rezidivierende Luxationen werden operativ behandelt, um sekun-däre Gelenkschäden zu vermeiden und die normale Gebrauchsfähigkeit des Beines wieder herzustellen. Aus der Fülle der vorgeschlagenen Operations-verfahren haben sich folgende gut bewährt:

– Passive Fesselung der Kniescheibe nach Krogius. Mobilisierung eines halbmondförmigen Streifens aus dem medialen Anteil der fibrösen Knie-gelenkkapsel. Der kranial noch gestielte Streifen wird lateral um die Patella geführt und dort mit Einzelseidennähten fixiert. Der medial ent-standene Defekt der fibrösen Kapsel wird durch Seidennaht geschlossen, die Patella wird so nach medial gezogen.

– Aktive Fesselung der Kniescheibe durch Sehnenplastik nach Lanz. Die Grazilissehne wird am Ansatz abgetrennt und medial auf die Patella ver-pflanzt. Durch Anspannen des M. gracilis wird die Patella nach medial gezogen.

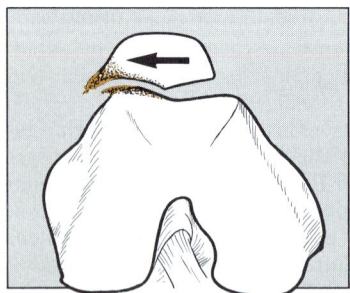

Abb. 16.**18**   Arthrose im Femuropatellar-gelenk (lateral betont) bei habitueller Pa-tellaluxation.

- Kombination der Methoden Krogius und Lanz.
- Verlagerung der Tuberositas tibiae (Roux) nach medial bei ausgeprägtem Genu valgum.
- Korrigierende Osteotomie bei Genu valgum.
- Rotationsosteotomie am Oberschenkel bei vermehrter Außenrotationsstellung des Femurs.

Scheibenmeniskus

Ätiopathogenese. Seltene Entwicklungsstörung, die überwiegend den lateralen Meniskus betrifft.

Klinik. Häufig klinisch stumm, bis evtl. durch Degeneration oder Trauma eine Schädigung eintritt. Andererseits kann es bereits im Kindesalter beim Beugen und Strecken des Kniegelenks zu einem unter Umständen hörbaren Schnappen kommen, das mit geringen Schmerzen verbunden sein kann.

Die Arthroskopie zeigt nicht die typische Meniskusform, sondern eine bis in das Gelenkzentrum reichende Knorpelscheibe, die sich so der Konvexität der Femurkondylen nicht optimal anpaßt.

Röntgen. Unter Umständen Verbreiterung des lateralen Kniegelenkspalts, differenziertere Aussage durch Doppelkontrastarthrographie, die die typische Scheibenform des Meniskus erkennen läßt.

Differentialdiagnose. Zyste bzw. Ganglion des lateralen Meniskus, abnorm verlaufende M.-popliteus-Sehne.

Therapie. Meniskektomie, wobei die Indikation durch das Beschwerdebild gegeben wird.

Genu varum

Synonym: O-Bein.

Ätiopathogenese

Angeboren:
- physiologisches Genu varum des Neugeborenen,
- Bindegewebsschwäche,
- Systemerkrankungen: Dysostosen, Tibia vara infantum (einseitig).

Erworben:
- Belastungsdeformität der Rachitis (oft gleichzeitig Coxa vara, Femur varum und Crus varum), postklimakterische, präsenile und senile Osteoporose, umschriebener Stabilitätsverlust des Knochens (z. B. Morbus Paget, fibröse Knochendysplasie Jaffé-Lichtenstein), Osteomalazie oder als Folge bereits vorbestehender geringgradiger Genua vara, durch Überlastung bei Adipositas oder Tabes dorsalis und Syringomyelie (selten).
- Fehlwachstum durch asymmetrische Funktion der Wachstumsfuge bei epiphysennahen entzündlichen, neoplastischen Prozessen sowie traumatischen Schädigungen, die die lateralen Anteile der kniegelenknahen Wachstumsfugen stimulieren oder die medialen Fugenanteile ganz oder

teilweise zerstören. Fehlwachstum durch Muskelungleichgewicht bei schlaffen und spastischen Lähmungen.
Kompensatorisches Fehlwachstum bei Abduktionskontraktur der Hüfte.
– Schwächung des lateralen Kollateralbandes nach Traumatisierung, starker Ergußbildung im Gelenk u. a.
– In Fehlstellung verheilte kniegelenknahe Frakturen.

Klinik

O-förmige Verbiegung eines oder beider Beine. Scheitelpunkt der Achsenabweichung im Kniegelenk. Das Ausmaß der Deformität wird durch Bestimmung des Winkels zwischen Femur und Tibia oder Messung des Kniebinnenabstands bei Innenknöchelschluß festgestellt.
Kommt es im Verlauf der ersten Lebensjahre nicht zur spontanen Achsennormalisierung, so kann sich mit zunehmender Belastung eine Verstärkung der Fehlform und kompensatorische Innenrotation des Unterschenkels einstellen, aber auch kompensatorisch ein Knick-Senk-Fuß bilden.
Bei einseitigem Genu varum kann infolge eines leichten Beckenschiefstandes eine statische Skoliose entstehen. Auf diese Möglichkeit sekundärer Deformitäten muß genau geachtet werden!
Kinder werden wegen der auffallenden Deformität dem Arzt vorgestellt. Das Gangbild kann ungeschickt, bei starker Ausprägung watschelnd sein. Schnelles Ermüden und Belastungsunsicherheit können hinzukommen.
Ist es beim *Erwachsenen* durch Überlastung des inneren Kniegelenkspalts zu arthrotischen Veränderungen im medialen Gelenkanteil gekommen oder haben Kapsel- oder Außenbandüberdehnungen eine Instabilität ausgelöst, so treten belastungsabhängige Schmerzen und zunehmende Belastungsunsicherheit auf. Bei der klinischen Untersuchung können Druck- und Zugschmerz des Außenbandes, eine mediale Meniskussymptomatik und die Zeichen einer Gonarthrose (Gelenkkapselschwellung, intraartikuläre Ergußbildung, Reiben im Gelenk, Bewegungs- und Belastungsschmerz) feststellbar sein. Später kann es durch Überdehnung des lateralen Kollateralbandes und der Gelenkkapsel durch Knorpelabrieb und Knochenabbau am medialen Tibiakopf zu ausgeprägter Instabilität des Gelenks kommen. Genu recurvatum und Schlotterknie *können entstehen.*

Röntgen

Präoperativ Achsenaufnahme Femur – Kniegelenk – oberes Sprunggelenk a.-p. im Stehen, um die Höhe der stärksten Verbiegung und eine evtl. bestehende Instabilität festzustellen.
Die Belastungsachse des Beines verläuft normalerweise durch Hüftkopfmittelpunkt, Kniemitte und Mitte des oberen Sprunggelenks (Mikulicz-Linie).

Therapie

Da das Genu varum als präarthrotische Deformität aufgefaßt werden muß und auch die benachbarten Gelenke fehlbelastet werden, ist die Behandlung einer möglichen Grunderkrankung und der vorliegenden Deformität (Korrektur) rechtzeitig erforderlich.

Konservativ. Eine bestehende Grunderkrankung muß zunächst erkannt und behandelt werden. Konservative Maßnahmen entsprechen im Prinzip denen beim Genu valgum (S. 394), wobei das Behandlungsziel gegensätzlich ist. Liegt der Deformität ursächlich eine Rachitis zugrunde, so sollte die Etappenkorrektur im Gipsverband so früh wie möglich noch vor der medikamentösen antirachitischen Therapie beginnen.

In leichten Fällen wird die gezielte krankengymnastische Behandlung durch korrigierende Gipsnachtschalen ergänzt.

Liegen beim Erwachsenen bereits Belastungsschmerzen des Kniegelenks vor, so kann durch Schuhaußenranderhöhung eine partielle Entlastung des medialen Kniegelenkspalts erreicht werden.

Operativ. Ist die konservative Therapie erfolglos oder ist die Deformität bereits bei Behandlungsbeginn stark ausgeprägt, so werden nach Möglichkeit schon im Vorschulalter korrigierende Osteotomien an der Stelle der stärksten Krümmung – meist proximaler Unterschenkel, seltener distales Femur – ausgeführt (s. operative Therapie Genu valgum. S. 395; Abb. 16.**19**).

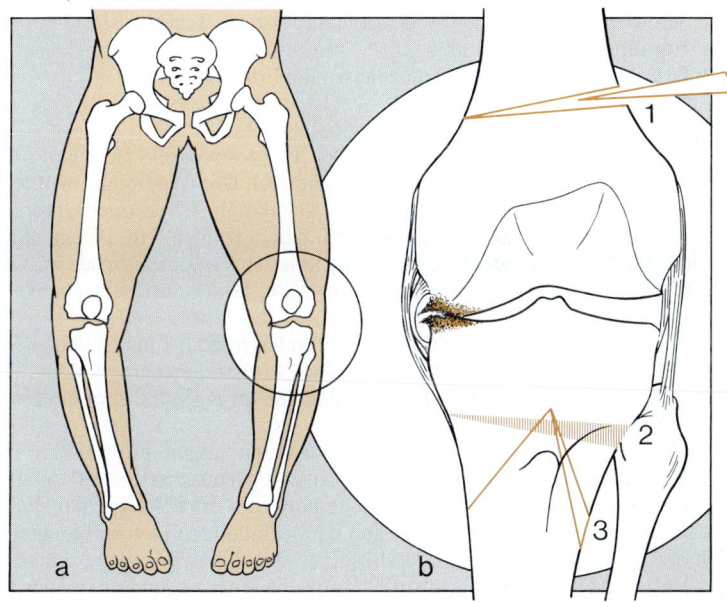

Abb. 16.**19** Genu varum. Durch Überlastung typische Varusgonarthrose im medialen Kniegelenkanteil. Korrekturosteotomie zum Ausgleich der Fehlstellung und Fehlbelastung suprakondylär (1) und im Tibiakopfbereich (2) als Keilosteotomie und im Sinne der Pendelosteotomie (3) möglich.

Genu valgum

Synonym: X-Bein.

Ätiopathogenese

Angeboren:
- Bindegewebsschwäche,
- knöcherne Fehlform bei Hemmungsmißbildung oder enchondraler Dysostose.

Erworben:
- Belastungsdeformität bei Rachitis (hier jedoch häufiger O-Bein) und in fortgeschrittenem Alter bei Osteoporose.
- Fehlwachstum durch asymmetrische Funktion der Wachstumsfuge bei epiphysennahen entzündlichen und neoplastischen Prozessen sowie traumatischen Schädigungen, die die medialen Anteile der kniegelenknahen Wachstumsfuge stimulieren oder die lateralen Fugenanteile ganz oder teilweise zerstören. Fehlwachstum durch Muskelungleichgewicht bei schlaffen und spastischen Lähmungen sowie durch überhöhte Druckbelastung lateraler Fugenanteile bei Valgusstellung des Fußes und Adduktionskontraktur der Hüfte.
- Schwäche des medialen Kollateralbandes nach Traumatisierung, starker Ergußbildung im Gelenk u. a.
- In Fehlstellung verheilte kniegelenknahe Frakturen.

Klinik

Häufigste Fehlstellung des Kniegelenks. Bei gestrecktem Bein und Femurkondylenschluß divergieren die Unterschenkel. Der Krümmungswinkel liegt in Höhe des Kniegelenkspalts oder kniegelenknah (Ober- oder Unterschenkel). Das X-Bein tritt oft gemeinsam mit einem Knickfuß und Genu recurvatum auf. Bei sehr ausgeprägten Fällen kann sich kompensatorisch im Wachstumsalter eine Varusdeformität mit Rotationsfehler an Unterschenkel und Fuß entwickeln.

In normalen Wachstumsablauf der unteren Extremität kann zwischen dem 2. und 5. Lebensjahr aus der physiologischen Varusstellung eine Valgusstellung des Kniegelenks entstehen. Diese bildet sich im Regelfall spontan etwa bis zum 10. Lebensjahr zurück.

Im lateralen Kniegelenkteil tritt beim Genu valgum ein höherer Druck auf. Es kann vorzeitig ein Verschleißprozeß (Valgusgonarthrose) entstehen. Das Genu valgum kann eine klassische Form der präarthrotischen Deformität darstellen. *Kinder* werden wegen der auffallenden Deformität zum Arzt gebracht. Unter Umständen rasches Ermüden der Beine. *Erwachsene* kommen zum Arzt wegen Beschwerden aufgrund einer beginnenden oder manifesten Gonarthrose (Überlastungsschaden). Rasches Ermüden, Unsicherheit beim Gang, Knieschmerzen, belastungsabhängig verstärkt vorwiegend im lateralen Gelenkanteil, Schwellungen und intraartikuläre Ergüsse treten auf.

In der Folge primärer Bindegewebsschwächen oder sekundär durch Überlastung können Bandüberdehnungen entstehen (Druck- und Dehnungsschmerz im Ansatz und Verlauf des medialen Kollateralbandes). Die Folgen können Wackelknie und Genu recurvatum sein. Einseitiges Genu valgum kann über den Beckentiefstand zur statischen Skoliose führen.

Röntgen
Präoperativ Achsenaufnahmen Femur – Kniegelenk – oberes Sprunggelenk a.-p., um Höhe der stärksten Verbiegung festzustellen.

Therapie
Konservativ. Zunächst Behandlung der Grundkrankheit. Konservative Behandlung leichterer Form erfolgversprechend, wenn das Wachstum noch nicht abgeschlossen ist.
Neben krankengymnastischer Kräftigung der Bein- und Fußmuskulatur sind korrigierende Gipsschalen, Bandagen und Schienen für die Nacht erforderlich. Ist das Genu valgum durch eine Rachitis entstanden, so sollen vor der medikamentösen antirachitischen Therapie achsenkorrigierende Maßnahmen erfolgen, da der weiche rachitische Knochen unter dem Druck z.B. korrigierender Gipsverbände besser formbar ist.
Beim Erwachsenen wird die Entlastung des lateralen Kniegelenkspalts durch mediale Schuhsohlenerhöhung versucht.
Operativ. Wird beim Kind eine Korrektur durch konservative Maßnahmen nicht erreicht, so wird die Achsenfehlstellung durch Korrekturosteotomie ausgeglichen. Wie beim Erwachsenen wird am Ort der Hauptkrümmung die achsenkorrigierende Osteotomie ausgeführt.
Insbesondere bei *Kindern* werden sehr gute Erfolge mit der Pendelosteotomie erzielt. Der Tibiakopf wird kranial des Ansatzes des Lig. patellae V-förmig durchgemeißelt, die Spitze des V zeigt nach kranial. Ruhigstellung im Oberschenkelgips für 6–8 Wochen (Abb. 16.**20**).
Bei *Erwachsenen*, insbesondere beim Vorliegen einer Gonarthrose, wird nach Möglichkeit eine übungsstabile Osteosynthese durchgeführt, um Immobilisierungsschäden zu verhüten.
Beim Vorliegen einer besonders starken Valgusgonarthrose beim älteren Menschen kann der künstliche Gelenkersatz oder die Arthrodese in Frage kommen.

Genu recurvatum

Ätiopathogenese
Angeboren:
– bei kongenitaler Kniegelenkluxation,
– Bindegewebsschwäche (konstitutionelles Genu recurvatum).
Erworben:
a) Überdehnung der hinteren Kniegelenkkapsel und Kniebänder:

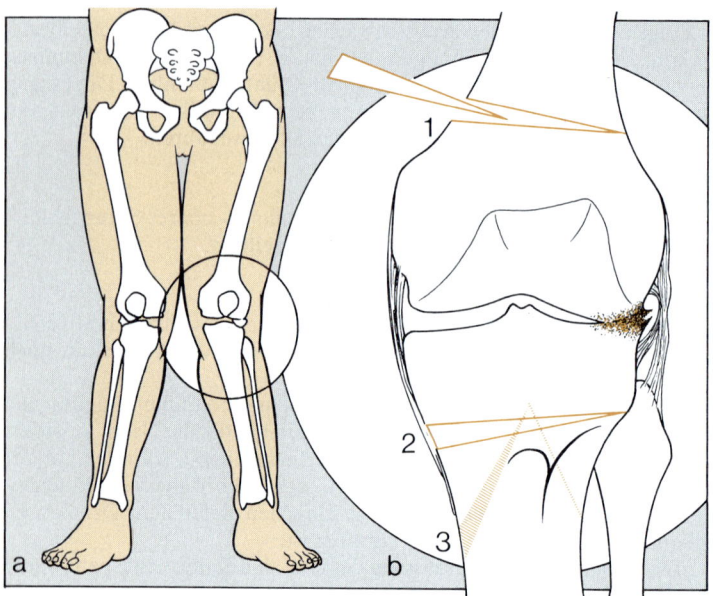

Abb. 16.**20**   Genu valgum. Durch Überlastung typische Valgusgonathrose im lateralen Kniegelenkanteil. Korrekturosteotomie zum Ausgleich der Fehlstellung und Fehlbelastung suprakondylär (1) und im Tibiakopfbereich (2) als Keilosteotomie und im Sinne der Pendelosteotomie (3) möglich.

– lang bestehende Ergüsse und Extensionen am Unterschenkel,
– schlaffe Lähmungen (Knie kann nur in Rekurvation stabilisiert werden),
– Spitzfuß (Knie wird beim Aufsetzen des Beines in Rekurvation gedrückt),
– Verkürzung des gegenseitigen Beines.
b) Epiphysäre Wachstumsstörung:
– Fehlbelastung,
– Entzündung,
– Tumor,
– Trauma.
c) Trauma (ohne Wachstumsstörung):
– Bandverletzungen,
– in Fehlstellung verheilte kniegelenknahe Frakturen.
Durch eine geringe Rekurvationsstellung des Kniegelenks wird die Band- und Kapselschwäche verstärkt; die Rekurvationsstellung nimmt weiter zu. Eine solche Entwicklung kann bei Kindern, die primär eine geringgradige physiologische Überstreckung des Kniegelenks zeigen, auftreten. Bei schlaf-

fen Lähmungen wird eine Überstreckstellung des Kniegelenks eingenommen, um das Kniegelenk im Stand zu stabilisieren. Ein kontrakter Spitzfuß drängt bei jedem Schritt das Kniegelenk in die Rekurvation. Liegt starke Verkürzung eines Beines ohne Ausgleich vor, so wird häufig als weniger anstrengende Haltung am gesunden Kniegelenk die Überstreckstellung gewählt. Folge ist eine Kapselbandüberdehnung und Entstehung eines Genu recurvatum. Ist das Genu recurvatum primär nicht Folge von Weichteilveränderungen, sondern von Formänderungen der Femurkondylen und des Tibiakopfplateaus, so kann es sekundär durch Überbeanspruchung zu Kapselbandüberdehnungen kommen.

Klinik

Abnorm überstrecktes Kniegelenk, Ober- und Unterschenkel bilden einen nach ventral offenen Winkel. Bei Überdehnung und Lockerung des Bandapparats und der hinteren Kapselanteile kann ein Schlotterknie entstehen. Über stärkere Unsicherheit beim Stehen und Gehen wird geklagt. Kapselbandüberdehnungen führen zu schmerzhaften Reizzuständen. Frühzeitig kann sich bei dieser Form der präarthrotischen Deformität eine Kniegelenkarthrose mit typischer Symptomatik entwickeln.

Röntgen

In unterschiedlicher Ausprägung knöcherne Formveränderungen (Abflachung von Femurkondylen und vorderem Tibiakopfplateau). Eine kniegelenknahe Abknickung der Tibia mit einem ventral offenen Winkel kann sich entwickeln (Tibia recurvata).
Gehaltene Aufnahmen lassen das Ausmaß von Kapselbandüberdehnungen erkennen.

Therapie

Konservativ. Beim *angeborenen* Genu recurvatum muß sofort im Sinne der Beugung redressiert werden. Die erreichte Beugestellung wird im Oberschenkelgipsverband, später auch in Schalen und Schienen gehalten. Bei leichten Formen eines *erworbenen* Genu recurvatum wird die Kniebeugemuskulatur gezielt beübt. Ausgeprägtere Fälle, insbesondere beim Vorliegen von Lähmungen, erfordern die Versorgung mit Apparaten, bei denen die Überstreckung blockiert wird. Ursächliche Erkrankungen werden nach Möglichkeit beseitigt. Sekundärerkrankungen wie Reizzustände des periartikulären Gewebes und eine Gonarthrose werden sachgerecht behandelt.
Operativ. Bei ausgeprägten Fällen und beim Versagen der konservativen Therapie stellungskorrigierende Osteotomien, meist im Bereich des Tibiakopfes. Weichteiloperationen wie Kapselraffungen, Sehnenverkürzungen, Muskelverpflanzungen haben keinen dauerhaften Erfolg.
Liegen bereits hochgradige arthrotische Veränderungen vor, die konservativ nicht ausreichend beherrscht werden können, so kommen nach der Umstellungsosteotomie die Arthrose oder der Gelenkersatz als letzte Behandlungsmöglichkeit in Betracht.

Chondropathia patellae

Synonyme: Chondromalacia patellae, retropatellare Chondropathie, retropatellare Arthrose.

Ätiopathogenese

Anpralltrauma, Patellafraktur, Patellaluxation und Subluxation. Wesentliche ätiopathogenetische Bedeutung haben Formvarianten der Patella. Überhöhter Anpreßdruck der lateralen Facette bei femuropatellarer Dysplasie führt ebenso zur Chondromalazie und zur Arthrose wie die verminderte Druckbelastung der medialen Facette.

Klinik

Oft schon gegen Ende der 2. Lebensdekade wird Knieschmerz bei Berg- und Treppensteigen geklagt, wobei Abwärtsgehen meist stärkere Beschwerden auslöst. Sitzen mit gebeugtem Knie bedingt ein gleichartiges Beschwerdebild, so daß der Betroffene versucht, die Beine im Sitzen auszustrecken. Die Verschiebung der Patella gegen die Femurkondylen führt zu Knorpelreiben unterschiedlicher Ausprägung, bei gleichzeitigem Druck auf die Patella wird ebenso wie bei deren Perkussion ein Schmerz angegeben. Bei starker passiver Seitenverschiebung der Patella kann die aus dem Gelenk heraustretende Gelenkfacette isoliert palpiert werden, so daß ein Vergleich der medialen und lateralen Facette gelingt. Reizzustände des Gelenks mit Gelenkkapselverdickung und Ergußbildung können bestehen. Als Schonungsmerkmal kann Muskelverschmächtigung, insbesondere des medialen Kopfes des M. quadriceps, auftreten.

Röntgen

Neben routinemäßigen Summationsaufnahmen des Kniegelenks a. p. und seitlich zeigen die notwendigen Tangentialaufnahmen unter Umständen Höhenminderung des Gelenkspalts, subchondrale Sklerosierung und arthrotische Randosteophyten. Eine differenziertere Aussage über Gelenkknorpelschädigung gibt die Doppelkontrastarthrographie, besser noch die Arthroskopie (Abb. 16.21–16.23). Die Tangentialaufnahme erlaubt die Einteilung der Patellaformen nach Wiberg. Neben der Kongruenz des Femuropatellargelenks wird der durch die Patellagelenkfacetten gebildete Winkel bestimmt, der im Normfall zwischen 120 und 140 Grad liegt. Eine differenzierte Beurteilung des Femuropatellargelenks ist möglich, wenn Tangentialaufnahmen (Defilee-Aufnahmen) der Patella bei 30, 60 und 90 Grad Beugung des Kniegelenks durchgeführt werden.

Therapie

Konservativ. Bei Übergewichtigkeit Gewichtsreduktion. Beübung der Pars medialis des M. quadriceps. Physikalische Maßnahmen wie Fango-, Moor- und Paraffinpackungen, Kurzwelle und Iontophorese; Ichthyolsalbenver-

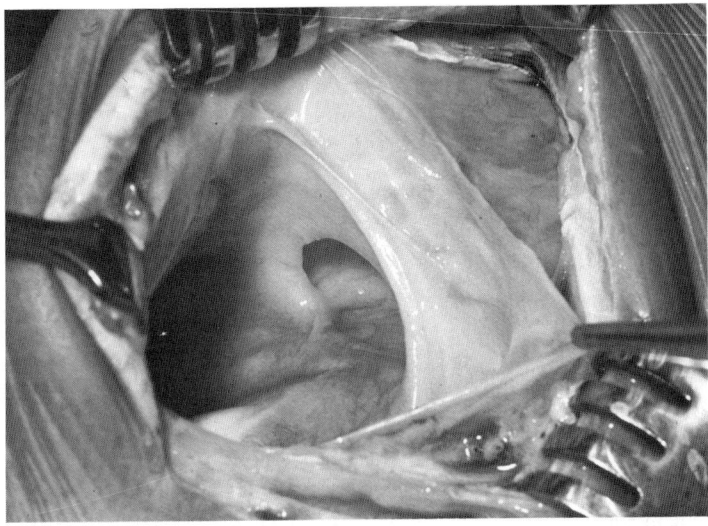

Abb. 16.21 Nach Arthrotomie des Kniegelenks wird die kranial der Patella am Eingang zum oberen Rezessus quer verlaufende sichelartig geformte Plica synovialis erkennbar.

bände. Bei entzündlichen Reizzuständen Kälteanwendungen. Medikamentös bei Reizzuständen Antiphlogistika, wobei von intraartikulären Cortisoninjektionen nach Möglichkeit nicht Gebrauch gemacht werden sollte. Versuch der kausalen Therapie der Gelenkknorpelschädigung durch in den Knorpelstoffwechsel eingreifende Medikamente, die oral oder/und intraartikulär gegeben werden.

Operativ. Bei lateraler Hyperpression und Knorpelschädigung Grad 1 (lediglich Knorpelaufrauhungen und -erweichung) Spaltung der lateralen Retinakula, d. h. der Bandverbindungen zwischen lateralem Patellarand und M. vastus lateralis, ggf. zusätzlich Abrasio patellae. Bei Patellagelenkflächenschädigung Grad 2 (starke, bis in die Knorpelbasis reichende Knorpelläsion, umschriebene Defektbildungen) kommt zu den genannten Maßnahmen Tuberositas-tibiae-Ventralisierung nach Bandi, wobei nach operativer Anhebung der Tuberositas diese Stellung durch einen untergelegten Knochenkeil dauerhaft gehalten wird. Die Patella wird dadurch gleichfalls von ihrem Gleitlager abgehoben, der Druck im femuropatellaren Gleitlager somit vermindert. Bei Schädigungen Grad 2 und 3 (zum Teil freiliegender subchondraler Knochen) haben sich Pridie-Bohrungen bewährt. Der subchondrale Knochen wird angebohrt, das vorsprossende Gefäßbindegewebe zeigt unter postoperativer Bewegungsübung Metaplasie in Faserknorpel. Bei höchstgra-

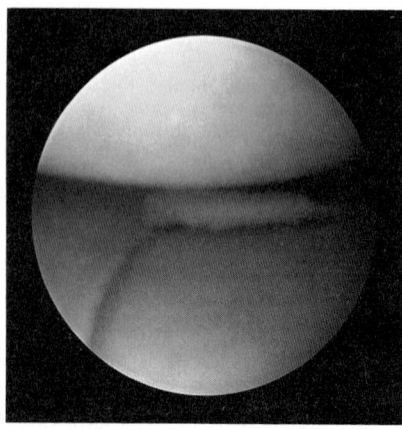

Abb. 16.**22**   Arthroskopischer Befund eines Innenmeniskusschadens. Vom Meniskus bis auf eine schmale Brücke losgelöster Anteil zwischen Femurkondylus und Tibiakopf eingeschlagen.

digen Femuropatellarthrosen sind nur Gelenkflächenersatz oder Patellektomie möglich.

Plikasyndrom

Ätiopathogenese

Bei der pränatalen Ausdifferenzierung des Kniegelenks kann es zum Verbleiben vollständiger, unvollständiger oder eben nur noch angedeuteter Septierungen des Kniegelenks kommen. Es bestehen dann segel- oder auch

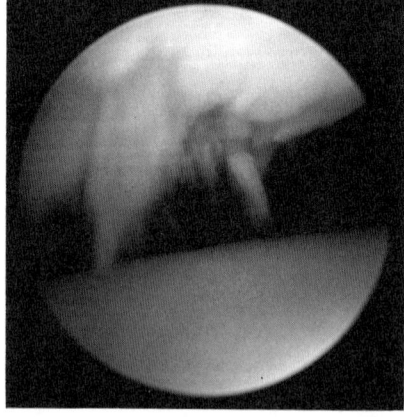

Abb. 16.**23**   Arthroskopischer Befund einer Chondropathia patellae. Ein Areal zerfetzt und lappig herunterhängenden Knorpelgewebes ist scharf gegen die glatte, gesund erscheinende Umgebung abgegrenzt.

arkadenförmige Synovialisfalten im Gelenk. Unterschiedliche Lokalisationen werden beobachtet, so etwa die kranial der Patella am Eingang zum oberen Rezessus liegende Plica synovialis oder die von der medialen inneren Kniegelenkkapsel unter Umständen zwischen Patella und medialem Femurkondylus zur Synovialis des Hoffa-Fettkörpers ziehende Plica synovialis. Die Plicae synoviales können klinisch stumm sein, je nach Ausdehnung und Lokalisation können sie jedoch auch unter hohe Spannung oder Druck kommen und so Beschwerden verursachen.

Klinik

Plicae synoviales werden im Kniegelenk beobachtet. Sie können symptomfrei sein und dann einen Zufallsbefund bei Arthrographie, Arthroskopie oder Arthrotomie darstellen.
Die kranial der Kniescheibe gelegene quer verlaufende Plica synovialis kann insbesondere bei starker Kniebeugung einen Spannungsschmerz auslösen, der zur Fehldiagnose Chondropathia patellae führen könnte. Die medialventral im Gelenk verlaufende Plika kann zu Belastungs- und Spannungsschmerzen im Bereich der Patella, aber auch des medialen Femurkondylus führen, so daß sich hier differentialdiagnostische Überlegungen zur Chondropathia patellae, zur Pannusüberwachsung des medialen Femurkondylus und zur medialen Meniskopathie ergeben.

Röntgen

Die Summationsaufnahme stellt die Plika nicht dar. Die Arthrographie ist das geeignete radiologische Untersuchungsverfahren.
Am exaktesten kann der Befund durch Arthroskopie erfaßt werden.

Therapie

Eine *konservative* Therapie einer Schmerzen verursachenden Plica synovialis gibt es nicht.
Die *operative* Therapie besteht in der Entfernung der Plica synovialis. Die Plikaresektion erfolgt nach Arthrotomie oder auch arthroskopisch (Abb. 16.**21**).

Blutergelenk

Synonyme: Arthropathia haemophilica.

Ätiopathogenese

Rezessiv geschlechtsgebunden vererbtes Leiden, bei dem das männliche Geschlecht erkrankt, das weibliche lediglich die Erbanlage weitergibt. Erkrankung durch Spontanmutation wird in etwa einem Drittel aller Fälle angenommen. Bei der Hämophilie A ist die Blutgerinnung durch Mangel des antihämophilen Globulins (Faktor VIII) bedingt, bei der Hämophilie B (Christmas disease) durch Fehlen des Christmas-Faktors (Faktor IX). Die

Hämophilie A ist häufiger. In Abhängigkeit vom Ausprägungsgrad (bis 1% Faktoraktivität im Plasma = schwere Hämophilie, 2−5% mittelschwere Hämophilie, über 5% leichte Hämophilie; als Normalwert gelten 70−100% Faktoraktivität im Plasma) der Erkrankung kommt es neben Blutungen in alle Gewebe- und Organbereiche gehäuft zu intraartikulären Blutungen. Enzymatische und trophische Direktschädigungen des Gelenkknorpels sowie Entzündungszustände und Vernarbungen der Gelenkkapsel führen unter Umständen bereits im Kindesalter zu hochgradigen Arthrosen.

Klinik
Am häufigsten betroffen sind Knie-, Ellenbogen-, Sprung- und Hüftgelenke. Intraartikuläre Blutungen, die selten vor dem 2. Lebensjahr auftreten, bedingen schmerzhafte Gelenkschwellungen, nach wiederholten Blutungen Gelenkkapselverdickungen, Gelenkkontrakturen, Fehlstellungen, Subluxationen und unter Umständen vollständige Einsteifungen. Zum Zeitpunkt der akuten Blutung ist das Gelenk gespannt, bewegungs- und druckschmerzhaft und wird ängstlich in Schonhaltung fixiert.

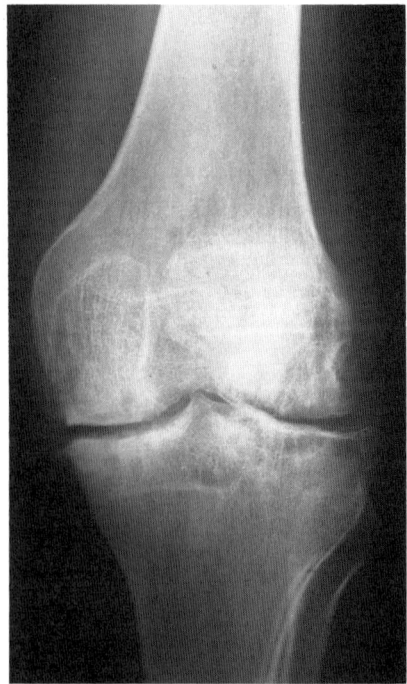

Abb. 16.24   Linkes Kniegelenk bei Hämophilie A, 25jähriger Patient. Nach wiederholten intraartikulären Blutungen Höhenminderung Gelenkspalt, z. T. ausgeprägte subchondrale Osteoporose, beginnende Zystenbildungen, grobsträhnige Knochenfeinzeichnung, Osteophytenbildungen.

Stärkere Blutungen können wegen der folgenden Resorption zu geringgradigen Temperaturerhöhungen und Leukozytosen führen. Die spontane Resorption eines intraartikulären Blutergusses benötigt einen Zeitraum von 3–6 Wochen. Durch intraossäre Blutungen mit Schädigung der Wachstumsfugen können erhebliche Gelenkdeformierungen und Achsenfehlstellungen auftreten.

Röntgen
Grobsträhnige Knochenfeinzeichnung bis zu großen intraossären Zysten (Pseudotumor), Arthrosezeichen unterschiedlicher Ausprägung, Gelenkverformungen, Gelenkfehlstellungen und unter Umständen durch hohen Hämosideringehalt schattengebende Gelenkkapsel (Abb. 16.**24**).

Differentialdiagnose
Morbus Werlhof, Tuberkulose.

Therapie
Konsequente Dauersubstitution, um Blutungen zu vermeiden.
Bei kleinen Gelenkergüssen Kompression und wenigtägige Immobilisierung, bei stärkeren Ergüssen zuvor Abpunktion (meist nur unvollständig möglich, da unter Substitution der intraartikuläre Bluterguß geleeartig fest wird). Bei rezidivierenden, nicht beherrschbaren Blutungen Synovektomie unter hoher Substitution. Kontrakturen, Gelenkfehlstellungen und Arthrosen werden nach üblichen orthopädischen Prinzipien konservativ und/oder operativ behandelt.

Crus varum

Ätiopathogenese
Angeboren:
– Crus varum congenitum (S. 404),
– Systemerkrankungen, wie enchondrale Dysostose und Achondroplasie.
Erworben:
– Belastungsdeformität, z. B. Rachitis,
– in Fehlstellung verheilte Unterschenkelfrakturen.

Klinik
Beim *rachitisch bedingten* Crus varum (typische Merkmale der Rachitis beachten), das stets doppelseitig auftritt, liegt der Scheitelpunkt der Unterschenkelverbiegung etwa am Übergang vom mittleren zum körperfernen Drittel. Die Varusdeformität ist häufig mit einer Antekurvation kombiniert. Distal des Krümmungsscheitels sind Tibia und Fibula innenrotiert. Zusätzlich kann ein Knick-Platt-Fuß entstehen.
Das Gangbild ist behindert. Die kosmetisch störende Deformität kann zu Belastungsschäden der benachbarten Gelenke führen.

Beim *posttraumatischen* Crus varum liegt der Krümmungsscheitel in Höhe der in Fehlstellung verheilten Fraktur.

Röntgen

Beim Crus varum rachiticum sind die epimetaphysären Bereiche becherförmig verändert. Die Diaphysenkortikalis kann konkavseitig verstärkt sein. Auf der Konvexseite ist die Kortikalis meist verdünnt. Im Krümmungsscheitel können Umbauzonen auftreten.
Röntgenbefunde bei enchondraler Dysostose und Achondroplasie S. 69.

Differentialdiagnose

Crus varum congenitum (fast immer einseitig, typischer Röntgenbefund), Tibia vara infantum (einseitig, Krümmungsscheitel kniegelenknah, typischer Röntgenbefund).

Therapie

Konservativ. Bei rachitischen Crura vara soll die Etappenkorrektur im Gipsverband möglichst vor der antirachitischen Therapie begonnen werden (Therapie Genu varum, S. 392). In leichten Fällen wird die gezielte krankengymnastische Behandlung durch korrigierende Gipsschalen, die nachts getragen werden, ergänzt.
Mit zunehmendem Wachstum ist auch spontane Korrektur der Achsenfehlstellung möglich.
Operativ. In ausgeprägten Fällen und beim Versagen der konservativen Therapie Osteoklasie oder korrigierende Osteotomie, um die Achsenfehlstellung zu beseitigen.
Beim posttraumatischen Crus varum des Kindes kann eine spontane Korrektur erfolgen, beim Erwachsenen ist dies nicht möglich.
Überschreitet die Achsenfehlstellung 15—20 Grad, so muß eine korrigierende Osteotomie durchgeführt werden, um Überlastungsschäden benachbarter Gelenke zu verhindern.

Crus varum congenitum

Ätiopathogenese

Angeborene Ossifikationsstörung, oft kombiniert mit Neurofibromatose (Morbus Recklinghausen). Ist zunächst lediglich eine Antekurvation und Varusstellung mit Scheitel im distalen Unterschenkel vorhanden, so kommt es im Krümmungsscheitel unter zunehmender Belastung zu Umbauzonen und zur Spontanfraktur. Es besteht in hohem Maße die Gefahr der Entwicklung einer Pseudarthrose, die auch schon bei der Geburt vorliegen kann (angeborene Unterschenkelpseudarthrose). Kombination mit Fibuladefekt wird beobachtet.

Klinik

Beim meist einseitig vorkommenden Crus varum congenitum fällt neben der Varusdeformität und Antekurvation des distalen Unterschenkels die Verkürzung und Atrophie des Unterschenkels auf.

Bei einer Pseudarthrose besteht abnorme Beweglichkeit. Unter zunehmender Funktion und Belastung nach der Geburt verstärkt sich die Achsenabweichung. Verlagerung der Zugrichtung der Unterschenkelmuskulatur und zunehmende Kontrakturen können zur Klumpfußbildung, aber auch zur Hackenfußbildung führen.

Röntgen

Typische Verbiegungen sind erkennbar. Im Krümmungsscheitel Knochenverdichtungen, im weiteren Verlauf beginnende zarte Aufhellungszonen, die auf drohende Spontanfraktur hinweisen.

Ist es zur Pseudarthrose gekommen, so führt zunehmende Knochenatrophie zur Defektbildung. Die Knochenenden sind spitz ausgezogen und sklerosiert.

Bei der angeborenen Unterschenkelpseudarthrose ist dieser Befund bereits bei der Geburt vorhanden.

Therapie

Konservativ. Beim Crus varum congenitum können vorsichtigste Redressionen am Unterschenkel durch Gipsverbände versucht werden. Durch Orthesen (Hülse, Apparat) kann der frakturgefährdete Bereich geschützt werden.

Bei der angeborenen Unterschenkelpseudarthrose ist im Kleinkindalter hinsichtlich der operativen Therapie größte Zurückhaltung geboten, da die endostale und periostale Kallusbildung gestört sind und Knochentransplantate meist resorbiert werden. Durch einen Apparat wird die Pseudarthrose entlastet und ruhiggestellt, gleichzeitig eine Wuchslenkung erreicht und der Entwicklung sekundärer Deformitäten und Muskelkontrakturen entgegengewirkt.

Operativ. Die Erfolgsaussichten für die Überbrückung der Defektpseudarthrose durch autoplastisches Knochentransplantat steigen mit zunehmendem Alter bis zur Pubertät. In achsengerechter Stellung wird der Defekt durch kortikospongiösen Eigenspan und Eigenspongiosa überbrückt. Zusätzlich erfolgt intramedulläre Fixierung durch Plattenosteosynthese oder Fixateur externe. In letzter Zeit werden Knochenumkehrplastiken empfohlen.

Fuß- und Zehendeformitäten

Der normal geformte Fuß zeigt drei Hauptbelastungspunkte: Fersenbein
sowie Mittelfußköpfchen I und V. Diese Knochen stellen die am weitesten
plantarwärts gelegenen Punkte des aus drei Tragstrahlen aufgebauten Fußskeletts dar. Der hintere Tragstrahl besteht aus Fersenbein und Sprungbein,
der vordere mediale Strahl aus Sprungbein, Kahnbein und den drei Keilbei-
nen sowie den drei ersten Mittelfußknochen, der laterale Tragstrahl aus
Fersen-, Sprung- und Würfelbein sowie den Mittelfußknochen IV und V.
Die Anordnung der Skelettanteile zueinander bedingt die Ausbildung einer
medialen und lateralen Längswölbung sowie einer vorderen Querwölbung
(Abb. 16.**25**).
Diese für die Funktion des Fußes sinnvolle Konstruktion wird durch Bänder,
Sehnen und Muskeln gehalten (Abb. 16.**26**). Es besteht so ein hochdifferen-

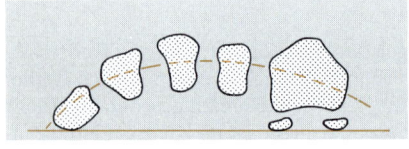

Abb. 16.**25** Querschnitt durch
das Fußquergewölbe mit Auflage-
punkt Mittelfußköpfchen I und V.

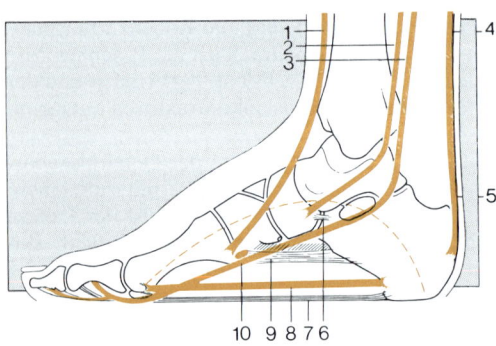

Abb. 16.**26** Fußlängsgewölbe, das durch Muskeln, Sehnen und Bänder gehalten
wird.

1 M. tibialis anterior
2 M. tibialis posterior
3 M. flexor hallucis longus
4 M. triceps surae
5 Tendo calcanei (Achilles)

6 Lig. calcaneonaviculare plantare
7 Aponeurosis plantaris
8 Mm. plantares breves
9 Ligg. plantara longa
10 Ansatz M. fibularis longus

ziertes Gleichgewicht, bei dem sich geringe Veränderungen eines Teils auf die Gesamtheit der Fußhaltung bzw. Fußform auswirken. Muskuläre und ligamentäre Veränderungen (z. B. durch Lähmungen oder Verletzungen) führen zunächst zu einem Haltungsfehler. Dieser verursacht eine Fehlbelastung der Knochen und Gelenke und kann am wachsenden Skelett zum Fehlwachstum führen. Dem Zeitpunkt des Krankheitsbeginns und damit auch dem der rechtzeitigen Therapie kommt daher eine große Bedeutung zu. Störungen des muskulären Gleichgewichts müssen sich aus diesem Grunde am kindlichen, wachsenden Fußskelett schwerwiegender auswirken als am ausgewachsenen Skelett.

Angeborener Klumpfuß

Synonyme: Pes equinovarus, excavatus et adductus.

Ätiopathogenese

Genschädigung. Hierfür spricht die konstante Geschlechtsverteilung ($\male : \female$ = 2 : 1). Der Erbgang ist latent rezessiv mit erhöhter Penetranz beim männlichen Geschlecht.

Raumbeengende Prozesse in utero (Fehlbildungen, Zwillingsschwangerschaften, Tumoren, Fruchtwassermangel, Amnionstränge).

Die *neuromyopathische Theorie* besagt, daß es durch vorbestehende Schädigung der Nervenbahn (Myelodysplasie, Spina bifida) in deren Versorgungsgebiet zur Muskelhypoplasie kommt.

Es dominiert die Auffassung, daß es sich meist um ein Stehenbleiben auf frühembryonaler Entwicklungsstufe handelt, was exogen oder endogen bedingt sein kann. Hierfür spricht die Ähnlichkeit des Klumpfußes mit dem embryonalen Fuß in der 5.–12. Schwangerschaftswoche. Die zunächst bestehende Entwicklungshemmung der Muskulatur führt über die Störung des muskulären Gleichgewichts bereits in utero zu charakteristischen Fehlstellungen des Fußskeletts. Beim angeborenen muskulären Klumpfuß sind bei der Geburt die einzelnen Skelettanteile noch normal geformt. Ihre Stellung zueinander ist jedoch pathologisch. Die aus der Fehlstellung resultierende Fehlbelastung führt zu Fehlwachstum, aus der Fehlstellung des Fußes wird so eine knöchern fixierte Fehlform.

Klinik

Überwiegend doppelseitig auftretende komplexe Fußdeformität. Folgende Einzelkomponenten sind zu unterscheiden:
– Der gesamte Fuß ist plantarflektiert (Pes equinus, Spitzfuß).
– Bei Supination des gesamten Fußes zeigt der Rückfuß verstärkte Varusstellung (Pes varus).
– Der Vorfuß ist gegen den Rückfuß vermehrt adduziert (Pes adductus).
– Der Vorfuß ist stärker als der Rückfuß plantarflektiert, so daß ein Hohlfuß entsteht (Pes excavatus; Abb. 16.**27**).

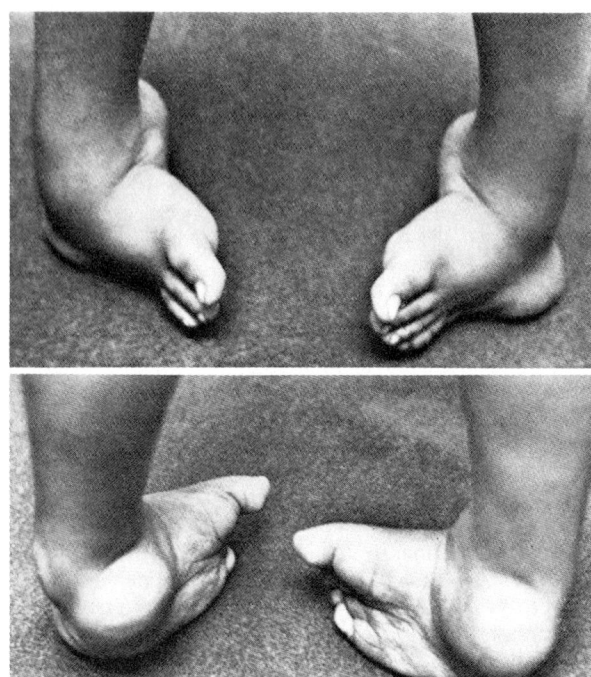

a

b

Abb. 16.27   Angeborener Klumpfuß beiderseits. **a** Von vorn, **b** von hinten gesehen.

Über der Außenseite des Klumpfußes, der Konvexität, sind die Weichteile überdehnt. Medial und plantar – in der Konkavität – sind Supinatoren, Plantarfaszie und M. soleus verkürzt.

Die Wadenmuskulatur ist schon beim Neugeborenen unterentwickelt, der Muskelbauch ist nach proximal verschoben (Klumpfußwade). Es können Zehenbeugekontrakturen bestehen. Bei Außenrotation der Tibia kann Innenrotation der Sprunggelenkgabel vorliegen. Das auf den Fuß einwirkende Muskelgleichgewicht ist gestört: Die Fibularisgruppe und die Extensoren sind geschwächt, nicht jedoch gelähmt. Die Tibialismuskelgruppe ist eher hypertrophisch und verkürzt.

Die bei der Geburt schon vorliegenden Formabweichungen verstärken sich beim nichtbehandelten oder unzureichend behandelten Klumpfuß im Laufe des Wachstums kontinuierlich. Muskeln, Sehnen und Bänder werden zunehmend kontrakt. Bei hochgradiger Ausprägung der Deformität wird der Fuß mit dem lateralen Fußrand, in Extremfällen sogar mit dem Fußrücken aufgesetzt. An den Belastungsstellen können sich Hornhautschwielen und Schleimbeutel entwickeln. Die infolge Fehlhaltung und Fehlform des Fußes entstehende Fehlbelastung des Kniegelenks kann zu weiteren statischen Beschwerden führen. Die Spätfolgen können neben arthrotischen Veränderungen im Bereich des gesamten Fußes auch solche im Bereich des Kniegelenks sein.

Röntgen

Die für den Klumpfuß typischen Lageabweichungen im Fußskelett sind deutlich. Während am Normalskelett die Achsen von Kalkaneus und Talus im dosoplantaren Strahlengang einen nach distal und im seitlichen Strahlengang einen nach dorsal offenen Winkel von ca. 30–40 Grad zeigen, verlaufen sie beim Klumpfuß in beiden Strahlengängen nahezu parallel (Abb. 16.**28**). Das Os naviculare ist unterschiedlich stark nach medial und plantar verschoben, und das Kuboid ist wie Kalkaneus und Talus supiniert. Zwischen Talus, Kalkaneus und Os naviculare besteht Subluxationsstellung (Abb. 16.**29**). Es ist wesentlich für das Verständnis therapeutischer Notwendigkeiten, daß sich – im Gegensatz zum gesunden Fuß – die Stellung von Talus und Kalkaneus zueinander und zur Achse des Unterschenkels bei Dorsal- und Plantarflexion des Fußes nicht oder nur unwesentlich ändert. Der so röntgenologisch erfaßte fixierte Hochstand des Fersenbeines beruht nicht nur auf einer Verkür-

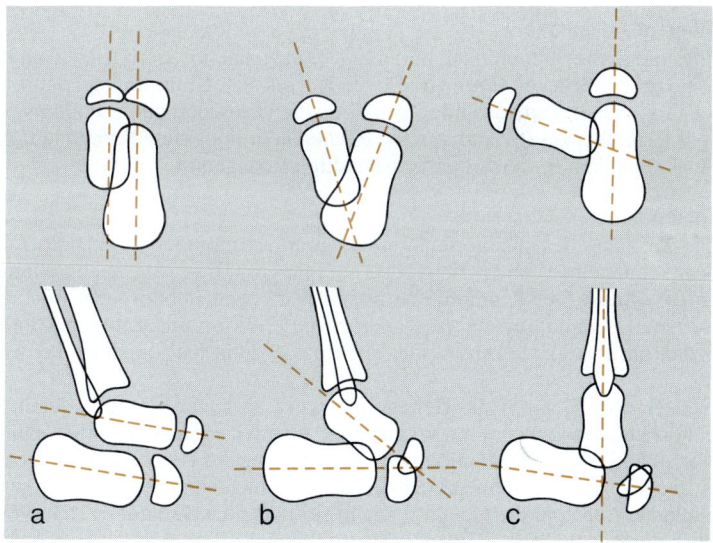

Abb. 16.**28** Schemazeichnung der Fußwurzel. **a** Klumpfuß, **b** Normalfuß, **c** angeborener Plattfuß.

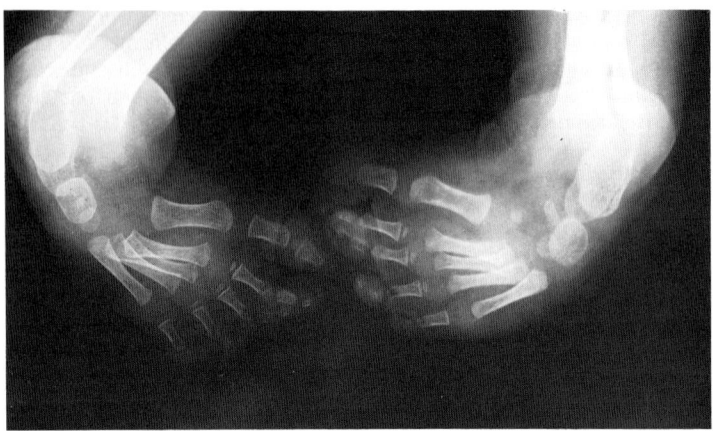

Abb. 16.29 Angeborener Klumpfuß beiderseits im Röntgenbild.

zung der Achillessehne, sondern auch auf einer Schrumpfung der dorsalen
Gelenkkapsel des Talokrural- und Talokalkanealgelenks.

Differentialdiagnose
Physiologische Supinationsfehlhaltung beim Neugeborenen (Kitzeln an Fußsohle und Fußrücken führt zur aktiven Korrektur), Klumpfuß bei neurologischen Läsionen (Spina bifida, frühkindliche Hirnschädigung, Poliomyelitis,
apoplektischer Insult) sind durch typischen neurologischen Befund und Anamnese abzuklären. Arthrogryposis multiplex congenita.

Therapie
Die *Prognose* des angeborenen muskulären Klumpfußes ist bei sofort nach
der Geburt einsetzender richtiger Therapie gut. Die Frühestbehandlung ist
entscheidend. Der Klumpfuß ist nur in den ersten Lebenstagen weich und
formbar. Behandlungsziel ist eine normale Fußform und gute Funktion der
Pronatoren und Extensoren. Die Therapie ist zunächst prinzipiell konserva-
tiv.
Konservativ. Beginnt die Behandlung kurz nach der Geburt oder in den
ersten Lebenswochen, so wird zunächst manuell redressiert. Ausgleich der
Vorfußadduktion, Supination und Varusstellung des Rückfußes erfolgen vor
Korrektur des Fersenbeinhochstands. Bei ungenügender Korrektur des
Kalkaneus besteht die Gefahr, „zur Beseitigung des Spitzfußes" den Vorfuß
nach dorsal aufzubiegen, wodurch ein Schaukelfuß entsteht.
Die durch die Redression erreichte korrigierte Fußstellung kann in leichten
Fällen in den ersten Tagen nach der Geburt mit elastischen Verbänden fixiert

werden. Im allgemeinen jedoch ist die Fixation im Oberschenkelgipsverband bei rechtwinklig gebeugtem Knie die Methode der Wahl (Abb. 16.**30**). Gipswechsel im Abstand von 2–4 Tagen. Geschieht dies nicht, so werden einmal die Möglichkeiten der Frühbehandlung mit häufiger Redression (Etappenredressement) nicht genutzt, zum anderen wird die muskuläre Entwicklung von Fuß und Unterschenkel beim schnellen Wachstum des Säuglings im zirkulären Gipsverband gehemmt. Darüber hinaus besteht die Gefahr der Durchblutungsstörung.

Wichtig ist in jedem Fall die kontinuierliche Kontrolle von Zehendurchblutung und Zehenmotilität am eingegipsten Bein.

Beginnt die Behandlung verspätet beim älteren Säugling oder Kleinkind, so können außer dem obengenannten Behandlungsverfahren zwei weitere zur Anwendung kommen:

Korrektur durch Umstellungsgipsverbände nach Kite. Das Prinzip der Methode liegt in einem zweigeteilten Gipsverband, bei dem der eine Teil Zehen und Fuß, der andere Teil Rückfuß, Unter- und Oberschenkel umfaßt. Aus dem Gipsverband werden, der gewünschten Korrekturrichtung entsprechend, Keile dorsal und lateral herausgeschnitten. Durch Adaptation der Schnittränder und Übergipsen wird die gewünschte Korrektur schrittweise erreicht. *Nachteil:* Die Kalkaneusstellung wird nicht beeinflußt, so daß beim Ausgleich der Spitzfußstellung des Vorfußes ein Schaukelfuß entstehen kann.

Funktionelle Schienenbehandlung nach Denis Browne. Der Klumpfuß wird auf einer Fußplatte mit Klebeverbänden fixiert. Eine rechte und linke Fuß-

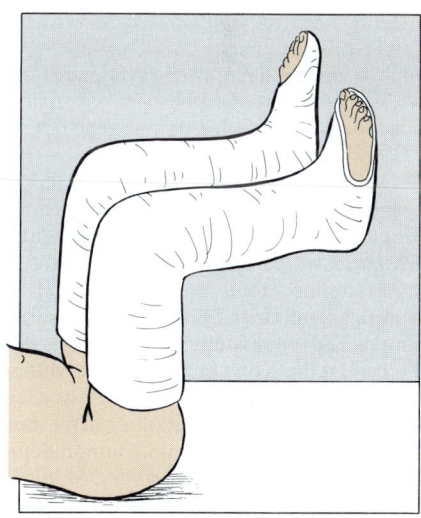

Abb. 16.**30** Klumpfußgips, lateral bis in Höhe des Kuboids ausgeschnitten.

platte sind durch einen Steg verbunden und auf einem Drehring befestigt, so daß Hüft- und Kniegelenk bewegt werden können. Die Stellung der Fußplatten auf dem Steg ist variabel, wodurch die Fußstellung korrigiert werden kann. *Nachteil:* stationäre Behandlung über Monate.

Ist durch die über einen Zeitraum von 3−4 Monaten konsequent durchgeführte konservative Therapie eine gute Fußstellung erreicht, so muß das Ergebnis weiter durch Gipsschalen oder verstellbare Fußnachtschienen sowie krankengymnastische Behandlung von Pronatoren und Extensoren gehalten werden.

Beginnt sich das Kind aufzustellen, so werden Klumpfußeinlagen nach Abguß verordnet.

Wichtig ist die ausführliche und sachgerechte Information der Eltern unter Hinweis auf Rezidivgefahr und Notwendigkeit weiterer aktiver Übungen und Kontrollen durch den Arzt.

Die Behandlung des Klumpfußes kann erst dann als abgeschlossen gelten, wenn bei regelrechter Fußform und Fußstellung die Kraft der Pronatoren der der Supinatioren entspricht.

Operativ. Hat die konservative Therapie kein ausreichend gutes Ergebnis erbracht und wurde sie zu spät begonnen, so muß operativ vorgegangen werden, da die schweren Kontrakturen auf anderem Wege nicht zu überwinden sind. Ist die Deformität bereits durch Fehlform der Fußskelettanteile bedingt, so muß am Knochen operativ korrigiert werden.

Weichteiloperationen verfolgen zwei Ziele:
– Durch Tenotomie, Kapsulotomie, Band- und Plantarfasziendurchtrennung werden Widerstände, die der Fußkorrektur entgegenwirken, beseitigt.
– Durch Sehnenverpflanzungen wird Muskelgleichgewicht am Fuß angestrebt.

Operationen am *Knochen* verfolgen zwei Ziele:
– Durch Osteotomien werden ossär fixierte Fehlformen beseitigt. Am wachsenden Skelett wird darauf geachtet, daß Wachstumszonen und Gelenkknorpel geschont werden.
– Durch Arthrodesen wird ein stabil und schmerzfrei belastungsfähiges Fußskelett geschaffen.

Hochstand des Kalkaneus. Offene, sagittale Z-förmige Tenotomie der Achillessehne, wobei distal der laterale Anteil am Fersenbein verbleibt. Durchtrennung der hinteren kontrakten Kapsel des Talokalkaneal- (unteres Sprunggelenk) und Talokruralgelenks (oberes Sprunggelenk). Nach Korrektur der Kalkaneusstellung Naht der Achillessehne bei Korrekturstellung des Fußes. Ist die Korrektur nur unter Mühe erreichbar, so kann eine Drahtextension am Kalkaneus angelegt werden. Postoperativ Ruhigstellung im Oberschenkelgipsverband über 6 Wochen. Weitere Nachbehandlung durch Klumpfußnachtschiene und Klumpfußeinlage.

Adduktionsstellung des Vorfußes. Mediale Fußrandentflechtung. Dabei wird die Sehne des M. tibialis posterior im Insertionsbereich am Os naviculare und

Os cuneiforme mediale abgelöst. Tenotomie der Plantarfaszie und mediale Kapsulotomie der Gelenke zwischen Talus, Os naviculare und Os cuneiforme. Postoperativ Ruhigstellung im korrigierenden Gipsverband, Nachbehandlung wie oben.

Übergewicht der Supinatoren über die Pronatoren. Verpflanzung des M. tibialis anterior auf mittleren oder lateralen Fußrücken. Auch die Verpflanzung des M. tibialis posterior auf die Außenseite des Fußrückens ist möglich. Postoperativ Ruhigstellung im korrigierenden Gipsverband. Nach 3 Wochen Beginn mit Elektrotherapie der verpflanzten Muskeln, später aktive Übungen.

Passiv und durch Weichteiloperationen nicht ausgleichbare Klumpfußdeformität bei Formänderungen des Fußskeletts. Am noch wachsenden Skelett wird die Kuboidkeilosteotomie bzw. Kuboidexkochleation unter Schonung der Gelenke durchgeführt.

Ist das Skelettwachstum weitgehend abgeschlossen (14. Lebensjahr), so wird neben dorsolateralen Keilosteotomien im Bereich der Fußwurzel zur Formkorrektur und Schaffung eines stabilen, schmerzfrei belastbaren Fußskeletts eine subtalare Arthrodese notwendig.

Die angegebenen Operationsvefahren können je nach vorliegender Situation kombiniert angewendet werden.

Bei allen konservativen und operativen Behandlungsverfahren ist der Behandlungserfolg von der intensiven Nachbehandlung abhängig. Nach Bedarf werden korrigierende Gipsschalen, Schienen, Einlagen und evtl. orthopädische Schuhe verordnet. Dem Befund entsprechend werden manuelle Redressionen, zur Kräftigung schwacher Muskelgruppen Fußgymnastik durchgeführt.

Kommt es trotz sorgfältiger konservativer und operativer Therapie mit zwischenzeitlich guten Behandlungsergebnissen hinsichtlich Fußform und Fußstellung zu schwer beeinflußbaren Rezidiven, so spricht man vom *rebellischen Klumpfuß.*

Erworbener Klumpfuß

Ätiopathogenese
- Schlaffe und spastische Lähmungen (Poliomyelitis, infantile Zerebralparese, Spina bifida, Syringomyelie, Schädigung des N. fibularis).
- Verletzungen des Fußskeletts (Frakturen im Bereich der Fußwurzel und der Sprunggelenke).
- Narbenzug (Narben an der medialen Seite von Unterschenkel und Fuß, medialer Fußsohle und über Achillessehne).
- Knochen- und Gelenkentzündungen.

Klinik
Für den Grad der Fehlhaltung und der Formabweichung der Skelettanteile ist der Zeitpunkt der Klumpfußentstehung entscheidend. Der erworbene

Klumpfuß kann ein- oder doppelseitig vorkommen, er zeigt keine konstante Geschlechtsverteilung. Die beim angeborenen Klumpfuß geschilderten Veränderungen liegen in unterschiedlicher Ausprägung vor. Darüber hinaus sind die der Grundkrankheit zugeordneten Befunde zu erheben.
Bei neurogenen Klumpfüßen sind neurologische Ausfälle objektivierbar. Bei dem Klumpfuß nach Verletzungen oder Entzündungen ist der röntgenologische Befund eindeutig.
Entwickelt sich der Klumpfuß im frühen Kindesalter, so gleicht er in seinen Formabweichungen am ehesten dem angeborenen Klumpfuß. Wirkt die angeschuldigte Noxe erst zum späteren Zeitpunkt ein, so kommt es bei bereits fortgeschrittenem Wachstum nicht zu der charakteristischen Verformung der Fußwurzelknochen. Sekundäre Gelenkfehlstellungen bedingen frühzeitige Arthrose.

Röntgen

Fehlstellungen und Fehlformen unterschiedlicher Ausprägung, unter Umständen Zeichen der ursächlichen Schädigung.

Therapie

Das therapeutische Vorgehen orientiert sich an der Art der Entstehung, dem Ausprägungsgrad und der Prognose der Deformität.
Muß, gleich aus welcher Ursache, eine Klumpfußentwicklung befürchtet werden, so wird der Entstehung durch passive und aktive Übungen sowie Lagerung der unteren Extremität in Gipsschalen unter leichter Überkorrektur entgegengewirkt.
Beim *neurogenen* Klumpfuß ist die Hohlfußkomponente meist sehr ausgeprägt, trophische Störungen können bestehen. Hierauf ist bei der Behandlung durch Nachtschienen oder Einlagen, in ausgeprägten Fällen bei der Behandlung durch redressierende Gipsverbände zu achten (Gefahr des Druckulkus).
Muß operativ vorgegangen werden, so kommt im Kindesalter die Verlängerung des M. tibialis posterior und die Transposition des M. tibialis anterior auf den lateralen Fußrücken in Frage. Nach dem 12. Lebensjahr subtalare Arthrodese, evtl. zusätzlich Verpflanzung des M. tibialis anterior.
Beim *paralytischen* Klumpfuß (Poliomyelitis, periphere Schädigung des N. fibularis) hoher orthopädischer Schuh, später subtalare Arthrodese, evtl. kombiniert mit Verlagerung des M. tibialis anterior.
Bei *spastischem* Klumpfuß ist die Spitzfußstellung stark ausgeprägt. Beim Säugling und Kleinkind z. B. Behandlung nach Bobath und Vojta, in ausgeprägten Fällen Redressionen, Gipsliegeschalen, Nachtschienen, orthopädische Schuhe.
Operativ. Z-förmige Tenotomie der Achillessehne und Tibialis-anterior-Transposition. Später subtalare Arthrodese u. U. mit Transposition des Tibialis anterior auf lateralen Fußrücken.

Bei *posttraumatischen* Klumpfüßen Korrektur der Fehlstellung durch Osteotomien und Arthrodesen im Bereich der Fußwurzel. Narben, die zum Klumpfuß führen, werden exzidiert, Hautplastiken wenn notwendig. Bereits eingetretene Formveränderungen werden in der oben beschriebenen Weise operativ behandelt.

Bei Klumpfüßen nach Knochen- und Gelenkentzündungen sind operative Maßnahmen erst indiziert, wenn keine Entzündungszeichen mehr nachweisbar sind. Die Art des knöchernen Eingriffs richtet sich nach Art und Ausprägung der Deformität. Präoperativ, unter Umständen auch noch postoperativ Versorgung mit orthopädischen Schuhen.

Spitzfuß

Synonym: Pes equinus.

Ätiopathogenese

Angeboren:
– Lageanomalien in utero (selten).
Erworben:
a) Spitzfußkontraktur bei langdauernder Fehlhaltung des Fußes, z. B. durch Druck der Bettdecke bei langem Krankenlager, im Gipsverband und kompensatorisch bei Beinverkürzung.
b) Lähmung:
   – schlaff bei Poliomyelitis und peripheren Nervenverletzungen,
   – spastisch bei infantiler Zerebralparese, Apoplexie, Hirnverletzungen.
c) Posttraumatisch:
   – Narbenzug,
   – Fehlwachstum nach Schädigung von Wachstumsfugen,
   – in Fehlstellung verheilte Frakturen.

Klinik

Der plantarflektiert stehende Fuß kann weder aktiv noch passiv über die O-Stellung dorsalextendiert werden. Das Fußlängsgewölbe ist verstärkt ausgeprägt. Weil die Ferse bei Belastung den Boden nicht berührt, wird der Fuß lediglich im Bereich der Zehen aufgesetzt. Vermehrte Belastung führt zur schmerzhaften Schwielenbildung und zur Verbreiterung des Vorfußes. Die funktionelle Verlängerung des betroffenen Beines kann über Beckenschiefstand zur statischen Skoliose führen. Um beim Gehen nicht über den Vorfuß zu stolpern, wird der Unterschenkel stärker angehoben (Steppergang). Beim Aufsetzen des Fußes kommt es zur Überstreckbelastung des Kniegelenks, so daß ein Genu recurvatum entstehen kann.

Röntgen

Entspricht dem klinischen Bild (Abb. 16.**31**).

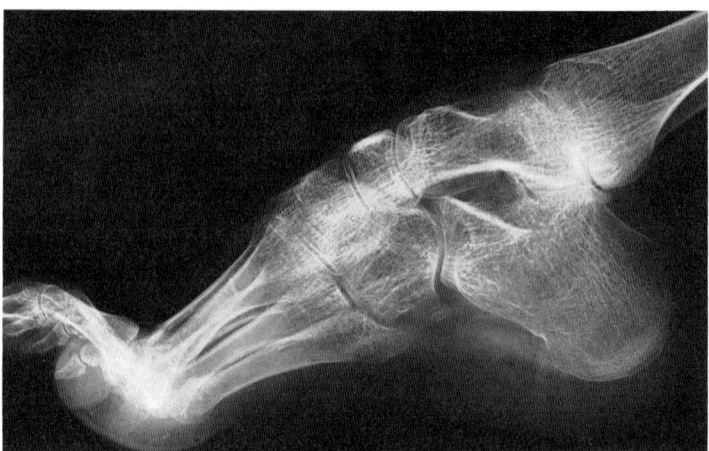

Abb. 16.31 Hochgradiger Spitzfuß. Fußlängsachse in der Fortsetzung der Unterschenkelachse.

Therapie

Konservativ. Regelrechte Lagerung des Fußes in einer Gipsschale, krankengymnastische Übung, Sicherung des Fußes vor Bettdeckendruck. Dehnung verkürzter Weichteile durch manuelle Redression (evtl. Quengelgips). Bei gleichzeitiger Beinverkürzung kann der Spitzfuß zum Ausgleich der Verkürzung dienen, so daß man auf korrigierende Maßnahmen verzichten und einen orthopädischen Schuh oder Innenschuh verordnen kann. Schuh- und Apparateversorgung können insbesondere bei schlaffen und spastischen Lähmungen notwendig werden.

Operativ. Achillotenotomie mit Durchtrennung der hinteren Kapsel des oberen und evtl. unteren Sprunggelenks. Bei spastischen Lähmungen wird die Verkürzung und überhöhte Tonisierung der Plantarflektoren durch Myotomien und Eingriffe an den die Muskeln versorgenden motorischen Nerven behoben. Bei schlaffen Lähmungen kommen Sehnenplastiken und die Sehnenfesselung (Tenodese) in Frage.

Darüber hinaus können beim knöchern versteiften Spitzfuß Fehlformen durch Korrekturosteotomien beseitigt werden. Arthrodesen werden durchgeführt, wenn ein Gelenk durch andere konservative oder operative Verfahren nicht stabilisiert werden kann oder bereits schmerzhafte Arthrosen vorliegen.

Angeborener Hackenfuß

Synonym: Pes calcaneus congenitus.

Ätiopathogenese

Endogen; genetisch bedingtes Muskelungleichgewicht im Sinne einer Unterwertigkeit der Fuß- und Zehenbeuger; neuromuskuläre Gleichgewichtsstörung bei Spina bifida oder Hirnschädigung; intrauterine Belastungsdeformität.

Klinik

Ein- oder doppelseitig mit anderen Deformitäten kombiniert vorkommende angeborene Fußdeformität, die durch vermehrte Dorsalextension im oberen Sprunggelenk und behinderte Plantarflexion des Fußes gekennzeichnet ist. Der vermehrte dorsalextendierte Fuß kann die Unterschenkelvorderseite berühren. Valgusstellung des Rückfußes. Das Fußlängsgewölbe ist *abgeflacht* bei leichter Pronation des Vorfußes.

Röntgen

Steilstellung des Fersenbeins. Kongenitale Fehlanlagen des Fußskeletts sind nicht feststellbar.

Differentialdiagnose

Hackenfußhaltung des Neugeborenen. Häufige Fehlhaltung, bei der der Fußrücken der Unterschenkelvorderseite angelegt werden kann. Die Plantarflexion ist frei, und das Fußlängsgewölbe ist erhalten. Meist spontane Befundnormalisierung in den ersten Lebenswochen.

Therapie

Konservativ. Je nach Ausprägung des Hackenfußes wird durch manuelle Redression, korrigierende Oberschenkelgipsverbände in Kniebeugung, dorsal angelegte Gipsnachtschienen und Gymnastik zur Kräftigung der Fuß- und Zehenbeuger behandelt.
Operativ. Nach frühzeitig einsetzender konsequenter konservativer Therapie nur selten notwendig (erworbener Hackenfuß, S. 418).

Erworbener Hacken- und Hackenhohlfuß

Synonyme: Pes calcaneus, Pes calcaneus excavatus.

Ätiopathogenese

Teilweiser oder vollständiger Ausfall der Wadenmuskulatur bei Poliomyelitis, posttraumatischen Lähmungen, kompletter unbehandelter Achillessehnenzerreißung, zu ausgedehnter Achillotenotomie bei spastischen Lähmungen; Narbenkontrakturen am Fußrücken; Ankylose im oberen Sprunggelenk nach Infektionen.

Klinik

Bei vermehrter Steilstellung des Fersenbeins kann der Fuß verstärkt dorsalextendiert werden. Die Plantarflexion ist eingeschränkt, so daß Zehenstand unmöglich ist. Durch funktionelles Überwiegen, später durch Verkürzung der Fußsohlenmuskulatur ist das Fußlängsgewölbe verstärkt ausgeprägt, so daß vom Hackenhohlfuß (Pes calcaneus excavatus) gesprochen wird. (Beim kongenitalen Hackenfuß dagegen Abflachung des Längsgewölbes.) Unterwertigkeit oder Verlust der Wadenmuskulatur (Supinatoren) führt zu vermehrter Valgusstellung des Fersenbeines (Pes calcaneovalgus). Die Zehen des insgesamt verkürzten Fußes stehen in vermehrter Plantarflexion, gleiches gilt für den Vorfuß. Die Wade ist atrophiert. Solange diese Fußdeformität noch als Fehlhaltung vorliegt, kann der Fuß passiv plantarflektiert werden. Ist eine Fehlform entstanden, so ist weder aktiv noch passiv die Plantarflexion möglich. Beim Versuch, das verstärkte Längsgewölbe des Hackenhohlfußes auszugleichen, spannen sich Fußsohlenmuskulatur und Plantaraponeurose stark an. Das Gangbild beim Hacken- und Hackenhohlfuß ist stampfend. Durch Überlastung der Fersenregion bilden sich hier starke, u. U. schmerzhafte Schwielen aus. Durch Entwicklung einer Fußwurzelarthrose können typische Arthrosebeschwerden mit chronischen Reizzuständen hinzukommen.

Röntgen

Pathologische Stellung des Fersenbeines, dessen Achse fast in der Verlängerung des Unterschenkels liegen kann. Der Talus kann waagrecht stehen. Die Metatarsalia sind steilgestellt. Bei hochgradig verstärktem Fußlängsgewölbe liegt der Krümmungsscheitel im Bereich des Os naviculare (Abb. 16.**32**).

Therapie

Konservativ. Im Kleinkindesalter ist der Versuch der Fußhaltungskorrektur mit Redressionen, korrigierenden Gipsverbänden und Nachtschienen gerechtfertigt.

Operativ. Am wachsenden Skelett werden eine oder beide Fibularissehnen in eine dafür geschaffene Rinne am hinteren unteren Rand des Fersenbeines verlagert (von Baeyer). Der Druck der Sehnen soll eine Verschlechterung der Fersenbeinstellung verhindern, u. U. die bestehende Fehlstellung bessern.

Etwa mit 14 Jahren ist die subtalare Arthrodese, kombiniert mit einer stellungskorrigierenden Keilosteotomie des Fersenbeines, indiziert. Der veränderten Stellung des Fersenbeines entsprechend muß die Achillessehne verkürzt werden, die Sehnen funktionstüchtiger Muskeln (Mm. peronei, M. tibialis posterior, M. flexor hallucis longus und M. flexor digitorum) werden auf die Achillessehne verpflanzt (F. Lange).

Beim knöchern versteiften Hackenfuß mit Ankylose des oberen Sprunggelenks erfolgt Korrektur durch supramalleoläre Osteotomie.

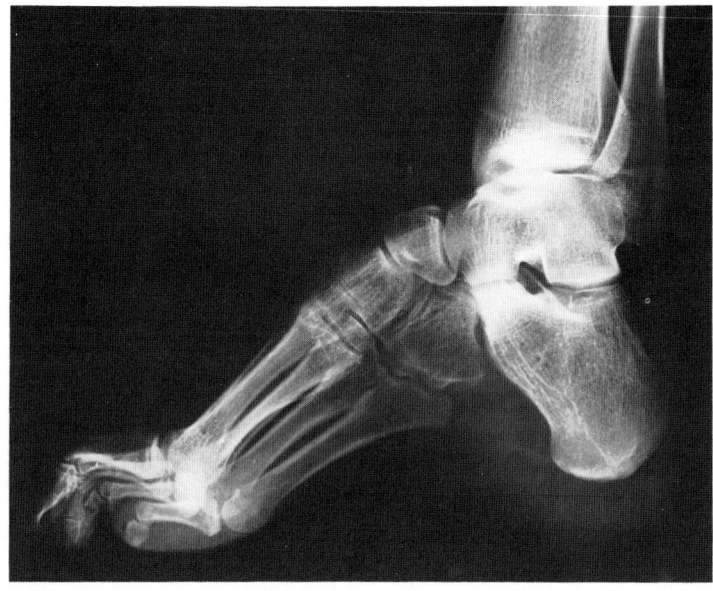

Abb. 16.**32** Hochgradiger Hackenhohlfuß. Steilgestelltes Fersenbein, vermehrte Ausprägung des Fußlängsgewölbes.

Angeborener Plattfuß

Synonym: Vertical talus.

Ätiopathogenese
Hemmungsmißbildung infolge endogener (Vererbung kommt vor) oder exogener intrauteriner Schädigung. Kombination mit anderen Mißbildungen wird beobachtet.

Klinik
Seltene, meist einseitig auftretende angeborene Fußdeformität. In unterschiedlicher Ausprägung zeigt der angeborene Plattfuß des Neugeborenen Dorsalflexion des Vorfußes, so daß die Fußsohle konvex durchgebogen ist (Schaukelfuß, Wiegenfuß, Tintenlöscherfuß; Abb. 16.33). Der Scheitelpunkt der Konvexität liegt in Höhe des Chopart-Gelenks. Der Vorfuß ist darüber hinaus abduziert und proniert. Der Rückfuß zeigt Valgusstellung. Der Aufbiegung des Vorfußes nach dorsal und lateral entsprechend ist lateral und über dem Fußrücken bei Neugeborenen vermehrte Hautfältelung vorhanden. Auch bei konsequenter Therapie neigt der angeborene Plattfuß

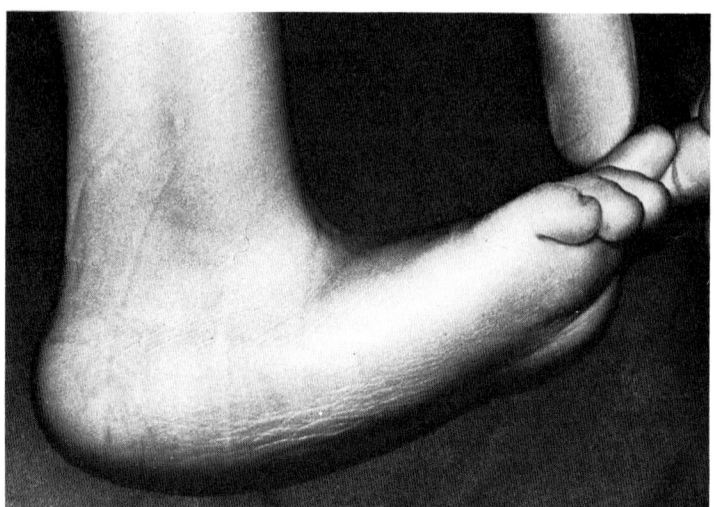

Abb. 16.33 Angeborener Plattfuß. Fußsohle konvex durchgebogen (Schaukelfuß, Wiegenfuß, Tintenlöscherfuß).

zu Rezidiven. Bei erfolgloser konservativer Behandlung entsteht aus der Fehlstellung des Fußskeletts die Fehlform mit Belastungsbeschwerden durch Weichteilüberdehnung und früheintretende Arthrose. Die Fußdeformität kann so ausgeprägt sein, daß selbst die Versorgung mit einem orthopädischen Schuh problematisch ist.

Röntgen
Steilstellung des Talus (in extremen Fällen in Verlaufsrichtung der Tibia) ist typisch. Der Kalkaneus steht in Spitzfußstellung (weniger ausgeprägt als beim Klumpfuß; Abb. 16.**34**). Abknickung des Fußskeletts im Chopart-Gelenk mit nach dorsal offenem Winkel und Subluxation bis Luxation zwischen Talus und Os naviculare sind charakteristische Befunde, wobei der Talushals plantar unter dem Os naviculare stehen kann. Die Längsachse von Talus und Kalkaneus bildet im seitlichen Strahlengang einen nach dorsal offenen Winkel zwischen 50 und 90 Grad (Normalwerte ca. 30−40 Grad; S. 409). Der Vorfuß ist abduziert. Bei Medialverlagerung des Talushalses erscheint das Fersenbein nach lateral verdrängt.

Therapie
Konservativ. Frühestbehandlung ist erforderlich. Sofort nach der Geburt wird versucht, durch manuelle Redression die Dorsalflexion, Pronation und Abduktion des Vorfußes auszugleichen und die Subluxation oder Luxationsstellung zwischen Talus und Os naviculare zu beseitigen.

Durch manuelle Redression soll die Plantarflexion des Kalkaneus korrigiert werden. Das Fußlängsgewölbe wird sorgfältig modelliert und das Korrekturergebnis in leicht gepolstertem Gipsverband fixiert. Gipswechsel und erneute Redression im Intervall von wenigen Tagen. Diese Behandlung wird bei ausreichendem Ergebnis durch Gipsschalen oder korrigierende Schienen ersetzt; später werden Einlagen nach Gipsabdruck gegeben.

Wird eine ausreichende Korrektur der Fußfehlstellung nicht erreicht, so müssen alle operativen Behandlungsmöglichkeiten rechtzeitig genutzt werden, da mit Beginn des Steh- und Gehalters eine Verschlechterung des Zustands befürchtet werden muß.

Operativ. Zur Korrektur der Plantarflexion und Valgusfehlstellung des Kalkaneus wird die Z-förmige sagittale Achillotenotomie mit Durchtrennung der hinteren Gelenkkapsel des Talokrural- und Talokalkanealgelenks durchgeführt, wobei (im Gegensatz zur Achillotenotomie beim Klumpfuß) der mediale Sehnenanteil am Fersenbein verbleibt, um das Fersenbein aus der Valgusstellung herauszuziehen.

Das Os naviculare wird beim Kleinkind offen reponiert und durch Naht am Talus fixiert. Eine weitere Stabilisierung des reponierten Os naviculare ist durch Fixation an der Sehne des M. tibialis posterior möglich. Die Aufrichtung des Fußlängsgewölbes wird durch Rückverlagerung der Ansatzzone des M. tibialis anterior auf Talus und Os naviculare unterstützt.

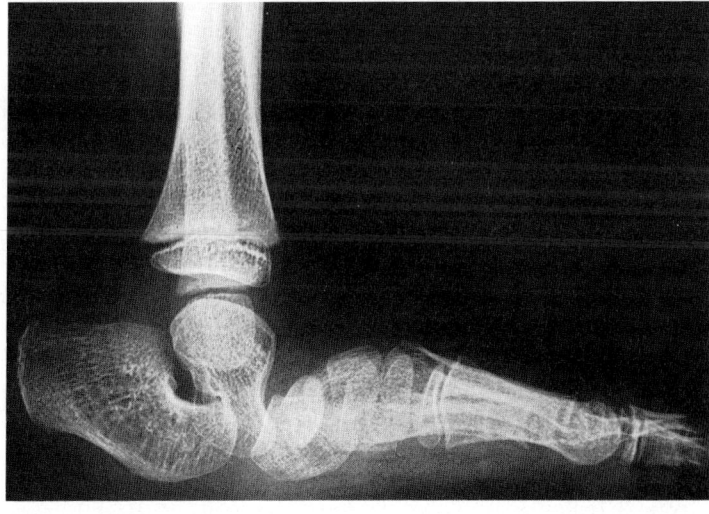

Abb. 16.**34** Angeborener Plattfuß. Typische Steilstellung des Talus (vertical talus); Kalkaneus in Spitzfußstellung.

Wegen der erheblichen Rezidivneigung müssen neben Nachtschienen und
Maßeinlagen gezielte krankengymnastische Übungen und Fußgymnastik bei
kontinuierlicher sorgfältiger Überwachung durchgeführt werden.
Beim Jugendlichen und Erwachsenen können außer der Achillotenotomie
korrigierende Talushalsosteotomien und bei konservativ nicht beherrschbaren schmerzhaften sekundären Arthrosen der Fußwurzel Arthrodesen erforderlich werden.

Knickfuß, Plattfuß und Knick-Platt-Fuß

Synonyme: Pes valgus, Pes planus und Pes planovalgus.

Die genannten Fußfehlformen werden gemeinsam besprochen, da sie in
unterschiedlicher Ausprägung meist kombiniert auftreten bzw. eine Fehlform zusätzlich zur anderen führen kann und da ihnen in weitem Umfang
ätiologische Faktoren und pathologische Mechanismen gemeinsam sind. Die
außerordentlich häufige Fußfehlform wird von einigen Autoren lediglich
unter dem Sammelbegriff Plattfuß, von anderen unter Knick- und Knick-
Platt-Fuß abgehandelt.
Eine Unterteilung des Krankheitsbildes kann nach ätiologischen Faktoren
nach der Art und Ausprägung der vorliegenden Kontraktur (muskulärer
Knick-Platt-Fuß, ligamentärer Knick-Platt-Fuß, ossärer Knick-Platt-Fuß)
oder nach dem Alter der Entstehung oder Beobachtung der Deformität
(kindlicher Knick-Platt-Fuß, Adoleszenten-Knick-Platt-Fuß und Knick-
Platt-Fuß des Erwachsenen) vorgenommen werden. Die Berechtigung zu
solchen Einteilungen ergibt sich aus charakteristischen ätiologischen und
pathogenetischen Gemeinsamkeiten sowie aus typischer, einer Form oder
einer Altersgruppe zugeordneter Therapie.
Um Wiederholungen zu vermeiden und eine möglichst prägnante Darstellung zu geben, wird im folgenden die dem Alter zugeordnete Einteilung der
Fußdeformität gewählt, da sie am praxisnächsten erscheint.

Ätiopathogenese

Folgende Faktoren verursachen oder begünstigen die Entstehung eines
Knickfußes, Knick-Platt-Fußes oder Plattfußes:
Deformierung des Fußskeletts:
– Trauma (z. B. Kalkaneusfraktur),
– Fußknochen und Fußgelenk destruierende Prozesse (z. B. Tuberkulose,
  Lues, Osteomyelitis, rheumatische Entzündung),
– knochenerweichende Prozesse (z. B. Rachitis, aseptische Nekrosen, Inak-
  tivitätsatrophie).
Überlastungen des Fußskeletts:
– Übergewicht (Adipositas, Graviditas),
– X-Bein (Überlastung des medialen Fußtragstrahls), O-Bein (kompensato-
  rische Knickfußbildung), langes Stehen und Gehen auf harten Böden
  (Kellner, Bäcker, Krankenschwester, Verkäuferin).

Verminderte Tragfähigkeit des Fußes (Knochen, Kapseln, Bänder, Sehnen, Muskeln):
– konstitutionelle Bindegewebs- und Muskelschwäche,
– Schwäche von Kapseln, Bändern, Sehnen und Muskeln nach Inaktivität (Bettruhe, Gipsfixation usw.),
– Lähmungen,
– Schädigungen von Muskeln, Sehnen, Bändern und Gelenkkapseln durch Trauma, spezifische oder unspezifische Entzündung.

Die Knickfußbildung beginnt mit einer belastungsabhängig auftretenden Innendrehung der Knöchelgabel, die den Talus bei insuffizienter muskulärer und ligamentärer Fixierung mitnimmt. Mit der Subluxation im Talokalkanealgelenk gleitet der Talus nach medial und plantar, wobei er den Kalkaneus in Valgusstellung (Knickfuß) drängt. Der dem Boden aufliegende Vorfuß gerät in Abduktionsstellung. Bei weiterem Fortbestehen des Mißverhältnisses zwischen Belastung und Belastbarkeit des Fußes wird der mediale Tragstrahl aufgebogen, das Fußlängsgewölbe wird so abgeflacht (Knick-Senk-Fuß, Knick-Platt-Fuß).

Mit weiterem Absinken des Talushalses nach plantar und medial kommt es zur Subluxation im Talonavikulargelenk. Die entstandene Fehlhaltung des Fußes ist zunächst zumindest passiv noch korrigierbar. Durch Fehlbelastung des Fußskeletts kommt es jedoch zum Fehlwachstum, damit zur knöchern fixierten Fehlform, die passiv nicht mehr ausgleichbar ist.

Der angesprochene Ablauf kennzeichnet die typische Entwicklung des Knick- und Knick-Platt-Fußes *beim Kind*. Als Fortentwicklung der kindlichen Fußdeformität oder ohne entsprechende Vorschädigung kann es in der Adoleszenz durch statische Überlastung des Fußes bei entsprechender berufsbedingter Exposition zum Knick- und Knick-Platt-Fuß mit schmerzhaften entzündlichen Reizzuständen kommen. Zunächst handelt es sich um eine muskuläre Kontraktur im Sinne einer reflektorischen Abwehrspannung (muskulärer Knick-Platt-Fuß, Lehrlingsplattfuß, entzündlich kontrakter Plattfuß), dann infolge narbiger Schrumpfungen von Kapseln und Bändern um einen ligamentären Knick-Platt-Fuß und zuletzt infolge knöcherner Deformierung des Fußskeletts um einen ossär kontrakten Knick-Platt-Fuß. Wieweit bei der Entstehung dieser Knick-Platt-Fuß-Form der Adoleszenz außer mechanischen Belastungen primär entzündliche Vorgänge im Sinne fokaltoxischer Mechanismen eine Rolle spielen, ist nicht geklärt.

Der Knick- und Knick-Platt-Fuß des *Erwachsenen* kann aus einer entsprechenden Fußdeformität des Kindes oder des Adoleszenten hervorgehen. Die Fußdeformität kann jedoch auch am ausgewachsenen Fuß auftreten. Je früher sich die Fußdeformität entwickelt (Möglichkeit des Fehlwachstums nur am wachsenden Skelett), um so ausgeprägter kann die letztlich vorliegende Fußdeformität und die Verformung der knöchernen Bausteine des Fußskeletts sein. In welcher Lebensphase sich die Deformität auch entwickelt, vorzeitig kommt es zu arthrotischen Veränderungen. Die ausgeprägte Fehlstatik des Fußes kann sich bis zu Knie- und Hüftgelenk, ja selbst bis zum

Rücken als Fehlbelastung auswirken. Schmerzhafte Muskelhärten können die Folge sein.

Klinik

Schmerzen verursacht der *kindliche* Knick- und Knick-Platt-Fuß meist nicht. Rasche Ermüdbarkeit ist möglich. Demgegenüber sind in der *Adoleszenz* schmerzhafte Reizzustände typisch. Der Schmerz ist belastungsabhängig vermehrt und kann in ausgeprägten Fällen auch in Ruhe bestehen bleiben (Beteiligung entzündlicher Vorgänge bei der Schmerzentstehung). Schmerzen bei Pro- und Supination (Gehen auf unebenem Boden) und beim Abrollen des Fußes sind meist ausgeprägt. Beim Knick- und Knick-Platt-Fuß des *Erwachsenen* steht der Schmerz durch Arthrose der Fußwurzelgelenke (Einlaufschmerz und belastungsabhängiger Schmerz) im Vordergrund der Klagen. Bänder- und Sehnenüberdehnungen sowie muskuläre Verspannungen können zu Schmerzen in allen Gelenken sowie im Bereich der Unterschenkel-, Oberschenkel-, Gesäß- und Wirbelsäulenmuskulatur führen.
Klinische Untersuchung. Kalkaneus in Valgusstellung (Knickfuß), das innere Längsgewölbe ist in unterschiedlicher Ausprägung abgeflacht (Knick-Senk-Fuß, Knick-Platt-Fuß). Der Vorfuß steht zum Rückfuß abduziert, die Pronation (Valgusstellung) des Rückfußes ist stärker ausgeprägt als die des Vorfußes. Zusätzlich bei schlaffer Körperhaltung X-Bein-Stellung. Mit dem Aufstehen und Gehen des Säuglings und Kleinkindes ist meist die Entwicklung einer geringgradigen physiologischen Knickfußhaltung verbunden, die sich spontan korrigiert. Auf die zwischen dem 2. und 5. Lebensjahr physiologischerweise auftretende und sich spontan korrigierende X-Bein-Stellung und ihre Beziehung zur Entwicklung eines Knickfußes wird in gleichem Sinne hingewiesen. Die Abflachung des Fußgewölbes wird bei Kleinkindern oft durch ein starkes Fettpolster der Fußsohle vorgetäuscht.
Der *kindliche* Knick- und Knick-Platt-Fuß als Haltungsfehler ist aktiv ausgleichbar. Der unbelastete Fuß ist weitgehend normal geformt, erst unter der Belastung wird das Fersenbein in Valgusstellung gedrängt, und das Fußlängsgewölbe wird flacher. Liegt bereits ein Stellungsfehler vor, so sind die genannten Formmerkmale des kindlichen Knick- und Knick-Platt-Fußes auch am unbelasteten Fuß deutlich erkennbar. Der nach medioplantar vorgeglittene Taluskopf kann unterhalb des Innenknöchels die Weichteile vorwölben. Der Stellungsfehler des Fußskeletts ist passiv noch ausgleichbar. Ist bereits eine Fehlform eingetreten, so ist weder aktiv noch passiv eine Korrektur möglich. Bei dem Versuch, die Fußform zu korrigieren, spannen sich die Fibularissehnen unter dem Malleolus lateralis hart an. Zahlenmäßig überwiegt im Kindesalter der Haltungsfehler.
Typisch für den Knick-Platt-Fuß in der *Adoleszenz* sind Schmerz und ausgeprägte Kontrakturen, wobei der Rückfuß oft deutliche Überwärmung, Rötung und Schwellung zeigt (kontrakter Knick-Platt-Fuß, entzündlich fixierter Knick-Platt-Fuß).

Abflachung des Fußlängsgewölbes und insbesondere Vorfußabduktion sind meist ausgeprägter als beim kindlichen Knick-Platt-Fuß. In schweren Fällen wird der Fuß mit seiner medioplantaren Fläche aufgesetzt, und über dem nach medioplantar verlagerten Talus bilden sich Hornschwielen aus. Die Fibularissehnen spannen sich unter dem Außenknöchel, die Zehenstrecker am Fußrücken oft derb ab. Da ein Abrollen des Fußes und eine Adaptation des Fußes an Bodenunebenheiten nicht mehr möglich sind, wird das Gangbild unelastisch stampfend, wobei der Vorfuß nach lateral gerichtet ist.

Außer dem Fußlängsgewölbe ist auch das Quergewölbe abgeflacht. Schwielenbildungen über den Metatarsalköpfchen. Muskulatur von Fußsohle, Unterschenkel, Oberschenkel und Hüfte schmerzhaft verspannt. Beweglichkeit im oberen Sprunggelenk frei, im unteren Sprunggelenk meist vollständig aufgehoben. Pro- und Supination sind nicht möglich. Ist die Kontraktur lediglich durch reflektorische schmerzhafte Verspannung der Mm. peronei und des M. extensor digitorum bedingt, so löst sie sich nach Novocaininjektionen in das Talonavikulargelenk. Bei bereits ligamentär fixierter Kontraktur bleibt dieser Effekt aus. Eine ossäre Kontraktur wird durch das Röntgenbild verifiziert.

Während bereits in der Adoleszenz deutliche arthrotische Veränderungen der Fußwurzelgelenke entstehen können, ist dies beim Knick-Platt-Fuß und Plattfuß des *Erwachsenen* immer der Fall.

Der Knick- und Knick-Platt-Fuß des Erwachsenen kann sich aus den vorgenannten Fußdeformitäten entwickeln oder aber an einem regelrecht geformten ausgewachsenen Fuß entstehen (z. B. Überlastungsschaden, Kalkaneusfraktur). Da sich am ausgewachsenen Skelett Formänderungen durch Fehlwachstum nicht mehr einstellen können, besteht oft eine erhebliche Diskrepanz zwischen ausgeprägten Einlauf- und Belastungsschmerzen und relativ geringem klinischen und röntgenologischen Befund.

Schmerzhafte Muskelverspannungen im Bereich der gesamten unteren Extremität, Brennen der Fußsohle und frühes Ermüden beim Stehen und Gehen sind typisch. Wenn der Bandapparat des Fußes und die muskuläre Aufrichtung der Fußgewölbe unter einem Belastungsmißverhältnis insuffizient werden, kann es zur Subluxation im Talokalkanealgelenk und Talonavikulargelenk kommen. Os naviculare und Taluskopf können unter und vor dem Innenknöchel als deutliche Prominenz gesehen und getastet werden. Bei hochgradiger Valgusstellung des Rückfußes und Abflachung des Fußlängsgewölbes können sich über diesen prominenten Knochenpunkten schmerzhafte Schwielen entwickeln.

Auffallend ist, daß der hochgradig deformierte ossär kontrakte Plattfuß des Erwachsenen oft wesentlich weniger Schmerzen verursacht als der noch gering deformierte Plattfuß mit beginnender muskulärer Kontraktur. „Nicht das Plattfüßigsein, das Plattfüßigwerden macht Beschwerden" (Hoffa). Mit zunehmender arthrotischer Einsteifung der Fußgelenke entwickelt sich eine Situation, die mit einer Arthrodese vergleichbar ist. Die Verringerung der Schmerzen wird durch Mangel an Bewegung erreicht.

Röntgen

Valgusstellung des Kalkaneus, vermehrte Steilstellung des Talus, Subluxation im Talokalkaneal- und Talonavikulargelenk, Aufbiegung des 1. Strahls, später Dorsalflexion des gesamten Vorfußes, Einsattelung des Os naviculare. Innendrehung von Tibia und Fibula. Später arthrotische Veränderungen.

Differentialdiagnose

Leitsymptom Schmerz:
– spezifische und unspezifische Entzündungen,
– Durchblutungsstörungen (Claudicatio intermittens),
– diabetische Neuritis,
– beginnende Myelitis disseminata.

Leitsymptom fixierte Fußdeformität:
– chronische spezifische und unspezifische Entzündungen sowie Sudeck-Syndrom;
– Coalitio calcaneonavicularis,
– Fußskelettdestruktion durch Entzündung, Tumor oder Trauma.

Therapie

Vor der Therapie steht die *Prophylaxe*. Ein Kleinkind soll nicht zum Stehen oder Gehen gedrängt werden. Die Entwicklung der Muskulatur, die der Knick- und Knick-Platt-Fuß-Bildung entgegenwirkt, kann durch Barfußgehen, insbesondere auf unebenem Boden, gefördert werden. Zu enge Strümpfe und Schuhe mit zu fester Sohle sind zu vermeiden, da sie für den Fuß eine zu starke Schienung und Beengung darstellen und so der altersentsprechenden Entwicklung der Muskulatur und der Bänder entgegenwirken. Überanstrengungen des kindlichen Fußes vermeiden. Kräftigung der auf den Fuß einwirkenden Muskeln durch Fuß- und Zehengymnastik. Greif- und Bewegungsübungen mit Hölzchen, Steinen, Murmeln und Tüchern. Beidfüßiges Fassen und Werfen von Bällen, Gehen und Stehen auf der äußeren Fußkante, Auseinanderdrücken der Fußsohlen, Zehengang, Fußkreisen und Bewegungen des Radfahrens im Sitzen und aus Rückenlage.

Kindlicher Knick- und Knick-Platt-Fuß

Konservativ. Bei geringer Ausprägung Fußgymnastik. Bei stärkerer Ausprägung krankengymnastische Übungen, korrigierende Gipsschalen, Aktiveinlagen nach Spitzy (s. u.) in Verbindung mit fersenumfassenden Einlagen mit Supinationskeil und vorderer lateraler Seitenranderhöhung.

Die Aktiveinlage oder Übungseinlage nach Spitzy trägt unter dem Scheitel des medialen Fußgewölbes einen kugelförmigen Aufsatz aus Hartgummi oder Holz. Druck dieses Knopfes an der Fußsohle bei Abflachung des medialen Fußgewölbes ist unangenehm, das Kind versucht deswegen, das Längsgewölbe aktiv (gezieltes korrigierendes Muskeltraining) aufzurichten. Gleichzeitig wird der Rückfluß aus der Valgusstellung in eine Normalposition oder durch Supination des gesamten Fußes in eine leichte Varusstellung gebracht. Der Trainingseffekt geht bei Ermüdung der Muskulatur verloren, deswegen anfangs mehrfach am Tage kurzzeitiges Tragen der Einlagen nach Spitzy, die dann gegen die die Fußform passiv korrigierende und die Fußform haltende fersenumfassende Einlage mit vorderer lateraler Seitenranderhöhung ausgetauscht werden. Die Einlagen sollen nach Gipsabdruck gefertigt werden.

Kann durch Fußgymnastik, Einlagen, Nachtinnenschienen eine Normalisierung der Fußdeformität nicht erreicht werden, so kommen operative Behandlungsverfahren zur Anwendung.

Operativ:
- Rückverlagerung der Sehne des M. tibialis anterior auf das Os naviculare (Niederecker) zur Hebung des Fußlängsgewölbes.
- Unter gleicher Indikationsstellung werden die Knorpelflächen von Os nacivulare und Taluskopf oberflächlich entfernt. Nach passiver Korrektur Kapselbandraffung, abschließend wird die Ansatzzone des M. tibialis posterior nach distal, des M. tibialis anterior jedoch nach proximal auf das Os naviculare verlagert. Nach den genannten Weichteiloperationen Gipsimmobilisierung für 6–8 Wochen, dann Gymnastik, evtl. Einlagen und Nachtschienen sowie laufende Kontrollen.

Um Wachstumsstörungen zu vermeiden, sind knöcherne Operationen am kindlichen Knick- und Knick-Platt-Fuß zu vermeiden.

(Entzündlich) kontrakter Knick-Platt-Fuß der Adoleszenz

Konservativ. Schmerzhaft entzündliche Weichteilveränderungen mit muskulären Kontrakturen erfordern Ruhigstellung (Bettruhe oder Unterschenkelgipsverband), antiphlogistische Therapie (Antiphlogistika, feuchte Umschläge, Alkoholumschläge) und u. U. Analgetika. Novocaininjektionen in das Talonavikulargelenk können eine muskuläre Kontraktur oft lösen.

Liegen keine entzündlichen Reizzustände vor oder ist das Entzündungsbild abgeklungen, so wird mit aktiver Bewegungsübung sowie Massage der Unterschenkel- und Fußmuskulatur, evtl. unter zusätzlicher Anwendung von Wärme, mobilisiert. Ligamentär fixierte Fußdeformitäten erfordern manuelle Redressionen, evtl. in Narkose, und nachfolgende Fixation des Korrekturergebnisses im Gipsverband. Nachbehandlung dann in der oben angegebenen Weise.

Um weitere Überlastungen mit erneuten schmerzhaften Reizzuständen zu vermeiden und ein u. U. erreichtes Korrekturergebnis zu halten, erfolgen Fußgymnastik und Einlagenversorgung nach Abguß.

Operativ. Können Vorfußabduktion und Valgusstellung des Rückfußes konservativ nicht beeinflußt werden, so erfolgt die Z-förmige Verlängerung der verkürzten Sehne des M. fibularis brevis und evtl. zusätzlich die Rückverlagerung der Ansatzzone des M. tibialis anterior. Weichteileingriffe sind jedoch beim konkreten Platt- und Knick-Platt-Fuß des Jugendlichen meist nicht ausreichend.

Mögliche Operationen am Fußskelett sind:
- Talushalsosteotomie,
- Talushalsosteotomie und subtalare Arthrodese bei stärkeren arthrotischen Veränderungen,

– Keilosteotomie mit plantarer Basis im Bereich des Os cuneiforme mediale und Os naviculare,
– Verriegelung des Gelenks zwischen Os naviculare und Os cuneiforme mediale durch kortikospongiösen autologen Knochenspan nach vorheriger Aufrichtung des Fußgewölbes. Der Eingriff ist indiziert bei lockerem Plattfuß und ausgeprägter Subluxation zwischen Os naviculare und Os cuneiforme mediale.

Nach Weichteileingriffen Gipsimmobilisierungszeit, wie oben angegeben, nach knöchernen Eingriffen Gipsimmobilisierung für 3–4 Monate, nachfolgend Einlagenversorgung nach Maß, Fußgymnastik und kontinuierliche Überwachung erforderlich.

Platt- und Knick-Platt-Fuß des Erwachsenen

Konservativ. Behandlungsziel ist Schmerzfreiheit. Ein hochgradig deformierter, jedoch schmerzfreier Plattfuß ist nicht behandlungsbedürftig. Liegen belastungsabhängig entzündliche Reizzustande vor, so wird in der obengenannten Weise konservativ behandelt. Bei schmerzhafter Fußwurzelarthrose physikalische und medikamentöse antiphlogistische Therapie, evtl. einzelne lokale Cortisoninjektionen.

Erhebliche arthrotische Reizzustände können die temporäre Ruhigstellung im Gipsverband notwendig werden lassen. Zur Pflege der Fuß- und Unterschenkelmuskulatur werden Zehen- und Fußgymnastik durchgeführt. Eventuell vorliegende Blutumlaufstörungen können Wechselfußbäder, Bürstenmassagen, Kompressionsverbände und intermittierende Hochlagerung des Beines notwendig machen. Sind Belastungsbeschwerden vorhanden, so wird der Fuß in Einlagen nach Gipsabdruck gebettet. Eine Korrektur der Fußform durch Einlagen wird nicht angestrebt. Bei ausgeprägten Deformitäten erfolgt Versorgung mit orthopädischem Schuh.

Operativ. Bei starken, nicht zu beherrschenden Schmerzen werden Fußskelett-Korrekturosteotomien oder die Arthrose des Talokalkanealgelenks und Chopart-Gelenks durchgeführt, bei der der gesamte Rückfuß zu einem festen Block ankylosiert.

Nach knöcherner Ausheilung erfolgt Einlagenversorgung.

Ballenhohlfuß

Synonym: Pes excavatus.

Ätiopathogenese

Ungleichgewicht der auf den Fuß einwirkenden Muskeln:
– Myelodysplasie,
– progressive Muskeldystrophie,
– schlaffe Lähmung,
– spastische Lähmung.
Die aus dem Muskelungleichgewicht folgende Fußfehlhaltung fällt meist erst in der zweiten Hälfte des 1. Dezenniums auf. Aus der Fehlhaltung entwickelt sich durch Fehlwachstum eine Fehlform.

Klinik

Liegt lediglich ein stärker ausgeprägtes Längsgewölbe vor, so spricht man vom hochgesprengten Fuß, der noch als Normvariante aufgefaßt wird. Beim Ballenhohlfuß, der gedrungen und verkürzt erscheint, ist das Längsgewölbe stärker ausgeprägt und infolge der Steilstellung des 1. Strahls der Großzehenballen deutlicher plantar vorgewölbt; beim herabhängenden Fuß gut erkennbar. Der Kalkaneus steht in Varusstellung, der Vorfuß ist gegen den Rückfuß adduziert und proniert. Neben Varusstellung kann der Kalkaneus vermehrte Steilstellung aufweisen. Bei dem Versuch, das Fußlängsgewölbe abzuflachen, spannt sich die Plantaraponeurose deutlich an. Krallenzehenstellungen, u. U. mit Luxation in den Zehengrundgelenken, sind vor allem beim *Klauenhohlfuß* (myelodysplastischer oder progredienter Hohlfuß) besonders ausgeprägt. Die Fußsohle zeigt verstärkte Beschwielung über dem Großzehengrundgelenk, durch Schuhdruck entwickeln sich Klavi über Mittelgelenken und evtl. über Endgelenken der Krallenzehen. Die Dorsalflexion im oberen Sprunggelenk ist eingeschränkt. Das Gangbild ist unelastisch, es kommt leicht zum Umknicken des Fußes über den lateralen Fußrand. Beschwerden entstehen durch Schuhdruck über dem Fußrücken und den Krallenzehen. Belastungsschmerz insbesondere im Bereich des Großzehenballens. Schuhe werden schnell ausgetreten und verschlissen, in ausgeprägten Fällen ist das Tragen von Konfektionsschuhen nicht mehr möglich. Später können arthrotische Veränderungen der Fußwurzel- und Zehengelenke entsprechende Beschwerden verursachen.

Röntgen

Steilstellung des Metatarsale I. Vermehrte Ausprägung des Fußlängsgewölbes mit Krümmungsscheitel im Bereich der Ossa cuneiformia. Eventuell geringe Steilstellung des Fersenbeines und Krallenzehenstellungen (Abb. 16.**35**). Später arthrotische Veränderungen.

Therapie

Konservativ. In leichten Fällen krankengymnastische Übungen, korrigierende Gipsschalen und Einlagenversorgung mit Entlastung schmerzhafter Druckstellen. Ausgleich der eingeschränkten Dorsalflexion im oberen Sprunggelenk durch Absatzerhöhung. Dehnung der verkürzten Weichteile ist im Kindesalter noch sinnvoll. Bei ausgeprägten Fällen müssen orthopädische Schuhe getragen werden.
Operativ. Bei ausgeprägten Fällen und entsprechenden Beschwerden ist konservative Therapie ohne Erfolg.
Die Tenotomie der Plantaraponeurose erleichtert das Aufbiegen des Fußlängsgewölbes. Der Steilstellung des Metatarsale I wird durch Anheften des M. extensor hallucis am Metatarsalköpfchen I entgegengewirkt. Am ausgewachsenen Fuß wird eine Deformität durch eine dorsal gelegene Keilosteotomie im Bereich der Ossa cuneiformia korrigiert. Korrektur der Steilstellung des Metatarsale I gelingt durch basale Osteotomie. Bei arthrosebeding-

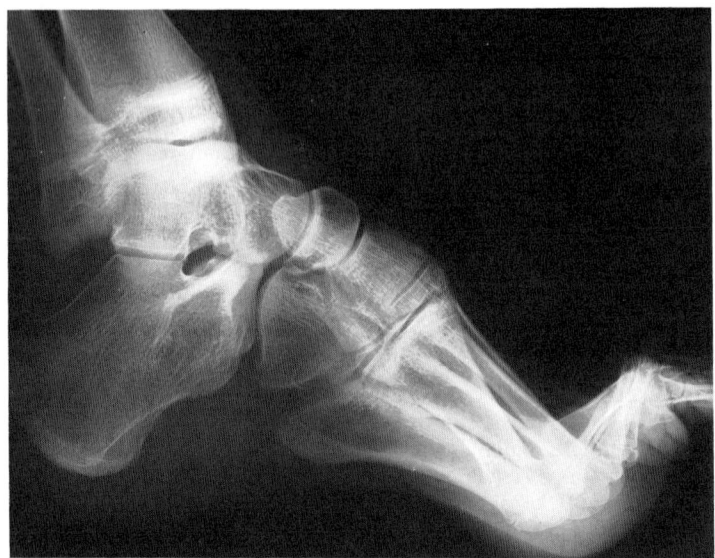

Abb. 16.35   Ballenhohlfuß. Im seitlichen Strahlengang typische Überkreuzung der Kontur von Metatarsale V und Metatarsale I.

ten belastungsabhängigen Schmerzen subtalare Arthrodese, u. U. mit Ausgleich der Varusfehlstellung des Kalkaneus. Die Krallenstellung der Großzehe wird beim Ballen- und Klauenhohlfuß durch die Operation nach Dickson und Diveley behandelt (Arthrodese Großzehengrundgelenk, Translokation der Sehne des M. extensor hallucis longus auf die Sehne des M. flexor longus).
Behandlung der Krallenzehe S. 438.

Sichelfuß

Synonyme: Pes adductus, Metatarsus varus.

Ätiopathogenese
Angeboren, Keimfehler; Restdeformität nach Klumpfußbehandlung; Fehlhaltung in utero.

Klinik
Bei der meist doppelseitig vorkommenden Fußdeformität steht der Vorfuß in Adduktion. In leichten Fällen ist nur die Großzehe in Adduktionsstellung (Metatarsus varus). Der Rückfuß zeigt Valgusstellung, das Fußlängsgewölbe

ist abgeflacht. Die beim Neugeborenen und Kleinkind vorliegende ligamen-täre Kontraktur wird mit dem Wachstum unter Fehlbelastung zur ossär fixierten Fehlform. Frühe Arthrose der fehlbelasteten Fußgelenke mit ent-sprechenden Beschwerden ist die Folge. Bei ausgeprägter Fußdeformität passen Konfektionsschuhe nicht. Durch Schuhdruck über dem vorspringen-den Kuboid kann es zur schmerzhaften Schwielenbildung kommen.

Röntgen

Im a.-p. Strahlengang Vorfußadduktion, die im Ausprägungsgrad vom 1. bis zum 5. Fußstrahl abnimmt. Scheitelpunkt der Konvexität des lateralen Fuß-randes sind Basis des Metatarsale V und Kuboid.

Bei längerem Bestehen der Fußdeformität Formveränderungen der Fußwur-zelknochen. Das Os naviculare kann bei hochgradiger Abplattung den rönt-genologischen Befund einer aseptischen Osteonekrose (Köhler I) vortäu-schen.

Therapie

Konservativ. Manuelle Redression und anschließende Fixierung des Korrek-turergebnisses im Gipsverband, so früh wie möglich nach der Geburt begin-nend. Weitere Therapie: Nachtschienen, fersenumfassende Einlagen mit vorgezogenem Innenrand. Erhebliche Rezidivneigung!

Operativ. Führt konservative Therapie nicht zum Erfolg, mediale Kapseldis-zision im Gelenk zwischen Os metatarsale I und Os cuneiforme mediale, kombiniert mit einer schrägen Tenotomie des M. abductor hallucis. Immobi-lisierung in Korrekturstellung im Gipsverband für 6 Wochen, anschließend Nachtaußenschienen und Einlagen mit medial vorgezogenem Innenrand. In ausgeprägten Fällen bei älteren Kindern und bereits vorliegenden Verfor-mungen des Fußskeletts, die eine Fußformkorrektur nach Weichteileingrif-fen nicht mehr möglich machen, erfolgt die Korrekturosteotomie der Meta-tarsalia I−V basisnah.

Spreizfuß

Synonym: Pes transversoplanus.

Ätiopathogenese

Konstitutionelle Bindegewebsschwäche; überhöhte Vorfußbelastung (un-zweckmäßiges Schuhwerk, Schuhe mit hohem Absatz, Übergewichtigkeit, berufsbedingte Überlastung durch langes Stehen, Folgedeformität bei Spreizfuß, Hohlfuß, Knick-Platt-Fuß); Polyarthritis.

Das Aufbiegen des ersten Strahls, zunehmendes Divergieren der Metatarsa-lia und Tiefertreten der Metatarsalköpfchen II, III, IV führen zu Abflachung des Quergewölbes und Vorfußverbreiterung. Mit dem Auseinanderweichen der Metatarsalia wird die Zugrichtung der an den Zehen inserierenden Sehnen verändert. Durch Muskelungleichgewicht bedingte sekundäre Zehendeformitäten sind die Folge (Hallux valgus, Krallen- und Hammerzehen). Vermehrte Belastung über dem Metatarsalköpfchen II, III und IV führt zur Schwielenbildung. Während beim polyarthritischen Spreizfuß schon primär Schmerzen durch entzündliche Veränderungen vorliegen, kommt es beim Spreizfuß durch Fehlbelastung sekundär zu schmerzhaften Reizzuständen, vorwiegend in Metatarsophalangealgelenken mit zunehmenden Kontrakturen. Fehlstatik und schmerzhafte Fehlbelastung des Fußes können durch Veränderung der Beinstatik zu (z. T. schmerzhaften) Verspannungen der Bein- und Rückenmuskulatur führen.

Klinik

Häufigste Belastungsdeformität des Fußes. Bei Vorfußverbreiterung ist das Fußquergewölbe abgeflacht. Belastungsbedingte plantare Schwielenbildung über dem Mittelfußköpfchen II, III und IV. In unterschiedlicher Ausprägung Hallux valgus, Adduktionsstellung der Kleinzehe sowie Krallen- und Hammerzehenbildungen. Fuß- und Zehendeformitäten zeigen beim polyarthritischen Spreizfuß oft groteskes Ausmaß (Abb. 16.**36**).

Röntgen

Divergenz der Metatarsalia. Zehenfehlstellungen zum Teil mit Subluxation und Luxation in den Grundgelenken. Arthrotische Veränderungen der fehlbelasteten Gelenke treten frühzeitig auf (Abb. 16.**37**).

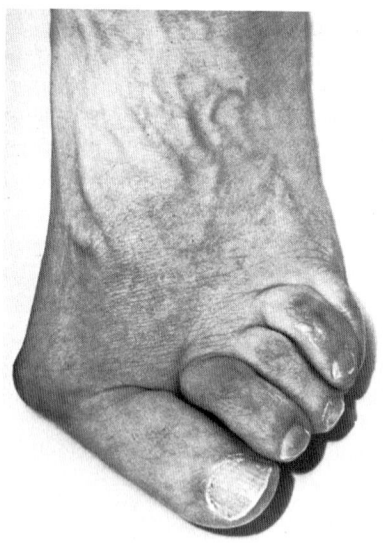
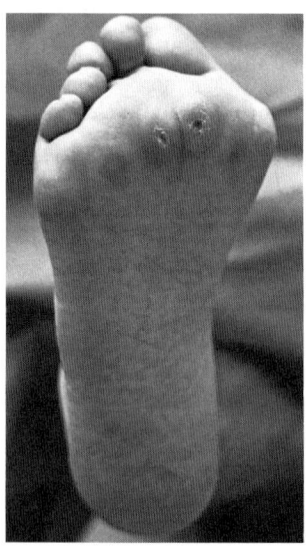

a   b

Abb. 16.**36** Spreizfuß. **a** Hallux valgus und Krallenzehenbildungen. **b** Typische Schwielen der Fußsohle.

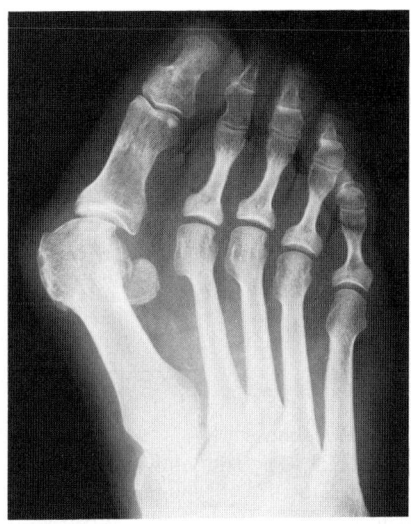

Abb. 16.**37**   Spreizfuß mit Hallux
valgus. Beginnende Arthrose im
Großzehengrundgelenk.

Therapie
Konservativ. Das Ziel der Behandlung besteht in der Beseitigung ursächlicher Faktoren und in der Behandlung sekundärer, schmerzhafter Veränderungen.
Training der zu schwachen Zehenbeuger durch Fußgymnastik, Bäder und Massagen. Beim lockeren, passiv korrigierbaren Spreizfuß wird das eingesunkene Fußquergewölbe durch Spreizfußbandage oder Einlage aufgerichtet, wobei die Abstützung der Fußstrahlen hinter dem Metatarsalköpfchen erfolgen muß.
Bei entzündlichen Veränderungen wird zunächst durch Ruhigstellung, Fußbäder, Antiphlogistika und evtl. Analgetika behandelt. Ist der Spreizfuß nicht mehr passiv korrigierbar und besteht wegen der obengenannten Belastungsbeschwerden Behandlungsbedürftigkeit, so bietet sich zur Entlastung der schmerzhaften Mittelfußköpfchen eine orthopädische Schuhzurichtung, die Schmetterlingsrolle nach Marquardt an (Abb. 16.**38**).
Operativ. Beim polyarthritischen Spreizfuß kann durch Resektion der nach plantar verlagerten Metatarsalköpfchen oder Teilresektion der Zehengrundglieder (wenn Fußsohlenpolster noch weitgehend erhalten) bei gleichzeitiger Stellungskorrektur der Zehen eine Verbesserung der Fußform und ausreichende Belastbarkeit erreicht werden.
Meist werden lediglich die oft Beschwerden verursachenden Begleitdeformitäten wie Hallux valgus, Hammer- oder Krallenzehen sowie die schmerzhaften Schwielenbildungen operativ beseitigt.

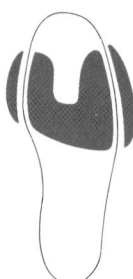

Abb. 16.**38**   Schmetterlingsrolle nach Marquardt.

Hallux valgus

Ätiopathogenese
Folge einer Spreizfußentwicklung durch Störung des muskulären Gleichgewichts. Durch Abflachung des Fußquergewölbes und zunehmende Adduktion des Metatarsale I verlagern sich Streck- und Beugesehnen sowie die Sehnen des M. abductor hallucis nach lateral, die Großzehe wird abduziert und leicht proniert; zu enges Schuhwerk; Entzündungsprozesse (Rheuma); Lähmungen; Verletzungen.

Klinik
Meist doppelseitige Zehendeformität bei Spreizfuß, vorwiegend im Erwachsenenalter. Frauen sind häufiger als Männer betroffen. Ein- oder beidseitig steht die Großzehe im Grundgelenk nach lateral subluxiert (abduziert und proniert). Durch Adduktion des Metatarsale I und Abduktion der Großzehe prominiert das Köpfchen des Metatarsale I nach medial (Ballenbildung; Abb. 16.**36**). Durch Schuhdruck und Fehlbelastung entwickeln sich ausgedehnte Osteophyten, chronische Reizzustände mit Überwärmung, Kapselentzündungen und u. U. fistelnden Schleimbeutelentzündungen. Die Valgusstellung der Großzehe kann so ausgeprägt sein, daß sie sich im Schuh über oder unter die Zehen II und III schiebt. Hochgradiger Belastungs- und Bewegungsschmerz behindert Gehen und Stehen.

Röntgen
Achsenabweichung der Großzehe nach lateral mit Subluxation im Grundgelenk. Adduktion des Metatarsale I. Arthrotische Veränderungen im Großzehengelenk und Exostosen an der Medialseite des Metatarsalköpfchen I (s. Spreizfuß und Abb. 16.**37**).

Therapie
Spreizfußbehandlung S. 433.
Konservativ. Bequeme Schuhe, flacher Absatz, Fußgymnastik.

In leichten Fällen korrigierende Nachtschienen, Spreizfußeinlagen. Druckentlastung des Großzehenballens durch Schaumstoffpolster. Antiphlogistische Maßnahmen bei Reizzuständen.

Sind Versorgung mit Konfektionsschuhen und operative Maßnahmen nicht mehr möglich, so erfolgt Versorgung mit orthopädischen Schuhen.

Operativ. Bei jüngeren Patienten Operation nach Hohmann: subkapitale trapezförmige Osteotomie des Os metatarsale I, Verlagerung des M. abductor hallucis, Kapselraffung medial. Operation nach McBride: Exstirpation des lateralen Sesambeines, mediale Kapselraffung des Großzehengrundgelenks, Rückverlagerung der Sehne des M. adductor hallucis von der Großzehengrundphalanx auf das distale Metatarsale I, Abtragung der Exostose an der Medialseite des Mittelfußköpfchens I.

Bei hochgradiger Deformität und stärkeren arthrotischen Veränderungen im Großzehengrundgelenk kommen im mittleren und späteren Erwachsenenalter zwei Operationsverfahren in Betracht:

Modifizierte Operation nach Brandes: Eindrittelresektion der Großzehengrundphalanx. Ein distal gestielter Kapselperiostlappen wird im Sinne einer Interpositionsplastik in den Resektionsspalt eingeschlagen. Abtragung der Exostose an der Medialseite des ersten Mittelfußköpfchens. Operation nach Hueter-Mayo: Resektion des Köpfchens des Metatarsale I, kombiniert mit der Interpositionsplastik, wie bei Operation nach Brandes beschrieben.

Nachbehandlung. Operation nach Hohmann: gut anmodellierter Unterschenkelgipsverband über 6−8 Wochen, anschließend Klebeverband über 24 Wochen. Einlagenversorgung, Fußgymnastik.

Operation nach McBride: Klebeverband, der die Großzehe in leichter Varusstellung hält, über 2−3 Wochen, Einlagenversorgung.

Operation nach Brandes und nach Hueter-Mayo: postoperativ Streckzug am Großzehennagel über einen an einem Gipsschuh angebrachten Metallbügel oder postoperative Fixation durch intramedullären Kirschner-Draht. In beiden Fällen Fixation für ca. 12 Tage. Spreizfußeinlagen, Nachtschienen.

Hallux rigidus

Ätiopathogenese

Arthrose (Hallux rigidus des Erwachsenen) durch
− Minderwertigkeit des Gelenkknorpels,
− funktionelle Überlastung (Platt- oder Senk-Spreiß-Fuß),
− Trauma,
− Entzündung (Arthritis urica, Rheumatismus).

Epiphysenerkrankungen im Grundgelenkbereich (Hallux rigidus des Jugendlichen), aseptische Nekrose, enchondrale Dysostose.

Klinik

Beim Gehen Schmerzen im Großzehengrundgelenk, wenn der Fuß unter Belastung abgerollt wird (erste Schmerzen, später Schmerzverstärkung bei

Bergaufgehen, Tanzen, Tragen von Schuhen mit hohem Absatz usw.). Um dem Belastungsschmerz auszuweichen, wird über dem äußeren Fußrand abgerollt, dort Schwielenbildung. Zunächst besteht Einschränkung der Dorsalflexion im Großzehengrundgelenk, die kompensatorisch zur Überstreckung im Endgelenk führen kann. In ausgeprägten Fällen Einsteifung des Grundgelenks in Beugestellung (Hallux flexus). Das Großzehengrundgelenk kann verdickt, druck- und bewegungsschmerzhaft sein.

Röntgen
Unterschiedlich ausgeprägte Arthrose des Großzehengrundgelenks; typisch ist streckseitige Osteophytenbildung am Metatarsalköpfchen I in Verlängerung der Gelenkfläche.

Therapie
Behandeln der Grundkrankheit (z. B. Gicht, Rheuma).
Konservativ. Therapie der Großzehengrundgelenkarthrose, passive und aktive Beübung der Dorsalextension, Einlagen mit plantarer Verlängerung über das Großzehengrundgelenk hinaus, um dieses beim Abrollen des Fußes zu entlasten.
In ausgeprägten Fällen wird der Abrollvorgang des Fußes durch eine vordere Rolle erleichtert.
Operativ. Operation nach Brandes oder Hueter-Mayo (Therapie Hallux valgus).

Digitus quintus varus superductus

Ätiopathogenese
Angeboren ist der meist doppelseitig vorkommende Digitus quintus varus superductus.
Erworben ist der Digitus quintus varus, der zum Digitus quintus varus superductus werden kann. Zu der Zehendeformität führen die beim Hallux valgus genannten Faktoren.

Klinik
Die 5. Zehe steht adduziert, das Köpfchen des Metatarsale V prominiert nach lateral. Durch Schuhdruck kann sich eine chronisch rezidivierende Schleimbeutelentzündung entwickeln.

Röntgen
Adduktionsstellung der 5. Zehe, Subluxation im Grundgelenk und Verkürzung des Metatarsale V möglich.

Therapie
Konservativ. Beim Neugeborenen und Kleinkind Redressionen, evtl. stellungskorrigierende Heftpflasterverbände oder Nachtschienen.

Später Fußgymnastik, Einlagen zur Hebung des Quergewölbes, Schutz der schmerzhaften Schwiele über dem Köpfchen des Metatarsale V durch Aufkleben von Filz- oder Schaumgummiring. *Operativ.* Subkapitale Korrekturosteotomie des Metatarsale V und Verschiebung des Metatarsalköpfchens nach medial. Raffung des M. abductor digiti quinti und der Gelenkkapsel lateral. Resektion des proximalen Teils der Grundphalanx und Z-förmige Strecksehnenverlängerung.

Krallenzehe und Hammerzehe

Synonyme: Klauenzehe und Hallux malleus.

Ätiopathogenese

Störung des Gleichgewichts der auf die Zehen einwirkenden Streck- und Beugemuskeln:
– sekundär bei Fußdeformitäten wie Knickfuß, Spreizfuß, Spitzfuß, Hakkenhohlfuß, Ballenhohlfuß;
– schlaffe und spastische Lähmungen.
Erzwungene Zehenfehlhaltung bei zu engen Strümpfen und Schuhen. Entzündungen der Zehengelenke und periartikulären Weichteile (z. B. chronische Polyarthritis). Narbenzug.
Zunächst vorliegende Zehenfehlhaltungen gehen durch Schrumpfung der Sehnen, Kollateralbänder und Gelenkkapsel, später auch durch Anpassung der Haut an die veränderte Fuß- und Zehenform in Zehenkontrakturen über, die auch passiv nicht mehr ausgleichbar sind.

Klinik

Von *Krallen-* oder *Klauenzehen* spricht man, wenn bei gebeugtem Mittel- und Endgelenk eine Überstreckung im Grundgelenk vorliegt (Abb. 16.**39**). In ausgeprägten Fällen kann die Basis der Grundphalanx auf die dorsale Fläche des Metatarsalköpfchens luxiert sein. Die Zehenkuppen erreichen beim Stehen und Gehen den Boden nicht. Durch Schuhdruck entstehen streckseitig über den Zehengelenken oft hochgradig schmerzhafte Schwielenbildungen (Klavi) und unter diesen Schleimbeutel.
Bei der *Hammerzehe* ist das Grundgelenk gestreckt, während das Endgelenk oder auch das Mittelgelenk – oft rechtwinkelig – gebeugt sind (Abb. 16.**40**). Auch bei dieser Zehenfehlstellung entstehen durch Schuhdruck Schwielen über der Streckseite der Zehengelenke. Da die Kuppe der Hammerzehe beim Gehen dem Boden stark angepreßt wird, können auch hier schmerzhafte Schwielen entstehen.
Beim Hallux malleus besteht eine Beugekontraktur des Großzehenendgelenks, wobei das Grundgelenk voll gestreckt ist oder leichte Überstreckung zeigt. In Einzelfällen kann die Beugekontraktur auch das Großzehengrundgelenk betreffen. Auch hier können durch Schuhdruck schmerzhafte Klavi

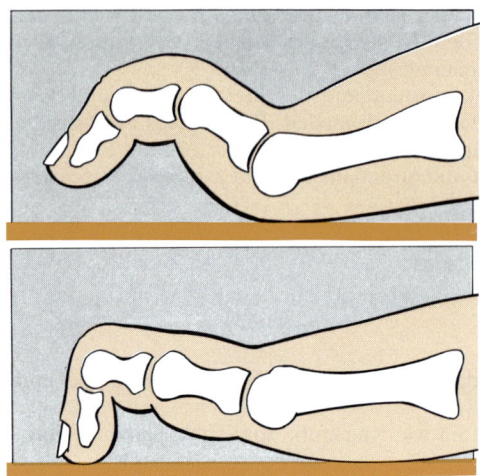

Abb. 16.**39**　Krallenzehe.

Abb. 16.**40**　Hammerzehe.

über der Streckseite des Endgelenks und an der Großzehenkuppe entstehen. Subluxationen und Luxationen der Zehengelenke führen frühzeitig zur Arthrose. Die Behandlungsbedürftigkeit ergibt sich einmal aus oft höchstgradig schmerzhaften Klavi und dem Belastungs- und Bewegungsschmerz arthrotisch veränderter Zehengelenke, zum anderen daraus, daß bei hochgradigen Zehendeformitäten das Tragen von Konfektionsschuhen nicht mehr möglich ist.

Röntgen

Das Röntgenbild zeigt neben der Zehenfehlstellung das Ausmaß möglicher Subluxationen und Luxationen sowie den Ausprägungsgrad arthrotischer Veränderungen.

Therapie

Konservativ. Liegt lediglich eine Fehlhaltung vor oder ist eine Kontraktur noch passiv ausgleichbar, so sind tägliche Redressionen und die nächtliche Korrektur durch Schienen oder Zügelverbände sinnvoll. Ursächlich vorliegende Fußdeformitäten werden sachgerecht behandelt (z.B. Einlagen mit Anhebung des Quergewölbes bei Spreizfuß). Schmerzhafte Klavi werden durch Filzringe und Gummipolster vor Schuhdruck geschützt. Schuhe mit weichem Oberleder werden bevorzugt, in ausgeprägten Fällen können nur noch offene Sandalen getragen werden.
Operativ. Zur Behandlung der kontrakten Zehendeformität und der möglicherweise gleichzeitig vorliegenden schmerzhaften Zehengelenkarthrose sind mehrere Operationsverfahren angegeben worden. Zwei bewährte Methoden seien genannt:

- *Resektion des Köpfchens der Grundphalanx* und partielle Raffung der Strecksehne (Hohmann). Mit dem Hautschnitt wird der Klavus über dem Zehenmittelgelenk entfernt. Durch die Resektion des Köpfchens der Grundphalanx werden die Kontraktur des Gelenks und die passive Spannung der Sehnen beseitigt, so daß die Zehe in eine regelrechte Position gebracht werden kann. Der neuen Stellung entsprechend kann eine partielle Raffung der Strecksehne über dem teilresezierten Gelenk durchgeführt werden.
- *Resektion der Basis der Grundphalanx* (Gocht-Kreuz). Im Gegensatz zur vorgenannten Operation wird hier der Hautschnitt plantar gelegt und ein Drittel der Basis der Grundphalanx reseziert.

Morton-Neuralgie

Ätiopathogenese. Von Morton beschriebene neuralgiforme Schmerzen an der Fußsohle in Höhe der Metatarsalköpfchen II−IV, die beim Spreizfuß auftreten können.

Klinik. Klagen über plötzlich einsetzende, stechende Schmerzen im Bereich der Fußsohle. Umschriebener Druckschmerz zwischen den Metatarsalköpfchen II, III oder IV. Gelegentlich ist eine spindelförmige verschiebliche Auftreibung zu tasten. Eine Schmerzprovokation gelingt durch Kompression des Quergewölbes.

Differentialdiagnose. Marschfraktur, entzündlicher Spreizfuß.

Therapie. Schlagartige Beseitigung der Schmerzen gelingt durch Novocaininfiltration des schmerzhaften Bezirks. Wird ein Pseudoneurinom diagnostiziert, so ist die operative Entfernung erforderlich.

Marschfraktur

Ätiopathogenese. Überlastungsschaden, der zu einem Ermüdungsbruch eines oder mehrerer Metatarsalknochen führt. Häufig nach langen Marschleistungen und Exerzierübungen im Rahmen der Militärausbildung bei untrainierten Personen.

Klinik. Zunehmende Schmerzen im Vorderfußbereich bei Belastung. Schwellung und Druckschmerzhaftigkeit im Verlauf der Metatarsalreihe.

Röntgen. Im Frühstadium bleibt das Röntgenbild meist ohne Aussage. Erst später erkennt man eine Fissur oder Frakturlinie, die meist quer und proximal des Köpfchens verläuft. Oft bildet sich eine periostale spindelige kallöse Auflagerung.

Differentialdiagnose. Morton-Neuralgie, entzündlicher Spreizfuß.

Therapie. Ruhigstellung im Unterschenkelgips für 3−4 Wochen. Danach Fußgymnastik und Einlagenversorgung.

Dorsaler Fußhöcker

Ätiopathogenese. Diese verschieden stark ausgebildete, meist quer verlaufende Vorwölbung auf dem Fußrücken kann im Bereich des Gelenks zwischen dem Os cuneiforme mediale und dem Os metatarsale I oder in Höhe der dorsalen Gelenkfläche zwischen Os naviculare und Os cuneiforme mediale auftreten. Es handelt sich um Randwulstaufwerfungen der dorsalen Gelenkfacetten durch Fehlbelastung sowohl beim Hohl- wie beim Senkfuß. **Klinik.** Die direkten Schmerzen durch Druck im Schuh werden häufig potenziert durch Gelenkschmerzen im Rahmen des allgemeinen Arthrosegeschehens. **Röntgen.** Das Seitenbild untermauert den meist eindeutig klinischen Befund und objektiviert die arthrotischen Veränderungen der fehlbelasteten Gelenke. **Therapie.** Druckentlastung im Schuh. Behandlung der Fußfehlform durch geeignete Einlagen. Procaininjektionen und Röntgenentzündungsbestrahlung. In therapieresistenten Fällen Abmeißelung der Randwülste und Entfernung des häufig vorhandenen Schleimbeutels.

Os tibiale externum

Ätiopathogenese. Akzessorischer Fußwurzelknochen, der bei Frauen häufiger vorkommt als bei Männern und auch als Sesambein der Sehne des M. tibialis posterior bezeichnet wird. Die Übergänge vom Os naviculare cornutum zum freien Os tibiale externum sind fließend. **Klinik.** Die Vorwölbung an der Fußinnenseite in Höhe des Os naviculare verursacht Schmerzen und Entzündungserscheinungen durch Schuhdruck. **Röntgen.** Verbreiterung des Os naviculare, auf dessen nach dorsal gebogener Innenseite ein formvariables Os tibiale externum aufsitzt. **Differentialdiagnose.** Os naviculare cornutum. **Therapie.** Wenn trotz Entlastung (Schuhkorrektur) und gezielter, lokaler antiphlogistischer Therapie keine Beschwerdebeeinflussung erreicht werden kann, wird die Entfernung des akzessorischen Knochens, meist in Verbindung mit einer Verschmälerung des medialen Anteils des Os naviculare, angeraten.

Fersensporn

Ätiopathogenese. Es handelt sich um eine vom Processus medialis des Kalkaneus ausgehende leisten- bis plattenartige Ausdehnung, die sich im seitlichen Röntgenbild als Dorn darstellt. Diese Ausziehung ist zehenwärts gerichtet und entsteht durch Zug der dort entspringenden Fußmuskeln (M. flexor digitorum brevis und M. abductor hallucis) sowie der Plantaraponeurose meist durch das Abflachen des Längsgewölbes. Daneben gibt es einen hinteren oberen Fersensporn am Ansatz der Achillessehne. **Klinik.** Man findet den Fersensporn bei etwa 20% der Erwachsenen, aber nur selten verursacht er Beschwerden wie Druckschmerz über dem Sporn und Belastungsschmerz der Ferse beim Aufsetzen. **Röntgen.** Das seitliche Röntgenbild zeigt in Größe und Ausziehung verschiedene Exostosen, deren Spitze immer zehenwärts gerichtet ist (Abb. 16.**41**).

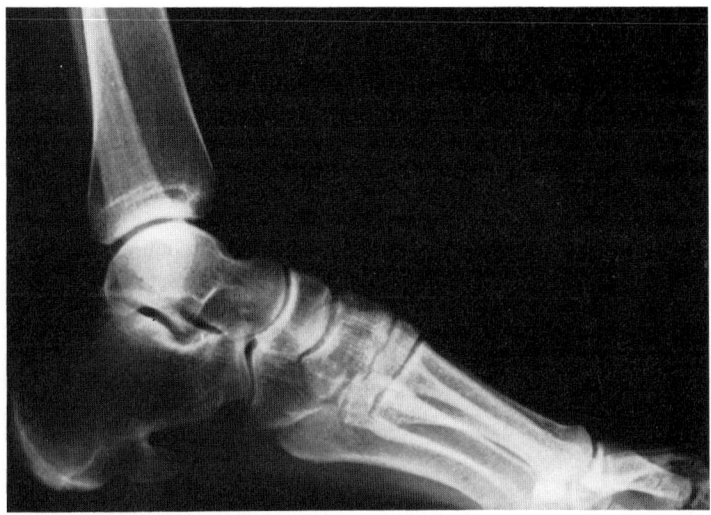

Abb. 16.**41**   Fersensporn.

Differentialdiagnose. Unspezifische und spezifische Entzündungen der benachbarten Schleimbeutel. Rheuma, Gicht.
Therapie. Druckentlastung der Spornspitze durch nach Markierung angefertigte Locheinlage, die den druckdolenten Bereich ausspart. Hyperämisierende Mittel, gelegentlich Procaininjektionen. Operative Therapie erfolglos.

Haglund-Exostose

Ätiopathogenese. Im eigentlichen Sinne liegt hier eine Formvariante des Fersenbeins vor, und die Bezeichnung Exostose ist nicht gerechtfertigt. Die hintere obere Kante des Kalkaneus ist vorgewölbt.
Klinik. Die Beschwerden treten meist im Kindes- und jugendlichen Alter auf. Durch Schuhdruck wird die Gegend des Achillessehnenansatzes irritiert, was häufig zur Entzündung und Schwielenbildung über der Bursa achillae bzw. subachillae führt.
Röntgen. Gelegentlich findet sich neben der Formvariante des Kalkaneus ein hinterer Fersensporn.
Therapie. Druckentlastung durch geeignetes Schuhwerk. Seitliche Polsterung der Fersenkappe. Bei Therapieresistenz Abmeißelung und Glättung der vorspringenden Knochenteile.

Paratenonitis achillae, Achillodynie und Achillessehnenruptur

Ätiopathogenese. Die Ursachen für degenerative Veränderungen im Sehnengleitgewebe sowie in den Sehnenfasern selbst liegen in einer Mangeldurchblutung des Gewebes bei übermäßiger und meist auch einseitiger Beanspruchung. Vornehmlich bei schnellen Kraftleistungen wird die Dehnbarkeit des Sehnengewebes erschöpft, wobei äußere Faktoren wie ungeeignetes Schuhwerk und harter Boden vorzeitige Verschleißveränderungen setzen.

Klinik. Die Überlastung führt zur schmerzhaften Einschränkung der Gebrauchsfähigkeit und zur Schwellung und gelegentlichen Überwärmung im Sehnenverlauf. Später tritt häufig eine spindelförmige Auftreibung in Sehnenmitte auf. Auch die Ansatzpunkte der Sehnen am Knochen können im Sinne einer Insertionstendopathie druckdolent sein. Tritt bei Bewegung ein Reibegeräusch auf, so spricht man von einer *Paratenonitis crepitans*.

Der Befund einer *Achillessehnenruptur* kann durch die funktionstüchtige Sehne des M. plantaris gelegentlich verdeckt sein, da eine, wenn auch kraftarme, Plantarflexion erhalten bleibt. Die Sehne rupturiert meist im mittleren Drittel; die Dehiszenz ist als Delle tastbar.

Kennzeichnend für eine Ruptur der Achillessehne ist der positive Ausfall des Thompson-Tests (Abb. 16.42).

Differentialdiagnose. Rheumatischer Formenkreis, Gicht.

Therapie. Das Mißverhältnis zwischen Belastung und Belastbarkeit muß aufgehoben werden durch wirksame Entlastung und bei Sport durch angemessene Trainingssperren. Durchblutungsförderung gelingt mit den Mitteln der physikalischen Therapie (Iontophorese, Hydrotherapie, hyperämisierende Salbenverbände). In hartnäckigen Fällen Ruhigstellung im Gipsverband. Procaininfiltrationen des Sehnengleitgewebes führen zur kurzfristigen

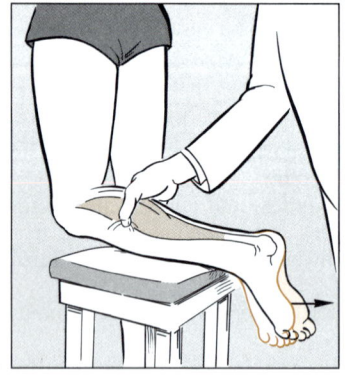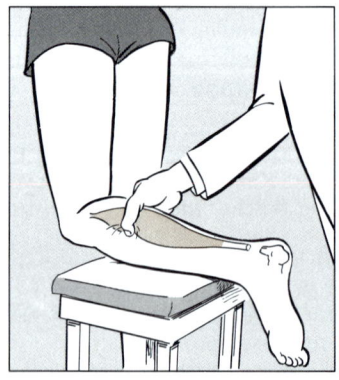

a   b

Abb. 16.**42**   Thompson-Test. Kompression der Gastroknemiusköpfe. **a** Test negativ, **b** Test positiv.

Schmerzausschaltung. Lokale Cortisoninjektionen bergen die Gefahr der Sehnengewebsschädigung (Ruptur möglich).
Bei der Achillessehnenruptur im akuten Stadium entweder End-zu-End-Naht; bei Vorliegen einer Dehiszenz gelingt die Überbrückung durch Griffelschachtel- oder Umkippplastik, auch in Verbindung mit einer Durchflechtung der Plantarissehne.

Venöse Beinleiden

Venöse Zirkulationsstörungen an der unteren Extremität sind sehr verbreitet. Gefürchtet sind vor allem die sekundären Komplikationen, wie postthrombotisches Syndrom oder Lungenembolie, die als Folge nicht behandelter venöser Symptomenkomplexe entstehen können.
Die Einteilung erfolgt in vier Gruppen:
– Varikose,
– Thrombophlebitis und Phlebothrombose,
– postthrombotisches Syndrom und Ulcus cruris venosum,
– Fehlbildungen des Venensystems (Angiodysplasien).

Varikose

Die Varikose oder Krampfaderbildung stellt die Erweiterung einer Venenstrecke mit pathologischem Umbau der Gefäßwand und Schlußunfähigkeit einzelner Venenklappen dar.

Ätiopathogenese

Etwa 15% der Bevölkerung leiden an Krampfadern. Frauen sind viermal häufiger befallen als Männer. Vor allem nach Schwangerschaften kommt es durch Stauung der Beinvenen zu irreversiblen Gefäßwanderweiterungen, wobei auch hormonelle Faktoren, vor allem die Erhöhung des Progesteronspiegels, eine Rolle spielen sollen. Hereditäre Faktoren sowie rassische und geographische Gesichtspunkte werden diskutiert. Mit *primärer Varikose* bezeichnet man oft familiär auftretende, konstitutionell bedingte Veneninsuffizienzen.
Sekundäre Varizen entstehen dagegen als Folge einer Phlebothrombose durch Klappenschlußunfähigkeit.

Klinik

Die Einteilung orientiert sich am anatomischen Bild:
– Stammvarikose (vorwiegend ein großer Venenstamm ist befallen),
– retikuläre Varikose (netzförmig verbreitete Venengeflechte bestimmen das Bild),
– Besenreiservarikose (kleine kapilläre Teleangiektasien liegen direkt unter der Haut),
– Corona phlebectatica paraplantaris (die Veränderungen liegen oberhalb der Fußsohle als Folge einer chronischen venösen Stauung).

Therapie
Im Vordergrund steht die *konservative* Behandlung. Häufig reichen Kompressionsverbände, Stütz- bzw. Kompressionsstrümpfe in Kombination mit Venopharmaka aus.
Die *Verödung* durch Einspritzung eines sklerosierenden Mittels findet immer mehr Verbreitung, schützt jedoch nicht immer vor Rezidiven. Die Injektionen erfolgen von distal nach proximal. Bei insuffizienten Vv. perforantes sind Faszienlücken zu tasten. Vor der Injektion des Verödungsmittels wird etwa 1 cm^3 Luft in die Vene eingespritzt, um einen innigen Kontakt des Verödungsmittels mit der Gefäßwand zu gewährleisten. Nach der Verödung wird ein Kompressionsverband angelegt, der täglich – 3–6 Wochen lang – morgens frisch angelegt wird. Während dieser Zeit sollen sich die Patienten viel bewegen; sie sind meist nicht arbeitsfähig.
Stammvarizen können durch eine Phlebektomie nach Babcock (Krossektomie und Venenstripping) operativ entfernt werden. Venenkonvolute werden exzidiert, wobei immer die Vv. perforantes ligiert werden müssen.

Thrombophlebitis und Phlebothrombose

Mit *Thrombophlebitis* bezeichnet man Entzündungen oberflächlicher Venen, die ohne Ödeme und ohne Emboliegefahr ablaufen.
Phlebothrombosen befallen tiefe Venen; Ödeme und Emboliegefahr stehen im Vordergrund.

Ätiopathogenese
Die Thrombose wird als Zivilisationskrankheit durch chronische Übergewichtigkeit und dauernden Bewegungsmangel hervorgerufen. Durch die Bewegungsarmut vermindert sich die Leistung der Muskel-Venen-Pumpe, und die Peripherie bleibt gestaut. Potenziert werden diese Symptome durch Fettleibigkeit. Zusätzlich bewirkt die zu hohe Fett- und Kohlenhydratzufuhr Veränderungen an den Gefäßwänden mit der Gefahr sekundärer Komplikationen.

Klinik
Die klinischen Zeichen können oft sehr diskret bleiben. Wadenschmerz, Schmerzen in der Kniekehle oder Schmerzen im Unterschenkel beim Aufblasen einer Blutdruckmanschette (Lowenberg-Test) geben erste Hinweise. Druckpunkte im Verlauf der V. saphena magna (Meyer-Druckpunkte) und Druckdolenz der Plantarmuskulatur (Payr-Zeichen) können hinzutreten. Allgemeine klinische Zeichen wie Puls- und Temperaturerhöhung sind beim Fehlen anderer Ursachen immer auf eine Thrombose verdächtig, weshalb heute in diesen Fällen stets eine Phlebographie gefordert wird. Die Diagnostik eines Füllungsdefekts im Röntgenkontrastbild erfordert Routine.
Die Therapie der *Thrombophlebitis*, also der Entzündung oberflächlicher Venen, besteht in der Gabe von Antiphlogistika, im Anlegen eines Kom-

pressionsverbandes und evtl. in der Inzision der Vene und Ausdrücken des Koagulums. Die Gabe von Antikoagulanzien ist kontraindiziert, da keine Gerinnungsstörung vorliegt. Bettruhe sollte nicht eingehalten werden.

Die *Phlebothrombose* erfordert ein sorgfältiges therapeutisches Vorgehen wegen der Emboliegefahr. *An konservativen* Möglichkeiten stehen absolute Bettruhe mit Schaukellagerung, Umschläge und Kompressionsverbände sowie Thrombolyse mit Streptokinase bzw. Urokinase im Vordergrund. Thrombektomien sind nur an der V. femoralis und an den Beckenvenen angezeigt. Bei rezidivierenden Lungenembolien hat sich die Unterbindung der V. cava inferior oder das Einbringen eines Teflonsiebs in das Venenlumen bewährt.

Als *Thromboseprophylaxe* bei operativen Eingriffen und längerfristigen Ruhigstellungen im Bett hat sich die Gabe von Low-dose-Heparin bzw. Heparindihydroergotamin als unerläßlich erwiesen.

Postthrombotisches Syndrom und Ulcus cruris venosum

Ätiopathogenese. In der Regel werden thrombosierte Venen im Laufe der Zeit wieder kanalisiert. Durch sklerosierende Wandveränderungen bleiben die Gefäße und Venenklappen jedoch auf Dauer insuffizient. Der Venentonus bleibt herabgesetzt, und die Muskel-Venen-Pumpe arbeitet mangelhaft. Durch die schlußunfähigen Klappen wird das Blut über die Vv. perforantes von den tiefen in die oberflächlichen Venen geführt, dies führt zu Stauungserscheinungen. Im Endzustand entstehen in der Ödemphase Ulzerationen der Haut.

Klinik. Ödeme, sekundäre Varikose verbunden mit Pigmentierungen und entzündlich ekzematösen Hautveränderungen bereiten keine diagnostischen Schwierigkeiten. Am Ende steht das Ulcus cruris venosum.

Therapie. Komprimierende Verbände und Kompressionsstrümpfe stehen auch hier im Vordergrund. Der Wert von Venopharmaka bleibt umstritten. Venenverödung und operative Maßnahmen wie Venenstripping bleiben Einzelfällen vorbehalten.

Auch im Endzustand, beim Ulcus cruris, ist keine Bettruhe, sondern ständige Bewegung angezeigt, um die Muskel-Venen-Pumpe zu aktivieren. Eine Lokalbehandlung des Ulkus ist meist nicht erforderlich. Am Anfang kann der Defekt mit Kochsalzlösung gereinigt werden. In jedem Fall sind cortisonhaltige Salben kontraindiziert, da sie die gewünschte Granulation hemmen.

Fehlbildungen des Venensystems

Synonym: Angiodysplasien.

Angeborene Erkrankungen des Venensystems sind zahlenmäßig sehr selten und haben in der Praxis keine Bedeutung. Diagnostische und therapeutische Maßnahmen müssen streng fallorientiert durchgeführt werden. Im wesentlichen handelt es sich um folgende Krankheitsbilder:
– arteriovenöse Kurzschlüsse,
– Hämangiome,
– Klippel-Trenaunay-Parkes-Weber-Syndrom (Naevus varicosus osteohypertrophicus),
– Sturge-Weber-Krabbe-Syndrom (Angiomatosis encephalotrigeminalis),
– Hippel-Lindau-Syndrom (Angiomatosis cerebri et retinae).

Sachverzeichnis

A

Abduktion 11
Abrasio patellae 399
Abszeß 21
– subperiostaler 133
Acetylsalicylsäure 33, 151
Achillessehnenansatz, Schmerzen 127
Achillessehnenreflex 288
– fehlender 267
– – Bandscheibenprolaps 334
Achillessehnenruptur 417, 442 f
– Therapie 443
Achillessehnenverlängerung 255
Achillodynie 21, 442 f
– Therapie 442
Achillotenotomie 412, 414
– Klumpfuß 263
– Komplikation 417
– Plattfuß, angeborener 421
– Spitzfuß 416
Achondroplasie 68 ff
– Ätiopathogenese 69 f
– Coxa vara 378
– Klinik 70 f
– Röntgen 71
– Therapie 71 f
– Typ, epiphysärer 70
– – metaphysärer 70
Achsenfehlstellung 6, 69, 395
– Exostosen 172
– Gonitis tuberculosa 147
– Osteogenesis imperfecta 74
Adamantinom 169
Adduktion 11
Adduktorendelle 364
Adduktorenfaltenasymmetrie 363
Adduktorenkontraktur 62
Adoleszenten-Knick-Platt-Fuß 423 f
– Therapie 427 f
Adoleszentenkyphose s. Scheuermann-
sche Erkrankung
Adoleszentenskoliose 310
Affenhand 274
Aggravation 64
Akromioklavikulargelenk, Usurie-
rung 101
Akrozephalosyndaktylie 73
Akrozyanose 154
Aktiveinlage nach Spitzy 426

Akupunktur 37 ff
– Indikationen 40
– Standardstimulation 40
– Wirkungsweise 39
Akupunkturanalgesie 38
Akupunkturtherapie 38
Albers-Schönberg-Krankheit s. Mar-
morknochenkrankheit
Albright-Syndrom 208
Allopurinol 34, 168
Altersatrophie 94
Altlasassimilation 295 f
Amelie 86, 89
Aminonitrile-Mangel 116
Amnionstrang 85
Amputation 56 ff
– Frühversorgung 59
– Indikation 56 f
– Sofortversorgung 57 ff
Amputationstechnik, allgemeine 57
Amyloidose 135, 219
Analgesie s. Schmerztherapie
Anämie 75 ff
Anamnese 4 ff
– allgemeine 5 f
– spezielle 4 f
– vegetative 5
Angina pectoris, Hauffe-Armbad 42
Angiodysplasie 445
Angiographie 20 f
Angiomatosis encephalotrigeminalis s.
Sturge-Weber-Krabbe-Syndrom
Angiosarkom 169
Angulationsosteotomie, subtrochantäre
386
Anisokorie 267
Ankylose 141, 155
Anlaufschmerz 5
Antetorsion 17 f, 378
– Rippstein-II-Aufnahme 19
Antibiotika 34
Antikörper, antinukleäre 24, 158
Antimalariamittel 160, 166
Antiphlogistika 151
– Arthrosetherapie 242
– nichtsteroidale 32 ff
Antirheumatika 33, 159 f
Antistreptolysin-Titer 24
Anulus fibrosus 323
Aortenaneurysma 82

Aplasie 86
Aponeurosenschrumpfung 244
Aponeurosis plantaris 406
Apophysitis calcanei 126 f
Apprehensionstest 345
Arachnodaktylie s. Marfan-Syndrom
Arbeitsfähigkeit, Minderung 65
Arbeitstherapie 49
Arbeitsunfähigkeit 64
Arbeitsunfall 65
Areflexie 264
Arm 344
– Sprungbereitschaft 252
Armamputation 59
Armplexuslähmung s. Plexus brachialis,
  Lähmung
Armprothese 59 f
– bioelektrisch gesteuerte 60
– pneumatische 60
Arteria brachialis 233
– subclavia, Kompression 304, 344
– vertebralis 328, 330
Arteriographie 20
Arthritis 139 ff
– bakterielle s. Infektarthritis
– Differentialdiagnose 152, 157 f, 168,
  185
– Gelenkpunktat 239
– Physiotherapie 42
– psoriatica 165 f
– – Differentialdiagnose 166
– – Klinik 165 f
– rheumatoide s. Polyarthritis, chroni-
  sche
– Spondylitis ankylosans 161
– tuberculosa 140
– urica (s. auch Gicht) 140, 158
– – Differentialdiagnose 148, 226
– venerische s. Reiter-Syndrom
Arthrodese 55, 143, 243
– extraartikuläre nach Grice 263
– Indikationen 55
– subtalare 418
Arthrographie 20
Arthrogrypose 80 ff
– Therapie 82
Arthrogryposis multiplex congenita 369
– – – Klumpfuß 410
Arthrolyse 62, 82
– offene 247
Arthron 35
– Krankengymnastik 48
Arthropathia haemophilica s. Bluter-
  gelenk

– tabica s. Tabes dorsalis
Arthropathie, degenerative, Hyperämi-
  sierung 42
Arthrose 238 ff
– Achondroplasie 71
– aktivierte 240
– Ätiopathogenese 238 ff
– Gelenkerguß 140
– Gelenkruhigstellung 241 f
– Hilfsmittel 243
– Iontophorese 43
– Klinik 240
– Knochennekrose, aseptische 109
– latente 240
– posttraumatische 220 f, 240
– retropatellare s. Chondropathia
  patellae
– Röntgen 240 f
– sekundäre 79
– Therapie 241 ff
– – medikamentöse 242
– – operative 243
– – physikalische 242 f
Arthroseschmerz 39
Arthrosis deformans 128, 235, 238, 241
Arthroskopie 25 ff, 62
– Komplikationen 26
Arthrotomie 62
Arzthaftpflicht 65
Asymmetrie 6
Asynergie 250
Ataxie 250, 267
Atembewegung, paradoxe 264
Athetose 249
– Bewegungsbad 41
Atlasaplasie, asymmetrische 303
Atlasbogen, hinterer, offener 297
ATNR s. Halsreflex, asymmetrisch-
  tonischer
AT-Winkel 377
Aufnahme s. Röntgenaufnahme
Aufsplitterung nach Kirschner 215
Außenband s. Knieseitenband, laterales
Außenmeniskusschaden 223
Außenrotation 11
Azetabulumwinkel 368 f

B

Baastrup-Phänomen 95, 283
Babinski-Reflex, positiver 249
Bad, hydroelektrisches 243
Baker-Zyste 21
Balanitis 158, 164

Ballenhohlfuß 428ff
- Therapie 429f
Bänderalterung 236
Bandplastik 62
Bandscheibe, Entwicklung 279f
- Kalkeinlagerung 168
- primitive 279
- Spannungsdruck 236
Bandscheibenablösung 292
Bandscheibendegeneration 298
Bandscheibenhernie 20
- intraspongiöse s. Schmorl-Knötchen
Bandscheibennekrose 323
Bandscheibenprolaps 283
- Differentialdiagnose 175
- lateraler 332f
- lumbaler 332ff
- medialer 332f
- Myelographie 334
- pendelnder 332
- sequestrierter 332
- Therapie 334f
- Venographie, lumbale 334
- zervikaler 330f
Bandscheibenprotrusion 332
Bandscheibenraum, Umgestaltung, tellerartige 329
Bandscheibenschaden 235, 322ff
- Ätiopathogenese 322f
- Klinik 324f
- Randzacke, spondylotische 323f
- Therapie 325f
Bandscheibensequestrierung 237
Bandscheibenumwandlung, fibröse 316
Bandscheibenverkalkung 318
Bandscheibenverletzung, isolierte 336
Bandscheibenverschmälerung 318, 324, 327
Bandverletzung, Druckschmerz 11
Bandzerreißung 221
Bankart-Läsion 346
Bauchfalte, horizontale 282
Bechterewsche Erkrankung s. Spondylitis ankylosans
Becken, Kartenherzform 75, 97, 103f
- plattrachitisches 99
Beckengürtelmuskulatur, Atrophie 269
Beckenkorb, gefensterter 62
Beckenneigung, verstärkte 379
Beckenosteotomie nach Chiari 374, 378
- perikapsuläre, nach Pemberton 374
- nach Salter 374
Beckenschiefstand 392

- Skoliose 311
- Spitzfuß 415
Beckenstandaufnahme 381
Becksche Bohrung 27, 215
Begutachtung 64f
Behinderung 29
Bein, Abduktion, eingeschränkte 379
- Außendrehstellung 361
- Innendrehstellung 377
Beinachsendeviation 17
Beindeformierung, Rachitis 99
Beinlängendifferenz 52, 282, 380f
- Coxa valga 376
- - vara 379
- Epiphyseolysis capitis femoris 117
- Hüftgelenkluxation, angeborene 362
- Klinik 380f
- Perthessche Erkrankung 111
- Poliomyelitis 256
- relative 381
- Skoliose 311
- Spitzfuß 416
- Therapie 381
Beinleiden, venöses 443ff
Beinprothese 60ff
Belegknochen 66
Bence-Jones-Proteine 200
Berufskrankheit 65
Berufsunfähigkeit 64
Beschäftigungstherapie 49
Besenreiservarikose 35, 443
Beugekontraktur 91
Bewegungsbad 41
Bewegungsorgan 1
Bewegungssegment, Aufklappbarkeit 292
- nach Junghanns 285
Bewegungstherapie, aktive 48
Bewegungsumfang 8
Biceps-longus-Syndrom 349
Bildverstärker 18
Binde, elastische 30
Bindegewebe, Alterung 235ff
Bindegewebsmassage 47
- nach Teirich-Leube 36
Biopsie 27
- offene 27
Bizepsreflex 288
Bizepssehne, lange 348
Bizepssehnenruptur, distale 351
- proximale 351
Blaseninsuffizienz 335
Blasenlähmung 264ff

450   Sachverzeichnis

Blockierung 37
Blockwirbel 295 ff
– erworbener s. Synostose
– Spondylitis tuberculosa 320
Blount's disease s. Tibia vara infantum et juvenum
Blutbild 23
Blutergelenk 401 ff
– Therapie 403
Blutkörperchensenkungsgeschwindigkeit 23
Blutung, intraossäre 101
Bobath-Methode 253
Bogenanteil, hinterer, offener 296 f
Böhler-Zeichen 224 f
Bohrlochosteomyelitis 134
Boston-Brace-Korsett 313
Brachialgia paraesthetica nocturna s. Karpaltunnelsyndrom
Brachialgie 317
Brachydaktylie 89
Brachymesophalangie 89
Brachyzephalie 71 f
Bragard-Zeichen 286, 288
Breitwindeln 371
Briefträgerkissen 350 f
Brodie-Abszeß 137, 139
– Differentialdiagnose 148, 174
Bronchialkarzinom 202
Brustkorb s. Thorax
Brustwirbelsäule, Bewegungsprüfung, passive 285 f
– Kyphose 282, 342
– Versteifung 316
Bursa subacromialis 349
– trochanterica 384
Bursitis 21
– calcarea trochanterica 386 f
– Differentialdiagnose 185
– subacromialis 349
Bycastverband 32

C

Caissonkrankheit 385
Calcitonin 34, 97, 104, 272
Calcium 24, 97
– erhöhtes 100, 200
Calciumausscheidung, erhöhte 101, 103
– verminderte 98
Calciumpyrophosphat-Dihydrat-Kristalle 168
Calvé-Legg-Perthes-Erkrankung s. Perthessche Erkrankung

Camurati-Engelmann-Krankheit 79
Canalis carpi 355
Capitulum humeri, Osteochondrosis dissecans 122
Caput membranaceum 74
– quadratum 98
Caput-ulnae-Syndrom 156
CCD-Winkel s. Centrum-Collum-Diaphysen-Winkel
Centrum-Collum-Diaphysen-Winkel 17 f, 360
– Normalwerte 376
– Vergrößerung 376
– Verkleinerung 378 ff
CESS-Studie 196
Charcot-Gelenk 267
Chemonukleolyse 20
Chenaut-Korsett 313
Chiari-Osteotomie 262
Chirotherapie 36, 326
Chlamydien 164
Chlorom 198 f
Chloroquinderivate 159
Cholesterin, Gelenkpunktat 140
Chondroblastom 169
Chondrodysplasia fetalis s. Achondroplasie
Chondrodystrophia calcarea 67 ff
Chondrokalzinose 168
– lokalisierte 168
– polyartikuläre 168
Chondroklasten 66
Chondrom 174
– Entartung, maligne 189
Chondromatose 26, 176 ff
– Differentialdiagnose 123, 148, 226
– synoviale 169
Chondrome, multiple 174 ff
Chondromyxoidfibrom 169
Chondropathia patellae 398 ff
– – Differentialdiagnose 401
– – Röntgen 398 ff
– – Therapie, operative 399
Chondroprotektiva 34
Chondrosarkom 169, 189 ff
– Differentialdiagnose 185
– Erkrankungsalter 191
– primäres 189, 191
– sekundäres 189, 191
– Therapie 193
– Verteilung, topographische 192
Chondrose 322
Chondrosis intervertebralis 322

Chondrozyten, Absterben 239
– Wachstum 116
Chopart-Gelenk, Arthrodese 428
Chopart-Stumpf 60 f
Chorda dorsalis 278 f
Chordom 169, 184
Christmas-Faktor 401
Chromosomenabberation 85
Claudicatio intermittens 426
Cluster 239
Coalitio calcaneonavicularis 426
Codman-Sporn 188
Colchicin 168
Colitis ulcerosa 162
– – Differentialdiagnose 152
Computertomographie 22
– quantitative 96
Corona phlebectatica paraplantaris 443
Corticosteroide 34
– Arthrosetherapie 242
– Polyarthritis, chronische 157
COSS-Studie 189
Coxa plana 111, 113
– saltans 384
– valga 376 ff
– – antetorta 359, 377 f
– – Ätiopathogenese 376
– – Röntgen 377
– – spastica 254
– – Therapie 377 f
– – – operative 53
– – Varisierungsosteotomie 374 f
– vara 377 ff
– – adolescentium s. Epiphyseolysis
     capitis femoris
– – Ätiopathogenese 378 f
– – congenita 362, 379 f
– – diaphysarea 380
– – Differentialdiagnose 370
– – epiphysarea s. Epiphyseolysis capi-
     tis femoris
– – Osteogenesis imperfecta 75
– – Paget-Krankheit 103
– – Protrusio acetabuli 382
– – Röntgen 379 f
– – symptomatica 379 f
– – Therapie 380
Coxitis (s. auch Koxitis) fugax 113
– gonorrhoica 144
– luetica 144
– tuberculosa 113, 143 ff
– – Differentialdiagnose 144
– – Therapie 145
C-reaktives Protein 23

Crus varum 126, 403 f
– – et antecurvatum 75, 103
– – congenitum 404 f
– – – Differentialdiagnose 126
– – – Therapie 405
– – posttraumatisches 404
– – Therapie 404
Crutchfield-Klammer 339
Cushing-Syndrom 95
Cutis marmorata 154

D

Daumen, Tendovaginitis 357
Daumenballenatrophie 354 f
Daumenballenmuskulatur,
     Lähmung 273 f
Daumensattelgelenk, Usur 156
De-Qui-Sensation 40
Débridement 161
– Pseudarthrose, infizierte 219
Deckknochen 66
Deckplattenunregelmäßigkeit 318
Defekt, fibröser, metaphysärer 179, 181
Defektpseudarthrose 215 ff
– nach Osteomyelitis 136
– Therapie 137
Defillee-Aufnahme 398
Deformität 6
Dekompressionsoperation 63
Dekortikation 218
Denervierung 25
– nach Wilhelm 353
Dens axis, Luxation 339
Denspseudarthrose 339
Dermatom 278
– segmentales 286 f
Desault-Verband 31, 246, 345, 347
Destruktionsluxation 141 f
Destruktionsosteomyelitis 320
Destruktionsskoliose 311 f
Diabetes mellitus 357, 385
Diagnostik 4 ff, 38
Diaphragma 289
Diaphyse 66
– verdickte 71
Diaphysenstachel-Os ischii-
     Abstand 368 f
Diazepam 34
Diclofenac 33
Differentialblutbild 23
Digitus quintus varus superductus 436 f
Diphosphonate 104
Diplegie 249

Diskektomie 63
Diskographie 20
Diskushernie s. Bandscheibenhernie
Dissekat, chondrales 123
– osteochondrales 123
Distorsion, Strom, diadynamischer 44
– Stützverband 31
Dolichostenomelie s. Marfan-Syndrom
Doppelkontrastarthrographie 20
Doppler-Sonographie 21 f
Dornfortsatz, Bewegungsprüfung 286
Dornfortsatzbandverbindung, Zerrei-
ßung 292 f
D-Penicillamin 159 f
Drahtzuggurtung 215
Drehmann-Zeichen 113, 117
Dreieckimpuls 44
Dreipunktkorsett 338 f
Druckpalpation 7 f
Druckschmerzhaftigkeit 7 f
Dualphotonenabsorption 96
Duchenne-Griesinger-Muskeldystro-
phie 269
Duchenne-Hinken 111
Duchenne-Phänomen 10
Ducroquet-Korsett 314
Dupuytren-Kontraktur 357 f
– Stadieneinteilung 358
Durchblutungsstörung 42
– Massage 47
Dysmelie 88
Dysmetrie 250
Dysostose, enchondrale 106
– – Differentialdiagnose 100
– – polytope s. Dysplasie, epiphysäre
Dysostosis cleidocranialis 72
– enchondralis epimetaphysaria s.
Mukopolysaccharidosis IV
– multiplex s. Mukopolysaccharidosis I
Dysplasie, angeborene, periostale s.
Osteogenesis imperfecta
– epiphysäre 68 f
– femurpatellare 398
– fibröse 174
– – polyostotische 101
– metaphysäre, familiäre 72
Dysproteinämie 155, 269
Dysraphie 257 ff
Dysregulation, vegetative 264
– viszerovertebragene 39
Dyssynergie 250
Dystrophia adiposogenitalis 116
– musculorum progressiva, Differentialdiagnose 370

E

Echinokokkose, Differentialdiagnose
205
Eden-Hybinette-Operation 346
Eigenreflex 16
Einbeinstand 6
– Untersuchung 10
Einisotopenmethode 96
Einlage 52 f
Eisen, erhöhtes 161
– Verminderung 154 f
Ejaculatio 291
Ekchondrom s. Osteochondrom
Ektromelie 86
– phokomele 88, 90
– radiale 88 f, 91
– ulnare 91
Elefantenfußpseudarthrose 213 f
Elektromyographie 25
– Indikation 25
Elektromyokinese 27
Elektrophorese 23
Elektrotherapie 36, 42 ff, 110
– Arthrose 243
Elfenbeinwirbel 199
Ellenbogen, Tendopathie 351 ff
Ellenbogengelenk 344
– Beugekontraktur 71
– Chondromatose 178
– Fechterstellung 276
– Funktionsstellung 33
– Hypoplasie 72 f
– Meßblatt 12
– Strecksteife 245
Eminentia intercondylaris 228
Empfindungsstörung, dissoziierte 268
Enchondrom 169
– Differentialdiagnose 137
Enchondromatose 169
Endgefühl, federndes 37
Endoprothese 55
– Haltbarkeit 56
– zementierte 56
Endoprothesenlockerung 23, 56
– Magnetfeldtherapie 45
Endorphine 39
Endotheliom, diffuses s. Ewing-Sarkom
Endovaginitis 164
Enteropathie 162
Entwicklungsstörung, motorische 251
Eosinophilie 140, 210
– Goldtherapie 160
Epicondylitis humeri radialis 352 f

– – ulnaris 352
Epicondylus femoris 226
Epikondylitis, Akupunktur 40
Epiphyse 66
– Knorpelnekrose 67
– verbreiterte 71
Epiphysenerkrankung 68
Epiphysenfuge 66 f
– Verbreiterung 116
Epiphysenfugenschluß, vorzeitiger 116
Epiphysenknorpel, Verdickung 116
Epiphyseodese nach Blount 256 f
– nach Phemister 256 f
Epiphyseolysis capitis femoris 116 ff
– – – acuta 117 ff
– – – – Therapie 121
– – – Ätiopathogenese 116 f
– – – Coxa vara 379
– – – Differentialdiagnose 113
– – – Dreilamellennagelung 120
– – – Klinik 117 f
– – – lenta 117
– – – – Therapie 119 ff
– – – Osteotomie nach Imhäuser 120
– – – – subkapitale, intrazervikale 121
– – – Röntgen 118 f
Episkleritis 167
Erbium 35
Erbsche Lähmung 275 f
– Muskeldystrophie 269
Erectio 291
Ergotherapie s. Arbeitstherapie
Erkrankung, entzündliche 23 f
– entzündlich-rheumatische 151 ff
Ersatzknochen 66
Erwerbsfähigkeit, Minderung 65
Erwerbsunfähigkeit 65
Erythema anulare 150, 158
– multiforme 151
– nodosum 158
Erythroblastämie 75
Ethambutol 145 f
Evozierte Potentiale, somatosen-
sible 27 f
Ewing-Sarkom 169, 195 ff
– Differentialdiagnose 113, 142, 189,
195, 210
– Therapie 196
Exartikulation 56
Exerzierknochen 232
Exophthalmus 77
Exostose, kartilaginäre s. Osteochon-
drom

Exostosen, kartilaginäre, multiple 169,
172 f
– – – Entartung, maligne 172
Exponentialstromimpuls 44
Extension 11
Extremität, obere 344 ff
– – Meßblatt 12 f
– – Mißbildung 87 f
– – Umfangmaße 13
– untere 359 ff
– – Meßblatt 14 f
– – Umfangmaße 13, 16
– Valgusfehlstellung 10
– Varusfehlstellung 10, 71
Extremitätenentwicklung, Phase,
sensible 88
Extremitätenfehlbildung 90
Extremitätenverbiegung 74
– Osteodystrophia fibrosa generalisata
101

F

Facies leontina 103
Faktor, antinukleärer 155
Fallhand 273
Falschgelenk s. Nearthrose
False joint s. Nearthrose
Familienanamnese 5
Fango 42
Fascia lata, Spannung, ungleichmäßige
384
Faserknochen 211
Faszienalterung 236
Faszienschrumpfung 244
Faszienspaltung 231
Fehlbildung, eingeschaltete 87
– endständige 87, 90
Fehlhaltung, fixierte 294, 331
– skoliotische 305
Felsenbeinveränderung 103
Femur, Chondrosarkom 193
– Ewing-Sarkom 197
– Längenwachstum, vermindertes 114
– varum 209
Femurende, koxales, Röntgenunter-
suchung 367 f
Femurkondylus, Fraktur 227
– Osteochondrosis dissecans 122 f
– Roll-Gleit-Bewegung 229
Femuropatellargelenk 398
– Arthrose 390, 400
Fersensporn 440 f
Fersenstand 6

Fettweis-Gips 32, 373
Fibrillieren 268
Fibrom 169
– desmoplastisches 178, 194
– Differentialdiagnose 194, 205
– nichtossifizierendes 179, 181
Fibrosarkom 169, 193 f
Fibula, Innendrehung 426
– Markraumerweiterung 102
Fiessinger-Leroy-Reiter-Syndrom s.
  Reiter-Syndrom
Finger, schnellender 357
– Ulnarabduktion 71
– Ulnardeviation 156 f
Fingerbeugesehne, Ersatz 62
Fingerendgelenk, Psoriasisbefall 165
Fingergelenk, Funktionsstellung 33
Fingergelenkendoprothese 56
Fingergrundgelenk, Destruktion 156
Fingermittelgelenk, Beugekon-
  traktur 82
Fingerspitzen-Fußboden-Abstand 286
Fingerzyanose 344
Finkelstein-Test 356
Fischwirbel 95 f
Fistel 133, 138, 219
– arteriovenöse 94, 206
Fistelkarzinom 136
Fistulographie 21
Fixateur externe 215
– – Defektpseudarthrose 137
– – Pseudarthrose, infizierte 219
Fixationsverband 31 f
– Indikation 32
Flachrücken 294
Flachwirbel, Scheuermannsche Erkran-
  kung 317
Flake-Fraktur 220
– Differentialdiagnose 123
Flexion 11
Foramen intervertebrale s. Zwischen-
  wirbelloch
Fragilitas ossium hereditaria s. Osteo-
  genesis imperfecta
Fragmentdiastase 212 f
Fragmentimmobilisierung, unzu-
  reichende 212
Fraktur, geschlossene 218
– intraartikuläre 221
– konservativ behandelte 211
– offene 218
– pathologische 200
– – Knochenzyste, solitäre 205

Frakturheilung s. Knochenbruchheilung
– gestörte, Magnetfeldtherapie 45
– – Marmorknochenkrankheit 76
Frakturspalthämatom 211
Fremdkraftprothese 60
Fremdreflex 16
Friktionsbehandlung nach Cyriax 351
Frontalebene 9, 11
– Achsenabweichung 6
Froschdeformität 259
Frozen shoulder s. Schultersteife
Frührheumatoid, parainfektiöses 149
Funktionsaufnahme 18
Fusion, dorsale 300
Fuß, Funktionsstellung 33
– hochgesprengter 429
Fußamputation nach Pirogof 61
– nach Syme 61
Fußbett 53
Fußbeugerlähmung 275
Fußdeformität 405 ff
– fixierte, Differentialdiagnose 426
Fußfehlform 260
Fußhöcker, dorsaler 439 f
Fußlängsgewölbe 406
– Abflachung 417, 424, 430
– Ausprägung, vermehrte 418 f, 429
Fußquergewölbe, Abflachung 425, 431
– – Hallus valgus 434
Fußsohle, Brennen 425
– Schmerzen 439
Fußsohlenatrophie 53
Fußwurzel 409
Fußwurzelarthrose 418, 424
Fußwurzelknochen, akzessorischer 440

G

Gaenslen-Zeichen 154
Gallertkern 280
Galvanisation 43
– Arthrose 242
Gammaglobuline 134
Gang 6, 293 f
– stampfender 418, 425
Ganganalyse 27
Ganglienzelldegeneration 80
Ganglion 204 f
– Differentialdiagnose 185
Ganglioneurom 169
Ganzkörperknochenszintigramm,
  Osteosarkom 188
Gargoylismus s. Mukopolysacchari-
  dosis I

Gefäßdilatation, Magnetfeldtherapie 45
– Massage 46
Gefäßerkrankung 56
Gefäßgymnastik 42
Gefäßnävus 94
Gefäßverletzung 221
Gehfähigkeit 5
Gehstock 241
Gelenk, Achsenabweichung 155
– Funktionsaufnahme 18
– Funktionsstellung 32 f
Gelenkblutung 240
Gelenkchondromatose s. Chondro-
    matose
Gelenkdeformierung 172 f
Gelenkdestruktion 239
– osteolytische 165
– Syringomyelie 268
Gelenkdystrophie 221
Gelenkentzündung s. Arthritis
Gelenkerguß 30, 139 f, 154
– blutiger s. Hämarthros
– Einteilung 139 f
– eitriger s. Pyarthros
– Infektarthritis 141
– Osteochondrosis dissecans 122
– bei Osteomyelitis 137
– Psoriasis 165
– serofibrinöser 140
– seröser 140
Gelenkerkrankung, unklare 26
Gelenkersatz, künstlicher 55 f
– – Indikationstellung 56
Gelenkfehlstellung 69, 221, 240 f
Gelenkimmobilisierung 246
– Nährsubstratfluß 239
– posttraumatische 221
Gelenkinkongruenz 238
Gelenkinstabilität 62, 220 f, 240
Gelenkkapsel 238
– Hypertrophie 143, 147, 154, 240
Gelenkkapselentzündung 240
Gelenkkapselphlegmone 141
Gelenkkapselprellung 220
Gelenkkapselzerreißung 220 f
Gelenkkontraktur 62, 240, 244
– Mukopolysaccharidosis IV 83
– symmetrische 80
Gelenkkörper, freier 26
– – Syringomyelie 268
Gelenkmaus 122, 124
Gelenkpunktat 140
Gelenkpunktion 24, 140

Gelenkrheumatismus, akuter 149 ff
– – Differentialdiagnose 142, 151 f,
    157 f
– – Klinik 150
– – Therapie 151
– chronischer s. Polyarthritis,
    chronische
Gelenkschaden, traumatischer 220 f
Gelenkschmerz, Belastungsschmerz 240
– Chondromatose 177
– Einlaufschmerz 240
Gelenkschwellung 149, 154
– Gichtanfall 167
Gelenkspaltverschmälerung 155 f, 240 f
Gelenksperre 122, 240
Gelenksteife 154
Gelenktoilette 62
Gelenküberstreckbarkeit 74, 82
Gelenkumformung 55
Genmutation 85
Genu recurvatum 388, 392, 395 ff
– – Spitzfuß 415
– – Therapie 397
– – et valgum 82
– valgum 6, 68, 81, 389, 394 f
– – Ätiopathogenese 394
– – Gonitis tuberculosa 147
– – Knick-Platt-Fuß 422
– – Korrekturosteotomie 395 f
– – Therapie 395
– varum 6, 68 f, 71, 126, 391 ff
– – Gonitis tuberculosa 147
– – Knick-Platt-Fuß 422
– – Korrekturosteotomie 393
– – rachitisches, Differentialdiagnose
    126
– – Therapie 392 f
Gesäßdelle 362
Geschlechtshormon, Verminderung 116
Gesichtskoliose 303 f
Gibbus 372
– Spondylitis tuberculosa 319 f
Gicht 24, 34, 166 ff
– chronische 167 f
– Differentialdiagnose 123, 168
– Gelenkerguß 140
– Gelenkpunktat 167
– Klinik 167
– Phase, interkritische 167
– primäre 166
– sekundäre 166
– Therapie 168
Gichtanfall, akuter 167
– – Therapie 168

Gichtarthropathie 140, 148, 158, 226
Gichttophus 158, 167
– Prädilektionsstelle 167
Gigantomelie s. Riesenwuchs, partieller
Gilchrist-Verband 31
Gingivitis 164
Gipsbinde 1
Gipsköcher 58f
Gipskorsett 32, 318, 321
Gipsverband 31
Glissement 364
Glisson-Schlinge 313, 339
Globulin, antihämophiles 401
α_2-Globulin-Erhöhung 154
Glomustumor 170
Glucocorticoide 95
Glucosamin 34, 242
Glutäalfaltenasymmetrie 363
Gnomenwade 269
Gocht-Kreuz 439
Goldexanthem 160
Goldtherapie 157, 159f, 166
Gonarthrose 392, 394
– Akupunktur 40
– Meniskusverletzung 222
Gonitis tuberculosa 147f
– – Differentialdiagnose 148
Gonorrhö 140
Granulom, eosinophiles 209f
– tuberkulöses 143
Greifarm, aktiver 59
– passiver 59
Greifreflex 251
Greifzange nach Krukenberg 60
Grimassieren 248f
Großzehenendgelenk, Beugekon-
    traktur 437
Großzehengrundgelenk, Arthrose 432f,
    436
Güntz-Zeichen 283
Güsse 42
Guyon-Loge 356

H

Hackenfuß 255, 260, 275
– angeborener 417f
– Crus varum congenitum 405
– erworbener 417f
– – Therapie 418
– paralytischer 263
Hackenfußeinbettung 61
Hackenhohlfuß 417ff

Haglund-Exostose 441
Halbwirbel 309
– zervikaler 303
Hallux flexus 436
– malleus 437
– rigidus 435f
– valgus 432ff
– – Therapie 434f
Halotraktion 313f
Halslordose 282
Halsreflex, asymmetrisch-toni-
    scher 250ff
Halsrippe 304f
– Differentialdiagnose 344
Halswirbelkörper, Synostose 302
Halswirbelsäule, Aufklappbarkeit,
    dorsale 292f
– – ventrale 292f
– Bewegungsprüfung, passive 285
– Bewegungssegment, Drehpunkt 292f
– Funktionsaufnahme 18
– Luxation 340
– Rotation 285
– Rückneigung 285
– Schrägaufnahme 292
– Seitneigung 285
– Spondylose 326ff
– Verletzung 338f
– Vorbeugung 285
Halswirbelsäulensyndrom, Akupunktur
    40
– Massage 47
Haltung 6, 293f, 322
– Formen 294
– krankhafte 294
– normale 294
Hämangioendotheliom s. Ewing-Sarkom
Hämangiom 169, 175, 179f, 446
– Differentialdiagnose 205
Hämangioperizytom 169
Hämarthros 140
– Flake-Fraktur 220
– Kontraktur, kapsulär-ligamentäre
    244
– Resorption 403
Hämatom 30
– periostales, ossifizierendes s. Kno-
    chenzyste, aneurysmatische
– subperiostales 134
– Ultraschalltherapie 46
Hämatomyelie, Differentialdiagnose
    268
Hämatopoese, extramedulläre 75

Hammerzehe 437 ff
- Therapie 438 f
Hämophilie 5, 240
Hämophilie A 401 f
Hämophilie B 401
Hand 344
- Abknickung, bajonettförmige 92
- Dreizackform 71
- Pronationsbeugekontraktur 255
- Tendopathie 356 ff
- Verlust, doppelseitiger 60
Handgelenk, Beugekontraktur 233
- Funktionsstellung 33
- Meßblatt 13
- Überstreckbarkeit 82
- Ulnarabduktion, schmerzhafte 356
Handgelenkendoprothese 56
Hand-Schüller-Christian-Krankheit 209
Handwurzel, Knochenkernbildung,
    verlangsamte 99
Handwurzelgelenkarthrose 130
Harnsäure 24, 155, 167, 198
Harrison-Furche 99, 343
Hauffe-Armbad 42
Hautfalte, tiefe 79
Hautjucken 198 f
Hautüberwärmung 103
Head-Zone 47
Heberdenknoten 158
Heidelberger Armprothese 60
Heine-Medin-Krankheit s. Poliomyelitis
Heiserkeit 154
Hemiparese, spastische 310
Hemipelvektomie 62
Hemiplegie 249
- bilaterale 249
Heparin 445
Hernie 82
Hessing-Sandale 51 f
Hexenschuß 36
Hiatus leucaemicus 198
Hilfsmittel 5
Hilgenreiner-Linie 367, 369
Hilgenreiner-Zeichen 364
Hill-Sachs-Defekt 346
Hinken 6, 110 f, 380 f
- Coxitis tuberculosa 143
- Epiphyseolysis capitis femoris 117
- Os naviculare, Osteochondrose 127
Hippel-Lindau-Syndrom 446
Hirnnervenschädigung 76 f
Hirnschädigung, frühkindliche 248
Hirtenstabdeformität 208 f

Histamin 242
Histiozytom, fibröses 169
HLA-B27 158, 162
HLA-Marker 155
Hochfrequenztherapie 44 f
Hochwuchs, eunuchoider 116
Hockgips nach Fettweis 32, 373
Hohlfuß 414
- Fußhöcker, dorsaler 440
Hohmann-Überbrückungsmieder 299
Horner-Symptomenkomplex 276
Hörstörung 103
Hounsfield-Einheit 22
Hüfte, schnappende s. Coxa saltans
Hüftgelenk, Abduktions-Außen-
    rotations-Beugekontraktur 259
- Abduktionskontraktur 381, 392
- Abduktoreninsuffizienz 117, 370
- Abspreizbehinderung 361
- Abspreizung, abnorme 362
- Adduktionskontraktur 381
- Ankylose 164
- Arthrodese, extraartikuläre 145
- Beugeadduktionskontraktur 143
- Beuge-Anspreiz-Kontraktur 254
- Beugekontraktur 4, 245, 382
- Destruktionsluxation 142, 369
- Diaphysenstachel 367 f
- Exartikulation 62
- Funktionsstellung 33
- instabiles 364
- Meßblatt 14
- Osteochondrosis dissecans 122
- Schmerzen 111
- Wackelsteife 145
Hüftgelenkdysplasie 359 ff
- Hockgips nach Fettweis 32, 373
- Therapie 370 ff
Hüftgelenkersatz 56
Hüftgelenkluxation, angeborene 1,
    359 ff
- - Adduktorendelle 364
- - Arthrographie 369
- - Ätiopathogenese 359 f
- - Bewegungsarmut 362
- - Differentialdiagnose 369 f
- - Einteilung nach Graf 365 ff
- - Extensionsbehandlung 373
- - Extensionsreposition 373
- - Faltenasymmetrie 362 f
- - Gesäßform 363
- - Hinweiszeichen, sicheres 364
- - - unsicheres 361 ff

Hüftgelenkluxation, angeborene
– – Overheadextension 373
– – Prognose 374, 376
– – Retentionsbehandlung 373
– – Röntgenuntersuchung 366 ff
– – Stadieneinteilung, röntgenologische
  369
– – Therapie 370 ff
– – – operative 374
– – Ultraschalluntersuchung 364 ff
– Lähmungsluxation 259, 261 f
– teratologische 359
Hüftgelenkspalt, Verschmälerung 113
Hüftgelenksubluxation 144, 360, 369
– Therapie 370 f
Hüftkopf, Deformierung 115
– Fehlwachstum 360
– Kranialwanderung 360
– Lateralisierung 363 f
– Reposition 372 f
– – offene 374
– verplumpter 71
Hüftkopfepiphyse, Ossifikations-
  störung 69
Hüftkopfkalotte, Abkippen 116 f
Hüftkopfkappe, Abgleiten 118 f
Hüftkopfkern 379
– Abflachung 111 f
– Revaskularisierung 114
Hüftkopfnekrose 117, 240
– Differentialdiagnose 123
– frühkindliche 362
– idiopathische 385 f
– Röntgen 119, 385 f
Hüftkopfumbaustörung 371 f
Hüftpfanne, leere 364
– Röntgenuntersuchung 367 f
Hüftpfannendysplasie 359, 368 f
– Therapie, operative 374 f
Hüftpfannenprominenz, physiolo-
  gische 381 ff
Hühnerbrust s. Kielbrust
Hülsenapparat 51
Humanleukozytenantigen 24
Humerus, Rotationsosteotomie 346
– valgus 345
Humerusfraktur, subkapitale, Gilchrist-
  Verband 31
– suprakondyläre 233
Humerusverkürzung 177
Hyaluronidase 234
Hyaluronsäure 239
Hydergin 272

Hydrocephalus internus 103
Hydrops s. Gelenkerguß, seröser
Hydrotherapie 41 f, 242
Hydroxyprolinausscheidung 82
Hydrozephalus 71
Hyperämie 41
– aktinische 41
– Magnetfeldtherapie 45
– Massage 46
– mechanische 41
Hyperhidrose 270
Hyperkalzämie 101, 200
Hyperkalzurie 100, 103
Hyperlipoproteinämie 385
Hyperlordose 4
Hypermobilität 8, 18, 37
Hypernephrom 202
Hyperostose, hereditäre, generalisierte
  79 f
Hyperparathyreoidismus, Chondro-
  kalzinose 168
Hyperphosphatämie 104
Hyperphosphaturie 100
Hyperplasia partialis congenita s.
  Riesenwuchs, partieller
Hypertrichose 270
Hyperurikämie 24, 166 f, 385
Hypomobilität 8, 18, 37
Hypophosphatämie 100
Hypoplasie 86

I

Ileitis terminalis 162
– – Differentialdiagnose 152
Iliosakralgelenk, Ankylose 162 f
– Psoriasisbefall 166
Immobilisation 30
– Fixationsverband 31
Immunglobuline, monoklonale 199 f
Immunsupressiva 159 f
Impulsechosonographie 21
Inaktivitätsatrophie 260
– Reizstromtherapie 44
Indometacin 33
Induratio penis plastica 357
Infektarthritis 141 ff
– Ätiopathogenese 141
– Differentialdiagnose 144, 151, 157
– Therapie 142 f
Infektion, Osteosynthese 54
Infektionskrankheit 148 f
Inguinalfaltenasymmetrie 363

INH 145f
Injektionstherapie 34
Innenband s. Knieseitenband, mediales
Innenmeniskus 222
Innenmeniskusschaden 223f, 400
Innenohrschwerhörigkeit 74
Innenrotation 11
Insertionstendopathie 352
– Magnetfeldtherapie 45
Inspektion 6f
Intelligenzdefekt 72, 83
Intentionstremor 250
Interkostalmuskulatur, Lähmung 264
Interkostalneuralgie 331
Interpositionsarthroplastik 55
Intervertebralgelenk, Psoriasis-
befall 166
Intervertebralspalte 278
Interzellularsubstanz 235
Involutionsosteoporose 382
Iontophorese 43
– Arthrose 242
Iridozyklitis 151, 158, 161
Iris, Pigmentstörung 72
Iritis 158
Ischialgie 332ff
– Ätiopathogenese 332
– Scheuermannsche Erkrankung 317
– Sensibilitätsstörung 333f
– Wannenbad 41
Ischiasskoliose 333
Ischiassyndrom 311
Ischiokruralmuskulatur 48
Isometrie, exzentrische 48
Isoniazid 145f

J

Jaffé-Lichtenstein-Uehlinger-Erkran-
kung s. Knochendysplasie, fibröse
Jodallergie 20
Joint play 37

K

Kahler-Erkrankung s. Plasmozytom
Kalkaneus 409
– Formvariante 441
– Hochstand 412
– Spitzfußstellung 420f
– Steilstellung 417
– Valgusstellung 423
– Varusstellung 429

Kalkaneusapophyse, Nekrose, asepti-
sche s. Apophysitis calcanei
Kalkaneusfraktur 425
Kalkaneusresektion 61
Kallus 211
Kältehyperämie 41
Kältetherapie 36, 242
Kamptodaktylie 89
Kapillardilatation 46
Kapsel-Band-Apparat, Läsion 18
Karpaltunnelsyndrom 355f
– Differentialdiagnose 344, 356
– Nervenleitgeschwindigkeit 25
Kaudalähmung 335
KBM-Prothese 61
Keilwirbel 95f
– Scheuermannsche Erkrankung 316f
– Spondylitis tuberculosa 320
Keratoderma palmoplantare 164
Kernresonanzsignal 23
Kernspintomographie 23
Kielbrust 82, 282, 343
Kienböck-Erkrankung s. Os lunatum,
Osteochondrose
Kinderorthopädie 5
Klarzellchondrosarkom 169
Klauenhand 276
Klauenhohlfuß 429
Klauenzehe s. Krallenzehe
Klavikuladysplasie 72
Klavikulafraktur, Rucksackverband 30f
Klavus 429, 437
Kleinwuchs 72
Klinodaktylie 89
Klippel-Feil-Syndrom 302f
– Differentialdiagnose 305
– Skoliose 309
Klippel-Trenaunay-Weber-Syndrom
92, 94, 446
Klumpfuß 1, 260
– angeborener 407ff
– – Ätiopathogenese 407
– – Differentialdiagnose 410
– – Oberschenkelgipsverband 411
– – Röntgen 409f
– – Schienenbehandlung nach Denis
Browne 411f
– – Therapie, konservative 410ff
– – – operative 412
– – Umstellungsgipsverband nach Kite
411
– Crus varum congenitum 405
– Einlage 53

Klumpfuß
- erworbener 413 ff
- - Ätiopathogenese 413
- - Therapie 414 f
- Mukopolysaccharidose 83
- neurogener 414
- paralytischer 263, 414
- posttraumatischer 415
- rebellischer 413
- spastischer 414
Klumpfußhaltung 245
Klumpfußwade 408
Klumphand 91
Klumpke-Lähmung 275 f
Knetmassage 325
Knickfuß 260, 275, 394, 422 ff
- paralytischer 263
- Pathogenese 423
Knick-Platt-Fuß 422 ff
- Ätiopathogenese 422 f
- Crus varum 403
- Differentialdiagnose 426
- Einteilung 422
- des Erwachsenen 428
- kindlicher 426 f
- Klinik 424 f
- kontrakter 424, 427 f
- muskulärer 423
- Prophylaxe 426
- Röntgen 426
Knick-Senk-Fuß 392, 423
- Einlage 52 f
- Marfan-Syndrom 81
- Übungseinlage nach Spitzy 53
Kniegelenk, Arthroskopie 226, 399 f
- Aufklappbarkeit 227
- Beugekontraktur 4, 147, 245, 254
- Calciumpyrophosphat-Dihydrat-
  Kristalle 168
- Funktionsstellung 33
- Hämarthros 223
- - Kreuzbandverletzung 229 f
- Hypoplasie 72 f
- Kapselüberdehnung 397
- Meßblatt 14
- Untersuchung 11
Kniegelenkerguß 147, 389, 394
- Chondropathia patellae 398
- seröser 223
Kniegelenkersatz 56
Kniegelenkinstabilität 392
Kniegelenkkontraktur 228
Kniegelenkluxation, angeborene 388

- - Genu recurvatum 395
Kniegelenksubluxation 388
Kniekehle, Schmerz 444
Kniekreuzband s. Kreuzband
Knieschmerz 398
Knieseitenband, laterales, Druck-
  schmerz 392
- mediales, Ansatz 11
- - Schädigung 227
- - Schwäche 392, 394
- - Ursprung 11
Knieseitenbandverletzung 226 ff
- Distorsion 226
- Klinik 227 f
- Therapie 228
Knochen, Längenwachstum 66
- Umrißzeichnung 17
Knochenabbau, kortikaler 95
- trabekulärer 95
Knochenatrophie 136
Knochenaufhellung, zystische 101
Knochenauftreibung 174
- Knochenzyste, solitäre 205
Knochenbruchheilung, gestörte,
  Magnetfeldtherapie 45
- - Marmorknochenkrankheit 76
- Kontaktheilung 211
- normale 211 f
- primäre 54, 211
- sekundäre 211
- Spaltheilung 211
- verzögerte 212
Knochenbrüchigkeit, erhöhte 74
- - Marmorknochenkrankheit 75 f
Knochendestruktion 155
Knochendichte 95
- Röntgenuntersuchung 17
- wechselnde 73 ff
Knochendysplasie, fibröse 208 f
- - Differentialdiagnose 205, 210
- - Genu varum 391
- - Therapie 209
Knochenentzündung s. Osteomyelitis
Knochenläsion, tumorähnliche 204 ff
Knochenlipom 170
Knochenmarksnagelung, Röhren-
  knochenverbiegung 75
Knochenmarksphlegmone 134
Knochenmarksreifung, mangelnde 75
Knochenmarksumwandlung, fibröse 79,
  101
- - Paget-Krankheit 102
Knochenmetastase 201 ff

– Calcitonin 34
– osteolytische 202 f
– osteoplastische 202 f
– Therapie 202, 204
Knochennekrose 23
– aseptische 106 ff
– – Ätiopathogenese 106 ff
– – Ausheilung 108
– – Beschreiber 108
– – Fragmentationsstadium 109
– – Klinik 109
– – Lokalisation 107 f
– – Regenerationsstadium 109
– – Röntgen 109
– – Therapie 109 f
Knochenneubildung s. Myositis
   ossificans
Knochenresorption, subperiostale 101
Knochenschmerz, bohrender 182
– Leukose 198
– nächtlicher 5, 82, 143
– – Granulom, eosinophiles 210
– – Osteosarkom 186
– Osteoporose 95 f
– Plasmozytom 200
Knochenstoffwechselerkrankung 23
Knochentophus 167
Knochentransplantation 62
Knochentumor 169 ff
– bösartiger 185 ff
– Einteilung, histogene 169
– gutartiger 170 ff
– osteoplastischer 170
– semimaligner 170
Knochenumbau 22, 237
Knochenumbaustörung 68, 73 ff
Knochenusur 154
Knochenverbiegung 73
– Paget-Krankheit 103
– Rachitis 99 f
Knochenverdichtung 78 f
Knochenverdickung 103
Knochenzeichnung, strähnige 104, 179 f
Knochenzement 56
Knochenzyste, aneurysmatische 206 ff
– – Differentialdiagnose 205, 210
– Differentialdiagnose 137
– solitäre 205 f
– – Differentialdiagnose 101, 174, 205
Knopflochdeformität 156
Knorpel 66 f, 235
– Elastizitätsverminderung 237
– Kalkeinlagerung 168

– Prellung 220
– Zerstörung 141, 239 f
– – mechanische 238
Knorpeldystrophie 237
Knorpelglättung 27
Knorpelkallus 211
Knorpelknötchenkrankheit s. Scheuer-
   mannsche Erkrankung
Knorpelplatte, Ossifikationslücke 279
Knorpelreiben 240
Knorpelschaden 26
Knorpelzellvermehrung 66
Köhler-I-Krankheit s. Os naviculare,
   Osteochondrose
Köhler-II-Krankheit s. Metatarsalköpf-
   chen, Osteochondrose
Kokzygodynie 335
– Akupunktur 40
Kollagenose 158, 168
Kollateralband, mediales s. Knieseiten-
   band, mediales
Kolumnotomie 261
Kompartment, Definition 230
Kompartmentsyndrom 230 f
– akutes 231
– chronisches 231
– drohendes 231
– funktionelles 231
– Klinik 231
– manifestes 231
– Therapie 231
Kompressionsverband 30
Kondensatorfeld 44 f
Kondylenbettung Münster s. KBM-Pro-
   these
Konjunktivitis 158, 164
Konstitutionstyp 6
Kontraktur 244 ff
– angeborene 91, 244
– arthrogene 244
– Bewegungstherapie, aktive 246
– Dauerlagerung 246
– Dauerzug 246 f
– Definition 244
– Dehnungsübung, passiv-aktive 246
– dermatogene 244
– erworbene 244
– fasziogene 244
– Infektarthritis 141
– ischämische 232 ff
– – Therapie 234
– kapsulär-ligamentäre 244
– myogene 244

Kontraktur
– neurogene 245
– psychogene 245
– Quengelbehandlung 32, 247
– tendomyogene 244
– Therapie 245 ff
– – operative 247
Kontrastmittel 20
Kontrolldreieck, neurologisches 265
Kontusion, Stützverband 31
Koordinationsuntersuchung 16
Kopf-Brust-Gips 339
Kopfnickerhämatom 303
Korbhenkelriß 222 f
– Therapie 226
Körperakupunktur 40
Körperverletzung 65
Korsett 50 f
Kortikalis 17
Kortikalisdefekt, fibröser 179
Kortikalisdicke, Abnahme 237
Kortikalisosteoid s. Osteoidosteom
Kortikalisverdickung 80, 103
Koxarthrose 240, 360, 376
– Akupunktur 40
– Coxa valga 376
– – vara 379
– Hüftkopfnekrose 385
– Periarthrosis coxae 387
– Perthessche Erkrankung 111
– Protrusio acetabuli 382
– Röntgen 377
– Schmerztherapie 39 f
Koxitis (s. auch Coxitis), bei Brucellose 144
– Differentialdiagnose 113
– Polyarthritis, chronische, juvenile 152
Kraft-Zug-Bandage 59
Krallenhand 233, 273 f
Krallenzehe 429 f, 432, 437 ff
– Therapie 438 f
Kraniotabes 74, 98
Krankengymnastik 30, 47 ff
– Arthrose 243
– passive 48
Krankenversicherung, gesetzliche 64
– private 65
Krankheitsgewinn, sekundärer 64
Kreuzband, hinteres 228
– – Zerreißung 230
– vorderes 228
– – Zerreißung 229 f
Kreuzbandverletzung 228 ff

– Ätiopathogenese 228
– kombinierte 228, 230
– Therapie 230
– Zeichen 229 f
Kreuzbeinfraktur 335
Kreuzschmerz, Ätiopathogenese 332 f
– Bandscheibenschaden 324
– Coxa vara 379
– Spondylolisthese 297
Krikoarytänoidgelenk, Entzündung 154
Kuboidexkochleation 413
Kuboidkeilosteotomie 413
Küntscher Nagelung 215
– Markphlegmone 134
Kyphose 294
– dorsale 316
– dorsolumbale 71, 83
– fixierte, juvenile 310
– – Spondylitis ankylosans 161 f
– lumbale 261
– Marfan-Syndrom 82
– Osteomalazie 97
– pathologische 317
– Rückenbandage 50
– Spina bifida cystica 260
– thorakale, Verstärkung 95
– Trichterbrust 342
Kyphoskoliose 268, 305

L

Laboruntersuchung 23 f
Labrum glenoidale inferius, Abriß 345
Labyrinth-Stellreflex 251
Lachmann-Test 229
Lactatdehydrogenase, Gelenkpunktat 140
Lähmung, Bewegungsbad 41
– Hyperostose, hereditäre, generalisierte 79
– inkomplette 264
– komplette 264
– motorische 255
– Reizstromtherapie 44
– schlaffe 245, 259
– – Genu recurvatum 396 f
– spastische 245
Lähmungshöhe 264
Lähmungsskoliose 256
Lamellenknochen 211
Laminektomie 63, 179, 204, 340
Landau-Reflex 252
Landouzy-Déjérine-Muskeldystrophie 269

Längenwachstum, Störung 67 ff
Lasèque-Zeichen 286, 288, 333
Lasertherapie 46
Latex-Test 24
Leberzirrhose 357
Leibbinde 50
Leibbinde-Kreuzbandage 299
Leiomyosarkom 169
Leistendruckschmerz 143
Leistenschmerz 117
Lendenlordose 282
– verstärkte 379, 382
Lendenwirbelkörper, Retikulumzell-
 sarkom 195
Lendenwirbelsäule, Bewegungsprüfung,
 passive 286
– Hyperlordosierung 259
– Schrägaufnahme 292
– Spondylolisthese 299
– Verknöcherungsstörung 292
Lendenwulst 308
Letterer-Siwe-Krankheit 209
Leukämie, akute 198
– – Differentialdiagnose 151
– chronische, lymphatische 199
– – myeloische 198
Leukose 198 f
Leukozytenszintigraphie 22
Leukozytose 196
Leyden-Moebius-Muskeldystrophie 269
Ligamentum(a) acromioclaviculare,
 Ruptur 18
– calcaneonaviculare plantare 406
– capitis femoris, Elongation 360
– carpi transversum 356
– collaterale s. Knieseitenband
– coracoclaviculare, Ruptur 18
– iliolumbalia, Reizzustand 35
– iliosacralia, Reizzustand 35
– interspinalia, Druckschmerz 283
– patellae, Entspannung 126
– plantare longum 406
Lindemann-Mieder 97
Linearscan 21
Linsenluxation 82
Lipom 169
Liposarkom 169
Liquor 24
Lisfranc-Gelenk, Amputation 60
Littlesche Erkrankung s. Zerebral-
 parese, infantile
Löffelfuß 87
Löffelhand 87

Logendruckmessung 231
Logensyndrom s. Kompartmentsyndrom
Lohmann-Halskrawatte 331
Lokalanästhesie 36
– therapeutische 36 f
Lokalanästhetika 34
Looser-Umbauzone, Osteogenesis im-
 perfecta 75
– Osteomalazie 98
– Rachitis 99
Lordose (s. auch Lendenlordose) 294
Lorenz-Stellung 373
Lösung nach Barbor 35
Lowenberg-Test 444
Ludloff-Zeichen 364
Lues, Differentialdiagnose 122, 205
Lumbalgie 332 ff
– Akupunktur 40
– akute 325
– Massage 47
– Scheuermannsche Erkrankung 317
– Spinalnervenstimulation 39
– Wannenbad 41
Lunatummalazie s. Os lunatum, Osteo-
 chondrose
Lungenembolie 443, 445
Lungenemphysem 161
Lungenmetastase 185 f
Lupus erythematodes, Differentialdia-
 gnose 151 f
Luxatio coxae congenita s. Hüftgelenk-
 luxation, angeborene
Luxation, Infektarthritis 141 f
Lymphangiographie 21
Lymphangiom 169
Lymphdrainage, manuelle 47
Lymphknotenschwellung 198
Lymphom, malignes s. Retikulumzell-
 sarkom

M

Madelung-Deformität 72, 91 f
Mafucci-Syndrom 175 f
Magnetfeldtherapie 45
Magnus-Therapie, funktionelle 338
Mammakarzinom 202
Mangelernährung 85
Manipulation 36 f
Manus vara 91
Marfan-Syndrom 81 ff
– Klinik 82
Marmorknochenkrankheit 68, 75 ff, 199
– Prognose 76

Marschfraktur 439
Massage 46 f
- Arthrose 243
- Indikationen 47
- Wirkung, allgemeine 47
- - örtliche 46
- - segmentale 47
Mastdarminsuffizienz 335
Mastdarmlähmung 264
Mausbett 122
MdE s. Erwerbsfähigkeit, Minderung
Mechanorezeptor 36
Medizin, manuelle 36 f
- physikalische 40 ff
Mehrfragment-Drehkeil-Fraktur 215
Melorheostose 78 f
Ménard-Shenton-Linie 368 f
Meningoenzephalitis 164
Meningozele 27.0
Meniskektomie 27, 225
- Indikation 226
Meniskopathie, mediale, Differential-
    diagnose 401
Meniskus s. Außenmeniskus, s. Innen-
    meniskus
Meniskusdegeneration 222, 226
Meniskusganglion 391
- Differentialdiagnose 226
Meniskushinterhorn 223 ff
- Sonographie 226
Meniskusrefixation 226
Meniskusschaden 26, 222 ff
- Ätiopathogenese 222
- basisnahe 223
- Diagnostik 225 f
- Differentialdiagnose 123, 205, 226
- Druckschmerz 11
- Therapie 226
- Zeichen 223 ff
Meniskussymptomatik, mediale 392
Meniskusverkalkung 168
Meniskusvorderhorn 223
Meniskuszerreißung 222 f
- Formen 223
Menopause 95
Mepivacain 37
Mesenchymom 169
Metaphyse 67
Metaphysenauftreibung, keulenförmige
    78
Metaphysenerkrankung 68
Metatarsalköpfchen, Osteochondrose
    106, 128 ff
- Osteophyten 436

Metatarsus varus s. Sichelfuß
Methotrexat 189
Methylmetacrylat 56
Meyer-Druckpunkt 444
Micromelia chondromalacia s. Achon-
    droplasie
Mieder 50, 97
Migräne, zervikale, Akupunktur 40
Mikulicz-Linie 17, 392
Milkman-Syndrom 98
Milztumor 198
Minderwuchs 100, 175
Mißbildung 84 ff
- Einteilung 85 ff
- Faktor, endogener 85
- - exogener 85
Mitramycin 104
Mittelfußköpfchen, Nekrose, aseptische
    s. Metatarsalköpfchen, Osteochon-
    drose
Mobilisation 36 f
Moltoprenkappe 57 f
Mondbein s. Os lunatum
Mononatriumurat-Monohydrat-
    Kristalle 166
Monoplegie 249
Moor-Packung 42
Morbus s. Eigenname
Moro-Reflex 250, 252
Morquio-Brailsford-Erkrankung s.
    Mukopolysaccharidosis IV
Morton-Neuralgie 439
Motorik 16
Mottenfraß-Schädel 200 f
Mukopolysaccharide 34
Mukopolysaccharidosis 81
Mukopolysaccharidosis I 83
Mukopolysaccharidosis IV 83 f
Mukopolysaccharid-Polyschwefel-
    säureester 242
Multiple Sklerose 426
- - Stangerbad 43
Murexidprobe 168
Musculus(i) abductor hallucis 440
- - pollicis brevis 290
- - - longus 273, 289, 356
- adductor hallucis, Verlagerung 435
- - magnus, Verkalkung 228
- - pollicis 290
- adductores 291
- biceps brachii 48, 276, 289
- - - Ruptur 348
- - - Verknöcherung 232

– – femoris 291
– brachialis 276, 353
– brachioradialis 276, 289, 353
– coracobrachialis 276
– deltoideus 72, 276, 289
– – Verknöcherung 232
– extensor carpi radialis 289
– – – ulnaris 289
– – digitorum communis 289
– – – Kontraktur 425
– – – longus 291
– – hallucis 429
– – – longus 291, 430
– – indicis proprius 290
– – pollicis brevis 289, 356
– – – longus 289
– fibularis brevis, Sehnenverlängerung 427
– – longus 406
– flexor carpi radialis 289
– – – ulnaris 255, 290
– – digitorum 354f
– – – brevis 440
– – – profundus 273, 290
– – – superficialis 290
– – hallucis 291
– – – longus 406, 430
– – pollicis 274
– – – brevis 289
– – – longus 290, 355
– gastrocnemius 255
– glutaeus 269, 291
– – Insuffizienz 360, 370
– – medius 254
– gracilis 254, 291, 390
– iliacus 254
– iliopsoas 269, 274, 291
– – Entspannung 114
– – Transposition 262
– infraspinatus 289
– intercostales 290
– interossei 274, 291
– – dorsales 290
– – ventrales 290
– latissimus dorsi 269, 289
– levator scapulae 289
– lumbricales 274, 290f, 355
– obliquus 269
– – externus 290
– – internus 290
– opponens pollicis 289
– orbicularis oris 269
– palmaris longus 290

– pectoralis 269
– – major 48, 72, 289
– – minor 289
– peronaeus 291
– – Kontraktur 425
– – longus, Verlagerung 263
– plantares breves 406
– plantaris 442
– popliteus 391
– pronator quadratus 290
– – teres 289, 354
– quadratus lumborum 290
– quadriceps 269, 291
– – Atrophie 398
– rectus abdominis 269, 290
– – femoris 49, 254
– rhomboideus 289
– sartorius 254, 274, 291
– scalenus anterior 344f
– semimembranosus 291
– semitendinosus 291
– serratus anterior 289
– soleus 255
– – Verkürzung 408
– sphincter ani 291
– – vesicae 291
– sternocleidomastoideus 289
– – Verkürzung 303
– supinator 289, 353
– supraspinatus 276, 289, 347f
– tensor fasciae latae 254, 291
– teres major 289
– – minor 289
– tibialis anterior 275, 291, 406
– – – Verlagerung 263, 413f, 427
– – posterior 291, 406, 412
– – – Sesambein 440
– – – Verlängerung 414
– transversus abdominis 290
– trapezius 72, 269, 289
– triceps brachii 289
– – surae 291, 406
– vastus medialis 48f, 389
Muskel, denervierter 44
Muskelaplasie 80
Muskelatrophie 30, 49, 268, 330
– Bewegungsbad 41
– Massage 47
– Polyarthritis, chronische 155
Muskeldystrophie, progressive 268ff
– – Ätiopathogenese 269
Muskelenergietechnik 36
Muskelfaserriß, Stützverband 31

Muskelhartspann 284
Muskelhypertrophie 48
Muskelinnervation, periphere 289 ff
– segmentale 289 ff
Muskelkraftmessung 28
Muskelpseudohypertrophie 269
Muskelrelaxantien 34
Muskelrelaxation 46
Muskelstatus 16
Muskeltraining, isokinetisches 48
– isometrisches 48
Muskelverkürzung 49
Muskulatur, Alterung 237
– Hypotonie 250
– – Marfan-Syndrom 82
– Kalkablagerung 232
– phasische 48 f
– tonische 48 f
– Verhärtung 79
– Verknöcherung s. Myositis ossificans
Myalgie, Hyperämisierung 42
– Massage 47
– Psoriasis 165
– Strom, diadynamischer 44
Myelinscheide, Läsion 25
Myelitis disseminata s. Multiple Sklerose
Myeloblastämie 75
Myelographie 20, 334
Myelom, endotheliales s. Ewing-Sarkom
– multiples s. Plasmozytom
Myelomeningozele, geschlossene 257
– offene 257, 259
Myelozystozele 258
Myodese 57
Myogelose 237, 284
– Bandscheibenschaden 325
Myolyse 234
Myoplastik 57
Myositis ossificans 30, 232 f
– – Therapie 232
– strikturierende 344
Myotom 278
Myotomie 254
Myotonolytika 242
Myxochondroosteosarkom s. Osteo-
    sarkom
Myxochondrosarkom s. Chondrosarkom

N

Nabelschnurinfektion 141
Nachtschmerz 5, 182
– Granulom, eosinophiles 210

– Osteosarkom 186
Nachtschweiß 198
Nackenschmerz 324
Nadelbiopsie 27
Nagelmißbildung 72
Nail-patella-Syndrom s. Osteoonycho-
    dysplasie
Napoleonshut, umgekehrter 297 f
Narbenkontraktur 221
Narbenskoliose 312
Nasenwurzel, eingesunkene 70
Nativaufnahme 17 f
Natriumfluorid 97
Nearthrose 212
Nebenhöhle, Pneumatisation, mangel-
    hafte 72
Nebenschilddrüsenadenom 100
van-Neck-Krankheit s. Osteochondrosis
    ischiopubica
Neofrakttutor 32
Nephritis, interstitielle 100
Nephrokalzinose 101
Nerv, spinaler 281
Nervenkompression, periphere 25
Nervenleitgeschwindigkeit 25
Nervennaht 63, 277
Nervenschädigung 28, 221
– periphere 272 ff
– – Therapie 277
Nerventransplantation 277
Nervenwurzelirritation, zervikale 352
Nervenwurzelkompression 39, 79
– lumbale 332
Nervus accessorius 289
– axillaris 289
– dorsalis scapulae 289
– femoralis 291
– – Lähmung 274
– fibularis, Schädigung 413
– glutaeus inferior 291
– – superior 291
– iliohypogastricus 290
– ilioinguinalis 290
– intercostalis 290
– ischiadicus 291
– – Lähmung 274 f
– – Lasèque-Zeichen 286, 288
– medianus 233, 289 f
– – Kompression 16, 354 f
– – Lähmung 273 f
– musculocutaneus 289
– obturatorius 291
– occipitalis minor 289

– peronaeus profundus 291
– – – Lähmung 275
– – superficialis 291
– – – Lähmung 275
– phrenicus 289
– plantaris 291
– plexus sacralis 291
– pudendalis 291
– radialis 289 f
– – Kompression 353
– – Lähmung 273
– rectalis inferior 291
– suprascapularis 289
– thoracicus longus 289
– – ventralis 289
– thoracodorsalis 289
– tibialis 291
– – Lähmung 275
– ulnaris 63, 289 f
– – Irritation 353
– – Kompression 356
– – Lähmung 273 f
Neuralgie 199
– Psoriasis 165
Neurilemmom 169
Neuritis 164
– diabetische 426
– Magnetfeldtherapie 45
Neurofibromatose, Crus varum 404
Neurolyse 62 f
Neuromversorgung 63
Neutral-O-Methode 8, 11 ff, 16
Neutralwirbel 308
Nidus 182
Niederfrequenztherapie 43 f
Nikotin 47
Ninhydrintest 272
Novocain 234, 242
Novocainblockade, perineurale 335
Nozizeptor 36
Nukleotomie 335
Nystagmus 77

O

O-Bein s. Genu varum
Oberschenkelamputation 58
Oberschenkelkunstbein 61
Oberschenkelmuskulatur, Atro-
    phie 147, 225, 228
Ödem 30
Odontoblastenstörung 73
Ohrakupunktur 40

Okulourethrosynovitis s. Reiter-
    Syndrom
Okzipitalwirbel 295
Oligodaktylie 89, 91
Ollier-Erkrankung 175
Omarthrose s. Schultergelenk, Arthrosis
    deformans
Ombrédanne-Linie 367
Operation nach Brandes 435 f
– nach Dickson und Diveley 430
– nach Gosset und Scaglietti 234
– nach Hohmann 435, 439
– nach Hueter-Mayo 435 f
– nach Matti-Russe 355
– nach McBride 435
– prophylaktische 53
Orthese 30
Orthopädie, Geschichte 1 ff
Orthopädietechnik 49 ff
Os ilium 72
– lunatum, Luxation 355
– – Nekrose 106
– – Osteochondrose 130 f
– – Subluxation 92
– metatarsale, Divergenz 432
– metatarsale I, Osteotomie 435
– naviculare, Abplattung 128, 431
– – cornutum 440
– – Luxation 420 f
– – Osteochondrose 127 f, 431
– – Subluxation 409 f
– tibiale externum 440
Osgood-Schlatter-Krankheit s. Schien-
    beinkopfapophyse, Osteochondrose
Osmiumsäure 35
Ossifikation, desmale 66
– enchondrale 66
– – Störung 69
– – verzögerte 116
– paraartikuläre 22
– perichondrale 66
– periostale 138
– – Störung 73
Ossifikationskern, akzessorischer 106
Ossifikationslücke 279
Ossifikationszentrum 66
Osteoblasten 66 f
– Unterfunktion 73
Osteoblastenosteoid 211
Osteoblastom 169, 182
– Differentialdiagnose 210
Osteochondritis vertebralis s. Scheuer-
    mannsche Erkrankung

Osteochondrodystrophie s. Mukopoly-
  saccharidosis IV
Osteochondrom 169, 171 f
– breitbasiges, Differentialdiagnose 197
– Entartung, maligne 189
Osteochondropathia deformans coxae
  juvenilis s. Perthessche Erkrankung
Osteochondrosarkom s. Chondrosarkom
Osteochondrose 106, 310, 322, 324 f
Osteochondrosis dissecans 122 ff
– – Differentialdiagnose 123, 226
– – Klinik 122
– – Röntgen 123
– – Therapie 124
– ischiopubica 121 f
Osteodystrophia deformans Paget s.
  Paget-Krankheit
– fibrosa generalisata 100 ff
– – – Differentialdiagnose 103, 175,
  200, 208
– – – Röntgen 102
– – – Therapie 101
Osteofibrom s. Fibrom, desmoplasti-
  sches
Osteofibrosis deformans juvenilis s.
  Knochendysplasie, fibröse
Osteogenesis imperfecta 68, 73 f
– – Ätiopathogenese 73
– – Differentialdiagnose 100
– – Frühform 73 f
– – Spätform 73 f
Osteoid 66
Osteoidosteom 169, 181 ff
– Differentialdiagnose 138
Osteoklasten 67
Osteoklastenaktivität, eingeschränkte
  75
– Hemmung 34
Osteoklastom s. Riesenzelltumor
Osteomalazie 97 f
– Ätiopathogenese 97
– Coxa vara 379
– bei Diphosphonattherapie 104
Osteomyelitis 132 ff
– akute, exogene 134 f, 221
– – hämatogene 132 ff
– Carré s. Osteomyelitis sclerosans
– chronische 57
– – Differentialdiagnose 103, 179
– Differentialdiagnose 122, 127, 144,
  189, 195 f, 205, 210
– Einteilung 132
– Fixationsverband 32

– gelenknahe 151
– hämatogene 218
– Marmorknochenkrankheit 76
– beim Neugeborenen 133
– posttraumatische s. Osteomyelitis,
  akute, exogene
– primär-chronische 136 ff
– sclerosans 137 f
– – Differentialdiagnose 182
– sekundär-chronische 135 f
– – Therapie 136
– Spül-Saug-Drainage 134
– Tomographie 19
– Wirbelsäule 321
Osteonekrose s. Knochennekrose
Osteoonychodysplasie 72 f
Osteopetrosis s. Marmorknochen-
  krankheit
Osteophyten 241, 402
Osteopoikilie 78
Osteoporose 94 ff, 235
– Ätiopathogenese 95
– Calcitonin 34
– gelenknahe 155
– – bandförmige 154
– Genu varum 391
– Klinik 95 f
– Osteodystrophia fibrosa generalisata
  101
– postmenopausale 95
– primäre 95
– Röntgen 96
– senile 95, 237
– – Coxa vara 379
– – subchondrale 155, 402
– Therapie 97
Osteoporoseschmerz 95 f
– Therapie 97
Osteoporosis circumscripta 103
Osteopsathyrosis Lobstein s. Osteo-
  genesis imperfecta, Spätform
Osteosarkom 103, 169, 185 ff
– Differentialdiagnose 104, 137, 179,
  185, 189, 196
– Erkrankungsalter 186
– Lungenmetastasen 189
– Röntgen 186 ff
– Therapie 189
– Verteilung, topographische 187
Osteosklerose (s. auch Marmorknochen-
  krankheit) 199
Osteosynthese 54
– Ermüdungsbruch 212

– Indikationen 54
– instabile 212
– Knochenbruchheilung 211
– Osteomyelitis 134 f
– Risiken 54
– Vorteile 54
Osteosynthesematerial 54
Osteotomie 54 f
– nach Imhäuser 120
– subkapitale, intrazervikale 121
Osteozyten 66
Ostitis fibrosa generalisata s. Osteo-
    dystrophia fibrosa generalisata
– rarefizierende 205
– typhöse 318 f
– verkäsende 138
Östrogene 97

P

Pachydermie 79
Paget-Krankheit 102 ff
– Calcitonin 34
– Differentialdiagnose 103 f
– Entartung, maligne 103
– Genu varum 391
– Stadieneinteilung 102 f
– Therapie 104 f
Palmarfaszie, Hypertrophie 357
Panaritium, Infektarthritis 141
– ossale 134
Panarthritis 141
Pankarditis 150
Pannus 26, 153
Paracetamol 32
Paralyse 16, 249
Paraplegie 249, 263
Paraproteine 200
Paratenonitis achillae 442
– crepitans 442
Parathormonspiegel, erhöhter 100
Parese 16, 249
– schlaffe, Reizstromtherapie 44
– spastische 249
Pars synovialis, Kontinuitätstren-
    nung 220
Patella, Fesselung, aktive 390
– – passive nach Krogius 390
– Tangentialaufnahme 398
– Tanzen 147
Patellaaplasie 73
Patellaform nach Wiberg 398
Patellagelenkfacette 398

Patellagelenkflächenschädigung 399
Patellahochstand 389
Patellahypoplasie 389
Patellaluxation 398
– angeborene 389
– habituelle 389 ff
– – Therapie 390 f
– Osteoonychodysplasie 73
Patellapol, unterer, Osteochon-
    drose 124
Patellarsehnenreflex 288
– fehlender 267, 274
– – Bandscheibenprolaps 334
Patellartendon-bearing-Prothese s. PTB-
    Prothese
Patellektomie 400
Patientenaufklärung 29, 65
Pavlik-Bandage 372
Payr-Zeichen 224 f, 444
Pectus carinatum s. Kielbrust
– excavatum s. Trichterbrust
Periarthritis humeroscapularis 348 ff
– – acuta 349
– – Ätiopathogenese 348 f
– – Differentialdiagnose 344
– – Iontophorese 43
– – pseudoparalytica 349
– – Röntgen 350
– – simplex tendinotica 349
– – Therapie 350 f
– Massage 47
– Strom, diadynamischer 44
Periarthrosis coxae 386 ff
– – Röntgen 387
Perichordalröhre 278
Perikarditis 156, 164
Periostitis 164
– eitrige 132
– ossifizierende 166
Periostmassage 47
Periostreaktion, Ewing-Sarkom 196 f
– Osteosarkom 188
Periostverdickung 79
Peromelie 86
Perthessche Erkrankung 110 ff
– – Coxa vara 379
– – Differentialdiagnose 113
– – Fragmentationsstadium 111
– – Frühsymptome 110
– – Knochenszintigraphie 110
– – Kondensationsstadium 111
– – Regenerationsstadium 111
– – Röntgen 111 ff

Perthessche Erkrankung
– – Stadieneinteilung 111 f
– – Therapie 113 ff
Pes adductus s. Sichelfuß
– calcaneovalgus 418
– calcaneus congenitus s. Hackenfuß,
  angeborener
– – excavatus s. Hackenhohlfuß
– equinovarus, excavatus et adductus s.
  Klumpfuß, angeborener
– equinus s. Spitzfuß
– excavatus s. Ballenhohlfuß
– planovalgus s. Knick-Platt-Fuß
– planus s. Plattfuß
– transversoplanus s. Spreizfuß
– valgus s. Knickfuß
– varus 407
Pfannendach s. Azetabulum
Pfannendachplastik 262, 374 f
Pfaundler-Hurler-Krankheit s. Muko-
  polysaccharidosis I
Pferdefußpseudarthrose 214
Pflasterzügel 30 f
Phänokopie 85
Phantomschmerz, Akupunktur 40
Phlebektomie nach Babcock 444
Phlebitis 167
Phlebographie 21
Phlebothrombose 444 f
– Therapie 445
Phlegmone 133
Phokomelie 60, 86, 89
Phosphat 24
Phosphat-Apatit-Kristalle 235
Phosphatase, alkalische 24, 98 f, 101
– – Chondrosarkom 190
– – Knochenmetastase 202
– – Osteosarkom 186
– – Paget-Krankheit 103
– saure 202
Phosphatverlust, renaler 97
Phosphor 98 f
PHS s. Periarthritis humeroscapularis
Pivot-shift-Zeichen 229 f
Plantarfaszie, Tenotomie 413, 429
– Verkürzung 408
Plantarmuskulatur, Druckdolenz 444
Plasmazellmyelom 169
Plasmozytom 199 ff
– Differentialdiagnose 202
– Therapie 200 f
Plattfuß 422 ff
– angeborener 419 ff
– – Therapie 420 ff

– Mukopolysaccharidose 83
Plattwirbel 96
Pleuritis 164
Plexus brachialis 304
– – Kompression 344
– – Lähmung 275 ff
– – – totale 275 f
– cervicalis 304
– lumbalis 290
Plica synovialis 26, 399, 401
Plikadurchtrennung 27
Plikasyndrom 400 f
PMMA-Kugeln 136
Polidocanol 35
Poliomyelitis 16, 255 ff
– Hackenfuß 417
– Klumpfuß 413
– Skoliose, paralytische 310
– Stangerbad 43
– Therapie 256 f
Pollex flexus 357
– rigidus 357
Polyarthritis, chronische 140, 152 ff
– – Ätiopathogenese 153
– – Differentialdiagnose 157 f
– – Gelenkpunktat 140
– – juvenile 151 ff
– – Klinik 153 ff
– – Prodromalsymptome 153 f
– – Protrusio acetabuli 383
– – Rehabilitation 160
– – Spreizfuß 431
– – Stadieneinteilung 154 f
– – Therapie 157 ff
– – – operative 160 f
– – – physikalische 160
– rheumatica acuta s. Gelenkrheumatis-
  mus, akuter
Polyarthrose, Differentialdiagnose 157 f
Polydaktylie 86 f, 91
Polyhypovitaminose 106
Polyneuritis, Stangerbad 43
Polyneuropathie 25
Polyphalangie 91
Polysaccharid-Protein-Komplex 235 ff
Postnukleotomiesyndrom, Aku-
  punktur 40
Pott-Trias 319
Präarthrose 54, 139, 177, 239
Prägicht 167
Pridie-Bohrung 399
Privatversicherung 65
Processus coracoideus 351
– styloideus radii, Schmerzen 356

– uncinati, Umformung 327, 329
Pronator-teres-Syndrom 354
– Differentialdiagnose 356
Prostaglandinsynthesehemmung 33
Prostatakarzinom 202 f
Protein, C-reaktives 150, 152, 154 f
Protheraschale 32
Prothese 59 ff
Protrusio acetabuli 72
– – Paget-Krankheit 103 f
– – Polyarthritis, chronische 156
– – primäre 381 ff
– – – Röntgen 382
– – – Therapie 383 f
– – sekundäre 382 ff
– – – Röntgen 383
– – – Therapie 384
Pseudarthrose 212 ff
– atrophische 216, 218
– biologisch reaktionsfähige 212 ff, 218
– – reaktionsunfähige 215 ff
– – – Therapie 216, 218
– hypertrophe 213 f
– infizierte 218 ff
– – Therapie 219 f
– Magnetfeldtherapie 45
– Osteogenesis imperfecta 75
– Röntgen 213
– schlaffe 213, 215
– straffe 213, 215
– Unterteilung 212
Pseudogicht s. Chondrokalzinose
Pseudoischialgie, Akupunktur 40
Pseudoneurinom 439
Pseudospondylolisthese 298
Psoassehne, Senkungsabszeß 320
Psoriasis 158, 165
PTB-Prothese 61
Pubertas praecox 208
Pulsabschwächung 304
Punktion 27
Pupillenstarre 267
Purpura rheumatica 150
Pyarthros 24, 140
– Differentialdiagnose 167
– Spül-Saug-Drainage 134
Pyrophosphatarthropathie s. Chondro-
    kalzinose

Q

Quengelbehandlung 247
Quengelgips 32, 416
Quengelschiene 234

Quengelverband 272
Querschnittlähmung 103, 263 ff, 339 f
– Chordom 184
– Diagnostik, klinische 265
– – am Unfallort 264 f
– Hämangiom 179
– inkomplette 266
– komplette 266
– Plasmozytom 200
– Prognose 266
– Therapie 265 f
Querschnittssymptomatik 202
– Knochenzyste, aneurysmatische 206

R

Rachitis 34, 97 ff
– Ätiopathogenese 98
– Coxa vara 378
– Crus varum 403
– Differentialdiagnose 100
– Genu varum 391
– Kielbrust 343
– renale 100
– Röntgen 99
– Therapie 100
Rachitisprophylaxe 100
Radioisotope 22
Radiokarpalarthrose 131
Radiosynoviorthese 35
Radiusbasisfraktur, Sudeck-Syndrom
    270
Radiusdefekt, fibröser, metaphysärer
    181
Radiusepiphyse, distale, Wachstums-
    störung 91
Radiusfraktur, Karpaltunnelsyndrom
    355
Radiushypoplasie 91
Radiusköpfchenluxation, Osteoonycho-
    dysplasie 73
Randzacke, spondylotische 323 ff
Rauber-Zeichen 226
Rechteckimpuls 44
Recklinghausen-Krankheit s. Osteo-
    dystrophia fibrosa generalisata
Reflex, gesteigerter 264
– pathologischer 16
– beim Säugling 250
Reflexbogen, spinaler 264
Reflexkontraktur, schmerzbedingte 245
Reflexprüfung 287 f
Reflexsyndrom, spondylogenes 36
Rehabilitation 65

Reiterknochen 232
Reiter-Syndrom 158, 162, 164 f
– Gelenkpunktat 164
– Klinik 164
– Therapie 165
Reithosenanästhesie 335
Reizapplikation 36
Reizkallus 211
Reizknie, jugendliches, Differential-
  diagnose 123
Reizstärke-Reizzeit-Kurve 44
Reizstromtherapie 43 f
Reklinationskorsett 318
Relaxation, postisometrische 36
Renoir-Effekt 98
Rentenversicherung, gesetzliche 64 f
Resektionsarthrodese nach Juvara 189
Retikulosarkom s. Ewing-Sarkom
Retikulumzellsarkom 194 f
Retinaculum flexorum 355
Rhagozyten 24
Rhenium 35
Rheumaerkrankung, Galvanisation 43
– Hydrotherapie 41 f
– Laboruntersuchung 24
Rheumafaktor 24, 154 f
– Gelenkpunktat 140
Rheumaknoten 150, 155 f, 158
Rheumatisches Fieber s. Gelenkrheuma-
  tismus, akuter
Rheumatismus, viszeraler 150
Rheumatoid 148 f
– Differentialdiagnose 142, 151, 157
– parainfektiöses 140
– Therapie 149
Riesenwuchs, echter 92
– falscher 92, 94
– partieller 86, 92 ff
– – Therapie 94
Riesenzelltumor 169, 183 f
– aneurysmatischer s. Knochenzyste,
  aneurysmatische
– Differentialdiagnose 170, 174, 194,
  208
– Entartung, maligne 183
– solitärer, gutartiger, Differential-
  diagnose 101
Rifampicin 145 f
Rima ani 363
Rippe, Auftreibung, kugelige 99
Rippenbuckel 282, 305 f, 308
Rippenchondrotomie 343
Rippensynostose 309

Rippstein-I-Aufnahme 18
Rippstein-II-Aufnahme 18 f
Robbengliedrigkeit s. Phokomelie
Romberg-Zeichen, positives 267
Röntgenaufnahme, gehaltene 18, 20
– nach Knutson 390
– nach Lauenstein 118 f
Röntgenkontrastmitteluntersuchung
  20 f
Röntgenuntersuchung 17 ff
Rosenkranz 99
Roser-Ortolani-Zeichen 363 f
Roßkastanienextrakt 272
Rotatorenmanschette 348
Rotatorenmanschettendefekt 349
Rotatorenmanschettenruptur 351
Rücken, hohlrunder 294
Rückenbandage 50
Rückenmuskulatur, auxiliäre 50
Rückenschmerz 337
Rückfuß, Valgusstellung 424
Rückfußamputation 61
Rucksackverband 30 f
Ruheschmerz 5
Ruhigstellung 30, 36
Rumpforthese 49 f
Rundrücken 294
– juveniler 316 f

S

Sagittalebene 9, 11
Sakroileitis 152
Salicylate 33, 151
Salter-Osteotomie 262
Sarkom s. Osteosarkom
– parossales 196 f
Sattelnase 83
Säuglingshüfte, Sonographie 21
Säuglingskoxitis 141 f
Säuglingsosteomyelitis, Differential-
  diagnose 144
Säuglingsskoliose 309 f
– Therapie 312 f
Schädel, Umfangvermehrung 103
Schädelbasis, Osteosklerose 76
Schale 31
Schaltknochen 72
Schambeinwinkel, vergrößerter 71
Schanz-Verband 331
Schaukelfuß 411, 419 f
Scheibenmeniskus 391
– Differentialdiagnose 123, 226

Scheitelwirbel 308
Schellenapparat 51
Schema nach Blakeslee 90
Schenkelhals, Antetorsion, vermehrte
    17f, 378
– – – Derotationsosteotomie 374
– Dislokation 116f
– – Röntgen 118f
– Retrotorsion 378
– Verplumpung 112f, 115
Schenkelhalsfraktur, Coxa valga 376
– mediale, Differentialdiagnose 118f
Schenkelhalsschaftwinkel s. Centrum-
    Collum-Diaphysen-Winkel
Scherensymptom 117
Scheuermannsche Erkrankung 315ff
– – Ätiopathogenese 315f
– – Lokalisation, dorsale 316
– – – lumbale 316
– – – lumbodorsale 316
– – Röntgen 317f
– – Stadien 316f
– – Therapie 318
– – Tomogramm 319
Schiefhals 36, 303f
– akuter 325, 330
– – reflektorischer 303
– Ätiopathogenese 303
– Klippel-Feil-Syndrom 302
– muskulärer 303
– Therapie 304
Schienbein s. Tibia
Schiene 32
Schienenbehandlung nach Denis Browne
    411f
Schilddrüsenkarzinom 202
Schlamm-Packung 42
Schlauchbinde 30
Schlottergelenk 82, 139, 141, 240, 267
Schlotterknie 392
Schlüsselbein s. Klavikula
Schmerz s. Knochenschmerz
Schmerzafferenz 36
Schmerzanalyse 4f
Schmerzempfindungsstörung 267
Schmerztherapie 32ff
– Akupunktur 37ff
– Galvanisation 43
– Ultraschalltherapie 46
Schmetterlingsrolle nach Marquardt
    433f
Schmetterlingswirbel 309
Schmorl-Knötchen 315, 318

Schmuckarm 59
Schmuckhand 59
Schober-Zeichen 283
Schock, spinaler 264f
Schubladenzeichen, hinteres 229f
– vorderes 229
Schulter, lose 269
Schulter-Arm-Syndrom, Akupunktur
    40
Schulterbandage 72
Schulterblatthochstand, angeborener
    305
– – Therapie 305
– einseitiger 302
Schulterblatthypoplasie 72
Schultergelenk 344
– Adduktionskontraktur 245f
– Arthrodese 348
– Arthrosis deformans 347f
– Deformierung 177
– Exartikulation 60
– Funktionsstellung 33
– Meßblatt 12
Schultergelenkpfanne, Dysplasie 345
Schultergelenkschmerz 349
Schultergelenksprengung, Aufnahme,
    gehaltene 18, 20
Schultergürtel 344ff
Schultergürtelmuskulatur, Atrophie 269
Schulterluxation, Einrichtung nach Arlt
    347
– – nach Hippokrates 347
– – nach Iselin 347
– – nach Kocher 347
– habituelle 345f
– – Operation 346
– Luxatio anterior 345, 347
– – inferior 345
– – posterior 345
– Repositionsverfahren 347
– traumatische 346f
– – Therapie 347
Schulterpfannenrand, Abstauchung s.
    Bankart-Läsion
Schultersteife 349f
Schusterbrust 341
Schwanenhalsdeformität 156, 249
Schweißsekretionsstörung 268, 272
Schweizer Sperre 52
Schwielenbildung 425, 431f, 437
Schwimmhautbildung 87
Schwindel 103, 198, 330
Schwurhand 273

Sehne, Alterung 236
– Kalkeinlagerung 236
– Ossifikation 236
Sehneneinkerbung nach Hohmann 353
Sehnennaht 62
Sehnenplastik nach Lanz 390
Sehnenruptur 155
– Polyarthritis, chronische 156
– spontane 235
Sehnenscheidenentzündung 155
Sehnenscheidentuberkulose, Differentialdiagnose 356
Sehnentransplantation 62
Sehnentransposition 62
Seitenband s. Knieseitenband
Sektorscan 21
Sella turcica, vergrößerte 83
Senkfuß, Fußhöcker, dorsaler 440
Senk-Spreiz-Fuß, Einlage 53
Senkungsabszeß 143, 320
Sensibilität 16
Sensibilitätsprüfung 286
Sepsis 219
Sequester 133, 138
Sequestrotomie 219
Sichelfuß 430 f
– Einlage 53
– Therapie 431
Simulation 64
Sinding-Larsen-Johannsons-Erkrankung s. Patellapol, unterer, Osteochondrose
Sitzbuckel 99
– rachitischer 310
– Therapie 100
Skalenussyndrom 344 f
– Differentialdiagnose 305
Skaphoidpseudarthrose 354 f
– Differentialdiagnose 356
Skelett, Symmetrie 8
Skelettdysplasie 67 ff
Skleren, blaue 73, 82
Sklerodermie 158
Skleromit 278
Sklerosierung, subchondrale 17
Sklerosierungsbehandlung 35
Sklerotom 278
Sklerotomdivertikel 278
Sklerotomfissur 278 f
Skoliose 1, 72, 294, 305 ff
– angeborene 295
– Ätiopathogenese 306 ff
– C-förmige 306 f

– Dysplasie, epiphysäre 69
– ex cicatrice s. Narbenskoliose
– Gipskorsett 32
– Häufigkeit 308
– idiopathische 310
– Klinik 308 f
– kongenitale 309
– Krümmung, rechtskonvexe 308
– Krümmungsmessung 308
– – Methode nach Cobb 308 f
– – – nach Ferguson 308 f
– Krümmungswinkel 314
– Marfan-Syndrom 82
– Mukopolysaccharidosis IV 83
– Neutralwirbel 308
– Operationsindikation 314
– Osteogenesis imperfecta 74
– Osteomalazie 97
– paralytische 310
– partielle 305 f
– Pathogenenese, spezielle 309 ff
– poliomyelitische 310
– posttraumatische 311 f
– Prognose 308 f
– Progredienzphase 307
– rachitische 310
– reflektorische 311, 331
– Scheitelwirbel 308
– Schweregrade 308
– S-förmige 306 f
– statische 311, 381, 392
– – Genu valgum 395
– – Spitzfuß 415
– Stoffwechselstörung 307
– Therapie 312 ff
– Trichterbrust 342
– Versteifung, operative 313 ff
Sonnenstrahlenprotuberanzen s. Spiculae
Sozialanamnese 5
Spaltfuß 87
Spalthand 87
Spaltwirbel 309
Span, kortikospongiöser 215
Spätrachitis 97
Spätrheumatoid, postinfektiöses 149
Spiculae 188
– Marmorknochenkrankheit 77
Spin 23
Spina bifida 257 ff
– – Ätiopathogenese 258 f
– – Fußfehlform 263
– – Hackenfuß 417

– – Inaktivitätsatrophie 260
– – Klinik 259 f
– – Klumpfuß 410, 413
– – Lähmung, lumbale 259, 261
– – – sakrale 260
– – – thorakale 259, 261
– – occulta 296
– – Therapie 260 ff
– ventosa 138 f
Spindelzellsarkom s. Fibrosarkom
Spitzfuß 4, 60 f, 245, 275, 407, 415 f
– Ätiopathogenese 415
– Genu recurvatum 396
– Klumpfuß, spastischer 414
– Röntgen 416
– spastischer 255
– Therapie 416
Splenohepatomegalie 75
Spondylarthritis 24
Spondylarthrose 324
Spondylitis 283
– ankylosans 152, 161 ff
– – Bauchfalte, horizontale 282
– – Differentialdiagnose 157 f, 162
– – Klinik 161 f
– – Stangerbad 43
– – Therapie 162, 164
– – Typ, arthritischer 161
– – – ossifizierender 161
– anterior 320
– tuberculosa 319 ff, 332
– – Ätiopathogenese 319 f
– – Differentialdiagnose 320
– – Laborbefunde 320
– – Röntgen 320
– – Therapie 321
Spondylodese 256, 314 f
– nach Harrington 315
Spondylolisthese 296 ff
– Differentialdiagnose 298
– Fusion, dorsale 300
– Grad Meyerding 2 300
– Mieder 50
– Röntgen 297 f
– Therapie 299 ff
– Verblockung, ventrale 301
Spondylolyse 296 ff
– Schweregrade nach Meyerding 298
Spondyloptose 298 f
Spondylose 322, 326 ff
– vordere 331
Spondylosis deformans 324
– intervertebralis 327

Spongiosa 17
– Struktur, grobmaschige 271
Spongiosahyperplasie 72
Spongiosaplastik 216
Spontanepiphyseodese 113
Spontanfraktur, Chondrom 174
– Ewing-Sarkom 196
– Fibrom, desmoplastisches 178
– Granulom, eosinophiles 209
– Knochendysplasie, fibröse 208
– Knochenmetastase 202 f
– Leukose 199
– Osteodystrophia fibrosa generalisata 101
– Paget-Krankheit 103
– Retikulumzellsarkom 195
– Riesenzelltumor 183
Sportphysiotherapie 48
Sportverletzung, Magnetfeldtherapie 45
Spreizfuß 431 ff
– entzündlicher 439
– Hallux valgus 434
– Metatarsalköpfchen, Osteochondrose 128
– Morton-Neuralgie 439
– Polyarthritis, chronische 156
– Therapie 433
Spreizfußpelotte 53
Spreizhose 371 f
Sprengel-Deformität s. Schulterblatt-
     hochstand, einseitiger
Sprunggelenk, Arthrodese 61
– Funktionsstellung 33
– oberes, Ankylose 417
– – Meßblatt 14
– Osteochondrosis dissecans 122
– Überstreckbarkeit 82
– unteres, Meßblatt 15
Sprungschanzenphänomen 297
Spulenfeld 45
Spül-Saug-Drainage 136, 138
– Empyem 142
– Pseudarthrose, infizierte 219
Stammuskulatur, Kontraktur 311
Stammvarikose 443
Stangerbad 43
Status dysraphicus 268
Stauchungsschmerz 283
Steinmann-Zeichen I 223 f
Steinmann-Zeichen II 223 f
Steißbeinfraktur 335
Stellatumblockade 234
Steppergang 415

Sternum, Querspaltung 343
Stiftgliom, Differentialdiagnose 268
Still-Syndrom 151 f
– Differentialdiagnose 144
Stippled epiphysia s. Chondrodystrophia
    calcarea
Stirnschädel, hochgewölbter 70
Stoffwechselerkrankung 24, 34
Stoffwechselstörung 385 f
Stomatitis 158, 164
– Goldtherapie 160
Strahlbehandlung 42
Strahlen, ionisierende 85
Strahlenfeld 45
Streptokinase 445
Streptokokken, ß-hämolysierende 149
Streptomycin 145 f
Strom, diadynamischer 44
Strümpell-Pierre-Marie-Krankheit s.
    Spondylitis ankylosans
Stummelfingrigkeit s. Perodaktylie
Stumpfdeckung 57
Stumpfschmerz, Akupunktur 40
Sturge-Weber-Krabbe-Syndrom 446
Sturge-Weber-Syndrom 92
Stützgewebe, Alterung 235 ff
Stützmieder, aktives 313
Stützverband 30 f
Subarachnoidalraum 24
Subluxation, Infektarthritis 141 f
Sudeck-Syndrom 244, 270 ff
– Ätiopathogenese 270
– Atrophie 270 f
– Calcitonin 34
– Dystrophie 270
– Entzündung, akute 270
– – chronische 270
– Stadieneinteilung 270 f
– Therapie 271 f
Sulcus bicipitalis 351
– intertubercularis 348
– – Druckschmerz 349
Sulcus-ulnaris-Syndrom, Nervenleit-
    geschwindigkeit 25
Sulfasalazin 152, 159 f
Superoxid-Dismutase 34, 358
Supinatorlogensyndrom 353
Supraspinatussehne, Verkalkung 350
Supraspinatussyndrom 349
Synchondrosis ischiopubica 122
Syndaktylie 87 ff, 91
– endogene 88
– exogene 87

Syndrom, postthrombotisches 443, 445
– psychovertebragenes 39
– zervikozephales, Akupunktur 40
Synostose 296
– radioulnare 91, 354
Synovektomie 26 f, 62, 143, 145
– Arthritis, chronische, juvenile 152
– – psoriatica 166
– Arthrose 243
– Gicht 168
– Polyarthritis, chronische 160 f
– Tuberkulose 148
Synovia 24
Synovialbiopsie 27
Synovialom 169, 185
– Differentialdiagnose 123, 205
Synoviorthese 34 f
– chemische 35
Synovitis 26, 122, 140, 148 f
– Arthroskopie 27
– Therapie 34
– villonodularis pigmentosa 26, 170
Syringomyelie 268
– Klumpfuß 413
Systemerkrankung, angeborene 66 ff
– erworbene 94 ff
Szintigraphie 22 f
– Indikationen 22 f

T

Tabatière, Druckschmerz 354
Tabes dorsalis 267
Taillendreieck 9, 282, 381
Talokalkanealgelenk, Arthrodese 428
– Kapselschrumpfung 410
– Subluxation 423, 425
Talokruralgelenk, Kapselschrump-
    fung 410
Talonavikulargelenk, Subluxation 423,
    425
Talus 409
– Steilstellung 420 f
Talushalsosteotomie 422
Talusosteotomie 427
Talusresektion 61
Tape 30 f
Tapirschnauze 269
Tastpalpation 7
Tendinitis, Stützverband 31
Tendinose 236
Tendinosis calcarea s. Periarthritis
    humeroscapularis acuta

Tendo calcanei 406
Tendopathie 351 f
– Ätiopathogenese 352
Tendosynovektomie 161
Tendosynovitis 355
Tendovaginitis 161
– Differentialdiagnose 185
– Fixationsverband 32
– stenosans de Quervain 356
Tennisellenbogen s. Epicondylitis
   humeri radialis
Tenodese 62
Tenolyse 62
Tenosynovektomie, Gicht 168
Tenotomie 62
Tetraplegie 249, 264
Tetrazepam 34
Thalidomid 85
Therapie 29 ff
– konservative 29 ff
– lokale 34 f
– medikamentöse 32 ff
– neurophysiologische 35 ff
– operative 53 ff
Therapieplan 29
Thermographie 27 f
Thermotherapie 110
Thompson-Test 442
Thorakalsyndrom 331 f
Thorax 341 ff
Thoraxasymmetrie 312, 342
Thoraxdeformierung, glockenförmige
   99
– Marfan-Syndrom 82
Thoraxverdrehung 305
Thrombektomie 445
Thrombolyse 445
Thrombophlebitis 444 f
Thrombose 206
Thromboseprophylaxe 445
– Krankengymnastik 48
– Reizstromtherapie 44
Thrombozytopenie 198 f
Tibia, Aufhellung, zystische 102
– Defektpseudarthrose 217
– Innendrehung 426
– Pferdefußpseudarthrose 214
– recurvata 397
– säbelscheidenförmige 103, 105
– vara infantum 391, 404
– – – et juvenum 126
Tibiakopf, Pendelosteotomie 393, 395
Tibiakopfapophyse, Osteochondrose
   124 f

Tibiakopfapophysenkern 126
Tibiakopffraktur 227
Tibiakopfplateau, Abflachung 397
– Ventraldislokation 229 f
Tibialis-anterior-Loge, Schmerzen 231
Tiefensensibilitätsstörung 267
Tinel-Hoffmann-Test 16
Tintenlöscherfuß 419
Tomographie 19
Tonsillektomie 151
Torticollis oculi 303
– osseus 303
– spasticus 303
Tortikollis s. Schiefhals
Totallordose 307
Totalskoliose 305 f
Totenlade 133
Tractus iliotibialis 229
– – Verschieblichkeit, abnorme 384
Transversalebene 9, 11, 22
Traumatologie 211 ff
Tremor 250
Trendelenburg-Zeichen 10, 117, 379,
   387
Trichterbrust 72, 82, 282, 341 ff
– Computertomogramm 342
– Therapie 342 f
Triggerpoints 37
Triplegie 249
Tripleskoliose 306 f
Trizepsreflex 288
Trochanter major, Formänderung 384
– – Hochstand 363 f, 379
– – Tiefstand 377
Trochanterdruckschmerz 143
Trommelschlegelfinger 79
Trümmerfraktur 215
Tuberculum intercondylare, Ausriß 228
– majus, Abriß 346 f
Tuberkulinprobe 320
Tuberkulose 34, 138
– Coxitis tuberculosa 143 ff
– Differentialdiagnose 122, 127, 142,
   174, 205, 403
– Form, primär-ossäre 143 f, 147 f
– – primär-synoviale 143 f, 147
– Gelenkerguß 140
– Gonitis tuberculosa 147 f
– Klimatherapie 145
Tuberkulostatika 145 f
Tuberositas radii 351
– tibiae 124 f
– – Verlagerung 391

Tumor albus 147
– brauner s. Osteodystrophia fibrosa
  generalisata
Tumordiagnostik, Biopsie, offene 27
Tumorendoprothese 190
Tumorosteoid 185
Tunnelaufnahme 356
Turmschädel 73

U

Überbein s. Ganglion
Übergewichtigkeit 444
Überwärmungsbad 41 f
Übungseinlage nach Spitzy 53
Übungsprothese 58 f
Uhrglasnägel 79
Ulcus cruris, Magnetfeldtherapie 45
– – venosum 445
Ulna, Knochenzyste, aneurysmatische
  207
– Minusvariante 130
Ulnaphypoplasie 91
Ulnavorschub 92
Ultraschalltherapie 46, 110, 242
Ultraschalluntersuchung 21
Umkehrplastik nach Borggreve 189
Umkrümmungsgipsliegeschale 312
Umstellungsosteotomie, inter-
  trochantäre 145
Unfallversicherung, gesetzliche 65
– private 65
Unkovertebralarthrose 327
Unterarmbeuger, Atrophie 233
Unterarmstumpf 59
Unterschenkelamputation 58
Unterschenkelatrophie 405
Unterschenkelpseudarthrose,
  angeborene 404
Unterschenkelstumpf 61
Untersuchung, klinische 6 ff
– manuelle 7 ff
– neurologische 16, 286 ff
Untersuchungsmethode, spezielle 16
Unterwasserdruckstrahlmassage 47
Uratkristalle 140
– Nachweis 168
Uratnephropathie 166
Urethritis 158, 164
Urinstatus 24
Urokinase 445
Ursegment 278
Uveitis 158

V

Valgisierungsosteotomie, intertrochan-
  täre 380
Valgusfehlstellung 6, 10, 17
– Osteomalazie 97
Valgusgonarthrose 394
Varikose 21, 443 f
– Einteilung 443
– primäre 443
– retikuläre 443
– sekundäre 443
– Sklerosierungusbehandlung 35
– Therapie 444
Varisierungsosteotomie, intertrochan-
  täre 114 f, 262
Varusfehlstellung 6, 10, 17
– Achondroplasie 71
Vena(ae) cava inferior, Unterbin-
  dung 445
– femoralis 445
– perforantes 444
– saphena magna 444
Venenklappen, Schlußunfähigkeit 443
Venensystem, Fehlbildung 445 f
Venographie, lumbale 334
Verband 30 ff
– zirkulärer 32
Verblockung, ventrale 301
Verkürzungshinken 380
Verödung 444
Verschraubung 215
Versicherungswesen 64 f
Vertebra plana 210
– prominens 286
Vertical talus s. Plattfuß, angeborener
Vigantol 100
Vitamin A 106
– – Mangel 116
Vitamin C, Mangel 116
Vitamin D 34, 97 f
– – Mangel 97 f
Vojta-Methode 253, 260 f
Volkert-Splint 114, 124
Volkmann-Kontraktur s. Kontraktur,
  ischämische
Vorfuß, Adduktionsstellung 412 f
– Schmerz 128
– Verbreiterung 415, 431

W

Waaler-Rose-Test 24
Wachstumshormon, somatotropes 116

Wackelknie 228
Wadenatrophie 418
Wadenschmerz 444
Wannenbad 41
Wärmehyperämie 41
Wärmetherapie 36
Wechselbad 42
Weichteilaufnahme 18
Weichteilentzündung 219
Weichteilkontraktur 141
Weichteiloperation 63
Weichteilquetschung 232
Weichteilschmerz, Osteoporose 96
Weichtteiltophus 167
Werferellenbogen s. Epicondylitis
  humeri ulnaris
Werlhof-Krankheit, Differential-
  diagnose 403
Wespentaille 269
Westphal-Zeichen 267
Whipplesche Erkrankung 162
Wickel 42
Wiegenfuß 419
Winkelmesser 16
Winkelosteotomie nach Marquardt 59 f
Wirbel, Rotation 305
– Torsion 305
– Verformung 103
– Verknöcherung 279
– Verrenkung 336
Wirbelbogen 279
Wirbelbogengelenk 284
– Drehpunkt 292 f
– Entzündung 161
– Veränderung 283
Wirbelgelenkarthrose 326 ff
– Klinik 327
Wirbelgelenkblockierung 331
Wirbelgleiten s. Spondylolisthese
Wirbelkörper, Knochenkern 279
– Osteochondrose 324 f
– Reizsklerose, ventrale 323
– Sagittalverschiebung 292
– Ventraldislokation 298
– Verkippung 292, 324
– Zusammensintern 101
Wirbelkörperaufrichtung nach Böhler
  338
Wirbelkörperbruch, isolierter 336
Wirbelkörperrandleiste 323
Wirbelkörperveränderung, kasten-
  förmige 317
Wirbelkörperverformung 95

Wirbelmetastase 202
Wirbelsäule 278 ff
– Achsenfehlstellung 288
– Aufnahme, gehaltene 292
– Bambusform 162 f
– Bewegungseinschränkung 280 f
– Bewegungssegment 284 f
– Druckschmerz 283
– Dysplasie, epiphysäre 69
– Entwicklungsgeschichte 278 ff
– Fehlbildung, angeborene 295 f
– Ganzaufnahme 288
– Gesamtüberhang 282
– Lot 282
– Luxation 339
– Luxationsfraktur 339
– Mißbildungssyndrom, kombiniertes
  302
– Nonfusion 295
– Nonsegmentation 295
– Osteomyelitis 321
– Primitiventwicklung 278 f
– Röntgenschichtverfahren 292 f
– Schrägaufnahme 292
– Segment, hypermobiles 292
– – instabiles 50
– Segmentverschiebung, hemimetamere
  295, 302
– Standardaufnahme 288
– Stauchungsschmerz 283
– Veränderung, degenerative 321 ff
– – entzündliche 318 ff
– – traumatische 335 ff
– Verbiegung 282
– Versteifung 161
Wirbelsäulenblastem 295
Wirbelsäulenschaden, Schmerzausstrah-
  lung 281
Wirbelsäulenschmerz 280 f, 337
– Bandscheibenschaden 324
– Medianlinie 283
– Paramedianlinie 283 f
– Scheuermannsche Erkrankung 316 f
Wirbelsäulensyndrom, akutes, Überwär-
  mungsbad 42
Wirbelsäulentorsion 282
Wirbelsäulenüberhang 306
Wirbelsäulenuntersuchung 280 ff
– Anamnese 280 f
– Bewegungsprüfung, aktive 282 f
– – passive 284 ff
– Inspektion 282
– Palpation 283 f

Wirbelsäulenuntersuchung
– röntgenologische 288, 292 f
– Vorbeugehaltung 282
Wirbelsäulenverletzung 265
– Einteilung nach Lob 336
– instabile 337
– Röntgen 337
– Therapie 338 ff
– – funktionelle nach Magnus 338
Wundverband 30
Wurstfinger 165

X

Xanthom s. Fibrom, nichtossifizierendes
X-Bein s. Genu valgum
Xeroradiographie 18

Y

Yttrium 35

Z

Zahnschmelzdefekt 77
Zehenamputation 60
Zehenbeugekontraktur 408
Zehenbeugerlähmung 275
Zehendeformität 405 ff
Zehenendgelenk, Psoriasisbefall 165
Zehengelenk, Arthrose 129
Zehengrundgelenk, Luxation 429
– Subluxation 156
Zehenstand 6

Zeigefinger, Riesenwuchs, partieller 93
Zerebralparese, infantile 248 ff
– – Ätiopathogenese 248
– – Einteilung, klinische 249 f
– – – topische 249
– – Hüftgelenk, Abspreizbehinderung 361
– – Klumpfuß 413
– – Krankengymnastik 253
– – Schiefhals 303
– – Therapie 253 ff
– – – operative 253 ff
– – Thom-Klassifikation 248 ff
Zervikalsyndrom 327, 329 ff
– arthrogenes 329 f
– Ätiopathogenese 329 f
– Differentialdiagnose 356
– myogenes 330
– neurogenes 330
– Therapie 331
– vaskuläres 330
Zielaufnahme 18
Zinkleimbinde 30
Zügelstreifen 31
Zwerchfellatmung 264
Zwergwuchs 69, 83
– dysproportionierter 70, 74, 84
Zwiebelschalenbildung 188, 196 f, 210
Zwischenwirbelloch, Einengung 327, 329 f
Zylindrurie 164
Zyste, intraossäre 403
Zytostatika 160

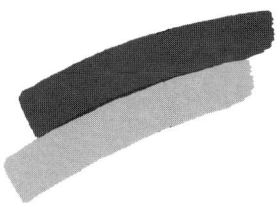

Dvořák / Dvořák

Checkliste
Manuelle Medizin

1990. 192 Seiten, 176 Abbildungen, 3 Tabellen
<flexibles Taschenbuch> DM 30,–
(Checklisten der aktuellen Medizin)

Das Buch bietet eine systematisierte Übersicht
über manuelle Diagnose und Behandlungstechni-
ken bei praxisrelevanten Erkrankungen des
Bewegungsapparates: Funktionelle Morphologie,
Biomechanik und Neurophysiologie. Routine-
und neuralmedizinische Untersuchungstechniken
der Wirbelsäule, der Extremitätengelenke und
der Muskulatur.
Unter Berücksichtigung der Indikationsstellung
und Komplikationsmöglichkeiten werden die
manual-medizinischen Behandlungsschritte in
Wort und Bild erläutert.
Ein abschließendes Kapitel über Heimübungen
und Rückenschulung komplettiert das Infor-
mationsspektrum.

 Georg Thieme Verlag Stuttgart · New York

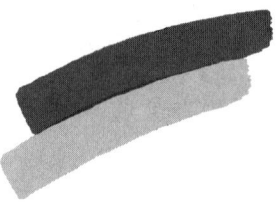

Aigner / Gillquist

Arthroskopie
des Kniegelenks

1990. 166 Seiten, 101 Abbildungen, 9 Tabellen
<flexibles Taschenbuch> DM 39,–

Der Blick ins Gelenk, die Arthroskopie, ist heute
mit standardisierten Verfahren ein risikoarmer
Weg, um Diagnostik und Therapie am Knie-
gelenk zu betreiben.
Der konsequente Verfahrensgang (Gelenkauf-
füllung mit Wasser, zentraler Zugang durch die
Patellasehne) erlaubt die rasche Orientierung im
kompliziert aufgebauten Kniegelenk.
Die Diagnostik umfaßt Menisken, Kapsel-Band-
Apparat, Knorpel, Patella und Synovia.
Die operativen Möglichkeiten umfassen sämt-
liche Oberflächen und Binnenstrukturen des
Gelenks.

 Georg Thieme Verlag Stuttgart · New York